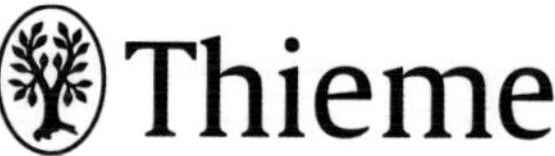

Motorisches Lernen in der Neuroreha

Martin Huber, Christina Janssen, Florian Erzer Lüscher, Gail Cox Steck

107 Abbildungen

Georg Thieme Verlag
Stuttgart • New York

Bibliografische Information der Deutschen Nationalbibliothek
Die Deutsche Nationalbibliothek verzeichnet diese Publikation in der Deutschen Nationalbibliografie; detaillierte bibliografische Daten sind im Internet über http://dnb.d-nb.de abrufbar.

Ihre Meinung ist uns wichtig! Bitte schreiben Sie uns unter:
www.thieme.de/service/feedback.html

Wichtiger Hinweis: Wie jede Wissenschaft ist die Medizin ständigen Entwicklungen unterworfen. Forschung und klinische Erfahrung erweitern unsere Erkenntnisse. Ganz besonders gilt das für die Behandlung und die medikamentöse Therapie. Bei allen in diesem Werk erwähnten Dosierungen oder Applikationen, bei Rezepten und Übungsanleitungen, bei Empfehlungen und Tipps dürfen Sie darauf vertrauen: Autoren, Herausgeber und Verlag haben große Sorgfalt darauf verwandt, dass diese Angaben dem Wissensstand bei Fertigstellung des Werkes entsprechen. Rezepte werden gekocht und ausprobiert. Übungen und Übungsreihen haben sich in der Praxis erfolgreich bewährt. Eine Garantie kann jedoch nicht übernommen werden. Eine Haftung des Autors, des Verlags oder seiner Beauftragten für Personen-, Sach- oder Vermögensschäden ist ausgeschlossen.
Marken, geschäftliche Bezeichnungen oder Handelsnamen werden nicht in jedem Fall besonders kenntlich gemacht. Aus dem Fehlen eines solchen Hinweises kann nicht geschlossen werden, dass es sich um einen freien Handelsnamen handelt.

Georg Thieme Verlag KG
Rüdigerstraße 14, 70469 Stuttgart, Germany
www.thieme.de

Printed in Germany

Zeichnungen: Angelika Brauner, Hohenpeißenberg
Covergestaltung: © Thieme
Bildnachweis Cover: Angelika Brauner, Hohenpeißenberg
Satz: L42 AG, Berlin
Druck: Westermann Druck Zwickau GmbH, Zwickau

DOI 10.1055/b000000545

ISBN 978-3-13-244278-8 1 2 3 4 5 6

Auch erhältlich als E-Book:
eISBN (PDF) 978-3-13-244279-5
eISBN (epub) 978-3-13-244280-1

Wo datenschutzrechtlich erforderlich, wurden die Namen und weitere Daten von Personen redaktionell verändert (Tarnnamen). Dies ist grundsätzlich der Fall bei Patienten, ihren Angehörigen und Freunden, z. T. auch bei weiteren Personen, die z. B. in die Behandlung von Patienten eingebunden sind.
Die abgebildeten Personen haben in keiner Weise etwas mit der Krankheit zu tun.
Thieme Publikationen streben nach einer fachlich korrekten und unmissverständlichen Sprache. Dabei lehnt Thieme jeden Sprachgebrauch ab, der Menschen beleidigt oder diskriminiert, beispielsweise aufgrund einer Herkunft, Behinderung oder eines Geschlechts. Thieme wendet sich zudem gleichermaßen an Menschen jeder Geschlechtsidentität. Die Thieme Rechtschreibkonvention nennt Autor*innen mittlerweile konkrete Beispiele, wie sie alle Lesenden gleichberechtigt ansprechen können. Die Ansprache aller Menschen ist ausdrücklich auch dort intendiert, wo im Text (etwa aus Gründen der Leseleichtigkeit, des Text-Umfangs oder des situativen Stil-Empfindens) z. B. nur ein generisches Maskulinum verwendet wird.

Vorwort

Das kurzfristige und langfristige Neulernen und Optimieren motorischer Fertigkeiten ist eines der Hauptziele der Neurorehabilitation. Das motorische Lernen ist dabei ein wesentlicher Bestandteil der evidenzbasierten Neurorehabilitation und essenziell für die Realisierung dieses Zieles. Das motorische Lernen umfasst ein breites Spektrum an Prinzipien, die unabhängig vom neurologischen Krankheitsbild und der gewählten Intervention angewendet werden können. Auch wenn die Stärke des motorischen Lernens unwiderlegbar nachgewiesen wurde, bleibt es eine Herausforderung, sich einen Überblick über alle Aspekte zu verschaffen. Aus diesem Grund haben die Autorinnen und Autoren das Lernrad entwickelt, das im 2. Kapitel des Buches dargestellt wird. Dieses Bezugsrahmen-Modell ordnet die wichtigsten Prinzipien und Elemente des motorischen Lernens und stellt sie visuell dar. Die Kernbegriffe werden im Begleittext definiert.

Ein kompaktes Modell des motorischen Lernens reicht jedoch nicht, um das motorische Lernen auch in der Praxis anwenden zu können. Antworten auf Fragen wie „Wie bestimme ich, welche Prinzipien für meinen Patienten/Klienten zum (Wieder-)Erlernen bestimmter Aufgaben wichtig sind?“ und „Wie kann ich diese Prinzipien in der Praxis umsetzen?“ zu erhalten, ist dabei entscheidend. Um die Leser*innen bei der praktischen Umsetzung des motorischen Lernens zu unterstützen, präsentieren die Autor*innen im 3. Kapitel 10 Fallbeispiele. Anhand dieser konkreten Geschichten aus der Rehabilitation von Schlaganfall-, Parkinson- und Multiple-Sklerose-Patienten wird die Anwendung des Lernrads veranschaulicht. Diese Fallbeispiele zeigen auch, dass in Ihrem klinischen Denkprozess nicht nur Aspekte des motorischen Lernens, sondern auch Aspekte der Pathologie, der Neurophysiologie, der Psychologie und der Prognose in Betracht gezogen werden sollten.

Es ist den Autor*innen gelungen, das motorische Lernen in der Neurorehabilitation klar darzustellen, ohne Ihnen Ihre therapeutische Freiheit zu entziehen. Ich wünsche Ihnen viel Erfolg in der evidenzbasierten Behandlung Ihrer neurologischen Patienten.

Janne Veerbeek
PhD am Luzerner Kantonsspital, klinische Expertin für Physiotherapie nach Schlaganfall

Einleitung

Seit einigen Jahren gibt es im Bereich der motorischen Neurorehabilitation große inhaltliche Veränderungen. Wir erleben seit Beginn der 2000er-Jahre einen sogenannten Paradigmenwechsel (Dettmers 2011, Nadeau 2002). Im Wesentlichen geht es dabei um die Integration der Evidenz in die tägliche therapeutische Praxis (Bernhardt et al. 2016). Das hat u. a. dazu geführt, dass bisher etablierte Behandlungsmethoden kritisch hinterfragt wurden (Kollen et al. 2009, Veerbeek et al. 2014). Im Zuge dieser Entwicklungen hat sich immer deutlicher gezeigt, dass es in der motorischen Neurorehabilitation mehr um Behandlungsprinzipien als um Behandlungsmethoden oder sog. „therapeutische Schulen" geht (Huber 2020, KNGF 2014, Kollen 2009). Die Wirksamkeit von Therapien hängt von bestimmten Prinzipien ab, die umgesetzt werden, und weniger von der Behandlungstreue zu bestimmten Methoden (Krakauer 2019, Kleynen et al. 2020). Diese Sichtweise hat dazu geführt, dass das motorische Lernen (ML) stärker in den Fokus gerückt ist (Fisher 2014, Schmidt 1991). Mittlerweile gilt das ML als zentral für die Wirksamkeit von Therapien (Beek u. Roerdink 2014, Majsak 2020).

Doch welche Prinzipien stecken dahinter? Und wie können die Prinzipien des ML praktisch umgesetzt werden? Die Anwendung des ML beinhaltet „komplexe und schwer fassbare Prozesse" (Majsak 2020). Neurorehabilitation wird häufig als Blackbox bezeichnet, weil in vielen Studien genaue Angaben zu den applizierten Interventionen fehlen (Hoffmann 2015). Ähnlich verhält es sich bei der Umsetzung des ML. Die Blackbox des ML zu öffnen und das ML konkret, individuell und differenziert in die Praxis zu überführen, sind die Hauptanliegen des Buches. In diesem Sinne verfolgen wir primär didaktische Überlegungen. Das Buch wendet sich deshalb in besonderer Weise an die Praktikerin und den Praktiker sowie an Neulinge im Bereich der motorischen Neurorehabilitation. Das motorische Lernen ist therapeutischer Bestandteil verschiedener Berufsgruppen. Wir nehmen in diesem Buch eine interdisziplinäre Perspektive ein, mit der wir vor allem Physiotherapeut*innen und Ergotherapeut*innen ansprechen möchten. Es ist uns ein wesentliches Anliegen, die Kluft zwischen wissenschaftlichen Erkenntnissen und dem praktischen Alltag zu überbrücken (Atun-Einy 2019).

Dabei haben wir uns an folgenden Grundannahmen orientiert:

- Ziel des Buches ist es, einen Bezugsrahmen für die strukturierte und individualisierte Umsetzung des ML im klinischen Alltag zu erstellen. Dazu haben wir ein Modell entwickelt, das sog. Lernrad.
- Wesentliche Grundlagen des Lernrades sind aktuelle wissenschaftliche Erkenntnisse. Es ist unser Anspruch, den State of the Art abzubilden. Jedoch findet auch unsere persönliche Expertise eine angemessene Berücksichtigung.
- Für die Behandlung sind v. a. die Prinzipien des ML entscheidend und weniger vordefinierte Methoden oder Behandlungsansätze (z. B. PNF, Bobath-Konzept, CIMT).
- Die Umsetzung des ML erfolgt individualisiert. Die Prinzipien werden an den individuellen Menschen und die aktuelle Situation angepasst (sog. „Tailored Therapy", maßgeschneiderte Therapie). Die Zielsetzung erfolgt in enger Zusammenarbeit mit den Patient*innen/Klient*innen und auf Grundlage einer stabilen therapeutischen Beziehung.
- Das ML ist ein komplexer Prozess und kann nicht nach Art eines Pauschalrezeptes oder einer Universalmethode („one size fits all") umgesetzt werden. Vielmehr erfolgt die Anwendung, wie zuvor betont, stark individualisiert.
- Die Anwendung dieser Prinzipien des ML ist unabhängig vom neurologischen Krankheitsbild. Das bedeutet beispielsweise, dass das ML bei Menschen nach einem Schlaganfall im Wesentlichen ähnlich abläuft wie bei Menschen mit Parkinson-Krankheit oder Multipler Sklerose.
- Um das ML optimal zu fördern, ist die Interprofessionalität ein wichtiger Baustein. Durch den Austausch und die Zusammenarbeit der verschiedenen, beteiligten Fachdisziplinen kann die Wirksamkeit des ML erhöht werden.
- Das ML ist immer eingebettet in einen Clinical-Reasoning-Prozess (CR), bei dem die individuellen Problemfelder und auch die individuellen Ressourcen erfasst werden. Wichtiger Bestandteil des CR ist die Verwendung von wissenschaftlich überprüften und anerkannten Assessments.
- Um die praktische Umsetzung des ML plastisch zu machen, werden im 3. Teil des Buches 10 Fallbeispiele ausführlich geschildert.

Das Buch ist in 3 Kapitel aufgeteilt:

- Kapitel 1 – Hintergrund
- Kapitel 2 – Lernrad
- Kapitel 3 – Fallbeispiele

Idealerweise wird das Buch von vorn nach hinten gelesen, da die Inhalte aufeinander aufbauen bzw. aufeinander bezogen sind. Natürlich können jedoch auch ausgewählte Themen separat und losgelöst aus dem Gesamtzusammenhang studiert werden.

Danksagungen

Wir möchten uns herzlich bei der IGPTR-N (Interessengemeinschaft Physiotherapie Rehabilitation – Neurologie; https://igptr.ch/igptr-n/interessengemeinschaft-igptrn) bedanken. Eine Zusammenkunft des Autor*innenteams im Rahmen eines Forschungsprojektes der IGPTR-N war die Initialzündung für dieses Buch. Kennzeichnend für die IGPTR-N und auch für das Autor*innenteam ist eine Offenheit für die Vielfalt an Meinungen und das Interesse, das Thema motorisches Lernen „ideologieunabhängig" zu untersuchen.

Des Weiteren bedanken wir uns bei den zuständigen Personen des Thieme Verlages: Rosi Haarer-Becker, mit Ihrer Begeisterung und Unterstützung für das Projekt, und Simone Gritsch für Ihre Präsenz und Geduld mit uns.

Christina Janssen dankt speziell ihrem Mann Philip und ihren beiden Töchtern Cara und Mila, die sie immer wieder darin bestärkt haben, Zeit für das Buch zu investieren. Besonderer Dank geht an Simone Gritsch für einige motivierende und klärende Telefongespräche in den letzten 2 Jahren und ihre Klient*innen, die als Beispiele in diesem Buch stellvertretend für viele andere stehen und zeigen, dass die Prinzipien des ML umsetzbar sind.

Martin Huber dankt allen Schüler*innen und Student*innen, mit denen er über die Jahre zusammengearbeitet hat und die ihn immer wieder dazu inspirierten, sich vertieft mit bestimmten Themen auseinanderzusetzen. Sein großer Dank gilt auch den Patient*innen, mit denen er arbeitet und gearbeitet hat: Hier erlebt er immer wieder, wie wichtig und relevant gute Neurorehabilitation ist. Und ein ganz großer Dank geht an seine Familie (Judith, Noëmi, Manuel und Florian), die ihm ein stabiler Rückhalt ist.

Florian Erzer Lüscher dankt speziell den Kursteilnehmenden seiner Bobath-Grundkurse. Sie haben wertvolle Rückmeldungen bei der Anwendung des Lernrades gegeben. Die zahlreichen interessierten und kritischen Fragen haben den Schreibprozess angefeuert. Ganz besonders danken möchte er den Patient*innen, die sich bereitwillig für die Fallbeispiele zur Verfügung gestellt haben. Gemeinsam gemachte Erfahrungen beim Anwenden der ML-Prinzipien in der Therapie haben sowohl sie als auch den Autor von der Wichtigkeit der Suche nach einem wissenschaftsbasierten und auch auf die persönlichen Bedürfnisse ausgerichteten, therapeutischen Vorgehen überzeugt.

Ein herzlicher Dank geht auch an seine Ehefrau Barbara, die ihm beim Planen, Schreiben und Überdenken der Inhalte eine wichtige Unterstützung war.

Gail Cox Steck: Mein großer Dank gilt all jenen Patient*innen, mit denen ich im Laufe der Jahre arbeiten durfte, insbesondere den Schlaganfall-patient*innen und ihren Betreuungspersonen. Sie waren meine besten Lehrer*innen. Sie zeigten mir auf, dass Erholung durch Entschlossenheit, Geduld und Ausdauer begünstigt werden kann.

Ebenfalls danke ich dem interprofessionellen Team des Rehabilitation- und Rheumazentrums vom Bürgerspital in Solothurn. Während der jahrzehntelangen Zusammenarbeit durfte ich erfahren, dass sich die psychische und physische Erholung unserer Patient*innen verbessert, wenn die gemeinsame Arbeitsgrundlage auf den motorischen Lernprinzipien basiert.

Ein besonderer Dank gilt Michael J. Majsak, Darcy Umphred, Ann J. Gentile und anderen Pionieren und Förderern der neurologischen Rehabilitation. Ihre Ansätze haben mir geholfen, die Verbindung zwischen Neurowissenschaft, Psychologie und therapeutischer Intervention zu erkennen und in die Praxis zu übertragen.

Ein weiterer Dank geht an Christina Janssen, Mitautorin und Übersetzerin einiger Kapitel, und an Franziska Wälder, Ergotherapeutin und Autorin, die einige meiner Kapitel stilistisch überarbeitet hat.

Ein weiterer Dank geht an all die wunderbaren Menschen in meinem privaten Leben: an Andreas, Hans, Jürg und Marilynn, die mich unterstützt und für Ausgleich gesorgt haben.

Autor*innenvorstellung

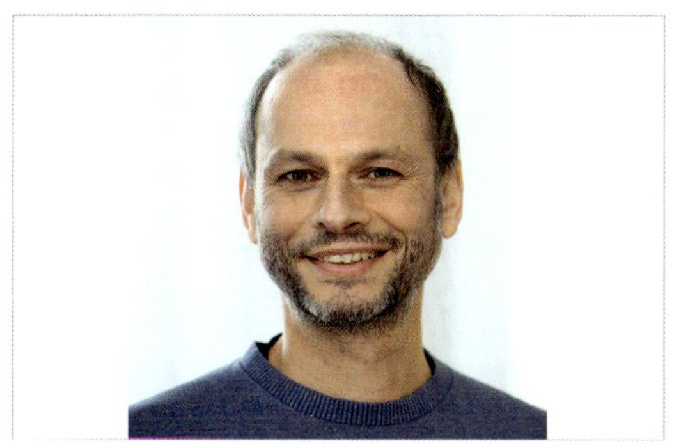

Martin Huber

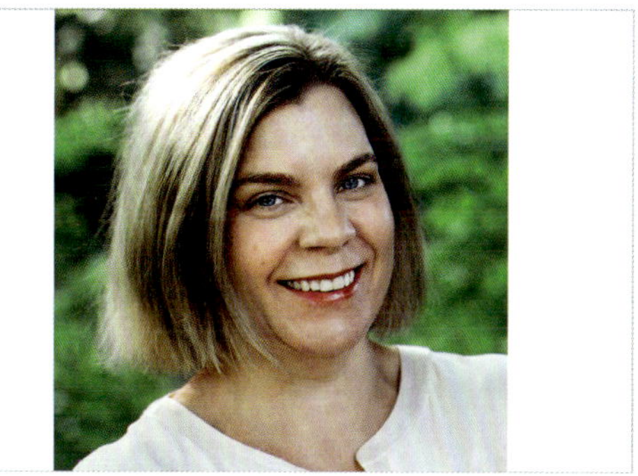

Christina Janssen

Martin Huber

Martin Huber Physiotherapeut, MSc (Neurorehabilitation), ist seit 1995 in der Neurorehabilitation tätig. Nach 15 Jahren im Bereich der stationären Neuroreha, arbeitet er seit 2010 in der ambulanten Therapie mit neurologischen Patient*innen. Er verfügt über langjährige Unterrichtserfahrung im Bachelorstudiengang Physiotherapie an der ZHAW (Zürcher Hochschule für angewandte Wissenschaften) in CH-Winterthur, wo er seit 2008 arbeitet. Daneben ist er Themenscout für die Fachzeitschrift physiopraxis (Thieme Verlag). Martin Huber hat viele Artikel zu Themen der motorischen Neurorehabilitation veröffentlicht. Darüber hinaus ist er regelmäßig als Dozent in der Weiterbildung tätig. Sein großes Interesse besteht in der Verknüpfung von wissenschaftlichen Erkenntnissen mit der täglichen klinischen Praxis und umgekehrt. Aus didaktischer Sicht ist ihm die strukturierte Darstellung komplexer Zusammenhänge ein großes Anliegen.

Christina Janssen

Christina Janssen, Ergotherapeutin BSc, arbeitet seit über 20 Jahren in der Neurologie und ist für die Stellvertretende Leitung der Ambulanten Reha in Sankt Gallen (Kliniken Valens) verantwortlich. Sie lebte und arbeitete einige Jahre in Irland und den USA, bevor sie 2019 mit ihrer Familie in die Schweiz zog. Seit 2017 ist sie Mitherausgeberin der Zeitschrift ergopraxis des Thieme Verlags und verfasst auch eigene Artikel zu verschiedenen ergotherapeutisch-neurologischen Themen.

Sie übersetzte AOTA Leitlinien (Menschen mit Schädel-Hirntrauma, Rehabilitation nach Krebserkrankung) und ist in der Fort- und Weiterbildung mit dem Schwerpunkt Arm-/Handrehabilitation in der Neurologie, tätig. Seit vielen Jahren ist sie vor Ort und beratend für eine amerikanische Non-Profit Organisation in Haiti tätig, die dort eine Rehaklinik betreibt.

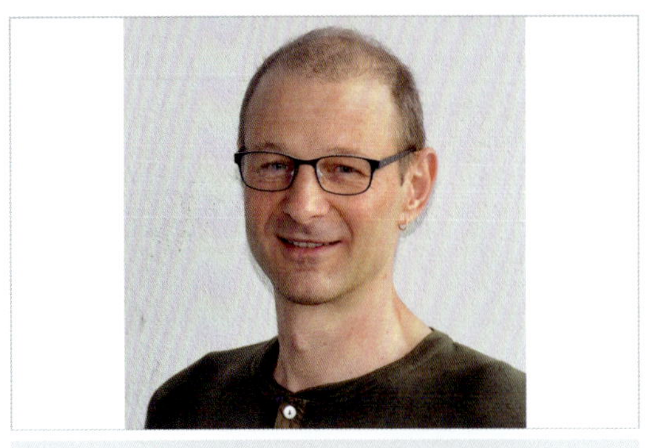

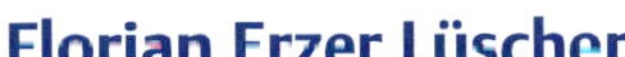
Florian Erzer Lüscher

Florian Erzer Lüscher

Florian Erzer Lüscher, Physiotherapeut MSc und Bobath Instruktor, arbeitet seit 30 Jahren mit Menschen mit erworbenen Hirnschädigungen in allen Phasen der Rehabilitation. Aktuell leitet er den CAS Stroke – Fokus Therapie an der Zürcher Hochschule für Angewandte Wissenschaften. Als selbstständiger Physiotherapeut behandelt er Patient*innen in ihrem häuslichen Umfeld und unterrichtet Bobath Grundkurse an der Gomedis Physio Akademie in Bornheim und im Fortbildungszentrum der VAMED Klinik in Kipfenberg. Neben der Anwendung und Reflexion der Prinzipien zum motorischen Lernen als Therapeut, ist ihm auch die Selbsterfahrung als Lernender beim Sportklettern eine wichtige Quelle für Ahaerlebnisse und anschauliche Anekdoten.

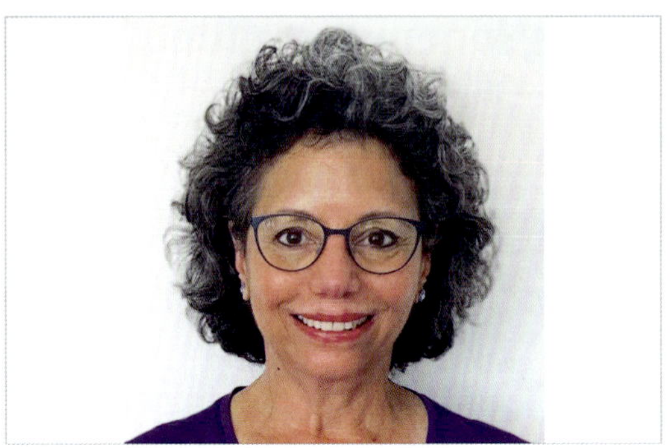

Gail Cox Steck

Gail Cox Steck

Gail Cox Steck, Physiotherapeutin FH mit der Zusatzfunktion Fachexpertin Neurologie, arbietet im Bürgerspital Solothurn in der Schweiz. Desweitere ist sie tätig als externe Dozentin in der Berner Fachhochschule für Physiotherapie (BSc/CAS). Sie ist Senior Lehrtherapeutin und gibt Weiterbildungskurse im In- und Ausland für den neurotherapeutischen Behandlungsansatz PANat (PRO-Active approach to Neurorehabilitation integrating Johnstone air splints* and other therapy tools), ehemaliges Johnstone Konzept. Sie ist beteiligt an der Weiterentwicklung des neurotherapeutischen Behandlungsansatzes PANat mit Fokus auf aktuelles Verständnis von motorischem Lernen, Neurowissenschaften und psychologischer Wissenschaft zu Verhaltensänderungen. Gail ist Mitglied der Interessengemeinschaft Physiotherapie Neurorehabilitation (IGPTR-N).

Literatur

Atun-Einy O, Kafri M. Implementation of motor learning principles in physical therapy practice: Survey of physical therapists' perceptions and reported implementation. Physiother Theory Pract 2019; 35 (7): 633–644

Beek P, Roerdink M. Evolving insights into motor learning and their implications for neurorehabilitation. In: Selzer M, Clarke S et al. (Hrsg.). Textbook of Neural Repair and Rehabilitation. Cambridge: Cambridge University Press; 2014: 95–104

Bernhardt J, Borschmann K, Boyd L et al. Moving rehabilitation research forward: Developing consensus statements for rehabilitation and recovery research. International Journal of Stroke 2016; 11 (4): 454–458

Dettmers C. Motorische Therapie nach Schlaganfall. Von der Physiologie bis zu den Leitlinien. Bad Honnef: Hippocampus; 2011

Fisher BE. From motor learning to physical therapy and back again: the state of the art and science of motor learning rehabilitation research. J Neurol Phys Ther 2014; 38 (3): 149–150

Hoffmann TC. 'TIDieR-ing up' the reporting of interventions in stroke research: The importance of knowing what is in the 'black box'. International Journal of Stroke 2015; 10 (5): 657–658

Huber M. Die Methoden sind für die Praxis weniger wichtig, die Prinzipien sind entscheidend – Interview mit Dr. Janne Veerbeek. physiopraxis 2020; 18 (09)

Kleynen M, Beurskens A, Olijve H et al. Application of motor learning in neurorehabilitation: a framework for health-care professionals. Physiotherapy Theory and Practice 2020; 36 (1): 1–20. doi:10.1080/09 593 985.2 018 148 3 987

KNGF Clinical Practice Guideline for Physical Therapy in patients with stroke. Practical Guideline; 2014

Kollen BJ, Lennon S, Lyons B et al. The Effectiveness of the Bobath Concept in Stroke Rehabilitation. What is the Evidence? Stroke 2009; 40 (4): e89–e97

Krakauer JW. Motor Learning. Compr Physiol 2019; 9 (2): 613–663

Majsak MJ. Concepts and Principles of Neurological Rehabilitation. In: Fell DW, Liunnen KY, Rauk RP (Hrsg.). Lifespan Neurorehabilitation, A Patient-centred Approach from Examination to Interventions and Outcomes. Philadelphia: F.A. Davis Company; 2018

Nadeau S. A paradigm shift in neurorehabilitation. Lancet Neurology 2002; 1: 126–130

Schmidt RA. Motor learning principles for physical therapy. In: Foundation for Physical Therapy. Contemporary Management of Motor Control Problems: Proceedings of the II-STEP Conference. Alexandria, VA: Foundation for Physical Therapy; 1991

Veerbeek JM, van Wegen E, van Peppen R et al. What is the evidence for physical therapy poststroke? A systematic review and meta-analysis. PloS One 2014; 9 (2): e87 987. doi:10.1371/journal.pone.0 087 987

Abkürzungsverzeichnis

10MWT	10-Meter-Gehtest
6MWT	6-Minuten-Gehtest
ADL	Activities of daily Life, Aktivitäten des täglichen Lebens
AOTA	American Occupational Therapy Association
ARAT	Action Research Arm Test
ASAP	Accelerated Skill Acquisition Program
BEST	Balance Evaluation Systems Test
CAHAI-G	Chedoke-Arm- und Handaktivitätsinventar
CAOT	Canadian Association of Occupational Therapists
CIMT	Constraint-induced Movement Therapy
CMSA	Chedoke-McMaster Stroke Assessment
COPM-E	Canadian Model of Occupational Performance and Engagement
CPPF	Canadian Practice Process Framework
CR	Clinical Reasoning
DEMMI	De Morton Mobility Index
DVE	Deutscher Verband Ergotherapie e. V.
EBI	erweiterter Barthel-Index
EBM	Evidence-based Medicine
EFA	external fokussierte Aufmerksamkeit
EFF	external fokussiertes Feedback
FGA	Functional Gait Assessment
FIM	Functional Independence Measurement
FSST	Four Square Step Test
GAS	Goal Attainment Scaling
hdR	hypothetisch-deduktives Reasoning
iADL	instrumentale Aktivitäten des täglichen Lebens
ICF	International Classification of Functioning
IFA	internal fokussierte Aufmerksamkeit
IFF	internal fokussiertes Feedback
IGPTR-N	Interessengemeinschaft Physiotherapie Rehabilitation – Neurologie
KP	Knowledge of Performance

KR	Knowledge of Results
MAL	Motor Activity Log
MC	Motor Control, motorische Kontrolle
MCP	Metakarpophalangealgelenk
MG	motivierende Gesprächsführung
Mini-BESTest	Mini Balance Evaluation Systems Test
MK	motorische Kontrolle
ML	motorisches Lernen
MP	motorische Leistung, Motor Performance
naR	nicht-analytisches Reasoning
OSG	oberes Sprunggelenk
OTIPM	Occupational Therapy Intervention Process Model
OTPF	Occupational Therapy Practice Framework
PEOP	Person-Environment-Occupation-Performance Model
PIP	proximales Interphalangealgelenk
PNS	periphere Nervenstimulation
sA	standardisiertes Assessment
SCIM	Spinal Cord Independence Measure
SCT	Social-cognitive Theory
SDM	Shared Decision making
SDT	Self-determination Theory
SRRR	Stroke Recovery and Rehabilitation Roundtable
sT	standardisierter Test
TTM	transtheoretisches Modell
TUG	Timed up and go
UMNS	Upper-Motor-Neuron-Syndrom
USG	unteres Sprunggelenk
ZRM	Zürcher Ressourcen Modell

Inhaltsverzeichnis

Anschriften

Martin **Huber**
Am Graben 65/3
78315 Radolfzell
Deutschland

Christina **Janssen**
Räfiserhalde 43a
9470 Buchs SG
Schweiz

Florian **Erzer Lüscher**
Schützenstrasse 8
8400 Winterthur
Schweiz

Gail **Cox Steck**
Stockackerstrasse 34
4703 Kestenholz
Schweiz

Kapitel 1

Hintergrund

1

1 Hintergrund

1.1 Klient*in oder Patient*in?

Florian Erzer Lüscher, Christina Janssen

„Konsequent ist nur, wer sich selbst mit den Umständen wandelt."

Winston Churchill

Beim Schreiben dieses Buches sowie bei den Besprechungen und Diskussionen im Autor*innenteam ist uns sehr schnell klar geworden, dass die Entscheidung, ob wir hier von „Patient*in" oder „Klient*in" (oder noch einem anderen Begriff) sprechen wollen, nicht so einfach zu treffen ist.

Da wir denken, dass Begriffe auch Haltungen und Einstellungen transportieren, plädieren wir für eine bewusste Auseinandersetzung sowohl über die eigene Haltung als auch über den zu wählenden Begriff für die „Empfänger*innen" unserer Dienstleistungen bzw. Therapie.

Unsere Diskussionen verliefen engagiert bis hitzig, und das, obwohl wir uns in Bezug auf unsere eigene Haltung als Therapeut*innen über Fragen wie die (Selbst-)Verantwortung der Beteiligten, ihre Beteiligung am therapeutischen Prozess usw. im Grunde völlig einig waren.

1.1.1 Asymmetrie der therapeutischen Beziehung

Die therapeutische Beziehung ist zum großen Teil eine funktionell-asymmetrische Beziehung (jedoch nicht personal). Die Ausprägung der Asymmetrie hängt dabei von verschiedenen Faktoren ab:

- Kenntnisstand über die (für die betroffene Person) relevanten medizinischen Fragestellungen
- kognitive Fähigkeiten und insbesondere die Fähigkeit zur angemessenen Selbsteinschätzung und Selbstreflexion
- Erwartungen an die eigene Rolle sowie die Rolle der medizinischen Fachperson im therapeutischen Prozess

1.1.2 Was denken Ergo- und Physiotherapeut*innen?

Es ist offensichtlich, dass nicht nur die unterschiedlichen Professionen im Gesundheitswesen, sondern auch jeder Therapeut und jede Therapeutin andere Überzeugungen über das Klient*innen- oder Patient*innenkonzept hat. Der Begriff „Patient*in" leitet sich ab von lat. *patiens* = „erduldend, leidend" und bezeichnet seit dem 16. Jh. eine kranke Person in ärztlicher Behandlung (Riecke 2014). Der Begriff „Patient*in" steht also ursprünglich für eine eher passive Rolle. Der Begriff „Klient*in" stammt von lat. *cliens* = „Höriger, Schutzbefohlener" und wird u. a. für Kund*innen von Therapeut*innen oder in Beratungsberufen verwendet (Wahrig 2003). Klient*innen erwarten eine gewisse Fürsorge von Leistungserbringern (Quernheim 2011), was diesen Begriff für unsere Zwecke geeignet erscheinen lässt.

Ein Team aus Notärzt*innen versorgt eher Patient*innen, da diese lebenswichtige medizinische Hilfe benötigen und keine Klient*innen, die aktiv an Entscheidungsprozessen beteiligt sind und auch Wahlmöglichkeiten haben. Das korrekte Verhalten in dieser Situation ist auf eine angemessene Art paternalistisch. Auch auf einer Komastation oder einer Stroke Unit würde die Bezeichnung „Klient*in im Koma" oder „Klient*in nach Schlaganfall" sowohl die Betroffenen als Empfänger*innen von medizinischen Dienstleistungen als auch das medizinische Personal eher befremden. Im Verlauf der nachfolgenden Rehabilitation mag das anders aussehen: Für die Therapeut*innen sind es eher Klient*innen, mit denen sie zu tun haben, da Entscheidungen so weit wie möglich gemeinsam getroffen werden sollen und somit die bestehende Asymmetrie in der Beziehung und Interaktion auf ein Minimum reduziert wird (Kap. 2.3.9). Beim Shared Decision-Making gewinnen Klient*innen eine gewisse Kontrolle über ihre Situation zurück, die ansonsten fehlt (Ratnapalan 2009). Kommt es vielleicht auf die Situation an, die Schwere der Erkrankung, das Alter des Individuums oder das Setting, in welchem die Gesundheitsleistung angeboten wird?

1.1.3 Welchen Begriff bevorzugen die Empfänger*innen unserer Dienstleistungen?

Obwohl in diesem Bereich Forschungsbedarf besteht, zeigt ein ziemlich umfassender Review von Costa et al. (2019) eine klare Präferenz für den Begriff Patient*in. Der Begriff Klient*in wird nur im Rahmen von psychotherapeutischen Settings bevorzugt. Allerdings stammen 41 der 47 in dem Review eingeschlossenen Studien aus dem englischen Sprachraum und keine Einzige aus einem deutschsprachigen Land. Im klinischen Kontext und vor allem in Situationen, in denen sich das Individuum nicht äußern kann, ist die Verwendung des Begriffs Patient*in also durchaus legitim (Costa et al. 2019).

1.1.4 Argumente für den Begriff Klient*in

Das Konzept der Klientenzentrierung bzw. der personenzentrierte Ansatz wurde von Carl Rogers (1951) beschrieben. Dieses Konzept ist heute auch eine feste Größe in der Psychotherapie, bei der Gesprächsführung und in der pädagogischen Arbeit. In der Ergotherapie verwendet man seit einigen Jahren den Begriff Klient*in (Kompetenzprofil Ergotherapie DVE 2017, Fisher 1998, Kielhofner 2002). Zu den Klient*innen zählen auch Personen, die Klienten versorgen, wie z. B. Familienangehörige und weitere Betreuungspersonen (Marotzki u. Reichel 2018). In den Schriften der physiotherapeutischen Berufsverbände aus Deutschland (ZVK, VDB, IFK, VPT), Österreich (Physio Austria) und der Schweiz (Physioswiss) ist im Rahmen von physiotherapeutischen Interventionen der Begriff Patient*in geläufiger. Hervorzuheben ist jedoch das Positionspapier von Physio Austria, in dem die Begriffe Patient*in und Klient*in jeweils gemeinsam, nämlich „Patient*in/Klient*in", genannt werden.

Bei der Zusammenarbeit mit Patient*innen/Klient*innen ist die therapeutische Haltung entscheidend (Miciak et al. 2019). Sie ist geprägt von Respekt, Empathie und Authentizität gegenüber den Patient*innen/Klient*innen. Es soll eine tragfähige therapeutische Beziehung entstehen, bei der beide aktive Teilnehmer im Interventionsprozess sind. Dabei werden Wissen, Erfahrungen, Stärken, Entscheidungen und damit auch die Autonomie der Klient*ennen mit einbezogen (Boyt-Schell et al. 2014).

In der klient*innenzentrierten Praxis bauen wir eine therapeutische Beziehung auf und stellen die Sichtweisen der Menschen, mit denen wir zusammenarbeiten, in den Vordergrund. Wir müssen uns auf die Zusammenarbeit einlassen, damit wir die Klient*innen dabei unterstützen können, die Ziele zu erreichen. Klient*innen werden aktiv an den Entscheidungsprozessen zu den anvisierten Zielen bzw. im Rahmen der Zielvereinbarung (Kap. 2.3) und den geplanten Interventionen beteiligt (Fisher 2013). Sie entscheiden, welche Betätigungen und Aktivitäten für sie wichtig sind und bestimmen innerhalb der jeweiligen Grenzen und Möglichkeiten das Ausmaß ihrer Mitarbeit in der therapeutischen Gemeinschaft (le Granse 2019).

1.1.5 Fazit

Es zeichnet sich für die Zukunft klar ab, dass 1. bezüglich der Begrifflichkeiten im medizinisch-therapeutischen Bereich die Notwendigkeit von qualitativer Forschung besteht und dass 2. innerhalb der medizinischen Berufsgruppen sowie mit den als Empfänger*innen von medizinischen Dienstleistungen Betroffenen ein kontinuierlicher Dialog und eine Reflexion über die Verwendung und Akzeptanz dieser Begrifflichkeiten notig ist. Innerhalb einer Institution und während der interprofessionellen Arbeit ist es aber eventuell nicht hilfreich, wenn die Beteiligten unterschiedliche Begriffe benutzen.

Wir sehen die klient*innenenzentrierte Haltung als Grundvoraussetzung in einem therapeutischen Setting. Die Entscheidung für oder gegen einen Begriff wie „Patient*in" oder „Klient*in" ist nicht ohne Folgen. Es gibt aber auch für beides berechtigte und kontextabhängig nachvollziehbare Gründe.

Genauso wie sich im Laufe der letzten Jahre eine rein paternalistische Haltung der Fachpersonen zu einem auf Shared Decision-Making basierenden Vorgehen (und hoffentlich einschließlich der zugrunde liegenden Haltungen) verändert hat, ändern sich auch die im Gesundheitswesen benutzten Begriffe. Die Bereitschaft oder der Anspruch, den Begriff „Klient*in" gegenüber dem Begriff „Patient*in" zu bevorzugen, könnte ein Resultat solcher Veränderungsprozesse sein.

Um den verschiedenen Argumenten und berechtigten Überlegungen Raum zu geben und die Möglichkeit zur Nutzung beider Begriffe je nach Kontext und Konsens der jeweiligen Arbeitsorte offen zu lassen, haben wir uns entschlossen, in diesem Buch konsequent das Begriffspaar „Patient*in/Klient*in" zu nutzen.

1.1.6 „Gender“ oder „Genderin“?

Wir haben uns zudem eingehend mit dem Thema einer gendergerechten Schreibweise befasst. Wir sehen das Thema als einerseits notwendig an, bemerken aber auch, wie etwa in diesem Kapitel, die Schwierigkeiten, die damit bei der durchgehenden Umsetzung verbunden sind. Selbst der Einsatz des Gendersternchens ist im Einzelfall nicht immer eine sinnvolle oder machbare Lösung. Wir haben uns daher für einen anderen Weg entschieden: Wir verabschieden uns nach diesem Kapitel von dem Sternchen und haben stattdessen von Kapitel zu Kapitel wechselnde Kombinationen aus „Therapeut“ und „Therapeutin“ einerseits und „Patient/Klient“ und „Patientin/Klientin“ andererseits gewählt. In den Fallgeschichten haben wir jeweils das Geschlecht des Autors bzw. der Autorin für „Therapeut“ bzw. „Therapeutin“ gewählt.

1.2 Motorisches Lernen: Definitionen – Unterscheidungen – Theorien

Gail Cox Steck, Christina Janssen

„The question therapists ask of themselves in treating neurologically impaired patients reveal their underlying assumptions about how the brain controls movement.“

Horak, 1991

1.2.1 Einleitung

Motorisches Lernen bestimmt unser tägliches Leben. Im Fokus steht die Umsetzung der umgebungsbezogenen Handlungsziele. Für Patientinnen/Klientinnen mit neurologischen Einschränkungen kann das bedeuten, dass sie altvertraute Aktivitäten „anders“ erlernen müssen. Dieses „Anderslernen“ einer bekannten motorischen Leistung kann schon am Morgen beginnen, wenn die Patientin/Klientin z. B. aus dem Bett aufsteht und sich ankleiden will, erstreckt sich über diverse Tätigkeiten den Tag hindurch und endet erst mit dem Zubettgehen.

Die funktionale Kompetenz ist nach Majsak (2018) die Fähigkeit, Alltagsaufgaben in unterschiedlichen Kontexten mit einem minimalen Aufwand an physischen und kognitiven Ressourcen auszuführen.

Um die funktionale Kompetenz und die Ausübung verschiedener sozialer Rollen unserer Patientinnen/Klientinnen zu optimieren, ist es unerlässlich, die Prinzipien des motorischen Lernens sowie die Bedeutung der Selbstwirksamkeit und der Motivation zu verstehen. Die Kenntnisse dieser Definitionen und Prinzipien sind für eine physio- und ergotherapeutische Intervention genauso wichtig wie neuromuskuläre, sensorische, perzeptive, psychologische, soziologische und prognostische Faktoren (Winstein et al. 2014).

Wie im Eingangszitat von Horak (1991) beschrieben, sagt die Frage, die sich Therapeutinnen stellen, wenn sie neurologisch beeinträchtigte Patientinnen/Klientinnen behandeln, viel darüber aus, von welchem Modell der motorischen Kontrolle sie ausgehen.

Das folgende Kapitel bietet einen kurzen Überblick über die Definitionen der motorischen Kontrolle (MK, Motor Control = MC), des motorischem Lernens (ML, Motor Learning) und der motorischen Leistung (MP, Motor Performance) sowie über ihre jeweiligen Unterschiede und einige Implikationen für therapeutische Interventionen.

1.2.2 Definitionen

Motorische Kontrolle

Die motorische Kontrolle wird als Fähigkeit definiert, Mechanismen zu regulieren, die für Bewegungen erforderlich sind. Bei der motorischen Kontrolle wird der Charakter von Bewegungen erforscht und untersucht, wie diese kontrolliert werden (Schmidt u. Lee 2014). Nach Shumway-Cook und Woollacott (2017) erfolgt die motorische Kontrolle durch willentliche Aktivierung und Entspannung funktioneller Muskelgruppen, die bestimmte Gelenke während einer funktionellen Aktivität entweder bewegen oder stabilisieren.

Motorisches Lernen

„Das motorische Lernen ist die Summe der innerlichen Prozesse, die durch Übung oder Erfahrung zu relativ stabilen neuronalen Veränderungen und als Folge davon zu geschickten motorischen Handlungen auch unter wechselnden Kontextbedingungen führen“ (Schmidt u. Lee 2014, Bernhardt et al. 2017). Diese Prozesse sind notwendig, damit Patientinnen/Klientinnen das Wissen erwerben, wie sie Bewegungen koordinieren und kontrollieren können, um ihre Ziele in unterschiedlichen Kontexten (Different Environment) konsequent und selbstständig zu erreichen.

Ein wichtiges Merkmal für motorisches Lernen ist, dass Gelerntes auch den Zeitraum des Trainings überdauert (Krakauer 2006). Es ist nicht nur der Erwerb eines neuen motorischen Verhaltens, sondern die Beibehaltung (Retention) und die Übertragung (Transfer) dieses Verhaltens in verschiedene Kontexte bzw. Umwelten.

Das motorische Lernen ist zudem als Fähigkeit (Capability) definiert, Bewegungen mit dem Fokus auf den inneren Zustand und die Prozesse, die zu diesem Zustand geführt haben, durchzuführen. Diese Fähigkeit ist auch als die interne Repräsentation einer Fertigkeit (Skill) definiert, die während des Übens erworben wurde und die so die Ausführung einer bestimmten Aufgabe ermöglicht (Schmidt et al. 2019).

Neurologisch betroffene Patientinnen/Klientinnen mit sensomotorischen Einschränkungen und den Konsequenzen eines erlernten Nichtgebrauchs (z. B. einer stärker betroffenen Extremität) stehen vor der Herausforderung, ein neu erlerntes motorisches Verhalten auch in verschiedenen Kontexten und unter unterschiedlichen Bedingungen zu entwickeln.

Unterschied zwischen motorischer Kontrolle und motorischem Lernen im zeitlichen Ablauf

Die motorische Kontrolle zeigt sich in Millisekunden oder Sekunden, also in den Zeiträumen, in denen sich auch Kontroll- und Lernprozesse abspielen (VanSant 2001) und neuronale Prozesse ablaufen (Brooks 1986). Das motorische Lernen hingegen fokussiert sich auf den Erwerb von geschickten Bewegungen bzw. Bewegungsfertigkeiten als Folge von Übung oder Erfahrung über Tage, Wochen oder Monate (Schmidt u. Lee 2014).

Motorische Leistung

Die motorische Leistung (Motor Performance) ist als eine vorübergehende Veränderung der Leistungsfähigkeit (Capability) hin zu einem geschickten motorischen Verhalten definiert, das man während der Übungs- bzw. Trainingseinheiten beobachten kann. Die motorische Leistung ist ein wesentliches Merkmal für das Lernen. Veränderungen bei innerlichen Prozessen und die Fähigkeit, in verschiedenen Situationen zu reagieren, definieren das motorische Lernen (Majsak 2020).

Der Begriff Leistungsfähigkeit ist ein anderer Ausdruck für eine motorische Leistung, da Lernen die Leistungsfähigkeit beeinflusst. Diese Leistungsfähigkeit ist die interne Repräsentation einer Fähigkeit, die durch Training entstanden ist und so zur Durchführung einer Aufgabe führt (Performance on some Task). Eine Leistungsverbesserung ist ein Indiz dafür, dass Lernen stattfindet bzw. stattgefunden hat (Schmidt u. Lee 2014).

Anhand des ICF-Modells können die Leistungsfähigkeit (Capability) und die Leistungskapazität (Capacity) mit folgender Frage erklärt werden: Was können die Patientinnen/Klientinnen im bestmöglichen Fall erreichen, wenn sie an ihrer Leistungsgrenze arbeiten (▶ Abb. 1.1, ▶ Tab. 1.1)?

Die motorische Leistung einer Aufgabe, z. B. den Arm auszustrecken und etwas greifen oder das Gehen, wird in der Regel in einer Umgebung trainiert, welche die Patientinnen/Klientinnen dabei unterstützt, die bestmögliche Leistung abzurufen. Beim Gehen wäre das beispielsweise eine barrierefreie Umgebung mit glatten Oberflächen und minimalen Hindernissen. So kann sich die motorische Leistung einer Patientin/Klientin in Bezug auf die motorische Selbstständigkeit in einer Klinikumgebung stark von der in der häuslichen Umgebung unterscheiden.

Tab. 1.1 ICF-Modell der WHO; Definitionen für motorische Erholung und Kompensation auf 3 verschiedenen Ebenen (Levin et al. 2009).

Ebene	Erholung	Kompensation
ICF: gesundheitlicher Zustand (neuronal)	Wiederherstellung der Funktion im Nervengewebe, die nach der Schädigung zunächst verloren gegangen war; als Reaktivierung in Hirnregionen, die durch ein vaskuläres Ereignis inaktiv waren. Auch wenn das im Gebiet der primären Hirnschädigung nicht zu erwarten ist, kann es doch in den umgebenden Regionen (Penumbra) und in Diaschisisgebieten dazu kommen.	Nervengewebe erwirbt Funktion, die vor der Schädigung nicht da war; Aktivität in alternativen Hirnregionen, die bei Gesunden üblicherweise nicht beobachtet wird

Tab. 1.1 Fortsetzung

Ebene	Erholung	Kompensation
ICF: Körperfunktionen und -strukturen (Performance)	Wiederherstellung der Fähigkeit zu Bewegungen wie vor der Schädigung; etwa durch Wiedererlangung von prämorbiden Bewegungsmustern (willkürlicher Bewegungsausschlag, zeitliche und räumliche Koordination usw.)	Durchführung früherer Bewegungen auf neue Weise; als alternative Bewegungsmuster während der Durchführung einer Aufgabe (z. B. Entwicklung zusätzlicher oder anderer Freiheitsgrade, veränderte Muskelaktivierung wie etwa verstärkte Koaktivierung von Agonisten und Antagonisten, zeitlich verzögerte Abfolge der Bewegungen in benachbarten Gelenken)
ICF: Aktivität (funktional)	erfolgreiche Aufgabenbewältigung durch Einsatz anderer Gliedmaßen oder Endeffektoren, die normalerweise auch von Gesunden eingesetzt werden	erfolgreiche Aufgabenbewältigung durch Einsatz anderer Gliedmaßen; z. B. beim Öffnen einer Tüte Chips mit einer Hand und dem Mund statt mit beiden Händen

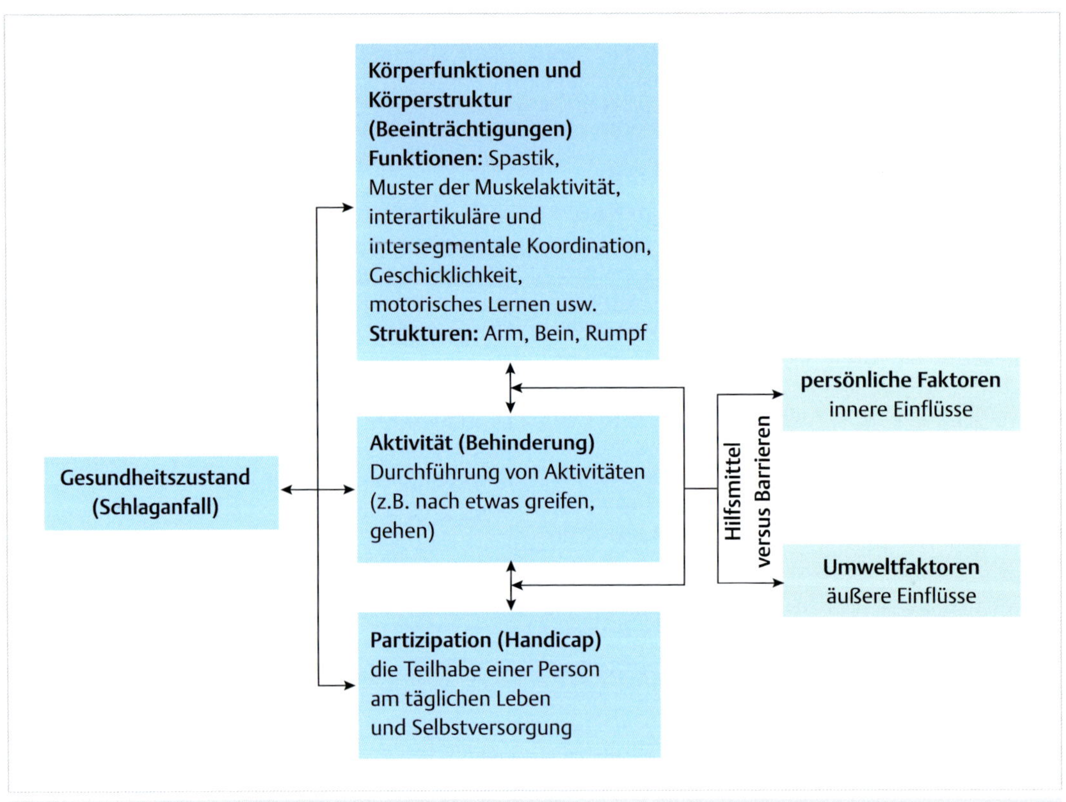

Abb. 1.1 ICF-Modell der WHO.

Motorisches Lernen oder motorische Leistung

Es ist wichtig, zwischen dem motorischen Lernen (Motor Learning) und der motorischen Leistung (Motor Performance) zu unterscheiden. Zeigt die Patientin/Klientin eine nachhaltige Veränderung der motorischen Leistung oder nur eine temporäre Veränderung?

Unterschied zwischen motorischem Lernen und motorischer Leistung

Motorisches Lernen führt zu relativ dauerhaften Zugewinnen oder Veränderungen. Das ist eine klare Abgrenzung gegenüber der motorischen Leistung, die als temporäre Veränderung, die nicht über die Zeit bestehen bleibt, definiert wird (Schmidt u. Lee 2014).

Schmidt und Lee (2014) liefern einen hilfreichen Vergleich, um den Unterschied zu verdeutlichen. Wenn man Wasser zum Kochen bringt, ist das nur eine temporäre Veränderung (analog zur motorischen Leistung). Diese temporäre Veränderung ist reversibel, also umkehrbar, da das Wasser wieder zu seiner ursprünglichen Form zurückkehrt, sobald die Variable (Erhitzen) wegfällt. Aber wenn man ein Ei hart kocht, dann ist der Zustand eine permanente Veränderung (Prozess) und andauernd, denn auch wenn man das Ei abkühlt, kehrt es nicht zu seinem ursprünglichen Zustand zurück. Diese verhältnismäßig andauernde Veränderung im Ei ist eine Analogie zu den Veränderungen, die im menschlichen Gehirn durch das Lernen passieren (Schmidt u. Lee 2014).

Eine 62-jährige Patientin/Klientin z. B., die vor 6 Wochen einen Schlaganfall hatte, zeigt am Ende einer Therapieeinheit eine bessere motorische Leistung, weil sie sich sicher von der Therapiebank in den Rollstuhl setzen kann. Sie setzt dazu ihre stärker betroffene Seite ohne manuelle Unterstützung ein. Aber am nächsten Tag kann sie zu Beginn der Therapie den Transfer nur mithilfe einiger temporärer Faktoren durchführen (z. B. verbale und leichte manuelle Führung durch die Therapeutin). Diese Beobachtung zeigt, dass es, obwohl sich die motorische Leistung des Transfers nach der Therapieeinheit verbessert hatte, noch nicht zu einem Lernen im Sinne der Retention der Aufgabenleistung gekommen war.

Die Neuroplastizität unterstreicht die Bedeutung des motorischen Lernens.

Aus Sicht der Neurowissenschaft (Winstein et al. 2014) sind Neuroplastizität, neue Lernanpassungen und Kompensationen auf vielen Ebenen unseres Systems von der frühen Kindheit bis ins hohe Alter möglich. Das Lernen in einem geschädigten Gehirn erfolgt durch Üben und intensives Training.

Die neuronale Plastizität bezieht sich auf ein Gehirn, das sich unter verschiedenen Bedingungen verändert. Einige dieser Veränderungen tragen dazu bei, relativ dauerhafte Veränderungen der Bewegungsfähigkeit oder -leistung zu etablieren.

Dieser grundlegende Prozess ist im Allgemeinen nicht unmittelbar zu beobachten. Allerdings kann das Ergebnis des Lernprozesses beobachtet und gemessen werden, wenn Therapeutinnen mit sorgsam ausgewählten Tests die motorische Leistung bestimmen. So lassen sich etwa Dual-Task-Bedingungen zusätzlich in ein Training integrieren, um zu bewerten, ob die Aufgabe dauerhaft gelernt wurde (▶ Tab. 1.2; Kleynen et al. 2020).

Aus der ▶ Tab. 1.2 ergeben sich folgende Konsequenzen für die therapeutische Intervention:

- Motorisches Lernen entsteht bei der Problemlösung von Aufgaben.
- Motorisches Lernen hält über die Trainingsperiode hinaus an.
- Die lernende Person verinnerlicht den Prozess und nicht bestimmte Bewegungsmuster.

Tab. 1.2 Unterschiede zwischen motorischem Lernen und motorischer Leistung.

motorisches Lernen	motorische Leistung
wird nur indirekt durch Beobachtung des motorischen Verhaltens evaluiert (über einen gewissen Zeitraum, in verschiedenen Kontexten/Umgebungen und unter unterschiedlichen Bedingungen)	lässt sich direkt beobachten und evaluieren
führt durch Übung oder Erfahrungen zu relativ andauernden Veränderungen bei der Durchführung motorischer Fertigkeiten	kann durch temporäre Effekte in der Therapie bzw. durch die Therapeutin beeinflusst werden (z. B. manuelle Führung, Hinweise, Stress, Langeweile, Motivation, Müdigkeit)

- Motorisches Lernen ist ein Prozess. Dieser Prozess wird dann unterbunden, wenn Therapeutinnen die Lösung vorgeben.
- Motorisches Lernen ist nicht unmittelbar zu beobachten. Daher stellt sich die wichtige Frage: Wie kann eine Ergo- oder Physiotherapeutin das Üben für Patientinnen/Klientinnen so gestalten, dass der Prozess zum innerlichen Lernen verstärkt, stimuliert und unterstützt wird?

Achtung

Fortschritte in der motorischen Leistung, die bei Patientinnen/Klientinnen beobachtet werden, können nicht unbedingt so interpretiert werden, dass alles nun gelernt wurde und wieder und weiter umsetzbar ist. Erst wenn die motorische Leistung auch in den Alltag transferiert werden kann, sprechen wir von motorischem Lernen.

1.2.3 Theoretische Grundlage

„Kreatives Denken bedeutet, aus eingefahrenen Mustern auszubrechen und die Dinge auf andere Art und Weise zu betrachten."

Edward DeBono

Die gegenwärtige theoretische Grundlage des motorischen Lernens ist in den Bewegungswissenschaften und der kognitiven Psychologie verankert. Der Schwerpunkt ist ein klientenzentrierter Ansatz, der die motorische Planung, die Fehlererkennung und Problemlösungen durch die Patientin/Klientin selbst umfasst.

Für Patientinnen/Klientinnen sollten die Aufgaben, die Umgebung und der Kontext so angelegt sein, dass sie eine Lernumgebung vorfinden, die bezüglich der Informationsvermittlung und des strukturierten Übens auch mit Blick auf die Wiederholung von Bewegungen in einem Setting stattfinden, das Problemlösungen fordert und fördert.

Da verbale Instruktionen und manuelle Führung von Bewegungen beim motorischen Lernen eine untergeordnete Rolle spielen, können Therapeutinnen diesen beiden Faktoren beim Üben auch weniger Wert zumessen (Winstein et al. 2015).

1.2.4 Theorien über das motorische Lernen

Therapeutinnen wenden täglich in ihrer klinischen Praxis verschiedene Theorien an. Sie evaluieren und behandeln Patientinnen/Klientinnen meist nach impliziten Theorien, die sie über Ursache und Natur von Funktion und Dysfunktion haben. Manchmal sind sich die Therapeutinnen nicht bewusst, mit welchen Ansätzen sie ihre Behandlungsinterventionen steuern. Theorien sind ein wesentlicher Bestandteil therapeutischer Schlussfolgerungen. Wenn wir überprüfen und abwägen, was wir tun, und über unsere Theorien nachdenken, wie etwa beim motorischen Lernen, hilft uns das, die Mysterien der Bewegungswissenschaften besser erklären zu können.

Das Lernrad (Kap. 2.1) und somit die Theorien des motorischen Lernens basieren auf den Arbeiten verschiedener Autoren (z. B. Schmidt et al. 2019, Bernhardt et al. 2017, Guadagnoli et al. 2012, Krakauer 2015, Gentile 2000, Winstein et al. 2014, Winstein et al. 2015, Bernstein 1967). Kurz gesagt, beziehen sich die ausgewählten Bezugsquellen zu den motorischen Lerntheorien auf das Wiedererlangen von verlorenen Fähigkeiten nach einer Verletzung. Das grundlegende Ziel dieser Ansätze ist die Anpassung von Fertigkeiten, um durch Übung einen verbesserten Verhaltenszustand zu erreichen. Andere Theorien, wie z. B. Lernstadien werden im Kap. 2.5 beschrieben. Die nachfolgend erwähnten Theorien haben zudem einen historischen Wert. Sie führen zu einem besseren Verständnis von Lernprozessen und helfen letztlich auch dabei, wirksamere Theorien aufzustellen, die neue Erkenntnisse beinhalten (detaillierte Erläuterungen bei Shumway-Cook und Woollacott (2007), Schmidt u. Lee 2014, Schmidt et al. 2019).

Adams Closed-Loop-Theorie

Jack Adams (1971) war der erste Wissenschaftler, der eine umfassende Theorie zum motorischen Lernen aufgestellt hat. Auch wenn seine Theorie einige Limitationen aufweist, wie etwa, dass sensorisches Feedback für Bewegungen erforderlich sei (man weiß inzwischen, dass sensorisches Feedback nicht zwingend notwendig ist) oder dass auftretende Fehler immer das Lernen beeinträchtigen (was ebenfalls unzutreffend ist), erfüllt die Theorie doch ihren eigentlichen Zweck. Sie hat wesentlich zu intensiveren Forschungsanstrengungen und einer neuen Denkweise bzw. zu neuen Ansichten beigetragen und den Weg für aktuellere Theorien geebnet. Ein bestimmtes Merkmal der Theorie ist die Frage, ob Patientinnen/Klientinnen Bewegungen wiedererinnern können, also ob die Bewegung abgespeichert werden konnte. Ein besonderer Schwerpunkt des Lernens und des Übens liegt auf der gleichen Bewegung, die mit hoher Repetition durchgeführt werden soll.

Schmidts Schematheorie

Die Schematheorie war die Antwort auf die Limitationen der Closed-Loop-Theorie von Adams (Schmidt u. Lee 2014). Kann die Patientin/Klientin in veränderten Situationen und Umgebungen zurechtkommen? Hier werden die Vorteile betont, verschiedene Variationen und Aspekte einer Aufgabe zu üben (Praxisvariabilität = Variability of Practice). Das kann bedeuten, dass die Aufgabe unter verschiedenen Bedingungen geübt wird, um Lernende dabei zu unterstützen, Regeln und Schemata zu entwickeln, die sich auf die konkrete Aufgabe beziehen (Shumway-Cook u. Woollacott 2007).

Newells Ecological-Therorie

Newells Theorie besagt, dass das motorische Lernen ein Prozess ist, der die Koordination zwischen Wahrnehmung (sensorische Information) und Handlung (motorische Strategie) in einer Weise verbessert, die mit der Aufgabe und den Umweltbedingungen übereinstimmt. Das Üben einer Aufgabe unter variablen Bedingungen hilft demnach der Lernenden dabei, den Zusammenhang zwischen wahrnehmbarer Information und motorischen Handlungen zu verstehen. So sieht z. B. ein Karton auf dem Boden schwer aus und man benötigt mehr Kraft, um ihn hochzuheben, oder die Kaffeetasse auf dem Tisch ist leer und wird jetzt mit weniger Kraft angehoben.

1.2.5 Frühere Grenzen des Ansatzes „motorisches Lernen"

Die größte Einschränkung des Ansatzes zum motorischen Lernen für neurologisch eingeschränkte Patientinnen/Klientinnen war es, dass die Studien an Gesunden durchgeführt wurden. Kompensatorische Bewegungen sind Teil des Lernens und Patientinnen/Klientinnen mit starken motorischen Einschränkungen oder mit neuropsychologischen Problemen haben oftmals nur eingeschränkte Möglichkeiten. Kompensation ist definiert als Ersatz in Form einer neuen Art der Bewegung anstatt eines regulären Verhaltensrepertoires, wie es vor dem Schlaganfall der Fall war (Kap. 1.4.7).

Die motorische Verhaltenskompensation erfordert keine neuronale Reparatur, sie kann aber ein Lernen erfordern. Die Patientin/Klientin lernt, die Restkapazität auf eine funktionelle Art und Weise zu nutzen, um eine Aufgabe zu bewältigen (Bernhardt et al. 2017). Dabei wird weniger Wert auf bestimmte Schwächen, Schmerzen oder motorische Beeinträchtigungen gelegt, die den Fortschritt behindern könnten.

Um den interprofessionellen Austausch des Fachwissens zu verbessern, schlagen Levin et al. (2009) Definitionen für „echte" motorische Erholung (True Recovery) und für motorische Kompensationen bei Patientinnen/Klientinnen mit Pathologien im zentralen Nervensystem vor. Die Forscher verwenden als Beispiel das Krankheitsbild Schlaganfall und empfehlen Begriffe und Definitionen auf den verschiedenen ICF-Ebenen (International Classification of Functioning; ▶ Tab. 1.3).

Nach Krakauer (2006) sind alle Arten der Rehabilitation eine Form von motorischem Lernen, die entweder echte Erholung oder Kompensation sind. Die Fähigkeit, ein Defizit in irgendeiner Weise zu kompensieren, hängt vom motorischen Lernen ab.

Tab. 1.3 Definitionen für motorische Erholung und Kompensation auf 3 verschiedenen Ebenen (Levin et al. 2009).

Ebene	Erholung	Kompensation
ICF: gesundheitlicher Zustand (neuronal)	Wiederherstellung der Funktion von Nervengewebe, die nach einer Verletzung verloren gegangen ist; kann als Reaktivierung in Hirnbereichen gesehen werden, die zuvor durch das Kreislaufereignis inaktiv wurden; im Bereich der primären Hirnläsion eher nicht zu erwarten, aber um die Läsion herum (Penumbra) und in der Diaschisisgebieten möglich	Das Nervengewebe erwirbt eine Funktion, die es vor der Verletzung nicht hatte; kann sich als Aktivierung in anderen Hirnregionen zeigen, die bei nicht behinderten Personen normalerweise nicht zu beobachten ist.

Tab. 1.3 Fortsetzung

Ebene	Erholung	Kompensation
ICF: Körperfunktionsniveau, Körperstruktur (Performance)	Wiederherstellung der Fähigkeit, eine Bewegung so auszuführen, wie vor der Verletzung; etwa durch Wiedererscheinen der prämorbiden Bewegungsmuster bei der Aufgabenbewältigung (willkürlicher ROM, zeitliche und räumliche interartikuläre Koordination usw.)	Ausführen einer alten Bewegung auf eine neue Art und Weise; kann als das Auftreten alternativer Bewegungsmuster während der Bewältigung einer Aufgabe gesehen werden (d. h. Rekrutierung zusätzlicher oder anderer Freiheitsgrade, Veränderungen der Muskelaktivierungsmuster wie verstärkte Koaktivierung von Agonist und Antagonist, Verzögerungen zwischen den Bewegungen benachbarter Gelenke usw.)
ICF: Aktivität (funktionell)	erfolgreiche Aufgabenbewältigung mit Gliedmaßen oder Endeffektoren, die typischerweise von nicht behinderten Personen verwendet werden*	erfolgreiche Bewältigung einer Aufgabe mit alternativen Gliedmaßen oder Endeffektoren. Zum Beispiel: Öffnen einer Tüte Chips mit einer Hand und dem Mund anstelle von 2 Händen

* Beachte, dass die Durchführung einer Aufgabe durch kompensatorische motorische Strategien und Bewegungsmuster erfolgreich sein kann.

Begriffsdefinitionen

Der Stroke Recovery and Rehabilitation Roundtable (SRRR) hat weitere Begriffe so definiert, wie sie in zukünftigen Forschungsprojekten zur Schlaganfallrehabilitation verwendet werden sollten (Bernhardt et al. 2017):

Verhaltenskontrolle (Behavioral Control)	Dadurch erzeugt das ZNS ein Verhalten. Im motorischen System ist z. B. die motorische Kontrolle der Prozess, durch den motorische Befehle, die vom ZNS erzeugt werden, die Muskeln aktivieren und koordinieren, um Gelenkdrehmomente zu erzeugen, mit denen die Effektoren eine Bewegung als zielgerichtete Handlung ausführen.
Effektor (Effector)	Körperteil, z. B. eine Hand oder ein Fuß, der mit einem Objekt und der Umwelt interagiert.
Verhaltenslernen (Behavioral Learning)	beschreibt eine Reihe von Prozessen, die mit Übung oder Erfahrung verbunden sind und zu einer relativ dauerhaft veränderten Fertigkeit führen. Im motorischen System kann Verhaltenslernen etwa durch eine Veränderung der zeitlichen und räumlichen Organisation von Muskelsynergien zu reibungsärmeren, genaueren und konsistenteren Bewegungsabläufen führen.
Fertigkeit (Skill)	ein verbesserter Verhaltensstatus, der durch Übung erworben wird; beschreibt im motorischen System die Auswahl von Handlungen in bestimmten Kontexten und die reibungslose, präzise und genaue Ausführung dieser ausgewählten Bewegung
aufgabenspezifisches Training (Task-specific Training)	Training in der Rehabilitation, das sich durch zielgerichtetes Üben und Wiederholung auf die Verbesserung der Leistung bei Aufgaben konzentriert. In der Praxis liegt der Schwerpunkt oft auf dem Training funktioneller Aufgaben und nicht auf der Beeinträchtigung. Andere Begriffe dafür sind: „repetitives funktionelles Aufgabentraining“ (Repetitive Functional task Practice), „aufgabenbezogenes Training“ (Task-related Training) und aufgabenorientierte Therapie (Task-oriented Therapy).
Adaptation, Anpassung (Adaptation)	Verringerung systematischer Fehler als Reaktion auf eine Störung, um die Leistung zu erhalten oder zu verbessern

1.2.6 Zeitgenössische integrative Programme

Nachfolgend werden 2 Beispiele für moderne evidenzbasierte Programme, welche die Neurowissenschaft und die moderne sozial-kognitiv-psychologische Wissenschaft der Motivation miteinander verbinden, beschrieben.

ASAP: Accelerated Skill Acquisition Program

ASAP ist eine aktuelle evidenzbasierte Intervention, die Prinzipien des motorischen Lernens mit einer holistischen Betrachtungsweise verbindet. Der Behandlungsansatz befasst sich mit dem Lernen motorischer Fähigkeiten, damit Neuroplastizität optimal genutzt werden kann.

Der Behandlungsansatz kombiniert aktuelle motorische Lernprinzipien mit aufgabenspezifischem Training und fokussiert sich auf das Training motorischer Beeinträchtigungen, um bestimmte Schwächen zu behandeln, die den Fortschritt behindern könnten. Die Intervention ist patientinnen-/klientinnenzentriert und hat einen motivierenden Ansatz (Winstein et al. 2015; Winstein u. Kay 2015).

OPTIMAL: Optimizing Performance Through Intrinsic Motivation and Attention for Learning – eine neue Theorie des motorischen Lernens

Der Schwerpunkt liegt auf der Vorbereitung des sozial-kognitiven, affektiven und motivierenden Zustandes des Individuums, bevor mit dem Lernen begonnen wird. Faktoren, die diesen Zustand beeinflussen sind: erhöhte Erwartungen hinsichtlich der Ausführung einer Aufgabe (Ist die Lernerfahrung für die Patientin/Klientin erfolgreich?), der Möglichkeit zur Autonomie (Sind die Ziele und Pläne der Patientin/Klientin bestimmt?) und des externen Aufmerksamkeitsfokus (Liegt der Fokus eher auf der Zielerreichung der Aufgabe als auf der Bewegung selbst? Kap. 2.7; Wulf u. Lewthwaite 2016).

1.2.7 Zusammengefasst

Die Forschungsergebnisse und ein aktualisierter Wissensstand zum motorischen Lernen bieten Therapeutinnen hilfreiche Informationen, die sie in ihrer Rolle als Lehrerinnen für motorische Fertigkeiten unterstützen können. Das langfristige Ziel ist das Erreichen eines anhaltenden Lerneffektes. Die Integration der zeitgenössischen Forschung zum motorischen Lernen kann den Therapeutinnen dabei helfen, Übungssituationen zu strukturieren. Mit den Patientinnen/Klientinnen zusammen reflektieren sie über das Feedback und formulieren den Behandlungserfolg und die Behandlungsziele.

1.3 Voraussetzungen für motorisches Lernen

Florian Erzer Lüscher

Das Lernen ist ein aktiver Prozess, der Aufmerksamkeit für das zu lösende Problem erfordert. Das Verhalten ergibt sich aus der Absicht, Ziele zu erreichen.

1.3.1 Wachheit – Aufmerksamkeit – Ziel

Wachheit, Aufmerksamkeit und Ziel sind 3 wesentliche Elemente für einen erfolgreichen Lernprozess:

- Wachheit: Sobald motorisches Verhalten verändert oder erlernt werden soll, ist Wachheit eine offensichtliche Voraussetzung. Diese Aussage schließt nicht aus, dass Pausen oder Schlaf einen positiven Effekt auf Lernprozesse hat (Kap. 2.9).
- Aufmerksamkeit: Neben Wachheit ist auch Aufmerksamkeit eine weitere Voraussetzung beim Lernen (Mulder 2006). Aufmerksamkeit ermöglicht das Nutzen von Fokussen (Kap. 2.10, Kap. 2.11) und ermöglicht es dem Lernenden, den Effekt seiner Bewegungen zu erkennen und zu bewerten (Kap. 2.10).
- Absicht und Ziel: Absichtsvolles Lernen erfordert eine Vorstellung von dem, was verändert, verbessert oder erreicht werden soll (Kap. 2.3).

1.3.2 Motorisches Lernen – kognitives Lernen – soziales Lernen

Für das menschliche Verhalten sind die 3 Ebenen Motorik, Kognition und soziale Interaktion oft gemeinsam von Bedeutung (► Abb. 1.2).

Ein motorisches Verhalten ohne eine mehr oder weniger direkte Kopplung an kognitive Prozesse und soziale Interaktionen lässt sich beim gesunden Menschen kaum beobachten. Wir bewegen uns, weil wir handeln möchten, weil wir Ziele erreichen möchten. Handlungen müssen organisiert werden und wir beziehen andere Menschen direkt oder indirekt mit ein.

Ein Beispiel: Wir gehen und tragen dabei eine Einkaufstüte, weil wir einkaufen gehen, um zu einem späteren Zeitpunkt ein Essen für die Familie zuzubereiten. Die Handlung benötigt neben den motorischen Fertigkeiten kognitive Fähigkeiten wie Handlungsplanung, Gedächtnis und spontane Problemlösekompetenzen sowie das Bewusstsein für die soziale Einbettung.

Bei Menschen mit ZNS-Läsionen können neben den veränderten motorischen Fertigkeiten die beiden Ebenen Kognition und soziales Verhalten mitbetroffen sein. Bei der Arbeit mit neurologischen Patienten/Klienten ist es deshalb besonders wichtig, alle 3 Ebenen beim Clinical Reasoning zu beachten und bei der Planung und während der Therapie einzubeziehen.

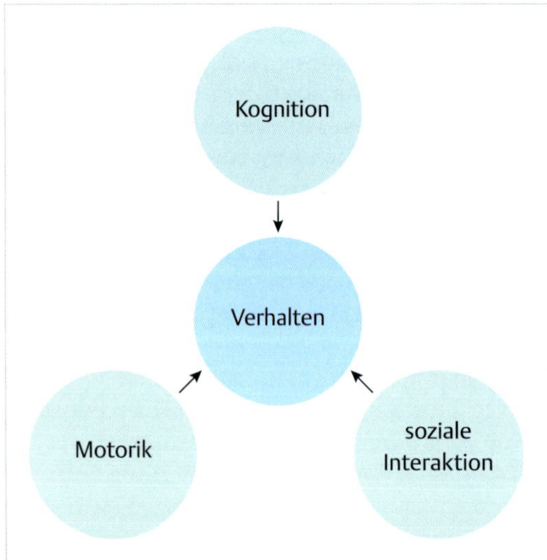

Abb. 1.2 Voraussetzungen für menschliches Verhalten.

Damit Patienten/Klienten motiviert und engagiert mitarbeiten können, muss es der Therapeutin gelingen, den therapeutischen Interventionen eine Bedeutung zu geben, die für die Patienten/Klienten nachvollziehbar ist. Insbesondere bei isolierten Struktur- und Funktionsbehandlungen ist nicht davon auszugehen, dass es Patienten/Klienten mit zentralnervösen Einschränkungen ohne Weiteres gelingt, die therapeutischen Interventionen als bedeutsam zu erkennen. Diese Identifizierung von Therapieinhalten, die für die Patienten/Klienten bedeutsam sind, ist ein Ziel im Rahmen des Clinical-Reasoning-Prozesses.

Merke

Zur Bewältigung von Aktivitäten sind meistens die 3 Ebenen Sensomotorik, Kognition und soziale Interaktion relevant. Bei Menschen mit einer ZNS-Schädigung muss dieser Tatsache während des Clinical Reasonings, in der Behandlungsplanung und während der Therapie besondere Beachtung geschenkt werden.

1.3.3 Probleme und Ressourcen

Sehr häufig betrachten Therapeutinnen die Situation des Patienten/Klienten aus der Problemperspektive. Diese dominante Sichtweise hat sehr wahrscheinlich mit unserer Sozialisierung während der Ausbildung und gemachten Erfahrungen in fachspezifischen Weiterbildungen zu tun. Für das Verständnis der bestehenden Probleme der Patienten/Klienten ist diese Sicht natürlich angemessen und auch nötig. Speziell im Rahmen der Ausbildung zur Ergo- oder Physiotherapeutin stellt die manchmal berechtigte Hoffnung einer kausalen Therapie, eine zentrale Annahme in der Vorgehensweise bei Befundaufnahme und Behandlung dar. Das Identifizieren von Wissensdefiziten bei den Patienten/Klienten (gesunde Lebensweise, hilfreiche Strategien, förderndes Eigentraining usw.) kann als kausaler Faktor verstanden werden, den es zu beheben und zu behandeln gilt, indem Wissen und Informationen vermittelt werden. In Lernsituationen, also z. B. in einer Therapiesituation, in der Veränderungen herbeigeführt werden sollen, kann die Problemperspektive jedoch hinderlich sein und wie ein Klotz am Bein wirken (Gage u. Berliner 1996).

Gassmann und Grawe (2006) konnten zeigen, dass therapeutische Interventionen, die auch auf die Ressourcenaktivierung gerichtet sind, Therapien mit ausschließlicher Fokussierung auf bestehende Probleme überlegen sind. Sie bezeichnen den therapeutischen Prozess, der das erkannte Problem mit den der Lösung dienlichen und bereits vorhandenen Ressourcen verknüpft, als Problemaktivierung. Zur Lösung eines Problems sind die vorhandenen Ressourcen auf allen Ebenen der ICF ein Schlüssel zum Erfolg. „Woher sollen Kraft und Mut zur Veränderung kommen, wenn nicht aus dem, was Patienten aus ihrer Lebenssituation bereits an Intentionen und Möglichkeiten mitbringen bzw. enthalten? Wenn man Veränderungen aus einer Problemperspektive heraus betreiben will, geht man von einem grundlegenden Irrtum aus, nämlich dem, dass der Therapeut es ist, der den Patienten ändert. In Wirklichkeit ändert sich aber in einer erfolgreichen Therapie der Patient in Interaktion mit einem Anstöße gebenden und unterstützenden Therapeuten" (Grawe 2000). Auch Bandura (1977) forderte bereits eine Abkehr von der Belastungsforschung hin zur Ressourcenforschung.

1.3.4 Zusammengefasst

Bevor die Prinzipien zur Unterstützung des motorischen Lernens ihre Wirkung entfalten können, sind Wachheit, Aufmerksamkeit und das Vorhandensein eines (Bewegungs-)Zieles die offensichtlichen Voraussetzungen. Das motorische Verhalten ist dabei mehr oder weniger stark an kognitive Prozesse und soziale Interaktionen gekoppelt, was insbesondere bei Patienten/Klienten mit zentralnervösen Störungen eine besondere Herausforderung darstellen kann. Im Rahmen von therapeutischen Interventionen ist die Abkehr von einer reinen Problemperspektive hin zu einer gezielten Ressourcenaktivierung besonders hilfreich.

1.4 Neuroanatomie der motorischen Fertigkeiten

Gail Cox Steck

„Wäre das Gehirn derart einfach aufgebaut, dass wir es verstehen könnten, wären wir so einfach strukturiert, dass wir es nicht verstehen könnten."

Emerson M. Pugh

1.4.1 Einleitung

Das zentrale Nervensystem (ZNS) aus Gehirn und Rückenmark bildet eine integrierte Einheit. Es ist eine Symphonie aus zahlreichen Untereinheiten, die alle zusammenarbeiten, um das menschliche Bewegungsverhalten zu erzeugen und das Leben zu erhalten. Wir lernen, uns zu bewegen, indem wir Bewegung erfahren und entdecken, wo immer wir uns auch befinden. Wir passen uns an die Umgebung an, bis das angestrebte Ziel mit maximaler Effizienz und minimalem Energieeinsatz erreicht ist (Kap. 2.8). Wie im Lernrad zusammengefasst, gelten die Prinzipien des motorischen Lernens für alle funktionellen Aktivitäten vom Erlernen des Aufstehens aus dem Bett bis zu anspruchsvolleren und komplexen Fertigkeiten wie etwa dem Tragen eines weinenden Kindes über einen belebten Fußgängerüberweg.

Wenn das Gehirn einen Teil seiner Funktion einbüßt, kann das Ziel nicht mehr oder nur eingeschränkt erreicht werden. Kein Teil des Gehirns arbeitet je isoliert für sich. Lokale Läsionen können die Leistung beeinträchtigen, indem sie bestimmte Funktionen beeinflussen. Nach einem Schlaganfall, bei der Parkinson-Krankheit oder bei einer Kleinhirnschädigung können Patienten etwa in der Lage sein, ihre Umgebung wahrzunehmen und ihre Bewegungen richtig zu planen. Dennoch haben sie womöglich Probleme, die beabsichtigten Handlungen korrekt auszuführen. Auch fehlt diesen Patienten die Fähigkeit, sich an eine sich verändernde Umgebung oder an neue Bedingungen anzupassen (Brooks 1986).

Die gute Nachricht ist: Das motorische Lernen bleibt auch nach verschiedenen Formen der Hirnschädigung oder nach Hirnerkrankungen, wie z. B. Schlaganfall, erhalten (Boyd et al. 2007). Dass die Fähigkeit zum Erlernen neuer Fertigkeiten trotz Hirnschädigung und Krankheit erhalten bleibt, ist auf die Verteilung der neuroanatomischen Regionen zurückzuführen, die das motorische Lernen unterstützen (Reber u. Squire 1998). Dazu gehören der motorische Kortex (d. h. der primär motorische Kortex, das supplementär-motorische Areal, der prämotorische Kortex), das Cerebellum und die Basalganglien (Frey et al. 2011, Squire 1992).

1.4.2 Das Bewusstsein für Beeinträchtigungen

Diese Zusammenfassung der neuroanatomischen Regionen, die das motorische Lernen unterstützen, soll Therapeuten dafür sensibilisieren, körperliche, kognitive und kommunikative Beeinträchtigungen zu erkennen. Sie sollen sich also der Auswirkungen dieser Probleme auf funktionelle Aktivitäten bewusst sein. Indem sie diese Einschränkungen verstehen, können sie sinnvolle patienten-/klientenzentrierte Ziele im Training berücksichtigen, die mit MOZArT (**mo**torische **Z**iele auf der **A**ktivitätsrespektive **T**eilhabeebene) kompatibel sind, und Prinzipien des Lernrades dabei integrieren. (Kap. 2.2).

1.4.3 Primäre motorische Beeinträchtigungen

Eine neurologische Pathologie stört das komplexe motorische Verhalten des Menschen. Die Betroffenen sind oft in mehreren Körperstrukturen und -funktionen beeinträchtigt. Diese Beeinträchtigungen führen häufig zu einem veränderten Bewegungsverhalten, welches sich negativ auf Aktivitäten und die Teilhabe auswirken kann.

Patienten/Klienten mit neurologischen Erkrankungen können sowohl Minus- als auch Plussymptome, sowie adaptive Phänomene zeigen. Dies sind Merkmale des Upper-Motor-Neuron-Syndrom (UMNS, Syndrom der oberen motorischen Neuronen; Barnes 2008), das nach Läsionen auftritt, die einige oder alle absteigenden motorischen Bahnen (pyramidales System) betreffen.

Plussymptome sind etwa gesteigerte Sehnenreflexe mit weiterer Ausdehnung (verbreiterte Reflexzone), Klonus, ein positives Babinski-Zeichen, Spastik, Flexions- und Extensionsspasmen. Solche Symptome stellen sich auch bei einer Basalganglienbeteiligung als abnorme Bewegungen wie Dyskinesie, Dystonie und Rigor ein.

Zu den Minussymptomen zählen Muskelschwäche, Verlust der Fingerfertigkeit, verminderte Ausdauer und Ermüdbarkeit (Blumenfeld 2010).

1.4.4 Sekundäre motorische Beeinträchtigungen

Ada und Canning (2005) machen uns bewusst, dass die motorischen Probleme und Aktivitätseinschränkungen unserer Patienten/Klienten nicht nur das Ergebnis direkter Auswirkungen der pathologischen Zustände sind (primäre Beeinträchtigungen des UMNS). Die Patienten/Klienten leiden häufig unter den sekundären Folgen wie Immobilität, Muskelsteifheit, adaptives Verhalten, Dekonditionierung und erlernter Nicht- oder Fehlgebrauch. Viele Aktivitätseinschränkungen ergeben sich aus einer Kombination der direkten und sekundären Erkrankungsfolgen (Shenkman u. Butler 1989).

1.4.5 Einflüsse auf die motorisch-funktionelle Erholung beim UMNS

Das UMNS umfasst primäre und sekundäre motorische Beeinträchtigungen, d. h. Plus- und Minussymptome bzw. adaptive Phänomene (▶ Tab. 1.4; Huber 2013).

1.4.6 Zerebraler Kortex

Bestimmte Teile des Gehirns befassen sich vorrangig mit spezifischen Aufgaben, allerdings sind die damit verbundenen Funktionen selten einfacher Art.

Die größte Struktur des menschlichen Gehirns ist die Großhirnrinde. Sie ist für viele Funktionen, die wir mit dem Menschsein verbinden, verantwortlich: sensorische Informationen empfangen und verarbeiten, lernen, Gedächtnis, etwas erschaffen, planen, lieben, Gedanken und Handlungen initiieren sowie Verhalten und soziale Integration.

Der folgende Abschnitt gibt einen kurzen Überblick über die Funktionsbereiche der Großhirnrinde (Blumenfeld 2010).

Es werden 4 Hauptregionen oder Areale der Großhirnrinde auf jeder Seite des Gehirns unterschieden (Großhirnhemisphären; ▶ Abb. 1.3):

- Frontal- oder Stirnlappen (Lobus frontalis)
- Parietal- oder Scheitellappen (Lobus parietalis)
- Temporal- oder Schläfenlappen (Lobus temporalis)
- Okzipital- oder Hinterhauptslappen (Lobus occipitalis)

Tab. 1.4 Primäre und sekundäre motorische Beeinträchtigungen und ihr Zusammenhang mit Behinderungen.

primäre motorische Beeinträchtigungen		sekundäre motorische Beeinträchtigungen
Plussymptome	**Minussymptome**	**adaptive Phänomene**
Spastik	Paresen	Viskositätsveränderung
Klonus	verlangsamte Kontraktion	Aktin-Myosin-Querbrücken
Kokontraktionen	verlangsamte Dekontraktion	intramuskuläre bindegewebige Veränderungen
assoziierte Reaktionen: unwillkürliche Muskelbewegung	gesteigerte Ermüdbarkeit, verminderte Fitness	Umbau von Muskelfasertypen
aktionsinduzierte spastische Dystonie	eingeschränkte „Contraction Steadiness"	Sarkomerverlust
	Verlust der Geschicklichkeit	verkürzte Muskel-Sehnen-Einheiten (Kontraktur)
Auswirkungen auf alle motorischen Aktivitäten, wie z. B. sich umdrehen, aufsetzen, aufstehen, gehen, Objekte halten und manipulieren, nach etwas greifen		

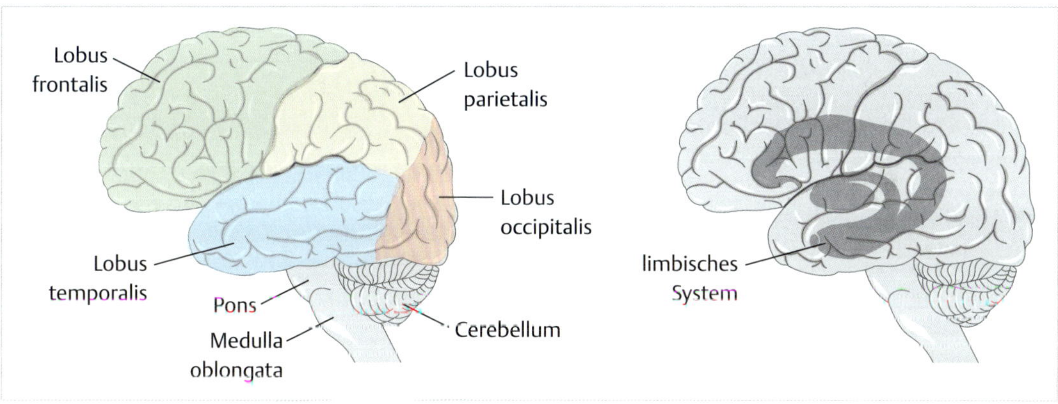

Abb. 1.3 Hauptregionen des Gehirns.

Frontallappen

Funktion

Der Frontallappen oder Stirnlappen (Lobus frontalis) gilt als unser Verhaltens- und Gefühlskontrollzentrum und ist somit der Sitz unserer Persönlichkeit. Es gibt keinen anderen Teil des Gehirns, bei dem Läsionen solch eine vielfältige Symptomatik erzeugen können. Alle Bereiche des Frontallappens sind an der Steuerung des motorischen Verhaltens beteiligt, allerdings in unterschiedlicher Weise:

- Der primär motorische Kortex weist zahlreiche Unterregionen auf, welche die Bewegung verschiedener Körperteile steuern.
- Der prämotorische Kortex ist wesentlich für die kognitive Steuerung des motorischen Verhaltens (Planung von Bewegungen). Er ist auch an emotionalen Prozessen beteiligt, die mit der exekutiven Kontrolle des Verhaltens verbunden sind.
- Der präfrontale Kortex ist für die exekutive Kontrolle des Verhaltens unerlässlich. Hier werden Faktoren wie Aufmerksamkeit, Konzentration,

Vorausdenken, Organisation, Urteilsvermögen, Planung, Impulskontrolle, Einfühlungsvermögen oder Lernen aus Fehlern verortet.

Der Frontallappen ist durch den Sulcus centralis vom Parietallappen getrennt. Alle motorischen Verhaltensleistungen, einschließlich Extremitätenbewegungen, Objektmanipulation, gerichtete Augenbewegungen und verbale Äußerungen, haben ihren Ursprung im Frontallappen und werden von den Basalganglien und vom Kleinhirn unterstützt (Harvey 2015).

Primär motorischer Kortex

Der primär motorische Kortex enthält große pyramidale Neuronen, welche die oberen oder 1. Motoneuronen des primären motorischen Systems darstellen und mit ihren Nervenfasern oder Axonen bis in das Rückenmark und/oder in den Hirnstamm führen.

In den Vorderhörnern der zentralen grauen Substanz des Rückenmarks gehen sie dann synaptische Verbindungen mit den 2. Motoneuronen (unteres Motoneuron) ein.

Der größte Teil dieser als Tractus corticospinalis (Pyramidenbahn) zusammengefassten Nervenfasern (ca. 85 %) kreuzt in der Decussatio pyramidum auf die jeweilige Gegenseite, um Bewegungen der kontralateralen Körperhälfte auszulösen. Diese Kreuzungsstelle befindet sich am Übergang von der Medulla oblongata zum Rückenmark.

Der kleinere Teil der nicht kreuzenden Fasern zieht direkt als Pyramidenvorderstrangbahn (Tractus corticospinalis anterior) weiter nach kaudal (Blumenfeld 2010).

Läsion

Läsionen oberhalb dieser Kreuzung führen somit zu einer kontralateralen (gegenseitigen) Schwäche oder Lähmung, während Läsionen unterhalb der Kreuzung zu einer ipsilateralen (gleichseitigen) Schwäche oder Lähmung führen (Kap. 1.4.3, Kap. 1.4.4).

Eine Schädigung des Frontallappens kann neben der Schwäche oder Lähmung als Minussymptom der UMNS zu folgenden Symptomen führen:

- Unfähigkeit, eine Abfolge komplexer Bewegungen für mehrstufige Aufgaben zu planen und umzusetzen, wie z. B. Kaffee kochen, tanzen, Klavier spielen (Sequenzierung)
- Verlust spontaner Interaktion mit anderen Personen
- gestörte Sprachproduktion (Broca-Aphasie oder expressive bzw. motorische Aphasie) in der für Rechtshänder linken dominanten Hemisphäre
- Verlust der Flexibilität des Denkens und Festhalten an einem Gedanken oder einem Verhalten (Perseveration)
- Unfähigkeit, sich auf eine Aufgabe zu konzentrieren und Ablenkungen auszublenden (Aufmerksamkeitsdefizit)
- Stimmungsschwankungen (emotionale Labilität)
- Schwierigkeiten beim Lösen von Problemen
- Schwierigkeiten bei der Hemmung oder Kontrolle einer Reaktion oder eines Impulses (Enthemmung)
- verminderte Motivation, Initiative, Initiierung und Ausdauer bei der Ausführung von Aktivitäten (Adynamie)
- vermindertes Bewusstsein für Schwierigkeiten, verminderte Einsicht beim Auftreten von Schwierigkeiten
- Veränderungen im Sozialverhalten
- Persönlichkeitsveränderungen

Parietallappen

Funktion

Der Parietal- oder Scheitellappen (Lobus parietalis) spielt eine Schlüsselrolle bei der visuellen Steuerung des motorischen Verhaltens, der räumlichen Wahrnehmung und der Kognition (Verständnis von Objekten im Verhältnis zueinander). Kandel et al. (2013) nennen als Beispiel das Greifen nach der Kaffeetasse beim Lesen der Zeitung. Dies erfordert, dass das Gehirn berücksichtigt, wo sich das Bild der Tasse auf der Netzhaut befindet und wohin die Augen zeigen, um zu bestimmen, wo sich die Tasse relativ zur Hand befindet. Solche Bewegungen laufen im Wesentlichen über den Parietallappen ab, da er mit den visuellen, somatosensorischen und motorischen Bereichen des Kortex verbunden ist (Kandel et al. 2013).

Läsion

Eine Schädigung des Parietallappens kann zu folgenden Störungen führen:

- mangelndes Bewusstsein für Körperteile und deren Position im Raum (Neglect)
- Schwierigkeiten bei der motorischen Planung und bei komplexen Bewegungen (Apraxie)

- Schwierigkeiten beim Zeichnen von Objekten
- Schwierigkeiten bei der Unterscheidung von links und rechts
- räumliche Desorientierung und Navigationsschwierigkeiten
- Probleme beim Lesen (Alexie)
- Schreibstörung ohne intellektuelle oder motorische Einschränkung (Agraphie)
- Schwierigkeiten beim Rechnen (Dyskalkulie)
- Unfähigkeit, sich visuell zu konzentrieren

Temporallappen

Funktion

Die Temporal- oder Schläfenlappen (Lobus temporalis) sitzen hinter den Ohren. Sie sind am stärksten mit der auditiven Verarbeitung von Informationen und mit der Kodierung von Erinnerungen verbunden. Es wird auch angenommen, dass die Schläfenlappen eine wesentliche Rolle bei der Verarbeitung von Affekten und Emotionen, Sprache und bestimmten Aspekten der visuellen Wahrnehmung spielen.

Der dominante Temporallappen befindet sich bei den meisten Menschen auf der linken Seite und ist am Sprachverständnis sowie am Lernen und Erinnern verbaler Informationen beteiligt (Wernicke-Areal). Der nicht dominante, in der Regel rechte Temporallappen ist am Lernen und Erinnern nicht verbaler Informationen beteiligt (z. B. visuell-räumliche Information und Musik).

Läsion

Eine Schädigung des Schläfenlappens kann zu folgenden Störungen führen:

- Schwierigkeiten beim Verstehen gesprochener Worte (rezeptive Aphasie)
- Beeinträchtigung der selektiven Aufmerksamkeit für das, was gesehen und gehört wird
- Schwierigkeiten bei der Identifizierung und Kategorisierung von Objekten (Agnosie)
- Schwierigkeiten beim Lernen und Behalten neuer Informationen
- Beeinträchtigung des Fakten- und Langzeitgedächtnisses
- anhaltendes Sprechen
- Schwierigkeiten bei der Gesichtserkennung (Prosopagnosie)
- gesteigertes oder vermindertes sexuelles Interesse
- emotionale Störung (z. B. aggressives Verhalten)

Kleinhirn

Funktion

Das Kleinhirn (Cerebellum) spielt eine zentrale Rolle für die Optimierung von Bewegungen (Dahms et al. 2020). Es ist an der reibungslosen Koordination (im Sinne der zeitlichen und räumlichen Steuerung von Muskelaktivitäten der Ago-, Antagonisten und der Synergisten) laufender Bewegungen und an der motorischen Planung beteiligt. Das Kleinhirn übernimmt dabei die Feedforward-Bewegungssteuerung (Vorausplanung). Seine Schädigung führt zu starken Bewegungsstörungen, die eine prädiktive (vorausschauende) Kontrolle erfordern; dies im Gegensatz zu einer reaktiven Kontrolle (Bastian 2006). Das Kleinhirn befindet sich direkt über dem Hirnstamm und unterhalb der Großhirnrinde im hinteren Teil des Gehirns (subkortikal). Das Kleinhirn macht nur 10 % des Gesamtvolumens des Gehirns aus, enthält aber mehr als die Hälfte der Neuronen.

Läsion

Schädigungen des Kleinhirns verursachen folgende Störungen:

- Ataxie: Koordinations- und Gleichgewichtsstörungen, ungeordnete Kontraktionen von Agonisten und Antagonisten sowie fehlende normale Koordination der Bewegungen an verschiedenen Gelenken
- Unfähigkeit, schnelle Bewegungen auszuführen
- muskuläre Hypotonie: verminderter Widerstand gegen passive Bewegungen der Gliedmaßen
- Astasie (Standataxie) und Abasie (Gangataxie), also das Unvermögen zu stehen oder zu gehen
- Schwindel (Vertigo)
- Übelkeit, Erbrechen
- verwaschene Sprache (Dysarthrie)

Basalganglien

Funktion

Die Basalganglien sind eine Reihe von Kernstrukturen in der Tiefe des Gehirns (subkortikal lokalisiert), die das limbische System umgeben. Sie sind an der Integration von Gefühlen, Gedanken und Bewegungen beteiligt und tragen dazu bei, motorisches Verhalten zu steuern und präzise und geschmeidig zu halten. Basalganglien sind vor allem mit dem „Chunking" (Unterteilung) von Bewegungen beschäftigt und tragen zur Speicherung von Informa-

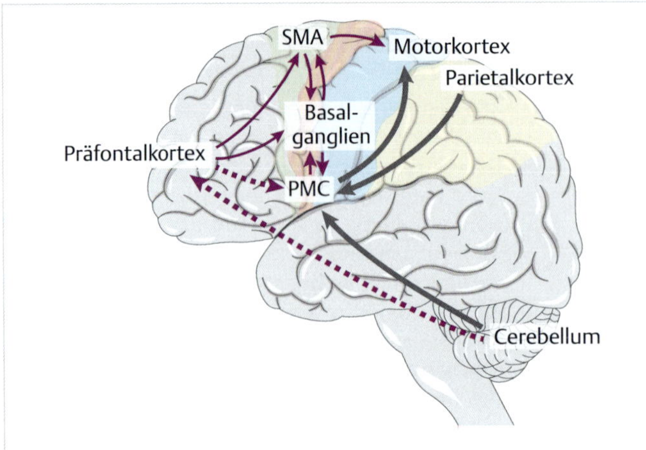

Abb. 1.4 Beispiel für die vielfältig verwobenen Hirnareale, die an den verschiedenen Stadien des motorischen Lernens beteiligt sind.

tionen bei. Das Chunking ist ein Prozess, bei dem die motorische Sequenz in kürzere Segmente unterteilt und zu sog. Chunks gebündelt wird. Auf diese Weise können die Informationen leichter als unsegmentierte Informationen behalten und wiedergegeben werden (Dahms et al. 2020).

Die klinische Forschung legt nahe, dass die Basalganglien wohl auch an der Bildung automatisierter Bewegungsabläufe beteiligt sind. Außerdem spielen sie eine Rolle bei Gefühlen wie Freude und Ekstase, bei der emotionalen Kontrolle, bei Angst, für die Kognition und bei Augenbewegungen (Blumenfeld 2015). Es wird angenommen, dass die Basalganglien am belohnungsbasierten Lernen und an der Integration der Lernmotivation beteiligt sind (Hikosaka et al. 2014).

Läsionen

Läsionen der Basalganglien unterscheiden sich in der Regel von Störungen in anderen Teilen des motorischen Systems und verursachen mehrere, sehr gut beschriebene Syndrome:

- Hypokinetische Bewegungsstörungen, wie z. B. die Parkinson-Krankheit, zeichnen sich durch Rigor, Verlangsamung, Bradykinese und ausgeprägte Schwierigkeiten bei der Initiierung einer Bewegung aus (Akinese). Oft findet sich eine Mischung dieser beiden Arten von Bewegungsstörungen.
- Hyperkinetische Bewegungsstörungen, wie z. B. die erblich bedingte Chorea Huntington oder Huntington-Krankheit, bedeuten typischerweise unkontrollierte unwillkürliche Bewegungen, die ein zufälliges Muster von Zuckungen und Drehungen der Extremitäten erzeugen, das mitunter tanzähnlich anmuten kann (u. a. daher auch der alte Erkrankungsname „Veitstanz").

Die Basalganglien und das Kleinhirn sind Teil der vielfältigen Rückkopplungssysteme, die erforderlich sind, um die Feineinstellung des motorisch efferenten Systems bei motorisch schwierigen und komplexen Anforderungen zu gewährleisten. Basalganglien und Kleinhirn wirken selbst nicht direkt auf die 2. Motoneurone ein, sondern modulieren die Leistung des Tractus corticospinalis und anderer absteigender Bahnen wie Dimmer an einer Lampe. Beide Systeme erhalten wichtige Inputs aus dem motorischen Kortex. Das Kleinhirn erhält zudem wichtige Informationen aus dem Hirnstamm und dem Rückenmark. Das Kleinhirn und die Basalganglien geben ihrerseits über den Thalamus wieder Rückmeldungen an den motorischen Kortex (▶ Abb. 1.4).

Limbisches System

„Limbisches System" ist der Oberbegriff für verschiedene, eng vernetzte Hirnstrukturen in der Nähe des medialen Randes der Großhirnrinde (*lat.* limbus = Rand; entwicklungsgeschichtlich alter Bereich des Gehirns zwischen Kortex und Hirnstamm). Dazu gehören:

- kortikale Bereiche (in den medialen und vorderen Temporallappen, in der vorderen Insula, im unteren medialen Frontallappen und in den Gyri cinguli)
- tiefer gelegene Strukturen: die Hippocampus-Formation und die Amygdala (Mandelkern) in

den medialen Temporallappen, mehrere Kerne befinden sich im medialen Thalamus, im Hypothalamus, in den Basalganglien, im Septumbereich und im Hirnstamm

Diese Bereiche sind durch eine Vielzahl von Bahnen miteinander verbunden, u. a. durch den Fornix (*lat.* fornix = Wölbung, Bogen).

Funktion

Das limbische System wird auch als derjenige Bereich bezeichnet, der das Gehirn „bewegt" (Umphred 1995). Aus dem Englischen stammt dafür das Wort „move", das auch als Akronym gelesen werden kann und so eine Erinnerungshilfe für die Funktionen des limbischen Systems bietet:

- **m** = **M**otivation, Antrieb, Gedächtnis
- **o** = **o**lfaktorisches System, also Geruchssinn (besonders bei Säuglingen)
- **v** = **v**iszerale Steuerung, vegetative Funktion (Durst, Hunger, Temperaturregulation, endokrine Funktionen)
- **e** = **E**motionen, Gefühle, Verhalten (Wut, Angst, Freude)

Im Lernrad werden die Funktionen von Motivation, Gedächtnis und Emotion näher erläutert.

Läsion

Schädigung des limbischen Systems können Gehirn und mehrere Körperfunktionen vielfach beeinträchtigen:

- So kann etwa die Konsolidierung von unmittelbar Erfahrenem im Langzeitgedächtnis leiden. Patienten können sich z. B. problemlos an länger zurückliegende Ereignisse erinnern, haben aber Schwierigkeiten, sich gerade erst Erlerntes zu merken.
- Auch Verhaltensänderungen, psychiatrische Störungen, Angstgefühle, gestörte Erinnerungen oder auch Geruchshalluzinationen und vieles mehr können die Folge sein.

Zusammengefasst

Der primär motorische Kortex, der prämotorische Kortex, der supplementär-motorische Kortex, das Kleinhirn, die Basalganglien und der posteriore Parietalkortex sind an der motorischen Kontrolle und an den motorischen Lernprozessen beteiligt (Kitago u. Krakauer 2013). Läsionen des Kleinhirns führen durchweg zu einer gestörten motorischen Anpassung, im Gegensatz zu Erkrankungen der Basalganglien, wie z. B. der Huntington- oder der Parkinson-Krankheit, bei denen das motorische Anpassungsvermögen relativ intakt bleibt (Smith u. Shadmehr 2005).

Beim motorischen Lernen von Schlaganfallpatienten ergibt sich ein gemischtes Bild. Die Heterogenität der Läsionen bei einem Schlaganfall macht es schwer, ein spezifisches Lerndefizit nachzuweisen.

1.4.7 Neuroplastizität

„Das Gehirn ist plastisch. Das Zentralnervensystem baut auf einer Vielfalt von Erfahrung und Wissen auf."

Doidge, 2007

Einführung

Für Kleim und Jones (2008) stellt die Neuroplastizität den Mechanismus dar, durch den das Gehirn Erfahrungen kodiert und neue Verhaltensweisen erlernt. Das bezieht auch verloren gegangenes Verhalten mit ein, das in einem geschädigten Gehirn durch Rehabilitation wieder erlernt wird.

Laut Nudo (2003) ist „heute weitgehend anerkannt, dass das menschliche Nervensystem ein dynamisches System ist, in dem sich die sensomotorischen Bereiche der Großhirnrinde in Größe und Funktion entsprechend den sensorischen Erfahrungen und motorischen Aktivitäten des Individuums verändern".

Die meisten Rehabilitationsprotokolle für hirngeschädigte Personen, z. B. nach einem Schlaganfall, beruhen auf motorischen Lernprinzipien, welche die Neuroplastizität induzieren sollen.

Doch nicht alle Formen der neuronalen Plastizität tragen zu einer echten motorischen Erholung bei (Takeuchi et al. 2012, Levin et al. 2009). Eine maladaptive Plastizität kann die motorische Funktion schwächen und die Erholung behindern. Eine Neuroplastizität, die mit kompensatorischen Bewegungen einhergeht, könnte zur maladaptiven Plastizität nach einem Schlaganfall beitragen. Demnach sollten Rehaprogramme entsprechend der motorischen Beeinträchtigung von Schlaganfallpatienten ausgewählt werden, um eine maladaptive Plastizität weitgehend zu verhindern (Takeuchi et al. 2012; einige Beispiele dazu finden sich in den Fallstudien).

Im Lernrad sind die motorischen Lernprinzipien integriert, die nach einer Hirnschädigung angewendet werden können. Das Vorgehen nach einem Schlaganfall dient hier als wichtigstes Beispiel. Die Interventionsstrategien werden aus dem Clinical Reasoning abgeleitet, beziehen die Erholungsprozesse mit ein und werden sodann individuell angepasst.

Unter Verwendung des ICF-Rahmens (Kap. 2.2) erklären Levin et al. (2009) den Unterschied zwischen Wiederherstellung und Kompensation (Kwakkel et al. 2004) in Bezug auf die Art und Weise, wie die Bewegung ausgeführt wird (Körperfunktion/Strukturebene) und das Bewegungsergebnis (Aktivitätsebene).

Die Wiederherstellung der Funktion kann entweder durch Beseitigung von Beeinträchtigungen oder durch Kompensationsmechanismen erfolgen, wie etwa bei einem Patienten nach Schlaganfall mit Schwäche der Hand. Das Rückerlangen der Schreibfähigkeit kann hier durch Wiedererlangung der normalen Bewegungen der betroffenen Hand (True Recovery, echte Wiederherstellung), durch Einsatz alternativer Muskeln auf der betroffenen Seite oder durch das Erlernen des Schreibens mit der nicht betroffenen Hand (Kompensation) erfolgen.

Wiederherstellung

Die Wiederherstellung (Restitution) nach einem Schlaganfall wird von der SRRR-Expertengruppe (Stroke Recovery and Rehabilitation Roundtable) wie folgt definiert (Bernhardt et al. 2017): „Die Wiederherstellung spiegelt das Ausmaß wider, in dem Körperstruktur und -funktionen sowie Aktivitäten in den Zustand vor dem Schlaganfall zurückgekehrt sind."

Echte Wiederherstellung

Die Anwendung der Prinzipien der verhaltensbedingten Restitution spiegelt den Prozess der echten Wiederherstellung wider (Levin et al. 2009). Diese ist als die Rückkehr eines Teils oder der gesamten vor der Verletzung vorhandenen Verhaltensweisen definiert. Für eine echte Wiederherstellung ist eine neuronale Reparatur erforderlich. Nach einem Schlaganfall ist eine Wiederherstellung zwar selten vollständig möglich, aber fast immer bis zu einem gewissen Grad.

Kompensation

Adaptive Kompensation ist definiert als das Auftreten neuer motorischer Muster, die sich aus der Anpassung der verbleibenden motorischen Elemente ergeben. Substitutionskompensation bedeutet, dass Funktionen von anderen Effektoren oder Körpersegmenten übernommen, ersetzt oder substituiert werden. Ein Effektor ist als ein Körperteil wie eine Hand oder ein Fuß definiert, der mit einem Objekt oder der Umgebung interagiert. Ein Kompensationsverhalten erfordert keine neuronale Reparatur, eventuell aber Lernen (▶ Tab. 1.5; Bernhardt et al. 2017).

Für Bernhardt et al. (2017) ist es sehr wichtig zu hinterfragen, wie die Erholung während der Schlaganfallreha erreicht wird. Dieses Verständnis ist wichtig, um zwischen einer echten Wiederherstellung und dem Einsatz von Kompensationsstrategien zu unterscheiden, welche den Therapeuten bei der Entwicklung von Interventionen und der Ausstattung der Umgebungen helfen, Schlaganfallpatienten darin zu trainieren, sinnvolle Aufgaben wieder ausführen zu können.

Zeiler (2019) sagt uns, dass eine verhaltensbezogene Intervention – ein motorisches Training – Teil jeder Schlaganfallrehabilitation sein sollte. Das motorische Training ist für die Steuerung der axonalen Plastizität und das Gleichgewicht zwischen Aktivierung und Hemmung in der Frühphase nach einem Schlaganfall von entscheidender Bedeutung, auch wenn fraglich ist, inwieweit die spontane Erholung durch Interventionen beeinflusst werden kann. Es wird daher vorgeschlagen, sich auf Modelle zu konzentrieren, die den Schwerpunkt auf eine Verringerung der Beeinträchtigungen legen. Wichtig sind der richtige Zeitpunkt und die richtige Dosierung einer Intervention aus motorischem Training und Mobilisierung, um das, was von der Spontanerholung erwartet wird, nach Möglichkeit zu steigern.

Motorisches Training

Unter motorischem Training versteht man das längere Üben von zielgerichteten Aufgaben, das zum motorischen Lernen mit anschließenden aufgabenspezifischen Verbesserungen führt. Nach einem Schlaganfall kann das motorische Training entweder die Wiederherstellung oder die Kompensation fördern (Zeiler 2019, Krakauer 2012).

Zeiler (2019) betont, wie wichtig es ist, ein stimulierendes Umfeld (Enriched Environment) zu nutzen, um die motorische Leistung und das Lernen zu verbessern. Hierzu gehören im klinischen Umfeld etwa Geräte, Animationen, offene Räume und der Wunsch, sich an Interventionen während der Rehabilitation zu beteiligen.

Dazu können auch hoch technische, moderne Gerätschaften wie etwa Videospiele gehören, welche zu einer Erhöhung der Dosierung und auch des Spaßfaktors führen können (Nithianantharajah 2006; Kap. 2.7).

De Wit et al. (2005) haben eine Studie zum Zeitmanagement im Rahmen der europäischen CERISE-Multicenter-Studie durchgeführt. Demnach verbringen die meisten Patienten/Klienten in den Zentren in 4 europäischen Ländern weniger als die Hälfte ihrer Zeit mit Interaktionen und 72 % der Zeit mit nicht therapeutischen Aktivitäten. Die Hauptunterschiede in der Zeitverwendung kamen offenbar eher durch Managemententscheidungen zustande und hingen weniger von der Anzahl der verfügbaren Mitarbeiter ab.

Die Rehabilitation neu zu denken und Patienten/Klienten eine Vielzahl an Möglichkeiten zur aktiven Beteiligung in allen Bereichen zu bieten, bleibt eine Herausforderung. In ihrem Buch „Rethinking Rehabilitation" bieten McPherson et al. (2015) einen Ansatzpunkt für ein Umdenken in der Rehabilitation als Prozess zur Wiedererlangung des eigenen Lebens, ausgehend von der körperlichen Existenz der Patienten/Klienten bis hin zu ihren projizierten zukünftigen Möglichkeiten, und nicht primär als Prozess zur Wiedererlangung von Fertigkeiten.

Bernhardt et al. (2017) etablierten ein Modell, das kritische Zeitpunkte nach einem Schlaganfall definiert und diese mit dem aktuellen Wissen über die Heilungsprozesse verbindet. Auf der Zeitachse sind Möglichkeiten zur Verhaltensänderung aufgetragen, was sich über Jahre nach dem Schlaganfall hin erstrecken kann (▶ Abb. 1.5).

Man geht heute jedoch davon aus, dass die meisten Wiederherstellungen des Verhaltens und rasche Verbesserungen sich in den ersten Wochen nach einem Hirnschlag ereignen. Dieser Zeitraum der ersten Wochen ist somit ein wichtiges Behandlungsfenster, in dem das Potenzial der Wiederherstellung maximiert werden kann. In dieser Phase werden jedoch oft keine Interventionen angeboten (Kitago u. Krakauer 2013). Es wir empfohlen die Rehaziele auf die Wiederherstellung von Beeinträchtigungen auszurichten und weniger auf die funktionelle Kompensation. Die Dosis und Intensität der angebotenen Behandlungen sollte somit im ersten Monat nach dem Schlaganfall deutlich erhöht werden (Krakauer et al. 2012).

Klinische Nutzung der neuronalen Plastizität

Die neuronale Plastizität gilt als Basis des Lernens im intakten Gehirn und des Wiedererlernens durch physikalische Rehabilitation im geschädigten Gehirn. Nachfolgend sind die 10 Prinzipien der erfahrungsabhängigen neuronalen Plastizität nach einer Hirnschädigung und ihre Übertragung in das Lernrad zusammengefasst (▶ Tab. 1.5; Kleim u. Jones 2008).

1.4.8 Zusammengefasst

Für Therapeuten ist es schwierig, die Patienten/Klienten Hunderte von Handlungen und Übungen individuell, kontrolliert und wiederholt trainieren zu lassen, die eine Person täglich ausführt und die notwendig sind, um die Veränderungen in der Struktur und auf der Funktionsebene des Nervensystems voranzutreiben. Alle Patienten/Klienten müssen wissen, dass trotz des Ausmaßes der Beeinträchtigungen bei einer engagierten und motivierten Herangehensweise beeindruckende Veränderungen im Nervensystem möglich sind. Dies geschieht durch selektive, zielgerichtete, repetitive und herausfordernde Handlungsübungen (Kap. 2.3, Kap. 2.9.3).

Wenn die Patienten/Klienten die Prinzipien der neuronalen Plastizität verstehen, werden sie und auch ihre Angehörigen sich motiviert fühlen, den etwas mühevolleren, aber lohnenderen Weg einzuschlagen, bei allen ADL immer wieder die stärker betroffenen Gliedmaßen einzusetzen. Dies mag als weniger effiziente Lösung eines motorischen Problems erscheinen. Dennoch kann dieser Ansatz nachhaltigere Vorteile bieten und dazu beitragen, unerwünschte längerfristige Symptome zu verhindern, die eine weitere Schwächung und Atrophie eines bereits beeinträchtigten Systems bedeuten könnten. Daher könnte das Motto dieser Bemühungen lauten: Therapie ist gut, Prävention ist besser. Und mit Blick auf die eingeschränkten Extremitäten: Nutze und verbessere sie!

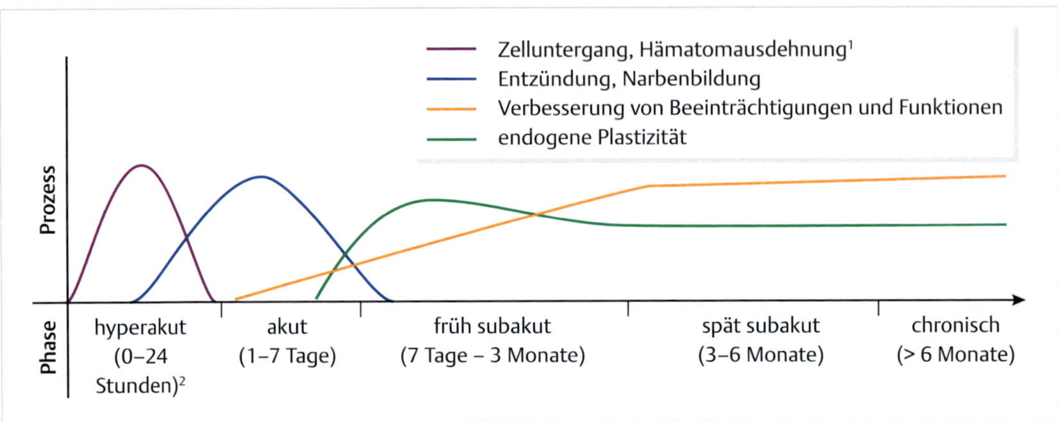

Abb. 1.5 Wichtige Zeitpunkte im Hinblick auf die Wiederherstellung nach einem Schlaganfall und Phasen der Neuroplastizität.
[1] blutungsspezifisch
[2] Behandlungen bis zu 24 Stunden bei betroffenem anterioren oder posterioren Kreislauf oder Basilarisverschluss

Tab. 1.5 Prinzipien der erfahrungsabhängigen neuronalen Plastizität.

Prinzip	Erklärung	Lernrad
1. **nutzen oder verlieren** („use it or lose it")	Wenn bestimmte Hirnfunktionen nicht genutzt werden, kann dies zu einer funktionellen Verschlechterung führen.	• berücksichtigen der signifikanten Beeinträchtigungen infolge des Schlaganfalls beim Clinical Reasoning und erlernten Fehlgebrauch auf ein Minimum reduzieren • das Wissen über die Progression einer schlaganfallbedingten Schädigung, die Reorganisation des Gewebes und die Wiedererlangung von Fertigkeiten im erwarteten Rahmen integrieren • Ebenso integrieren wir „use it or lose it" nach einer Therapie zur neuronalen Wiederherstellung. • Hier sind das Niveau und die Art des Trainings wichtig (echte Wiederherstellung oder Kompensation). (Kap. 1.2.2, Kap. 2.2, Kap. 2.3)
2. **nutzen und verbessern** („use it and improve it")	Ein Training, das eine bestimmte Gehirnfunktion fördert, kann diese Funktion verbessern.	beachten der Struktur des Therapiesettings und der Umgebung, damit die Patienten/Klienten ermutigt und geschult werden, die stärker betroffene, schwächere Seite bei allen ADL so oft wie möglich einzusetzen, damit dies zur Gewohnheit wird (Kap. 2.7, Kap. 2.9, Kap. 2.10)
3. **Spezifität**	Die Art der Trainingserfahrung bestimmt die Art der Plastizität.	Variation z. B. des Gehtrainings in verschiedenen Umgebungen und unter verschiedenen Bedingungen (Kap. 2.4, Kap. 2.6, Kap. 2.8)
4. **Wiederholungen** (Repetition matters)	Um die Plastizität zu stimulieren, sind ausreichende Wiederholungen erforderlich.	„Ein richtig durchgeführtes Training besteht nicht darin, dass die Mittel zur Lösung eines motorischen Problems ständig wiederholt werden, sondern darin, das Problem von Wiederholung zu Wiederholung immer wieder durch ständig veränderte und perfektionierte Techniken zu lösen" (Bernstein 1967) (Kap. 2.9)

Tab. 1.5 Fortsetzung

Prinzip	Erklärung	Lernrad
5. **Intensität**	Um die Plastizität zu stimulieren, ist eine ausreichende Trainingsintensität erforderlich.	Die Neuroplastizität und die Wiederherstellung passieren von innen heraus: „Neuronen, die zusammen feuern, sind miteinander verdrahtet." Die Wiederholungen von Anforderungen sollten bis an die körperliche Grenze gehen und den Fokus auf Beeinträchtigungen richten, die den Fortschritt behindern. (Kap. 2.9, Kap. 2.11)
6. **Zeitpunkt**	Unterschiedliche Formen der Plastizität treten zu unterschiedlichen Zeitpunkten des Trainings auf.	„nutzen und verbessern" (use it and improve it) – Lernen ist ein Prozess und bedeutet lebenslange aktive Partizipation, die Erholung von sensomotorischen Ausfällen und die Kompetenz des Selbstmanagements (Kap. 2.5, Kap. 2.9)
7. **hervorspringen** (Aufmerksamkeit)	Die Trainingserfahrung muss ausreichend neu und besonders sein, um die Plastizität zu stimulieren.	Wählt der Patient/Klient selbst eine sinnvolle Aufgabe, ist dies für die Rehabilitation und die Motivation von wesentlicher Bedeutung. (Kap. 2.3, Kap. 2.7, Kap. 2.10)
8. **Alter**	Je jünger das Gehirn, desto besser spricht es auf die Stimulation seiner Plastizität an.	lebenslanges Lernen Das Motto könnte lauten: „Erfreue dich an der Neuroplastizität und dem Wiederherstellungsprozess."
9. **Transfer**	Die erlebte Plastizität als Reaktion auf eine Trainingserfahrung kann den Erwerb ähnlicher Verhaltensweisen fördern.	Die Bemühungen um die Rehabilitation sollen zum festen Bestandteil des Tagesablaufes werden. (Kap. 2.4, Kap. 2.6)
10. **Wechselwirkung**	Plastizität als Reaktion auf eine Erfahrung kann mit dem Erwerb anderer Verhaltensweisen wechselwirken.	Beachtung des Unterschiedes zwischen Wiederherstellung und Kompensation (Kap. 1.2.2, Kap. 2.4, Kap. 2.8, Kap. 2.9.6)

1.5 Literatur

Ada L, Canning C. Changing the way we view the contribution of motor impairments to physical disability after stroke. In: Refshauge K, Ada L, Ellis E. Science-Based Rehabilitation Theories into Practice. Oxford: Butterworth-Heinemann; 2005

Adams JA. A closed-loop theory of motor learning. Journal of Motor Behavior 1971; 3: 111–150

Bandura A, Adams NE, Beyer J. Cognitive processes mediating behavioral change. Journal of Personality and Social Psychology 1977; 35(3): 125–139. doi:10.1037//0022-3 514.35.3.125

Barnes MP, Johnson GR. Upper Motor Neurone Syndrome and Spasticity. Cambridge University Press; 2008

Bastian A. Learning to predict the future: the cerebellum adopts feedforward movement control. Current Opinion in Neurobiology 2006; 16(6): 645–649

Bernhardt J, Hayward KS, Kwakkel G et al. Agreed definitions and a shared vision for new standards in stroke recovery research: The Stroke Recovery and Rehabilitation Roundtable taskforce. International journal of Stroke 2017; 12(5): 444–450. doi:10.1177/174 749 3 017 711 816

Bernhardt J, Hayward KS, Kwakkel G et al. Agreed Definitions and a Shared Vision for New Standards in Stroke Recovery Research: The Stroke Recovery and Rehabilitation Roundtable Taskforce. Neurorehabilitation and neural repair 2017; 31(9): 793–799. doi:10.1177/154 596 8 317 732 668

Bernstein NA. The Co-Ordination and Regulation of Movements. Oxford: Pergamon Press; 1967

Blumenfeld H. Neuroanatomy through Clinical Cases, 2. Aufl. Sunderland: Sinauer Associates Inc.; 2010

Boyd LA, Quaney BM, Pohl PS et al. Learning implicitly: effects of task and severity after stroke. Neurorehabilitation and neural repair 2007; 21(5): 444–454. doi:10.1177/1545968307300438

Boyt-Schell BA, Gillen G, Scaffa M. Willard & Spackmann's Occupational Therapy. 12. Aufl. Philadelphia: Lippincott Raven; 2014

Brooks VB. The Neural Basis of motor control. Oxford: University Press; 1986

Costa DSJ, Mercieca-Bebber R, Tesson S et al. Patient, client, consumer, survivor or other alternatives? A scoping review of preferred terms for labelling individuals who access healthcare across settings. BMJ Open 2019; 9: e025166. doi:10.1136/bmjopen-2018–025166

Dahms C, Brodoehl S, Witte OW et al. The importance of different learning stages for motor sequence learning after stroke. Human brain mapping 2020; 41(1): 270–286. doi:10.1002/hbm.24793

Doidge N. The Brain that changes itself. London: Penguin Books Ltd; 2007

Fisher AG. Occupation-centred, occupation-based, occupation-focused: same, same or different? Scand J Occup Ther 2013; 20(3): 162–173. doi: 10.3109/11038128.2012754492

Frey SH, Fogassi L, Grafton S et al. Neurological principles and Rehabilitation of action disorders: computation, anatomy, and physiology (CAP) model. Neurorehabilitation and neural repair 2011; 25(5 Suppl): 6–20. doi:10.1177/154 596 8 311 410 940

Gage NL, Berliner DC. Pädagogische Psychologie. Weinheim: Beltz; 1996

Gassmann D, Grawe K. General Change Mechanisms: The Relation Between Problem Activation and Resource Activation in Successful and Unsuccessful Therapeutic Interactions. Clinical Psychology and Psychotherapy 2006; 13(1): 1–11. doi:10.1002/cpp.442

Gentile AM. Skill acquisition: action, movement, and neuromotor processes. In: Carr JH, Shepherd RB (Hrsg.). Movement Science: Foundations for Physical Therapy in Rehabilitation. 2. Aufl. Rockville (MD): Aspen Publishers; 2000: 111–187

Grawe K. Psychologische Therapie. Göttingen: Hogrefe; 2000

Guadagnoli M, Morin MP, Dubrowski A. The application of the challenge point framework in medical education. Medical Education 2012; 46 (5): 447–453. doi:10.1111/j.1365-2 923 2011.04 210.x

Harvey E. Cerebral Stroke Syndromes. In: Stein J, Harvey RL, Winstein CJ et al. Stroke Recovery and Rehabilitation. 2. Aufl. New York: Demos Medical; 2015

Hikosaka O, Kim HF, Yasuda M et al. Basal ganglia circuits for reward value-guided behavior. Annual review of neuroscience 2014; 37: 289–306. doi:10.1146/annurev-neuro-071013-013924

Horak FB. Assumptions Underlying Motor Control for Neurologic Rehabilitation: Contemporary Management of Motor Control Problems, Proceedings of the IISTEP Conference. Foundation for Physical Therapy 1991: 11–27

Huber M. Es muss nicht immer Spastik sein. physiopraxis 2013; 11 (1): 28–31

Kandel ER, Schwartz JH, Jessell TM et al. Principles of Neural Science. 5. Aufl. McGraw-Hill Companies; 2013

Kielhofner GA. Model of Human Occupation: Theory and Application. 3. Aufl. Baltimore: Lippincott Williams & Wikins; 2002

Kitago T, Krakauer JW. Motor learning principles for neurorehabilitation. Handbook of clinical neurology 2013; 110: 93–103. doi:10.1016/B978-0-444-52901-5.00008-3

Kleim JA, Jones TA. Principles of experience-dependent neural plasticity: implications for Rehabilitation after brain damage. Journal of speech, language, and hearing research: JSLHR 2008; 51(1): 225–239. doi:10.1044/1092-4 388(2008/018)

Kleynen M, Beurskens A, Olijve H et al. Application of motor learning in neurorehabilitation: a framework for health-care professionals. Physiotherapy Theory and Practice 2020; 36(1): 1–20. doi:10.1080/09 593 985.2 018 148 3 987

Kompetenzprofil Ergotherapie DVE 2017. https://dve.info/resources/pdf/ergotherapie/kompetenzprofil-ergotherapie/3 633-2019-kompetenzprofil/file

Krakauer JW, Carmichael ST, Corbett D et al. Getting neurorehabilitation right: what can be learned from animal models?. Neurorehabilitation and neural repair 2012; 26(8): 923–931. doi:10.1177/154 596 8 312 440 745

Krakauer JW. Motor learning: its relevance to stroke recovery and neurorehabilitation. Current opinion in neurology 2006; 19(1): 84–90. doi:10.1097/01.wco.000 020 0544.29 915.cc

Krakauer JW. The Applicability of motor learning to Neurorehabilitation. In: Dietz V, Ward N (Hrsg.). Oxford Textbook of Neurorehabilitation. Oxford University Press; 2015: 55–63

Kwakkel G, Kollen B, Lindeman E. Understanding the pattern of functional recovery after stroke: facts and theories. Restorative neurology and neuroscience 2004; 22(3–5): 281–299

le Granse M. Grundlagen der Ergotherapie. Stuttgart: Thieme; 2019: 180

Levin MF, Kleim JA, Wolf SL. What do motor „recovery“ and „compensation“ mean in patients following stroke? Neurorehabilitation and neural repair 2009; 23(4): 313–319. doi:10.1177/154 596 8 308 328 727

Majsak MJ. Concepts and Principles of Neurological Rehabilitation. In: Fell DW, Liunnen KY, Rauk RP (Hrsg.). Lifespan Neurorehabilitation, A Patient-centred Approach from Examination to Interventions and Outcomes. Philadelphia: F.A. Davis Company; 2018

Marotzki U, Reichel K. Das Framework der AOTA. Göttingen: Hogrefe; 2018: 160

McPherson K, Gibson BE, Leplege A. Rethinking Rehabilitation: Theory and Practice. Boca Raton (FL): CRC Press Taylor and Francis; 2015

Miciak M, Mayan M, Brown C et al. A framework for establishing connections in physiotherapy practice. Physiotherapy Theory and Practice 2019; 35(1): 40–56. doi:10.1080/09593985.20181434707

Mulder T. Das adaptive Gehirn: Über Bewegung, Bewusstsein und Verhalten. Stuttgart: Thieme; 2006

Nithianantharajah J, Hannan AJ. Enriched environments, experience-dependent plasticity and disorders of the nervous system. Nature reviews. Neuroscience 2006; 7(9): 697–709. doi:10.1038/nrn1970

Nudo RJ. Adaptive plasticity in motor cortex: implications for Rehabilitation after brain injury. Journal of rehabilitation medicine 2003; 41 (Suppl): 7–10. doi:10.1080/16501960310010070

Quernheim G. Arbeitgeber Patient – Kundenorientierung in Gesundheitsberufen. Heidelberg: Springer; 2011

Ratnapalan S. Shades of grey: Patient versus client. CMAJ: Canadian Medical Association Journal = Journal de l'Association Medicale Canadienne 2009; 180(4): 472. doi:10.1503/cmaj.081694

Reber PJ, Squire LR. Encapsulation of implicit and explicit memory in sequence learning. Journal of cognitive neuroscience 1998; 10 (2): 248–263. doi:10.1162/089892998562681

Riecke J. Duden, das Herkunftswörterbuch: Etymologie der deutschen Sprache. Berlin: Dudenverlag; 2014

Rogers CR. Perceptual reorganization in client-centered therapy. In: Blake RR, Ramsey GV (Hrsg.). Perception: An approach to personality. Ronald Press Company; 1951: 307–327. doi:10.1037/11505-011

Schmidt RA, Lee TD, Winstein CJ. Motor Control and Learning: A Behavioral Emphasis. 6. Aufl. Champaign (Ill): Human Kinetics Publishers; 2019

Schmidt RA, Lee TD. Motor Learning and Performance: From Principles to Application 5. Aufl. Champaign (Ill): Human Kinetics Publishers; 2014

Shenkman M, Butler RB. A model for multisystem evaluation treatment of individuals with Parkinson's disease. Physical Therapy 1989; 69(11): 932–943. doi:10.1093/ptj/69.11.932

Shumway-Cook A, Woollacott MH. Motor Control Translating Research into Clinical Practice. 3. Aufl. Philadelphia: Lippincott Williams & Wilkins; 2007

Smith MA, Shadmehr R. Intact ability to learn internal models of arm dynamics in Huntington's disease but not cerebellar degeneration. Journal of neurophysiology 2005; 93(5): 2809–2821. doi:10.1152/jn.009432004

Squire LR. Declarative and nondeclarative memory: multiple brain systems supporting learning and memory. Journal of cognitive Neuroscience 1992; 4(3): 232–243. doi:10.1162/jocn.1992.4.3.232

Takeuchi N, Izumi S. Maladaptive plasticity for motor recovery after stroke: mechanisms and approaches. Neural Plasticity 2012; 2012: 359728. doi:10.1155/2012/359728

Umphred DA. Limbic Complex, Influence over motor control and learning in Neurological Rehabilitation. 3. Aufl. Maryland Heights: Mosby; 1995

VanSant AF. Life-Span Motor Development. Contemporary Management of Motor Control Problems. Proceedings of the 11 Step Conference by the Foundation for Physical Therapy (Virginia), USA 1991; 9: 77- 83

Wahrig G. Wahrig Deutsches Wörterbuch. Gütersloh: Wissen Media Verlag; 2003

Winstein CJ, Kay DB. Translating the science into practice: Shaping rehabilitation practice to enhance recovery after brain damage. Progress in brain research 2015; 218: 331–360. doi:10.1016/bs.pbr.2015.01.004

Winstein CJ, Lewthwaite R, Blanton SR et al. Infusing motor learning research into neurorehabilitation practice: a historical perspective with case exemplar from the accelerated skill acquisition program. Journal of neurologic physical therapy: JNPT2014; 38(3): 190–200. doi:10.1097/NPT.0000000000000046

Winstein CJ, Wolf SL, Sweighofer N. Task-oriented training to promote upper extremity recovery. In: Stein J, Harvey RL, Winstein CJ et al. (Hrsg.). Stroke Recovery and Rehabilitation. 2. Aufl. New York: Demos Medical; 2015: 320–343

Wit L de, Putman K, Dejaeger E et al. Use of time by stroke patients: a comparison of four European rehabilitation centers. Stroke 2005; 36(9): 1977–1983. doi:10.1161/01.STR.0000177871.59003.e3

Wulf G, Lewthwaite R. Optimizing performance through intrinsic Motivation and attention for learning. The OPTIMAL theory of motor learning: Psychon Bull Rev 2016; 23: 1382–1414. doi:10.3758/s13423-015-0999-9

Zeiler SR. Should We Care About Early Post-Stroke Rehabilitation? Not Yet, but Soon. Current neurology and neuroscience reports 2019; 19(3): 13. doi:10.1007/s11910-019-0927-x

Kapitel 2

Lernrad

2 Lernrad

2.1 Das Lernrad

Martin Huber

Die Autorinnen und Autoren dieses Buches haben gemeinsam das „Lernrad“ entwickelt (▶ Abb. 2.1). Es dient als Bezugsrahmen der Übersicht über den Prozess des motorischen Lernens und besonders der strukturierten Anwendung des motorischen Lernens in der Praxis. Im Zentrum des Lernrades steht „MOZArT“ (**mo**torische **Z**iele auf der **A**ktivitäts- **r**espektive **T**eilhabeebene). MOZArT ist die Nabe des Lernrades, um die sich alles dreht, oder auch sein Herz.

Da herum sind im inneren Ring kreisförmig die wichtigsten 8 Prinzipien („Was?“) des motorischen Lernens angeordnet: Lernformen, Lernphasen, Transfer des Gelernten, Motivation, Lernstrategien, Intensität, Feedback und Instruktion. Es besteht hier keine Hierarchie bzw. keine festgelegte Reihenfolge der Lesart. Alle Prinzipien sind gleichberechtigt und gleich wichtig. Dies bringt die Kreisform zum Ausdruck. Die Reihenfolge in den Kapi-

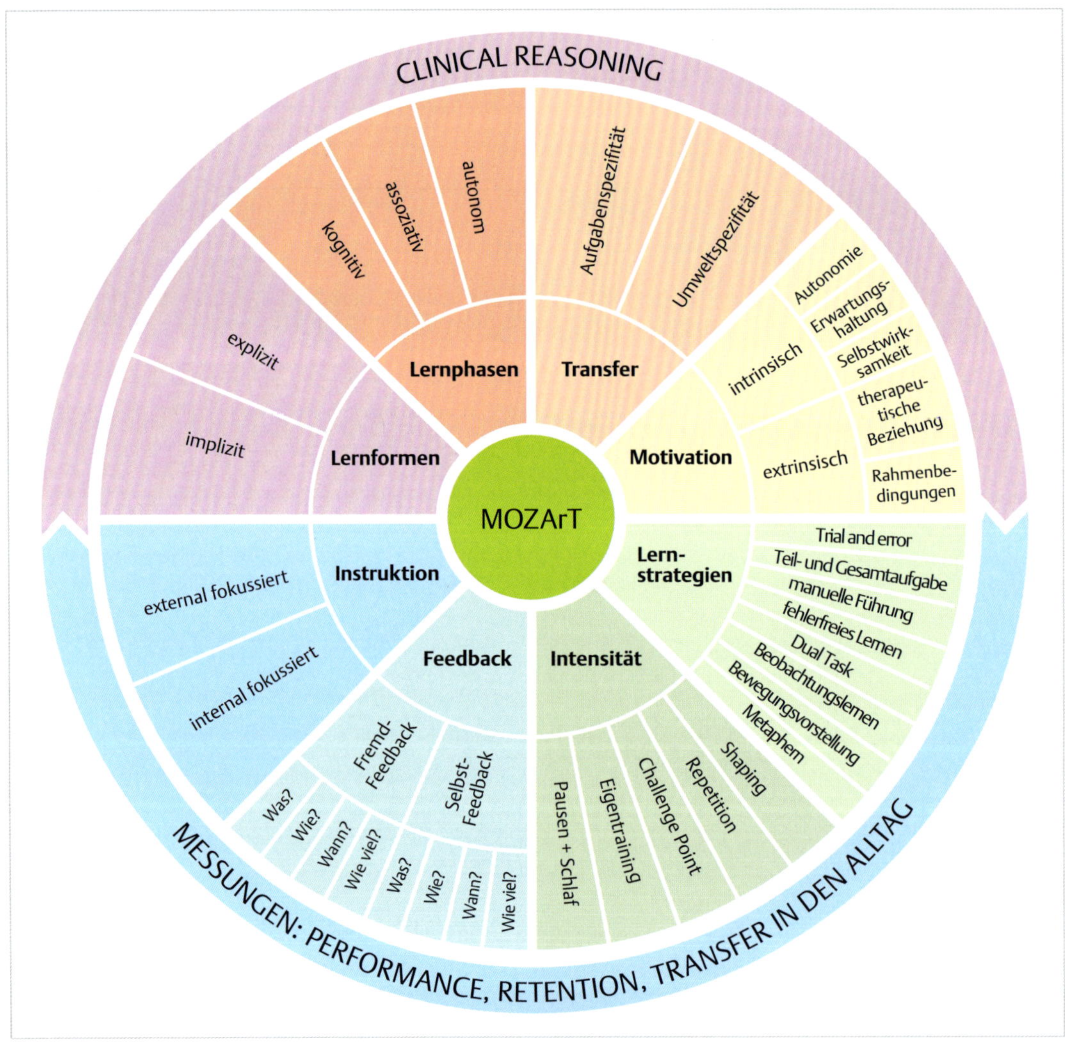

Abb. 2.1 Das Lernrad.

teln startet bei den Lernformen und folgt dem Uhrzeigersinn.

Die äußeren Ringe beinhalten die Methoden („Wie?“) zur Umsetzung der 8 Prinzipien. In den folgenden Kapiteln werden die Inhalte des Lernrades vertieft erläutert. In Abschnitt 3 dieses Buches wird dann die praktische Anwendung des Lernrades anhand verschiedener Fallbeispiele dargestellt.

2.2 Clinical Reasoning bei neurologischen Patienten/Klienten – Was tue ich warum?

Florian Erzer Lüscher

„Die Praxis sollte das Ergebnis des Nachdenkens sein, nicht umgekehrt."

Hermann Hesse

Das Clinical Reasoning (CR), also der Prozess der klinischen Entscheidungsfindung, ist ein zentrales Element des therapeutischen Handelns (Hengeveld 2011, Jones u. Rivett 2003, Klemme u. Siegmann 2014). Es ist der kognitive Prozess der Therapeutin bzw. das Nachdenken während der Befundaufnahme und der Behandlung, um die gesamte Situation der Patienten/Klienten zu verstehen und therapeutische Entscheidungen zu treffen (Hilfiker u. Sattelmayer 2014, Jones 1995). Der CR-Prozess verläuft entweder als hypothetisch-deduktives Reasoning (hdR) oder als nicht-analytisches Reasoning (naR) bzw. als gezielte Kombination aus beiden Verfahren (Klemme u. Siegmann 2014). Ein erfolgreicher CR-Prozess ermöglicht es neben der Formulierung einer therapeutischen Diagnose auch, das therapeutische Vorgehen zu begründen (IGPTR-N 2020).

2.2.1 Clinical Reasoning – Rahmen mit Profil

Wir sehen das Clinical Reasoning als den elementaren Rahmen des Lernrades, der das Rad erst als Ganzes zusammenhält, als Reifen, der ein gutes, scharfes Profil benötigt (▶ Abb. 2.2). Ohne diesen Prozess kommen die getroffenen Entscheidungen eher zufällig zustande und Aussagen zum einzelnen Fall bleiben inkonsistent und sind nicht überzeugend.

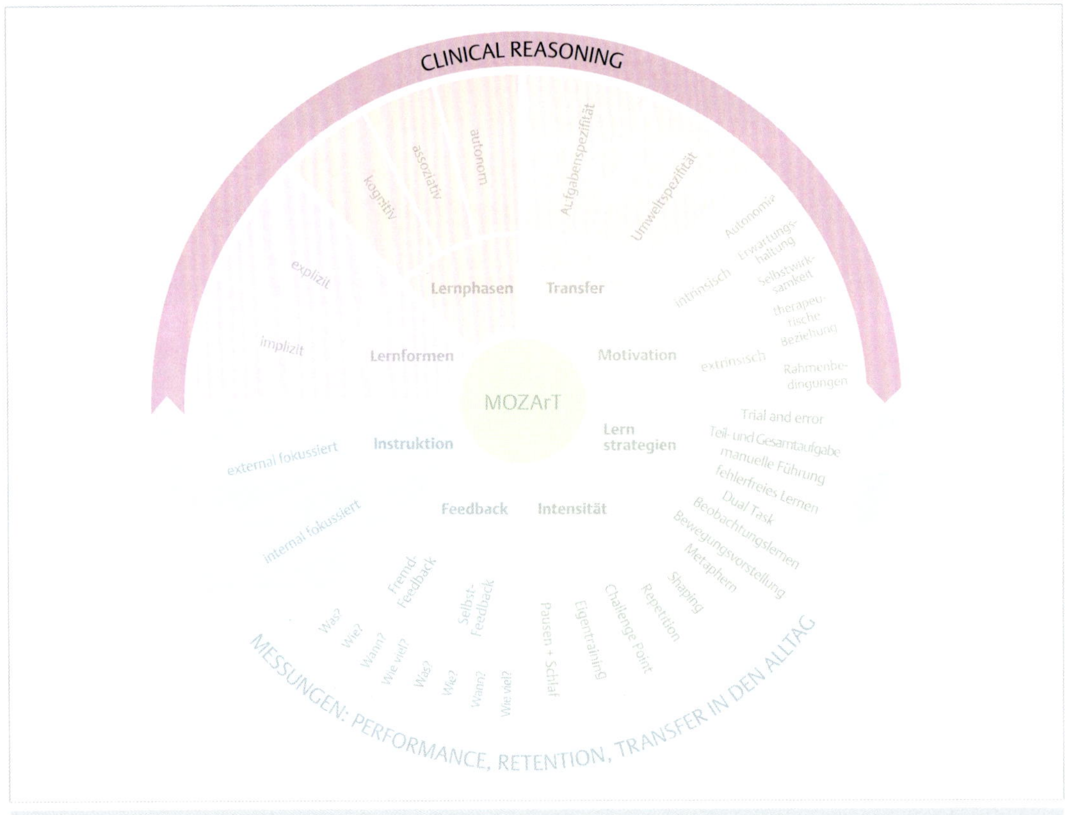

Abb. 2.2 Das Lernrad-Element: Clinical Reasoning.

Ergebnisse des Clinical Reasonings

Folgende Elemente sind konkrete Ergebnisse des CR-Prozesses (Erzer Lüscher et al. 2020; ► Abb. 2.3):

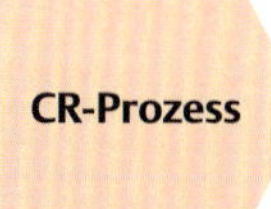

- therapeutische Diagnose
- Aussagen zur Prognose
- Therapieziel(-e)/ Zielvereinbarung/MOZArT
- Behandlungsplan
- individuelle Verlaufsparameter und Assessments

Abb. 2.3 Ergebnisse des CR-Prozesses.

Nicht-analytisches Reasoning

Das Vorgehen beim naR ist implizit, läuft intuitiv und automatisiert ab und benötigt somit kaum kognitive Anstrengung (Hilfiker u. Sattelmayer 2014). Die Therapeutinnen verknüpfen dabei die Beobachtungen mit ihren gesammelten Erfahrungen. Aufgrund dieser gemachten Erfahrungen mit häufigen und typischen Merkmalkonstellationen erzeugen Therapeutinnen im Verlauf ihres Berufslebens bestimmte und voneinander unterscheidbare klinische Muster. Das Erkennen solcher Muster ist eine sehr effiziente Methode, die vor allem von Expert*innen angewendet wird. Diese Effizienz bedeutet, dass der Prozess ohne nachzudenken, sehr schnell und ohne großen Aufwand abläuft.

Für neue, unbekannte und/oder besonders komplexe Situationen ist diese Strategie jedoch weniger geeignet (Klemme u. Siegmann 2014). Das intuitive Vorgehen des naR birgt auch die Gefahr einer Verzerrung (Bias) im Sinne einer systematischen Verschiebung von Denk- oder Wahrnehmungsprozessen. So werden z. B. seltene, aber eindrückliche Erfahrungen stärker gewichtet und erst kürzlich gebildete Schlussfolgerungen eher wiederholt (Kahneman 2011).

> **Merke**
>
> Beim nicht-analytischen Reasoning wird das über die Berufsjahre gewonnene empirische Wissen intuitiv genutzt.

Hypothetisch-deduktives Reasoning

Beim hdR werden die bewusst erhobenen sowie die mehr oder weniger „zufällig" gefundenen Daten für die Hypothesengenerierung genutzt. So werden Annahmen, die zunächst noch unbewiesen sind, im Verlauf durch verschiedene Tests und/oder standardisierte Assessments verifiziert oder verworfen. Zu Beginn gestellte Hypothesen bilden während der Befunderhebung die Basis für weitere Prozesse (► Abb. 2.4). Daraus folgende Entscheidungen werden von vorhergehenden Hypothesen und dem Resultat aus deren Testung abgeleitet und stellen somit einen deduktiven Prozess dar (*lat.* deducere = abführen, fortführen, ableiten; Klemme u. Siegmann 2014). Das hypothetisch-deduktive Reasoning ist weniger schnell und kognitiv etwas mühsamer als das naR.

> **Merke**
>
> Beim hypothetisch-deduktiven Reasoning werden die erhobenen Daten bewusst und evidenzbasiert verarbeitet.

Nicht-analytisches Reasoning, medizinische Diagnose und klinische Muster

Die medizinische Diagnose ist ein wesentliches Element des Clinical Reasonings bei Menschen mit neurologischen Beeinträchtigungen. Die medizinische Diagnose und das klinische Muster erlauben üblicherweise Aussagen zu typischen Symptomen und Zeichen und der erwartbaren Progredienz. Sie ermöglichen auch effiziente Strategien beim Clinical Reasoning und beeinflussen diesen Prozess maßgeblich. Um dabei zu einem objektiv überzeugenden Ergebnis zu kommen, werden sowohl hypothetisch-deduktive als auch nicht-analytische Strategien angewendet. Die Literatur weist darauf hin, dass die Kombination beider Strategien die

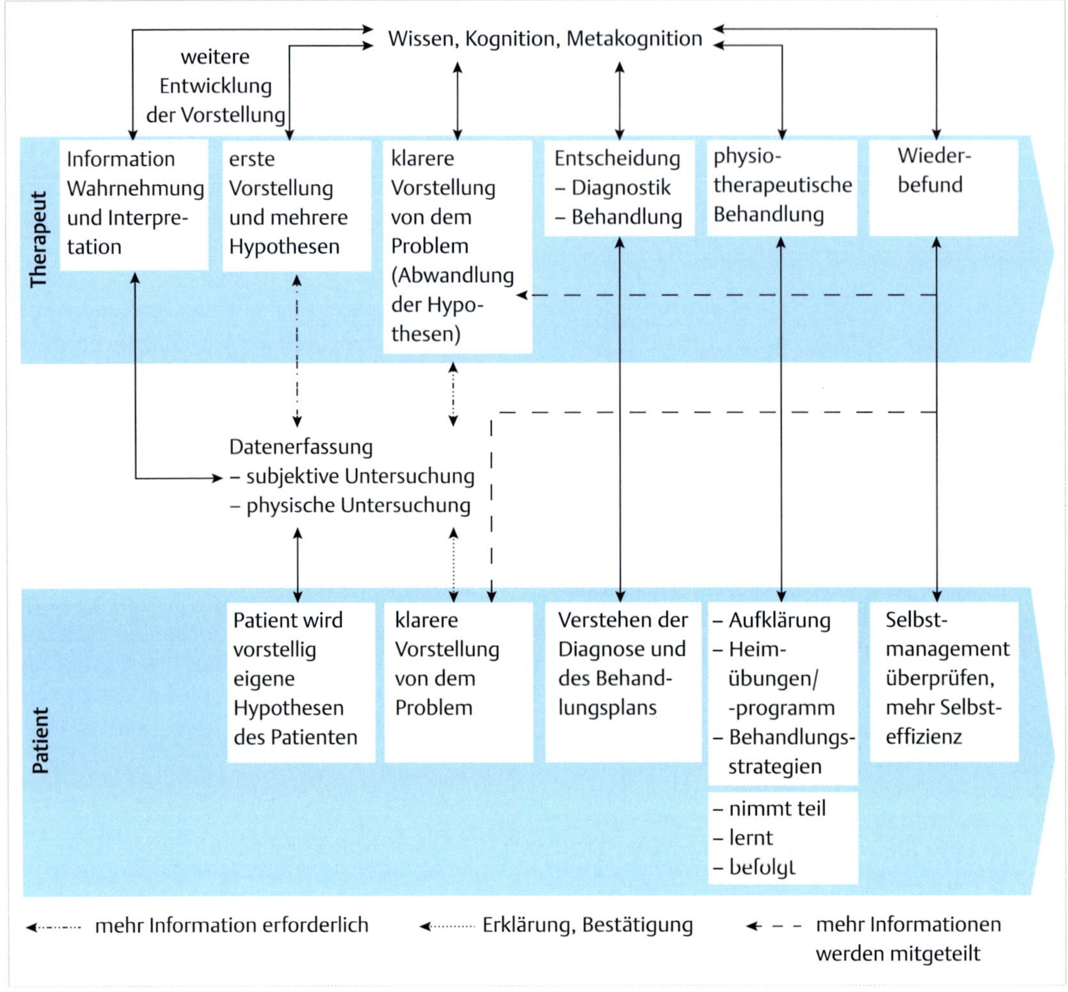

Abb. 2.4 Der Prozess des Clinical Reasoning.

wahrscheinlich besten Resultate ermöglicht (Ark et al. 2006, Bowen 2006, Eva 2005).

Merke

Für ein optimales Ergebnis sollten beim Prozess des Clinical Reasonings hypothetisch-deduktive und nicht-analytische Strategien kombiniert angewendet werden.

Top-down oder bottom-up?

Die Begriffe „bottom-up" (von unten nach oben) bzw. „top-down" (von oben nach unten) bezeichnen 2 entgegengesetzte Prozess- bzw. Denkrichtungen, um Sachverhalte zu verstehen oder Lösungen anzugehen. Im Rahmen des Clinical Reasonings, aber auch bei der anschließenden Konzeptionierung von therapeutischen Interventionen, sind prinzipiell beide Vorgehensweisen möglich (Janssen u. Barucchieri 2013).

Beim ersten Aufeinandertreffen von Therapeutin und Patient/Klient sind neben einigen meist bereits bekannten Informationen wie medizinische

Diagnose, Alter usw. die Ziele der Patienten/Klienten der Ausgangspunkt beim Clinical Reasoning (IGPTR-N 2020). Da die Patienten/Klienten mehrheitlich Ziele und Probleme auf der Ebene der Aktivität und der Partizipation nennen, ist ein Top-down-Ansatz naheliegend.

Clinical-Reasoning-Prozess – kontinuierlich und nicht linear

Ein Inhaltsmodell, wie z.B das Canadian Model of Occupational Performance and Engagement (COPM-E) von Polatajko et al. (2013) oder das Person-Environment-Occupation-Performance Model (PEOP) von Christiansen et al. (2015) geht von wechselseitigen Beziehungen zwischen Person, Umwelt und dem Kontext sowie den Alltagsaktivitäten aus. Die Modelle stellen die Patienten/Klienten in den Mittelpunkt und die Therapieergebnisse orientieren sich an der Lebensqualität der Patienten/Klienten.

Bei den Prozessmodellen wie z. B. dem Canadian Practice Process Framework (CPPF) von Caraik et al. 2013, dem Occupational Therapy Practice Framework (OTPF) der American Occupational Therapy Association (AOTA) 2015 oder dem Occupational Therapy Intervention Process Model (OTIPM) von Fisher 2009 geht es darum, Therapeutinnen dabei zu unterstützen, den Verlauf einer Therapie in Schritte und eine zeitliche Abfolge einzuteilen (Kinébanian u. Logister-Proost in le Granse 2019). Ein Evaluationsprozess ist nicht unbedingt linear, sondern kann auch spiralförmig oder zyklisch verlaufen. Verschiedene Aspekte greifen ineinander, da die Ziele, welche die Patienten/Klienten erreichen möchten, komplex sein können. Sie stehen nicht isoliert da, sondern sind in einen Kontext eingebettet.

So beinhaltet der Prozess etwa die Analyse von Alltagsaktivitäten, das Klären von Erwartungen, den Interventionsprozess, die Durchführung der Intervention und die anschließende Überprüfung und Ergebnisbewertung. Die Interaktion zwischen Evaluation und Intervention erfolgt während des gesamten Therapieprozesses kontinuierlich. Prozessmodelle sind Stufenpläne, die durchlaufen werden können und die so einen Wegweiser für das professionelle Handeln bilden. Allerdings sagen die einzelnen Schritte nichts über deren Inhalte aus, also wie Therapeutinnen etwas tun sollen.

Merke

Prozessmodelle betonen, dass der Prozess des Clinical Reasonings nicht linear, sondern zyklisch bzw. im Zeitverlauf spiralförmig verläuft.

2.2.2 Standardisierte Assessments im Rahmen des Clinical Reasonings

Um Hypothesen zu überprüfen, nutzt die Therapeutin verschiedene Messverfahren. Diese Messverfahren oder Methoden werden im therapeutischen Kontext als Tests oder Assessments bezeichnet. Man unterscheidet zwischen standardisierten Assessments (sA) bzw. standardisierten Tests (sT) und von der Therapeutin für eine individuelle Fragestellung selbst entwickelten Messverfahren. Bei sA und sT erfolgen die Erhebung und Auswertung nach einem festgelegten Schema. Meistens sind sie national und international verbreitet und die Gütekriterien sind beschrieben. sA und sT werden zur Erfassung des Verlaufs gegenüber selbst entwickelten Messmethoden empfohlen (Oesch u. Kool 2014). sA und Tests können aber sehr wohl im Rahmen der Ergo- und Physiotherapie nicht nur zur Ergebnismessung, sondern auch im Rahmen des Clinical Reasonings Verwendung finden (Hilfiker u. Sattelmayer 2014).

Vor- und Nachteile von standardisierten Assessments und Tests

Folgende Vorteile können festgehalten werden:

- Standardisierte Assessments (sA) sind veröffentlichte, dokumentierte Verfahren und damit durch Kolleginnen und im interprofessionellen Austausch nachvollziehbar und reproduzierbar.
- Bei bereits länger bekannten sA sind verschiedene Gütekriterien überprüft und bewertet.
- Durch die Vorgaben im Anwendungsmanual werden Therapeutinnen v. a. bei umfangreicheren sA auch „gezwungen“, Aspekte zu bewerten, auf die sie vielleicht sonst verzichtet hätten. Dadurch können wichtige, überraschende Informationen gewonnen werden.

Die Vorteile von selbst entwickelten Messverfahren bzw. die Nachteile der standardisierten Assessments sind:

- Die klinische Relevanz ist bei selbst entwickelten Messverfahren evtl. höher, da die Ergo-/Physiotherapeutin für einen bestimmten Patienten/Klienten voraussichtlich ein Messverfahren entwickelt, das einen für sie bedeutungsvollen Aspekt beurteilt.
- Die Praktikabilität ist gegenüber den sA meistens höher. Die Therapeutin entwickelt sehr wahrscheinlich ein einfach durchzuführendes Messverfahren ohne zusätzliche oder aufwendige Ressourcen.
- sA sind z. T. kostenpflichtig und mit Lizenzen belegt.
- Nicht zu allen Problemen und Fragestellungen existieren geeignete sA.
- Um eine hohe Reliabilität zu gewährleisten, ist v. a. bei komplexen sA eine teilweise aufwendige Schulung nötig.

Für die Überprüfung der Hypothesen im Rahmen des Clinical Reasonings sollen Tests und Messverfahren mit möglichst hoher Güte verwendet werden. Je nach Zielsetzung und Möglichkeit kann dabei jedoch nicht immer auf den Referenztest (Der aktuell beste verfügbare Test. Wird z. T. auch als Goldstandard bezeichnet.) zurückgegriffen werden. Eine optimale Reliabilität und eine akzeptable Praktikabilität gehen nicht immer Hand in Hand.

Auch wenn für den Zweck der Verlaufsdokumentation oder im Clinical Reasoning nur ein Teil eines aus mehreren Items bestehenden sA zur Anwendung kommt, bieten Elemente daraus in Bezug auf die Reproduzierbarkeit Vorteile.

Merke

Standardisierte Assessments mit hoher Qualität können im Clinical-Reasoning-Prozess sinnvoll eingesetzt werden. Neben validen Daten zur Verlaufsdokumentation können sie den CR-Prozess bei der Hypothesengenerierung als auch bei der Überprüfung von Hypothesen unterstützen.

Assessments im Rahmen des interprofessionellen Prozesses

Gewonnene Daten aus interprofessionell erfassten sA bilden in vielen Kliniken die Basis für das Monitoring des Verlaufs und für Absprachen im Rahmen der Rehabilitationskoordination. Das sind allgemein verbreitete standardisierte Assessments wie z. B. das Functional Independence Measurement (FIM) und der erweiterte Barthel-Index (EBI). Auch für spezifische Krankheitsbilder existieren Assessments, die interprofessionell genutzt werden können, wie z. B. das Spinal Cord Independence Measure (SCIM).

Assessments im Rahmen von professionsbezogenen Fragestellungen über Verlauf, Diagnose und Prognose

In der Physiotherapie werden sA sowohl für die Verlaufsdokumentation, die Prognosestellung als auch für diagnostische Fragestellungen genutzt. Es existiert auf beiden Ebenen der ICF ein großes Angebot von sA, die im Rahmen der neurologischen Therapie genutzt werden können. Je nach Fragestellung bieten sich umfangreiche Assessments wie das z. B. Chedoke-McMaster Stroke Assessment (CMSA; Kap. Körperstruktur und -funktion) mit der Erweiterung durch das Chedoke-Arm- und Handaktivitätsinventar (CAHAI-G) oder das Goal Attainment Scaling (GAS) sowie einfach und schnell durchführbare sA wie z. B. Timed up and go (TUG) oder die Griffkrafttestung mittels Handdynamometer und andere an. Neben umfangreichen Veröffentlichungen wie die von Schädler et al. (2020) stellen auch Interessengruppen wie z. B. die Interessengemeinschaft Physiotherapie Rehabilitation – Neurologie (IGPTR-N) eine komprimierte Zusammenstellung von empfehlenswerten sA zur Verfügung.

Fragestellungen und Ergebnisse zum motorischen Lernen im Clinical-Reasoning-Prozess

Auf der Ebene des Behandlungsplans entscheidet sich die Therapeutin für oder gegen ein bestimmtes Vorgehen. Die Entscheidung wird dabei von mehreren Aspekten beeinflusst (► Abb. 2.5).

Auf der Ebene der gewählten Interventionen sollte sich die Ergo-/Physiotherapeutin im Klaren darüber sein, welche beeinträchtigten Strukturen und Funktionen und allenfalls (hemmenden) Kontextfaktoren die beobachteten Aktivitätsbeeinträchtigungen erklären. Durch ihre fundierte Hypothese entscheidet sie sich für ein bestimmtes Vorgehen. Sie wählt die effektivsten Methoden,

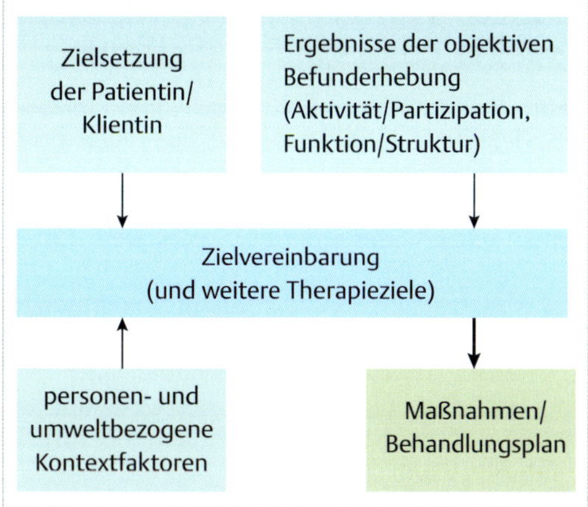

Abb. 2.5 Einflussfaktoren auf den Behandlungsplan und die Interventionen.

um das gesteckte Ziel zu erreichen, und berücksichtigt dabei die bestehenden individuellen personen- und umweltbezogenen Kontextfaktoren (Klemme u. Siegmann 2015, Lennon et al. 2018).

Merke

Die therapeutischen Maßnahmen leiten sich von den vermuteten zugrunde liegenden Störungen ab (Struktur/Funktion – Aktivität/Partizipation – Kontextfaktoren).

Es ist naheliegend, dass unterschiedliche betroffene Strukturen und/oder Funktionen zu einer Aktivitätsbeeinträchtigung führen können. Als Folge sind dann die gewählten Maßnahmen auch unterschiedlich. So eignen sich etwa Interventionen, mit denen eine eingeschränkte Gelenkbeweglichkeit verbessert werden kann, nicht, um Koordinationsprobleme zu behandeln. Auf der anderen Seite kann das motorische Verhalten sehr wohl auch unter strukturellen Schädigungen und funktionellen Störungen leiden, die nicht durch wirkungsvolle Strategien und Methoden des motorischen Lernens zu beeinflussen sind, so z. B. die verminderte Kraft aufgrund einer Muskelatrophie, einer reduzierten Beweglichkeit, vorhandener Schmerzen usw.

Merke

Veränderungen im motorischen Verhalten lassen sich nicht immer mit Strategien erreichen, die das motorische Lernen fördern.

Bei der Erarbeitung des Behandlungsplans berücksichtigt die Therapeutin diejenigen Interventionen und Strategien, die für die vorliegende Problemstellung, nach dem Paradigma der Evidence-based Medicine (EBM), als effektiv gelten. Wenn sich die Therapeutin nach dem Durchlaufen des Clinical-Reasoning-Prozesses für Strategien entschieden hat, die das motorische Lernen unterstützen, wird sie wohl koordinative Probleme, reduzierte selektive Bewegungen bzw. eine verminderte Geschicklichkeit und/oder Aktivitätsbeeinträchtigungen beobachtet haben.

Merke

Die Wahl der Interventionen mit dem Ziel, motorisches Lernen zu ermöglichen, leitet sich aus den gewonnenen Erkenntnissen und Hypothesen aus dem Clinical-Reasoning-Prozess ab.

Ziel der Patienten/Klienten als Ausgangspunkt beim Clinical Reasoning

Nachdem bekannte Vorinformationen bei der Befundaufnahme verarbeitet wurden, stellt sich die Frage nach den Zielen der Patienten/Klienten als Ausgangspunkt beim Clinical Reasoning (Erzer Lüscher et al. 2020). Für den Therapieerfolg ist die motivierte Partizipation der Patienten/Klienten entscheidend (Klemme u. Siegmann 2015). Das Erfragen der Ziele ist *eine* Möglichkeit, um den Patienten/Klienten für eine aktive und motivierte Beteiligung zu gewinnen. Dabei ist es sinnvoll, das oft nur sehr vage, unspezifische und eher allgemein formulierte Ziel im Verlauf der Untersuchung und/ oder zu einem späteren Zeitpunkt zu differenzieren und zu konkretisieren (Kap. Zielformulierung SMART und SMARTer).

Es gibt jedoch auch spezielle Situationen, in denen das Fragen nach einem Ziel nicht sinnvoll oder möglich bzw. sogar demotivierend sein kann. Ein Patient/Klient auf der Stroke Unit, also in der Akutphase nach einem Schlaganfall, wird beim Fragen nach seinen persönlichen Zielen überfordert sein. In dieser Situation wird er sich sehr wahrscheinlich sogar wundern, dass die Therapeutin nicht weiß, was zu tun ist. Eine besondere Herausforderung stellen auch Situationen dar, in denen Schwierigkeiten mit einer zuverlässigen Kommunikation bestehen wie bei einer schweren Aphasie und/oder anderen ausgeprägten kognitiven Beeinträchtigungen. Eine wichtige Nahtstelle als Beteiligte im Austausch, aber auch als Informationsquelle, können in dieser Situation nahe Vertraute und Angehörige sein.

Merke

Die Zielsetzung des Patienten/Klienten ist der zentrale Ausgangspunkt im Clinical-Reasoning-Prozess.

Hypothesen aus dem Bewegungsverhalten

Ein Hinweis, dass Prinzipien des motorischen Lernens hilfreich sein können, ergibt sich aus der Beobachtung, dass unerwünschtes Bewegungsverhalten, bei entsprechender Fazilitation durch die Therapeutin, auch mit weniger oder sogar ohne Kompensationen durchgeführt werden kann. Unter Fazilitation wird dabei eine therapeutische Intervention verstanden, die über verbale, taktile (Handling), aufgaben- oder umweltbezogene Informationen das Bewegungsverhalten zu steuern vermag (Michielsen et al. 2019).

2.2.3 Kontextfaktoren als wichtige Aspekte beim Clinical Reasoning

Wenn innerhalb des Clinical-Reasoning-Prozesses die Hypothese gebildet wird, dass Fortschritte durch die Anwendung von Prinzipien des motorischen Lernens erreicht werden können, müssen neben einer differenzierten, objektiven Untersuchung auf den Ebenen Aktivität/Partizipation und Struktur/Funktion auch die personenbezogenen Faktoren und die Umweltfaktoren berücksichtigt werden (DIMDI 2005). So sind etwa nach Fries und Fischer (2008) über 40 % der Gesamtbehinderung auf Aspekte der Kontextfaktoren zurückzuführen (► Abb. 2.6).

Kontextfaktoren – personenbezogene Faktoren und Umweltfaktoren

Kontextfaktoren bilden in ihrer Gesamtheit den vollständigen Kontext des Lebens einer Person (Grotkamp et al. 2010). Es sind die äußeren und inneren Einflüsse, die fördernde (Ressourcen) oder beeinträchtigende (Barrieren) Auswirkungen auf die Funktionsfähigkeit und Behinderung haben (DIMDI 2005). Die Kontextfaktoren können sowohl die Planung als auch den Therapieverlauf maßgeblich beeinflussen, weshalb ihnen im Rahmen des Clinical Reasonings ein hoher Stellenwert eingeräumt werden muss (Fries u. Fischer 2008, Fries et al. 2017). Wenn die Patienten/Klienten (noch) nicht zuverlässig Auskunft über relevante Kontextfaktoren geben können, gewinnt die Therapeutin eventuell im Austausch mit Angehörigen und nahen Bezugspersonen aus den jeweiligen Umgebungskontexten wichtige Informationen.

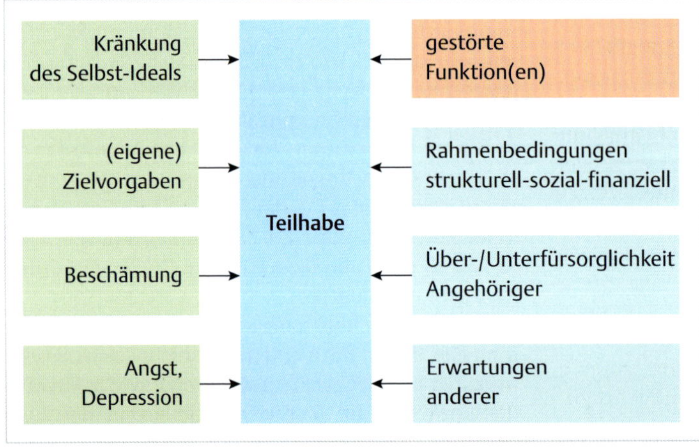

Abb. 2.6 Einflussfaktoren der Teilhabe oder Partizipation nach einer erworbenen Hirnschädigung.

Personenbezogene Faktoren

Personenbezogene Faktoren sind Kontextfaktoren, die sich auf die betrachtete Person beziehen, wie Alter, Geschlecht, sozialer Status, Lebenserfahrung usw. Dazu gehören auch der spezifische Hintergrund des Lebens und die Lebensführung der Person. Sie umfassen auch die Gegebenheiten des Menschen, die nicht Teil seines Gesundheitsproblems sind. Diese Merkmale können sich aber positiv oder negativ auf das Gesundheitsproblem auswirken (DIMDI 2005, Grotkamp et al. 2010). In der verabschiedeten Version der WHO sind die personenbezogenen Faktoren aufgrund soziokultureller Unterschiede in den Mitgliedsländern nicht klassifiziert worden. Grotkamp et al. (2010) schlagen aber folgende Unterteilung der personenbezogenen Faktoren vor:

- allgemeine Merkmale einer Person, wie z. B. Alter, Geschlecht, ethnische Zugehörigkeit, genetische Faktoren
- physische Faktoren, wie z. B. Körpermaße, Körperbau, Händigkeit
- mentale Faktoren, z. B. Extrovertiertheit, Emotionalität, Zuverlässigkeit, Offenheit gegenüber neuen Erfahrungen, Umgänglichkeit, Selbstvertrauen, Optimismus, Intelligenz, kognitive Faktoren
- Einstellungen, Grundkompetenzen und Verhaltensgewohnheiten, also Einstellung zu Gesundheit und Krankheit, Weltanschauung, Lebenszufriedenheit, Sozial-, Selbst-, Handlungskompetenz, Ernährungsgewohnheiten, Bewegungsgewohnheiten usw.
- Lebenslage und sozioökonomische/kulturelle Faktoren, z. B. Wohn- und Beschäftigungssituation, finanzielle Situation, sozioökonomischer und kultureller Status, sprachliche Verständigung
- andere Gesundheitsfaktoren, wie etwa frühere Gesundheitsstörungen, Traumata, Verletzungen und Krankheiten, bisherige Interventionen

Im Anschluss werden ausgewählte und im Clinical-Reasoning-Prozess sowie nachfolgend in der Therapieplanung zu beachtende, personenbezogene Faktoren näher betrachtet.

Problembewusstsein von Patienten/Klienten

Um die Einsicht der Patienten/Klienten für eine vorgeschlagene therapeutische Maßnahme zu gewinnen, muss die Person auch fähig sein, das bestehende Defizit wahrzunehmen bzw. anzuerkennen. Erkennt sie also ihr Problem? Ist ihre Selbsteinschätzung adäquat? Nach Prigatano und Klonoff (1998) muss hier zwischen fehlender Kenntnis (Unawareness) und Leugnung oder Ablehnung (Denial) unterschieden werden. Die eigene Problemwahrnehmung ist eng mit den Erwartungen, eine zukünftige Veränderung zu bewirken, verknüpft (Ludwig 1991, Wulf 2018; Kap. Erwartungshaltung und Self-fulfilling Prophecy).

Rollenverständnis und Rollenerwartung

Wie versteht der Patient/Klient seine eigene Rolle im therapeutischen Prozess und wie sind seine Rollenerwartungen an die Therapeutin? Das eigene Rollenverständnis von Therapeutin und Patient/Klient und die Rolle des Gegenübers müssen nicht per se übereinstimmend sein. Mehrere Autoren und Autorinnen betonen aber, dass Patienten/Klienten als beteiligte Experten und Partner in das Clinical Reasoning einbezogen werden sollen (Gerber et al. 2014, Scheibler u. Pfaff 2003). Es kann sinnvoll sein, eine vermeintlich vorbestehende oder im Verlauf vermutete Diskrepanz beim Rollenverständnis anzusprechen und dem Patienten/Klienten die Vorteile beim Einbeziehen ihrer Zielvorstellungen und beim Entwickeln des Behandlungsplans aufzuzeigen. Nicht jeder Patient/Klient erwartet im gleichen Maße, am therapeutischen Prozess beteiligt zu sein. Auch die Erwartungen des Patienten/Klienten in Bezug auf seine Beteiligung am Clinical Reasoning sind für ihn nicht unbedingt von Anfang an offensichtlich.

Subjektive Konzepte und Theorien von Gesundheit – Laientheorie der Patienten/Klienten

Jeder Mensch hat eigene Vorstellungen von Gesundheit, Krankheit und Genesung bzw. Faktoren, die auf diese Elemente Einfluss haben. Solche subjektiven Vorstellungen werden je nach Autor unterschiedlich als Laientheorie, Laienvorstellung von Gesundheit, Laienkonzept, subjektive Konzepte oder Theorien von Gesundheit bezeichnet (Blättner u. Waller 2011). Diese Vorstellungen decken sich mal mehr und mal weniger mit den aktuell gültigen wissenschaftlichen Erkenntnissen bzw. den Paradigmen der Therapeutinnen. Besonders relevant im Zusammenhang mit den erwünschten Veränderungen beim MOZArT (motorische Ziele auf der Aktivitäts- respektive Teilhabeebene) sind selbstverständlich die Vorstellungen der Patienten/Klienten über die wirkungsvollen Prinzipien des Bewegungslernens.

Grad der intrinsischen bzw. extrinsischen Motivation zur Veränderung

Intrinsisch motivierte (durch den Patienten/Klienten selbst vorgegebene) Ziele können den Prozess des Clinical Reasonings einleiten und führen. Sehr wahrscheinlich wirkt eine intrinsische Motivation stärker als von außen vorgegebene Ziele (Wulf 2018; Kap. 2.7).

Ziele von Patienten/Klienten und Therapeutinnen

Neben den vom Patienten/Klienten genannten Zielen berücksichtigt die Therapeutin selbstverständlich die während der Befundaufnahme erhobenen objektiven Ergebnisse und die daraus abgeleiteten, möglichen bzw. wichtigen Therapieziele. Im besten Fall – und zum Glück auch sehr häufig – sind diese mit den von den Patienten/Klienten genannten Zielen kompatibel. Andernfalls steht die Therapeutin vor einer zusätzlichen Herausforderung, wobei jedoch meist vernünftige Kompromisse möglich sind. Problematisch wäre es, wenn die Therapeutin Ziele, die den Vorstellungen der Patienten/Klienten entgegenstehen, verfolgen würde. In diesem Zusammenhang sollte auch daran erinnert werden, dass sich die Therapeutin während des Clinical Reasonings auch irren könnte.

Erwartungshaltung und Self-fulfilling Prophecy

Mit der Erwartungshaltung eng verknüpft sind Konzepte der sich selbst erfüllenden Prophezeiung (Self-fulfilling Prophecy). Sie ist ein mächtiger und wirkungsvoller Mechanismus (Ludwig 1991, Watzlawick 2009). Die Erwartungen des Patienten/Klienten in Bezug auf Genesung, Heilung, Abhängigkeit von Hilfspersonen oder zukünftigem motorischem Verhalten sind deshalb bedeutungsvoll und sollten beim Clinical Reasoning unbedingt berücksichtigt werden.

Selbstwirksamkeitserwartung

Im Zusammenhang mit der Erwartungshaltung ist die Selbstwirksamkeitserwartung (SWE, Percieved Self-efficacy) besonders hervorzuheben. Sie bezeichnet die Erwartung eines Menschen, aufgrund seiner eigenen Fähigkeiten gewünschte Handlungen selbst erfolgreich ausführen zu können (Bandura 1977; Kap. 2.7).

Gewohnheiten

Gewohnheiten beschreiben Verhaltensweisen, die durch häufiges Wiederholen routiniert werden, d. h. man reagiert in einer gleichartigen Situation auf eine stereotype Weise. Dabei können Gewohnheiten auf den Ebenen Aktion/Handlung, Emotion/Gefühl und Kognition/Denken unterschieden werden. Gibt es vielleicht Gewohnheiten im Alltag des Patienten/Klienten, die als Ressource genutzt werden können? Gibt es vielleicht auch negativ interferierende Gewohnheiten?

Insbesondere bei der Planung von Trainingseinheiten im Rahmen des Eigentrainings (Kap. 2.9.6) sind der gewohnte Tagesablauf und bewegungsbezogene Gewohnheiten relevant. Die Entwicklung von Gewohnheiten gilt im Allgemeinen als letzte Stufe im Prozess des Entwickelns und Konsolidierens einer Verhaltensänderung (Koch 2015, Nickel 2018).

Coping

Der Begriff Coping geht auf Folkman et al. (1986) zurück und bezeichnet individuelle Handlungen zur Stressbewältigung. Belastende oder allgemein kritische Situationen können mit effektiven Coping-Strategien besser bewältigt werden. Coping-Strategien können sich sowohl auf der kognitiven, affektiven, auf der Verhaltens- und auch auf der psychologischen Ebene zeigen (Folkman et al. 1986, Peres u. Lucchetti 2010). Patienten/Klienten mit effektiven Coping-Strategien können besser mit ihrer Situation umgehen und sind allgemein zufriedener (Lo Buono et al. 2017). Coping-Strategien werden meist als ziemlich stabile Persönlichkeitsmerkmale (Charaktereigenschaften) angesehen. Neben Faktoren, die eher vom Persönlichkeitstyp abhängen, scheint soziale Unterstützung hilfreich zu sein. Auch haben Menschen im fortgeschrittenen Alter eher Fähigkeiten und Routinen entwickelt, um besser mit Stress umzugehen (Klingenberg u. Süß 2020).

Resilienz

Der Begriff Resilienz kommt aus der Materialforschung und beschreibt die Fähigkeit eines Materials oder Gegenstandes, seinen ursprünglichen Zustand bei äußeren Einflüssen beizubehalten oder wiederzuerlangen. In der Verhaltenspsychologie wird die Widerstandsfähigkeit gegenüber Belastungen wie z. B. Stress analog verstanden, wobei in der Literatur 3 Merkmale unterschieden werden:

- Stressresistenz: Es besteht eine gewisse Immunität, Belastendes prallt von den Betroffenen ab.
- Regeneration: Die Menschen empfinden Stress nur kurzfristig und können sich vollständig davon erholen.
- Rekonfiguration: Das Verhalten und/oder die Kognition wird angepasst, sodass sich der betroffene Mensch vor zukünftigen, ähnlichen Situationen schützt.

Neuere Ansätze betonen, dass Resilienz durch die erfolgreiche Bewältigung von belastenden Situationen gestärkt wird (Frey u. Henninger 2015).

Umweltfaktoren

Nach DIMDI (2005) umfassen Umweltfaktoren die natürliche und vom Menschen geschaffene materielle Welt, andere Menschen in verschiedenen Beziehungen und Rollen, Einstellungen und Werte, Sozialsysteme und Dienste sowie Handlungsgrundsätze, Regeln und Gesetze. Neben den personenbezogenen Faktoren beeinflussen auch die umweltbezogenen Faktoren die Planung und die therapeutischen Interventionen maßgeblich (Fries u. Fischer 2008; Fries et al. 2007, 2017). Besonders relevant ist die Unterstützung im sozialen Netz. Es kann vorkommen, dass das soziale Netz des Patienten/Klienten die Veränderungsbemühungen nicht beachtet oder nicht genügend unterstützt und mitunter sogar aktiv verhindert (Storch u. Krause 2017).

Soziales Netz und Unterstützung durch Angehörige

Patienten/Klienten beurteilen ihr umgebendes soziales Netz als entscheidenden Faktor bei der Quantifizierung ihrer Behinderung (Fries u. Fischer 2008). Die Therapeutin muss sich im Rahmen des Clinical Reasonings deshalb Gedanken darüber machen, inwiefern eine Unterstützung durch Angehörige möglich und sinnvoll ist. Neben den Gedanken zur Art und Weise sowie dem sinnvollen Umfang der geleisteten Unterstützung muss sie sich auch ein Bild über eine eventuell vorhandene Über- bzw. Unterfürsorglichkeit durch Angehörige machen.

Rahmenbedingungen des therapeutischen Settings

Wichtige Aspekte auf der Ebene Planung, MOZArT und der gewählten Methoden und Strategien sind:

- umweltbezogenes Therapiesetting in Klinik, Praxis oder zu Hause (im Hinblick auf die Umgebungsspezifität der therapeutischen Intervention (Kap. 2.6)
- geplante Häufigkeit und Dauer des therapeutischen Kontakts sowie Ruhezeiten und Pausen
- Koordinations- und Kooperationsmöglichkeit mit anderen Professionen
- Gruppenangebote
- begleitetes Eigentraining

Umweltfaktoren – Umweltspezifität im Zusammenhang mit MOZArT

Je nach Zielsetzung ist der damit verknüpfte umgebungsbezogene Kontextfaktor ein essenzieller Aspekt, der im Rahmen der Therapiemaßnahmen berücksichtigt werden muss (Kap. 2.6).

Der verfeinerte Prozess des Clinical Reasonings stellt sich nun wie in ▶ Abb. 2.7 dar:

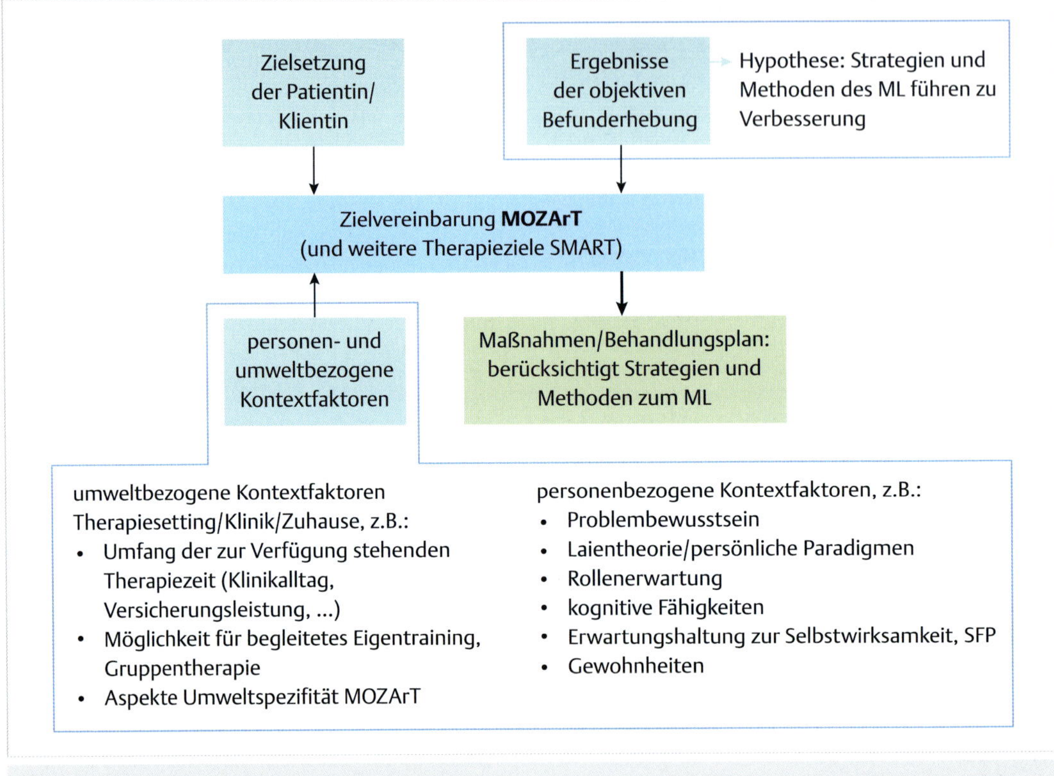

Abb. 2.7 Der verfeinerte Prozess des Clinical Reasonings.

2.2.4 Interaktion zwischen Ergo-/Physiotherapeutin und Patient/Klient im Clinical Reasoning

Die therapeutische Beziehung

Im Rahmen der therapeutischen Interaktion, insbesondere auch im Rahmen des Clinical Reasonings, ist die therapeutische Beziehung zwischen Ergo-/Physiotherapeutin und Patient/Klient elementar. Diese professionelle Interaktion entsteht nicht aus dem spontanen Aufeinandertreffen von 2 Individuen, sondern wird durch die Therapeutin bewusst gesteuert und reflektiert. Folgende Merkmale einer solchen Beziehung begünstigen den konstruktiven Prozess (▶ Abb. 2.8; Miciak et al. 2018):

- präsent sein (present): Das bedeutet, während der Zusammenarbeit mit dem Patienten/Klienten ganz für ihn da sein, ihm das Gefühl vermitteln, dass die Therapeutin im Moment ihre ganze Energie auf ihn ausrichtet.
- aufnahmebereit sein (receptive): Das Verhalten der Therapeutin ist geprägt durch eine offene Haltung und fokussierte Aufmerksamkeit für verbale und nonverbale Zeichen.
- authentisch sein (genuine): Die Therapeutin prägt die Arbeitsgemeinschaft durch eine überzeugende Ehrlichkeit und ihre Fähigkeit, sie selbst zu sein.
- engagiert (committed): Die Therapeutin signalisiert Interesse an den für den Patienten/Klienten relevanten Themen. Ihre Absicht, aktiv zu sein und die Patienten/Klienten verstehen zu wollen, ist spürbar.

Der Wirkfaktor „präsent sein" wird in diesem Modell als wichtigste Voraussetzung und somit als Basis der professionellen Beziehung verstanden. Erst die Kombination dieser Basis mit dem Element „aufnahmebereit sein" (receptive) ermöglicht es der Therapeutin, durch eine engagierte (committed) und authentische (genuine) Interaktion eine professionelle und – aus Miciaks (Miciak et al.

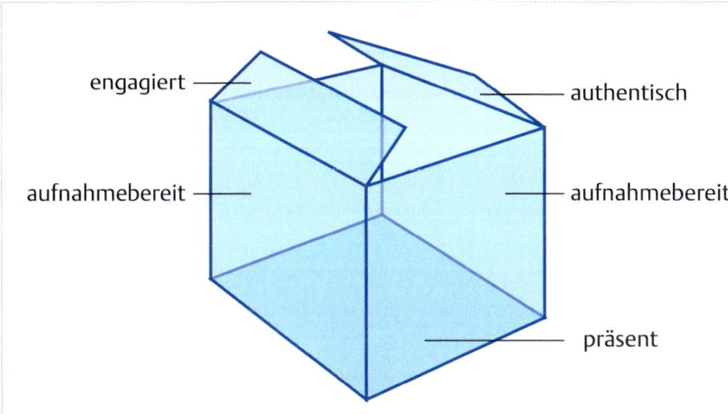

Abb. 2.8 Die Faltbox der therapeutischen Beziehungsfaktoren. Der Boden und die Seitenwände stehen für die Grundpfeiler präsent und aufnahmebereit sein. Die Faktoren Authentizität und Engagement sind variabler und werden daher von den mobilen Deckelteilen repräsentiert. Boden, Wände und Deckel der Box erzeugen somit den Raum für eine vertrauensvolle, konstruktive und wirkungsvolle Zusammenarbeit.

2018) Sicht – optimale professionelle Beziehung zum Patienten/Klienten zu entwickeln.

2.2.5 Zusammengefasst

Die Ziele der Patienten/Klienten stellen den Ausgangspunkt für das Clinical Reasoning dar. Um in diesem Prozess Hypothesen zu generieren, wenden Therapeutinnen sowohl analytisch-deduktive als auch nicht-analytische Strategien an. Neben der therapeutischen Diagnose ermöglicht ein erfolgreiches Clinical Reasoning Aussagen zur Prognose und zu den Therapiezielen sowie die gemeinsame Entscheidung über die Ziele der Therapie (Zielvereinbarung), die Begründung des Behandlungsplans und die Messverfahren zur Verlaufskontrolle. Damit die Strategien, welche das motorische Lernen ermöglichen und unterstützen, begründet werden können, müssen sich während des Clinical-Reasoning-Prozesses entsprechende Befunde zeigen. Das Identifizieren von Erfolg versprechenden MOZArTs wird maßgeblich von den individuellen, personen- und den umweltbezogenen Faktoren beeinflusst. Im Rahmen der professionellen Beziehung werden auch Hinweise auf eine mögliche Ressourcenaktivierung und die Möglichkeiten für Veränderungsprozesse seitens der Patienten eruiert.

2.3 MOZArT – Motorisches Ziel auf Aktivitäts- respektive Teilhabeebene

Florian Erzer Lüscher

„Nur wer sein Ziel kennt, findet den Weg.“

Anonymus

2.3.1 Gute Gründe für klare Ziele

Das Setzen von Zielen erhöht die Wahrscheinlichkeit, dass die erwünschten Ergebnisse auch erreicht werden. Durch das Formulieren von Zielen wird das bewusste Planen und Strukturieren von Veränderungsprozessen erst möglich. Somit haben definierte Ziele für erfolgreiche Lern- und Lehrsituationen eine fundamentale Bedeutung (Gage u. Berliner 1996).

2.3.2 MOZArT – Nabe des Lernrades

Im Rahmen des Clinical Reasonings ist der Wunsch der Patientinnen/Klientinnen nach verbesserten motorischen Fertigkeiten, durch die sie auf der Aktivitäts- respektive Teilhabeebene (wieder) erfolgreich sein können, nach Möglichkeit der Ausgangspunkt (Kap. 2.2). Der elementare Stellenwert des motorischen Ziels zeigt sich im Lernrad an seiner Position im Zentrum des Kreises, um das sich das Lernrad wie um eine Nabe dreht und somit um MOZArT (▶ Abb. 2.9).

2.3.3 Zielvereinbarung zwischen Patientin/Klientin und Therapeut

Die für den Behandlungsplan relevante Zielvereinbarung zwischen Therapeut und Patientin/Klientin wird aus den subjektiven Zielen der Betroffenen und den auf objektiven Parametern basierenden möglichen Therapiezielen des Therapeuten gemeinsam ausgehandelt. Dabei wird die patienten-/

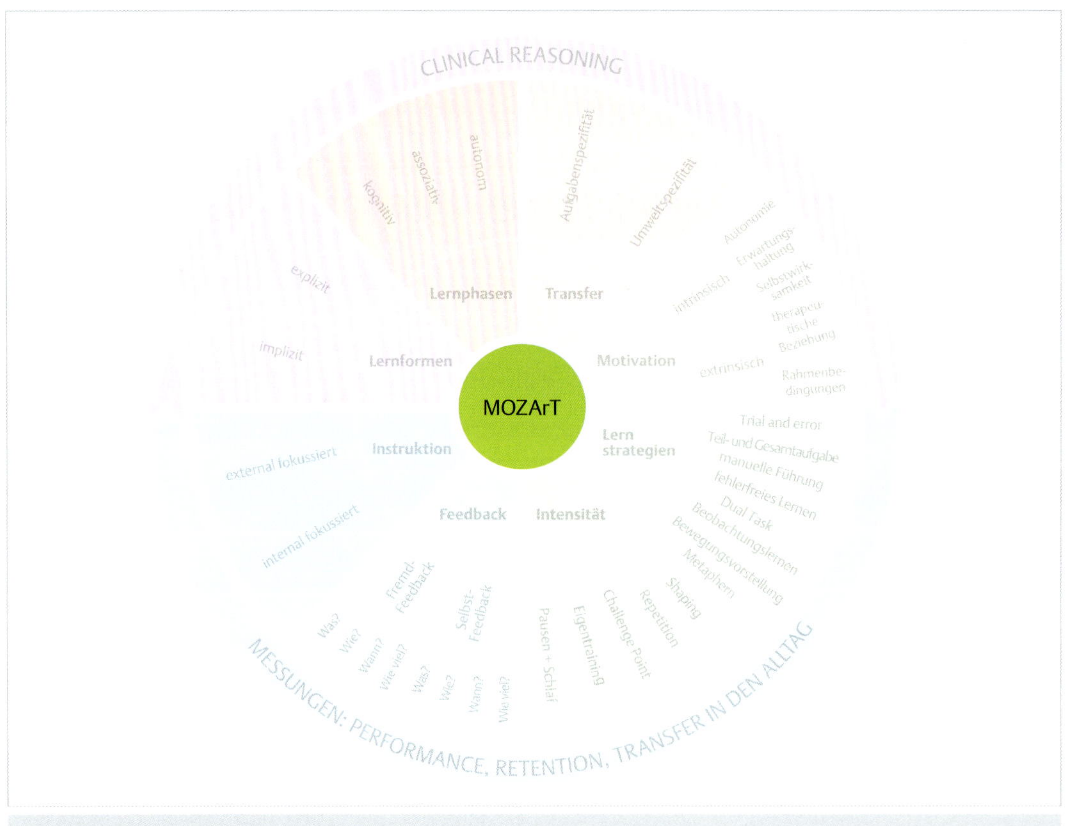

Abb. 2.9 Das Lernrad-Element: MOZArT.

klientenzentrierte Herangehensweise bei der Zielformulierung (Zielvereinbarung) von vielen Autorinnen und Autoren als fundamental angesehen (Brown et al. 2014, Flink et al. 2016, Gustavsson et al. 2019, Salsbury et al. 2018, Scobbie et al. 2013). Die Zielvereinbarung ist also der Ausgangspunkt für den Behandlungsplan.

Grundsätzlich soll die Entscheidung für die Zielvereinbarung auf der Basis eines Konsenses gefunden werden. Je nach kognitiven Fähigkeiten der Patientin/Klientin und/oder der Aktualität des Ereignisses hat der Vorschlag des Therapeuten für ein bestimmtes Ziel jedoch eine größere Bedeutung. Direkt nach einem Schlaganfall ist es nicht möglich und wahrscheinlich auch nicht sinnvoll, die Zielvorstellungen der Patientin/Klientin als Ausgangspunkt im Clinical Reasoning zu sehen (Kap. 2.2). Auch Brown betont, dass die Fähigkeit der Patientin/Klientin, relevante Ziele zu formulieren, im Rehabilitationsverlauf zunimmt (Brown et al. 2014). Kann die Patientin/Klientin nicht als Quelle an der Formulierung der Zielvereinbarung beteiligt werden, besteht allenfalls die Möglichkeit, Angehörige und/oder Betreuungspersonen zu diesem Zweck zu konsultieren.

2.3.4 Intrinsisch motivierte Ziele

Motivation als Triebfeder von Veränderungsprozessen ist eine wesentliche, wenn nicht gar zwingende Voraussetzung. Patientinnen/Klientinnen sind bei selbst geäußerten Zielen mit größter Wahrscheinlichkeit motivierter als bei Zielen, die von außen vorgegeben sind. Auch die Wahrscheinlichkeit, die Ziele zu erreichen, liegt bei intrinsisch motivierten Zielen höher (Kap. 2.7). Auf den ersten Blick widerspricht eine Studie von Gauggel et al. (2002) dieser Aussage. Sie zeigt, dass eine von außen vorgegebene Ausprägung der erwünschten Zielerreichung der selbst gewählten Ausprägung doch überlegen sein kann. Hier ist es nötig, Strategien, welche die Zielrichtung vorgeben (intrinsisch), von der Ausprägung der Zielerreichung (evtl. von außen vorgegeben) zu unterscheiden.

Merke

Intrinsisch motivierte Ziele sind für die Patientin/Klientin mit einer höheren Motivation verbunden.

2.3.5 Engagement für Ziele im Alltag und im Eigentraining

Innerhalb einer Therapiesituation erwarten die Patientinnen/Klientinnen im Allgemeinen und zu Recht eine hohe Verantwortlichkeit der Therapeuten für den therapeutischen Prozess. Obwohl es aus lernpsychologischer Sicht sinnvoll ist, die Patientinnen/Klientinnen gezielt in Entscheidungsprozesse einzubeziehen (Wulf 2018), ist ihre Mitarbeit auch während eher paternalistisch geführter Therapiesequenzen bereits sehr engagiert. Die Mitarbeit ist somit auch bei vorgegebenen Zielen (extrinsisch motivierte Ziele) relativ hoch. Eine besondere Herausforderung stellen jedoch Situationen dar, in denen die Patientinnen/Klientinnen auf sich gestellt sind und selbst Aufgaben oder Übungen im Alltag, z. B. im Rahmen eines vom Therapeuten konzeptionierten Eigentrainings, korrekt und in der ausreichenden Intensität durchführen sollen.

Merke

Intrinsisch motivierte Ziele sind besonders für das Etablieren und Beibehalten von Verhaltensweisen außerhalb des Therapiesettings wichtig.

2.3.6 Fördernde und hemmende Faktoren im Zielfindungsprozess

Es ist naheliegend, dass es im Zielfindungsprozess sowohl fazilitierende als auch hemmende Faktoren zu beachten gibt. In der Übersichtsarbeit von Plant et al. (2016) wurden folgende fördernde bzw. hemmende Faktoren identifiziert:

▸ **Fördernde Faktoren**

- Individuell zugeschnittener Zielfindungsprozess: Dabei werden die von Mensch zu Mensch unterschiedlichen Ansprüche in Bezug auf die Ambitioniertheit der Ziele berücksichtigt. Auch wird die unterschiedliche Bereitschaft (auch im Rehabilitationsverlauf), sich auf Zielvereinbarungen einzulassen, respektiert.
- Kommunikation und Verständnis unterstützende Strategien: Es wird eine frühe, kontinuierliche und aktive Kommunikation mit den Patientinnen/Klientinnen und deren Angehörigen angestrebt. Die Kommunikation wird zuversichtlich

und ermutigend gehalten. Die Patientinnen/Klientinnen und eventuell auch Angehörige werden ausdrücklich in die Strategien zur Zielfindung einbezogen und geschult. Zur Unterstützung bei der Identifizierung und Formulierung der Ziele existieren vorbereitete Materialien (formulierte Beispiele und Fragen, Aktionspläne usw.). Bei Patientinnen/Klientinnen mit kognitiven und/oder kommunikativen Einschränkungen kommen folgende Faktoren zum Tragen: Mimik und Gestik, Berücksichtigung nonverbaler Signale der Patientinnen/Klientinnen, mit Abbildungen arbeiten, Aspekte visualisieren, Videos, Canadian Occupational Performance Measure (COPM) in einer vereinfachten Version, die Unterstützung durch Sprachtherapeuten suchen (Dörfler u. Kulnik 2020).

- Strategien zur Vermeidung von Enttäuschungen und unrealistischen Zielen: Bestehende Barrieren sollten gegenüber Patientinnen/Klientinnen sowie deren Angehörigen angesprochen werden. Misserfolge sollten einer Neubewertung (reframing) unterzogen werden, während der Fokus auf die erreichten Zielen gerichtet bleibt.

▶ **Hemmende Faktoren**

- Unterschiedliche Sichtweisen von Patientin/Klientin und Therapeut im Zielfindungsprozess: Hier spielen ein unterschiedlicher Kenntnisstand zu medizinischen Fragen wie Prognose, Risikofaktoren usw. eine Rolle. Hemmend können sich auch unterschiedliche Rollenerwartungen auswirken (partizipativ versus paternalistisch). Möglicherweise verfolgt die Patientin/Klientin aus Therapeutensicht eher schwer und somit langfristig zu erreichende Ziele, während der Therapeut aufgrund der prognostischen Einschätzung Ziele im Blick hat, die mit überschaubarem Zeithorizont zu erreichen sind.
- Die Patientin/Klientin betreffende Barrieren können Kommunikationsschwierigkeiten, Stimmungsschwankungen, kognitive Beeinträchtigungen, das Nichtverständnis der Zielformulierungen oder einfach auch schlechte Erfahrungen sein.
- Vom Therapeuten können Hemmnisse durch Unsicherheiten über die Prognose, Schwierigkeiten beim Einbeziehen der betroffenen Person in den Zielfindungsprozess (besonders zu Beginn der Rehabilitation) oder über die Einschätzung der Ziele der Patientin/Klientin als unrealistisch ausgehen.
- Organisatorische Barrieren wie zu geringe zeitliche Ressourcen, Schwierigkeiten, die Zielsetzung in andere Rehabilitationsprozesse zu integrieren, Konkurrenz zu anderen therapeutischen Maßnahmen, insbesondere Hands-on-Therapie.

Zusätzlich wurden Wissen, Erfahrung, Fertigkeit und Engagement im Zielfindungsprozess sowohl auf seiten der Patientinnen/Klientinnen als auch der Therapeuten als fördernd (falls vorhanden) bzw. als hemmend (falls fehlend) vermutet (Plant et al. 2016).

2.3.7 Personenbezogene Faktoren und Umweltfaktoren im Zielfindungsprozess

Wie im Kapitel Clinical Reasoning aufgezeigt, können personenbezogene Faktoren und auch Umweltfaktoren die Zielvereinbarung maßgeblich beeinflussen. Der Therapeut trägt eine große Verantwortung, wenn er die als relevant erkannten Kontextfaktoren in der gemeinsam formulierten Zielvereinbarung angemessen berücksichtigen will.

2.3.8 Erhöhung der Transfereffizienz

Das Übertragen von verstandenem und akzeptiertem Wissen in berufliche und/oder private Alltagssituationen gelingt nicht problemlos. So hat sich z. B. gezeigt, dass auch viele Aus- und Fortbildungsbemühungen nicht in gewünschter Weise umgesetzt werden, auch wenn die Teilnehmenden mit dem Gehörten einverstanden sind und die gewonnenen Erkenntnisse als relevant erachten (Schmidt 2001, Wahl 1991). Auch ist klar aufgezeigt worden, dass die reine Informationsvermittlung nicht ausreicht, um eine Verhaltensänderung zu bewirken. So genügt es etwa nicht, Ernährungsgewohnheiten durch reine Informationsvermittlung zu modifizieren. Dies gelingt nur bei bereits hoch motivierten und veränderungsbereiten Menschen (Contento 2008, Contento et al. 1995).

Ergo- und Physiotherapeuten werden in der Ausbildung primär dafür ausgebildet, die von ihnen vorgeschlagenen gesundheitswirksamen Maßnahmen fachlich begründen zu können. Die Frage, welche Strategien hilfreich und besonders wirksam sind (Kommunikation, Nudging, Motivational Interviewing usw.), werden zwar als relevant akzeptiert, nehmen in der Grundausbildung aber nur einen verhältnismäßig kleinen Platz ein.

2.3.9 Shared Decision-Making

Das Shared Decision-Making (SDM, gemeinsame Entscheidungsfindung) gilt in der Medizin als einer der wichtigsten Paradigmenwechsel der letzten Jahrzehnte (Gerber et al. 2014). Unter SDM versteht man, dass sich Therapeut und Patientin/Klientin bei der Entscheidungsfindung prinzipiell als gleichberechtigte Partner begegnen. Ursprünglich wurde das Konzept für Situationen entwickelt, in denen mehrere evidenzbasierte Therapiemöglichkeiten zur Auswahl stehen (Loh et al. 2005).

Wesentliche Merkmale der partizipativen Entscheidungsfindung sind:

- Die Auswahl der Behandlung erfolgt gemeinsam und die Entscheidungen werden gemeinsam verantwortet.
- Beide Partner bringen die Entscheidungskriterien aktiv und gleichberechtigt ein.
- Relevante Informationen fließen sowohl vom Therapeuten zur Patientin/Klientin als auch umgekehrt.
- Es wird nicht nur die Aufklärungspflicht befolgt, sondern es werden sämtliche für die Entscheidung relevanten Aspekte besprochen.

Handlungsschritte beim Shared Decision-Making

Damit das SDM als wirkungsvolle Strategie zur partizipativen Entscheidungsfindung genutzt werden kann, wurden von Loh et al. (2005) Anwendungsschritte erarbeitet, die sie als notwendig erachteten. Sie sind als handlungsorientierte Elemente eines Gesprächs zu verstehen und nicht als streng vorgegebene Richtlinie. Die Rolle der Gesprächspartner soll dabei durch das Angebot der Zusammenarbeit und der prinzipiellen Gleichberechtigung bestimmt werden:

- mitteilen, dass eine Entscheidung ansteht
- Gleichberechtigung der Partner formulieren
- über Wahlmöglichkeiten informieren
- über Vor- und Nachteile der Optionen informieren
- Verständnis, Gedanken und Erwartungen erfragen
- Präferenzen ermitteln
- aushandeln
- gemeinsame Entscheidung herbeiführen
- Vereinbarungen zur Umsetzung der Entscheidung treffen.

Grenzen des Shared Decision-Making

Wie Whitney (2003) ausführt, ist SDM nicht in jeder Situation angemessen. Je größer die Bedeutung der zu treffenden Entscheidung für die Patientin/Klientin ist, desto mehr sollte sie aber partizipieren können. Auch die unter Kap. 2.3.3 beschriebene Situation mit einer Patientin/Klientin im hochakuten Stadium nach einem Ereignis bzw. bei schweren kognitiven Einschränkungen schränkt natürlich die Anwendbarkeit des SDM ein. Für Whitney ist die partizipative Entscheidungsfindung aber grundsätzlich sinnvoll und sollte deswegen auch, wenn möglich, angewendet werden.

Merke

Das Shared Decision-Making ist eine Vorgehensweise, um wichtige Entscheidungen gemeinsam mit den Patientinnen/Klientinnen herbeizuführen.

2.3.10 Transtheoretisches Modell (TTM)

Das maßgeblich von Prochaska in den 1980er-Jahren entwickelte transtheoretische Modell (TTM) postuliert 6 Qualitätsstufen innerhalb eines Veränderungsprozesses (▶ Tab. 2.1; Prochaska u. Velicer 1997). Das TTM wird in vielen Studien und Reviews als nützliche theoretische Basis beschrieben (Carvalho de Menezes et al. 2016, Husebø et al. 2013, Marshall u. Biddle 2001). Auch konnte Rosen (2000) zeigen, dass ein enger Zusammenhang zwischen den Stufen im Veränderungsprozess und dem Modifizieren des Ausmaßes der körperlichen Aktivität besteht.

Dabei sind in den ersten Stufen v. a. Strategien, welche die kognitiv-affektiven Prozesse unterstützen (Steigern des Problembewusstseins, förderliche Kontextfaktoren identifizieren), bedeutsam und in den späteren Phasen besonders verhaltensorientierte Prozesse (Nutzung von Ressourcen, Umwelt kontrollieren, Gegenkonditionierung, Verstärkung/Selbstverstärkung). Diese Zuteilung von Verhaltensstrategien soll den Therapeuten helfen, strukturiert, systematisch und theoriegeleitet vorzugehen (Warschburger 2009).

Tab. 2.1 Die 6 Stufen im transtheoretischen Modell.

Stufe	Bedeutung
1. Stufe der Sorglosigkeit/Absichtslosigkeit (Precontemplation)	Es besteht kein Bewusstsein für den Sinn, ein problematisches Verhalten zu verändern.
2. Bewusstwerdung (Contemplation)	Es wird erwogen, das problematische Verhalten zu ändern.
3. Vorbereitung (Preparation)	Es werden erste Schritte eingeleitet.
4. Handlung (Action)	Das gewünschte Zielverhalten wird kurze Zeit beibehalten.
5. Aufrecherhaltung/Stabilisierung (Maintenance)	Das Zielverhalten wird über eine längere Zeit beibehalten (6 Monate bis 5 Jahre).
6. andauernde Aufrechterhaltung/Beendigung (Termination)	Das gewünschte Zielverhalten wird beibehalten. Es besteht keine Rückfallgefahr mehr aufgrund situativer Versuchung.

2.3.11 Motivierende Gesprächsführung

Das Konzept der motivierenden Gesprächsführung (MG, Motivational Interviewing) ist eine patientin-/klientinzentrierte Gesprächstechnik, die eine Veränderungsmotivation für ein gesünderes Verhalten von Patientinnen/Klientinnen (bzw. Menschen allgemein) bezweckt (Rollnick et al. 2020). Es handelt sich um eine wirkungsvolle Strategie. Dabei wird klar die Haltung vertreten, dass es keine „unmotivierten“ Patientinnen/Klientinnen gibt. Die MG versucht, die Eigenmotivation von Menschen im Interesse ihrer Gesundheit zu wecken. Dabei wird aber die Autonomie der Patientinnen/Klientinnen in jedem Fall respektiert.

Die MG wurde unter anderem auch für Gesundheitsberufe mehrfach als wirkungsvolle Vorgehensweise beschrieben, um Patientinnen/Klientinnen bei Verhaltensänderungen positiv zu unterstützen (Bennett et al. 2007, Bombardier 1999, Bombardier et al. 1997, Brodie u. Inoue 2005, Cheng et al. 2015, Dorstyn et al. 2020, Harland et al. 1999, Hillsdon et al. 2002, Thevos et al. 2000, Kolt 2006, van Vilsteren et al. 2005, Wilhelm et al. 2006). Cheng et al. (2015) erwähnen, dass sich Patientinnen/Klientinnen, die mit MG unterstützt wurden, nicht im Vergleich zur üblichen Behandlung verbessert haben, aber generell besser gestimmt waren.

Die 4 Grundprinzipien der MG lassen sich über das Akronym RULE einprägen (**r**esist – **u**nderstand – **l**isten – **e**mpower) und zeigen die konkreten Auswirkungen der Grundhaltung von MG gut auf.

- **r**esist: dem Reflex widerstehen, die Patientin/Klientin zu korrigieren. Auch ein berechtigter Widerspruch bei z. B. gefährlichem, ungesundem Verhalten kann zu Widerstand aufseiten der Patientinnen/Klientinnen führen, insbesondere wenn eine ambivalente Einstellung vorliegt.
- **u**nderstand: die Motivation der Patientinnen/Klientinnen verstehen wollen
- **l**isten: Das Zuhören soll bei MG mindestens so stark gewichtet werden wie das Informieren.
- **e**mpower: Es ist sinnvoll, dass sich die Patientinnen/Klientinnen dafür interessieren, wie und was sie selbst aktiv zur Verbesserung ihres Zustandes unternehmen können.

Drei Kommunikationsstile

In einem Patientinnengespräch können 3 wichtige Kommunikationsstile unterschieden werden: folgen, lenken und geleiten. Während der MG wird insbesondere der Kommunikationsstil „geleiten“ als besonders hilfreich erachtet (Rollnick et al. 2020).

Typische Merkmale der 3 Kommunikationsstile sind:

- folgen: Der Therapeut hält sich zurück und hört aufmerksam zu. Er konzentriert sich darauf, die Patientin/Klientin und ihre Sicht der Dinge zu verstehen. Belehren, raten, zustimmen und ablehnen haben bei diesem Kommunikationsstil keinen Platz.
- lenken: Der Therapeut hat das Heft in der Hand. Dieser Kommunikationsstil ist direktiv, die Beziehung ist in diesem Moment asymmetrisch und als Reaktion wird erwartet, dass sich die Pa-

tientin/Klientin an den Rat hält. Aussagen und Vorgaben können begründet werden. In bestimmten Situationen ist dieser Kommunikationsstil auch angemessen.
- geleiten: Der Therapeut unterstützt die Patientin/Klientin durch aktives Zuhören, gezieltes Fragen und die Übermittlung von relevanten Informationen auf dem Weg der Entscheidungsfindung. Er entscheidet nicht, was die Patientin/Klientin zu tun hat, sondern hilft der Person, ihren eigenen Weg zu finden.

Im Alltag und in Therapiesituationen können natürlich alle 3 Kommunikationsstile sinnvoll genutzt werden. Je nach Situation eignet sich der eine Stil besser als der andere. Insbesondere in Momenten, in denen Menschen bei erwünschten Verhaltensänderungen unterstützt werden sollen, ist das Geleiten eine wirkungsvolle Strategie (Bell et al. 2005, Bombardier 1999, Bombardier et al. 1997, Cheng et al. 2015, de Man-van Ginkel et al. 2010, Dorstyn et al. 2020, Hillsdon et al. 2002, Moe 2002, Rollnick et al. 2020).

2.3.12 Nudging

Als Therapeuten sind wir moralisch und gesetzlich dazu verpflichtet, Patientinnen/Klientinnen mit unserer Therapie nicht zu schaden. Wir machen uns Gedanken darüber, wie wir die Hilfesuchenden am besten in ihren Bemühungen um Fortschritte unterstützen können. Ein entscheidender Faktor sind dabei die „richtigen" Entscheidungen seitens der Patientinnen/Klientinnen. Dieses „Richtig" bezieht sich sowohl auf die in der Zielformulierung gefassten Ziele als auch auf noch nicht bekannte und nicht formulierte, zukünftige Ziele. Dabei ist es falsch zu glauben, dass wir Therapeuten die Ziele der Patientinnen/Klientinnen nicht beeinflussen könnten oder sollten. Auch wenn viele Therapeuten den Anspruch haben, Patientinnen/Klientinnen nicht zu beeinflussen, tun sie dies zwangsläufig trotzdem. Menschen treffen Entscheidungen immer in einem bestimmten Kontext und Rahmenbedingungen haben einen enormen Einfluss darauf, eine bestimmte Entscheidung zu präferieren (Lucke 2013, Miller u. Gelinas 2013). Das trifft sowohl auf die Patientinnen/Klientinnen zu als auch auf die Therapeuten (Nagtegaal 2020). Die Art und Weise, wie eine Information an die Patientin/Klientin übermittelt wird, ist nicht folgenlos (Copnell 2018).

Strategien, die bewusst versuchen, für Menschen günstige Entscheidungen anzuregen, werden als Nudging (Nudge = Schubs, Anstoß) bezeichnet. Hierzu zählt jede Intervention, die darauf abzielt, die Wahrscheinlichkeit einer bestimmten Entscheidungsdisposition in einer vorhersagbaren Weise zu beeinflussen, ohne dabei Entscheidungsoptionen zu verbieten und ohne hohe ökonomische Kosten zu verursachen. Eng verknüpft mit dem Begriff Nudging ist der Begriff des libertären Paternalismus. Er verbindet die Überzeugung, dass einerseits die persönliche Entscheidungsfreiheit elementar ist (libertär) und es gleichzeitig legitim ist, Menschen zu gesünderen, besseren Verhaltensweisen zu bewegen (Paternalismus; Thaler u. Sunstein 2009).

Merke

Das Treffen einer bestimmten Entscheidung erfolgt immer auch unter dem Einfluss des jeweiligen Kontextes. Das Nudging ist dabei eine wirkungsvolle Strategie, die Entscheidungsdisposition in eine bestimmte Richtung zu lenken.

Die Frage, ob das Nudging von Patientinnen/Klientinnen ein ethisch akzeptiertes Vorgehen ist, wird nicht einhellig, aber doch von der Mehrheit der Forschenden bejaht (Aggarwal et al. 2014, Cohen 2013, Copnell 2018, Gallagher et al. 2018, Quigley 2013, Thaler u. Sunstein 2009). Dabei korrespondiert die Akzeptanz eines Nudges mit (1) der Art und Weise des Nudges, (2) wer durch Nudges beeinflusst werden soll und (3) durch wen dieser Nudge präsentiert wird (Lucke 2013).

Paternalismus und Autonomie sind in ihren Extremen nicht restlos kompatibel, gewisse Kompromisse sind nötig.

Damit Nudging ethisch-moralisch akzeptiert werden kann, ist ein transparenter Umgang mit den Absichten, Vorgehensweisen der Entscheidungsarchitekten wichtig. Es muss öffentlich gemacht werden, welche Absichten hinter Maßnahmen stehen, die darauf abzielen, das Verhalten der Patientinnen/Klientinnen in eine bestimmte Richtung zu lenken.

Hier einige Möglichkeiten für Nudging im Klinikalltag:
- Standards: Eine Möglichkeit wäre es, alle Patientinnen, die sich in die Hände der Klinik begeben,

standardmäßig 3-mal wöchentlich für 1 Stunde in eine supervidierte Kleingruppe einzuteilen. In diesem Zeitfenster können die Patientinnen/Klientinnen dann ihr individuell erstelltes Eigentraining unter Supervision durchführen.
- Im Wartebereich der Physiotherapie sind verschiedene attraktive Spiele, welche die Geschicklichkeit für die Hand verbessern können, prominent platziert.
- In interprofessionellen Gesprächsrunden werden in Anwesenheit des Betroffenen besonders wichtige Themen unter den Vertretern des Behandlungsteams diskutiert (z. B. Planungs- und Standortgespräche oder Visiten).

Manches davon ist natürlich nicht neu. Entscheidend ist jedoch, dass sich der Therapeut und das interprofessionelle Behandlungsteam bewusst Gedanken darüber macht, welche Entscheidungen für die Patientinnen/Klientinnen nach bestem Wissen und Gewissen „gut" sind. Dabei überlegen sie:
- Paternalismus: Welche Entscheidung wäre für die Patientin/Klientin gut, sinnvoll und hilfreich?
- Nudging: Wie könnten wir die Disposition, diese Entscheidungen zu treffen, günstig beeinflussen?
- Transparenz: Wie machen wir unsere Gedanken und Absichten öffentlich?

Die Auseinandersetzung mit den Aspekten des libertären Paternalismus führt zu einer differenzierteren Selbstwahrnehmung und Reflexion (Aggarwal et al. 2014).

2.3.13 Zielformulierung

Eine Fragestellung in der psychologischen Forschung befasst sich damit, wie Ziele formuliert werden sollen, damit sie optimal handlungswirksam werden. Verbreitet ist die Auffassung, dass sie so konkret wie möglich formuliert werden sollten. Für viele Autoren – und Anbieter von Coachingmethoden – gilt dies als günstiger gegenüber der Formulierung allgemeiner Ziele (de Shazer et al. 1986, Locke u. Latham 2002, Müller u. Braun 2009, Walter u. Peller 1995). Konkret und differenziert formulierte Ziele eignen sich besonders in Situationen, in denen Menschen bereits eine gewisse Vorstellung davon haben, wohin die Reise gehen soll. Storch und Krause (2017) sprechen in diesem Zusammenhang von Zielbindung. Da es im Rahmen des motorischen Lernens primär um sehr spezifische Veränderungen im Verhalten geht, eignen sich konkrete, differenzierte Zielformulierungen sehr gut.

Geht es jedoch darum, eher allgemeine Verhaltensweisen zu ändern, sind möglicherweise unspezifische Zielformulierungen hilfreicher. Diese Situation erleben wir beispielsweise, wenn wir Patientinnen/Klientinnen allgemein zu einer gesünderen, aktiveren usw. Lebensweise oder zur regelmäßigen Durchführung eines Eigentraining bewegen möchten. Storch und Krause (2017) empfehlen in diesem Fall, mit Mottozielen zu arbeiten. Ein Mottoziel ist ein von einer Person selbst generierter, im Präsens formulierter Satz, der in bildhafter Sprache eine positive Haltung zur Zielverfolgung beschreibt. Ein Mottoziel soll ein kognitiv positiv bewertetes (sinn- bzw. bedeutungsvolles) Ziel mit positivem Affekt (angenehm) verbinden. Mottoziele sind im Gegensatz zu konkreten Zielen wie SMART-Ziele (Kap. Zielformulierung SMART und SMARTer) eher allgemeine Ziele. Storch und Krause (2017) schlagen im von ihnen entwickelten Zürcher Ressourcen Modell (ZRM) diese Form der Zielformulierung vor, weil aus ihrer Sicht Mottoziele nicht nur die Ergebnisebene, sondern auch die Haltungsebene beinhalten. Mottoziele synchronisieren demnach den bewussten Verstand und das Unbewusste und werden auf der Haltungsebene formuliert. Allgemeine Ziele sind eher mit Emotionen verknüpft und werden näher beim eigenen Selbst erlebt als konkrete Ziele (McClelland et al. 1989).

Eine eher konkrete und überprüfbare Formulierung könnte man wie folgt formulieren: „Bei schönem Wetter spaziere ich immer zu dem Froschteich im Wald". Eine allgemeinere Zielformulierung lautete dann etwa: „Ich genieße vermehrt Spaziergänge in der freien Natur."

Konkrete Ziele

Spontan nennen z. B. Schlaganfallpatienten eher Ziele auf der Ebene Aktivität und Partizipation als auf der Ebene Struktur und Funktion (Waddell et al. 2016). Erfahrungsgemäß äußern Patientinnen/Klientinnen zu Beginn dabei eher unspezifische Ziele, wie z. B. „besser die Hand einsetzen können", „wieder besser gehen können" usw. Viele Autorinnen und Autoren betonen, dass Patientinnen/Klientinnen spontan eher globale Ziele nennen, die ihre Hoffnungen und Wünsche für die Zukunft zum Ausdruck bringen. Sie möchten einfach wieder ihre Unabhängigkeit, ihre körperliche Unversehrtheit zurückgewinnen und ihre gewohnten Rollen einnehmen (Brown et al. 2014, Conneeley 2004, Laver et al. 2010, Leach et al. 2010, Levack et al. 2011, Scobbie et al. 2013). Um das Verständnis des Therapeuten für die Bedeutung des Patientinnen-/Klientinnenziels und die Möglichkeit zur Überprüfbarkeit zu erhöhen, sollte sinnvollerweise ein Ziel auf der Aktivitätsebene präzisiert und konkretisiert werden. Zu Beginn genannte Ziele wie „ich möchte den Arm besser nutzen können" oder „ich möchte wieder normal gehen" könnten durch Nachfragen des Therapeuten etwa zu folgenden Zielvereinbarungen entwickelt werden: „Ich möchte mit der dominanten Hand schreiben können", „ich möchte zu Fuß einkaufen gehen".

Merke

Konkret formulierte Ziele sind leichter zu überprüfen.

Ambitionierte, anspruchsvolle Ziele

Anspruchsvolle Ziele führen nachweislich zu besseren Lernergebnissen (Gauggel et al. 2001, 2002, Gauggel u. Billino 2002). Zusätzlich zeigt sich, dass eine Aussage zum Ausmaß der erwünschten Verbesserung von Vorteil ist (Kap. 2.7).

Wenn etwa die Fingerfertigkeit verbessert werden soll, führt die Anweisung für eine nächste Trainingsrunde, die Aufgabe „20 % schneller, 5 Wiederholungen mehr als das letzte Mal, ..." durchzuführen, zu besseren Ergebnissen, als wenn der Auftrag lautet „so schnell wie möglich, häufiger als das letzte Mal, ...".

Wichtig ist auf der anderen Seite in der Therapiegestaltung aber zu beachten, dass die Patientinnen/Klientinnen die gesetzten Ziele auch erreichen können. Personen nach einem Schlaganfall, die ihre Ziele erreichen, zeigen eine höhere Selbstwirksamkeitserwartung und entwickeln seltener depressive Symptome (Brock et al. 2009).

Merke

Es ist sinnvoll, realistische, aber anspruchsvolle Ziele zu setzen.

Zielformulierung SMART und SMARTer

Eine empfehlenswerte Möglichkeit, Ziele konkret und überprüfbar zu formulieren, ist die SMART-Methode (▶ Tab. 2.2; Doran 1981, Schut u. Stam 1994).

Ein Beispiel: Herr Schmidt wird im häuslichen Setting behandelt (*schweiz.* Domiziltherapie). Er äußert zu Beginn, dass er wieder besser gehen können möchte. Dieses Ziel zeigt noch wenig Elemente eines SMART-Ziels. Durch Erzählungen von Herrn Schmidt und gezieltes Nachfragen des Therapeuten wird alsbald klar, dass es hauptsächlich darum geht, die häuslichen Pflichten wieder sicher und zügig bewältigen zu können. Dazu muss er vor allem auch Dinge wie den Abfall oder die Wäsche tragen können.

Das mögliche SMART-Ziel in diesem Fall ist: Herr Schmidt kann innerhalb von 3 Wochen (6 Behandlungen) den Abfallsack innerhalb von 5 min und mithilfe eines Gehstockes von der Küche zur Straße bringen.

Nach SMART formulierte Ziele beinhalten bereits mehrere wirkungsvolle Aspekte. Es sind konkrete (spezifische) und für die Patientin/Klientin bedeutungsvolle (relevante) Ziele, die sowohl zeit-

Tab. 2.2 Die SMART-Methode der Zielformulierung.

SMART	nach Doran	alternative Veröffentlichungen
specific	spezifisch	
measurable	messbar	
assignable	zuzuordnen	attainable, achievable (erreichbar)
relevant	relevant, bedeutsam	
time-related	terminiert	time-bound, time-based

lich (terminiert) als auch quantitativ überprüfbar (messbar) sind. Auch die prognostische Dimension ist durch den Punkt „erreichbar (achievable)" berücksichtigt. SMART-Ziele sind vernünftige Ziele. Sie sprechen jedoch nicht die Dimension der Emotionen und des Belohnungssystems der Menschen an. Um den Aspekt der (intrinsischen) Motivation stärker zu berücksichtigen und die Patientinnen/Klientinnen bei den Zielen zu unterstützen, die ihnen besonders am Herzen liegen, empfiehlt es sich, bei der Zielformulierung noch 2 weitere Aspekte einzubeziehen (▶ Tab. 2.3; Watzek 2017).

Auch hierzu ein Beispiel: Im frühen Verlauf der Therapie mit Herrn Schmidt fällt dem Therapeuten auf, dass er mit sehr viel Freude von seinem Garten spricht. Sowohl die schönen Blumen als auch seine Walderdbeeren im leicht geneigten Gartenbereich, die in Kürze reif sein werden, lassen seine Augen leuchten. Als der Therapeut das bemerkt, schlägt er folgende SMARTer-Anpassung der Zielvereinbarung vor: Herr Schmidt kann innerhalb von 3 Wochen die frischen Erdbeeren stehend bzw. gehend selbst pflücken. Dabei trägt er in einer Hand einen Früchtekorb und benutzt keine weiteren Hilfsmittel.

Tab. 2.3 SMART-Ziele werden SMARTer.

SMARTer	übersetzt
enthusiastically	enthusiastisch
reward	Belohnung

Goal Attainment Scaling

Das Goal Attainment Scaling (GAS) wurde ursprünglich von Kiresuk und Sherman (1968) für psychiatrische Settings entwickelt, wird jedoch zunehmend auch im Bereich der Neurorehabilitation angewendet (Schädler 2012). Der ursprüngliche Ansatz war es, mehrdimensionale und individuelle Ziele zu erfassen (Turner-Stokes et al. 2010). Die Zielformulierung mithilfe des GAS stellt eine ausgezeichnete Möglichkeit dar, mehrere wirkungsvolle Aspekte und Strategien für eine effektive Zielformulierung zu integrieren und auch die SMARTer-Empfehlungen oder das Mottoziele-Konzept zu berücksichtigen (▶ Tab. 2.4). Das GAS ist

Tab. 2.4 Beispiel für ein Goal Attainment Scaling.

numerische Bewertung	konkrete Beschreibung	Beispiel
+2	mit sehr großem Enthusiasmus zu erwartende Fähigkeit	Herr Schmidt nutzt wöchentlich (so häufig wie früher) die Badewanne, benötigt dabei aber keinerlei Unterstützung durch eine Hilfsperson. Er kann direkt in die Wanne ein- und aussteigen ohne den Zwischenschritt über das Duschbrett.
+1	mit großem Enthusiasmus zu erwartende Fähigkeit	Herr Schmidt nutzt die Badewanne fast wöchentlich und benötigt nur manchmal Unterstützung durch seine Ehefrau, jedoch ausschließlich, um das Duschbrett zu installieren.
0	erwartete Fähigkeit (realistisches Ziel): Das erwartete Ausmaß der Zielerreichung wird auf Stufe 0 festgehalten.	Herr Schmidt badet manchmal, aber seltener als erwünscht. Seine Ehefrau unterstützt ihn ausschließlich bei der Nutzung des Duschbretts.
-1	aktuelle Fähigkeit	Herr Schmidt setzt sich zuerst auf ein Badebrett, das anschließend von einer Hilfsperson entfernt werden muss, bevor er sich selbstständig in die Wanne legt. In die Wanne kann er ohne Hilfe gelangen. Beim Aufstehen benötigt er eine Haltemöglichkeit (Griff oder Hilfsperson). Wenn er steht, muss er sich vor dem Aussteigen auf ein Badebrett setzen können. Dieses muss erneut von einer Hilfsperson platziert werden.
-2	Verlust von Fähigkeit	Herr Schmidt nutzt die Badewanne nur, wenn er durch eine professionelle Hilfsperson unterstützt wird. Die Hilfsperson muss sowohl beim Einsteigen als auch beim Aufstehen und Aussteigen behilflich sein.

zwar relativ zeitaufwendig, kann jedoch unter entsprechenden Rahmenbedingungen äußerst sinnvoll sein. Jung et al. (2020) konnten zeigen, dass sich die Fähigkeit zur Nutzung von GAS bei Betroffenen eines Schlaganfalls durch wiederholten Einsatz verbessert. Zusätzlich bewerten auch die Therapeuten das GAS als hilfreiches Instrument, um die Therapiequalität zu verbessern. Beispiele zur praktischen Anwendung finden sich auch in den Fallbeispielen (Kap. 3). Und so geht man vor:

1. Auswahl der Ziele: Gemeinsam mit der Patientin/Klientin wird ein Ziel (SMART) formuliert, wobei es sinnvoll ist, dass der Therapeut Vorschläge zur Richtung und Ausprägung der Zielerreichung macht (Schädler 2012). Durch die Beteiligung der Patientin/Klientin kann sie den Prozess aktiv mitgestalten.
2. Gewichtung der Ziele: Bei mehreren Zielen können die Ziele vergleichend gewichtet werden (Ordinalskala). Wenn eine Gewichtung der Zielerreichung gewünscht wird, empfehlen die Autoren um Lynne Turner-Stokes (Wade 2009) das Produkt der Gewichtung von Bedeutung und Schwierigkeit in jeweils 3 Stufen. Wird z. B. ein bestimmtes Ziel mit 3 Punkten (Skala Schwierigkeit) und 2 Punkten (Skala Erreichbarkeit) bewertet, ergibt sich ein Produkt von 6. So können unterschiedliche Ziele gewichtet werden.
3. Festlegung der Dauer bis zur Zielerreichung bzw. bis zur erneuten Überprüfung.
4. Definieren der 5 Stufen (▶ Tab. 2.4): Beim GAS werden Ziele auf 5 unterschiedlichen Niveaus (Grad der Zielerreichung) beschrieben. Zum Zeitpunkt der Zielformulierung wird auch ein Überprüfungszeitpunkt geplant.
5. Das GAS kann grundsätzlich für die Formulierung von Zielen auf allen Ebenen der ICF genutzt werden. Im Allgemeinen wird jedoch empfohlen, die GAS für Ziele auf den Ebenen Aktivität und Teilhabe (Partizipation) zu nutzen (Schädler et al. 2020).

Positive Aspekte des GAS sind:

- Es erlaubt eine Verknüpfung der Zielvereinbarung mit einem standardisierten Assessment.
- Das GAS gibt vor, das erwünschte Ziel auch auf wahrscheinlich unrealistisch hohem Fähigkeitsniveau zu formulieren (Stufen + 1 und + 2). Somit ist sichergestellt, dass automatisch auch ambitionierte Ziele beschrieben werden.
- Die individuell festgelegte Abstufung erlaubt das Definieren von klinisch bedeutungsvollen Unterschieden.
- Das Ziel ist auf das Individuum ausgerichtet. Individuell gefasste Ziele fördern den Zielsetzungsprozess (Plant et al. 2016).
- Es kann zu einer vertieften Auseinandersetzung mit den eigenen Wünschen und Bedürfnissen der Patientin/Klientin führen.
- Das GAS erfüllt die erforderlichen Qualitätskriterien an ein Assessment in hohem Maße (Schädler et al. 2020).

Auf der Nachteilsseite stehen:

- Eine zuverlässige Kommunikationsfähigkeit der Patientin/Klientin ist, wenn auch nicht zwingend nötig, so doch sinnvoll. Einige Vorteile des GAS sind andernfalls hinfällig (Auseinandersetzung mit dem Ziel und der Zielerreichung durch die Patientin/Klientin, Verknüpfung von Zielvereinbarung und Assessment).
- zeitaufwendig (Konsensfindung mit Patientin/Klientin, schriftliche Formulierung), nach Schädler et al. (2020) mindestens 20 min
- wenig enthusiastische (Selbst-)Einschätzung in Bezug auf das mögliche Ausmaß der Zielerreichung
- Da bei der Anwendung des GAS häufig pro Stufe mehr als eine Dimension beschrieben wird (s. obiges Beispiel), ist es denkbar, dass sich bei der Überprüfung des Ausmaßes der Zielerreichung die verschiedenen Dimensionen in unterschiedliche Richtungen verändert haben. Eine Zuordnung zu einer GAS-Stufe kann dann nicht eindeutig gemacht werden. Im obigen Beispiel könnte es sein, dass bei der Überprüfung Herr Schmidt die Badewanne zwar wöchentlich und so häufig wie früher benutzt (Stufe + 2), aber manchmal noch Unterstützung durch seine Ehefrau benötigt (Stufe + 1).
- Die numerische Skala erlaubt keine Zwischenschritte.

Erfassung des GAS ohne numerische Werte

Eine Alternative zur numerischen Skala bietet eine Skalierung durch eine verbal formulierte Ordinalskala. Die verbale Quantifizierung wird insbesondere für das GAS-light empfohlen (▶ Abb. 2.10; Turner-Stokes 2009).

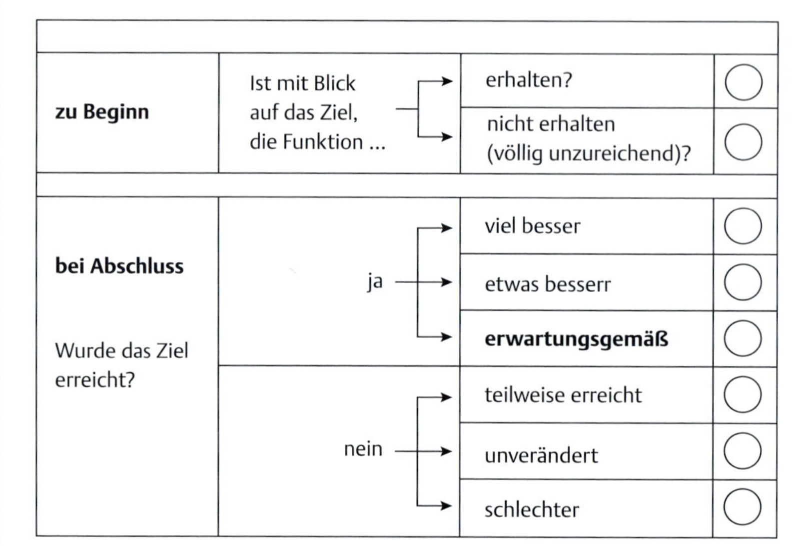

Abb. 2.10 GAS ohne numerische Werte.

GAS-light

Wer das GAS im Therapiesetting schon durchgeführt hat, weiß um die Vorteile, aber auch um die Nachteile dieses Assessments.

Gewisse Nachteile des GAS werden durch das GAS-light umgangen. Zu den entscheidenden Unterschieden gehören:

1. Die Anzahl der Ziele wird reduziert. Das GAS-light wird nur für ausgewählte Ziele verwendet.
2. Das SMART-Ziel wird ausschließlich in der erwarteten Zielerreichungsausprägung (Stufe 0) formuliert. Die Bewertung des Ausmaßes der Zielerreichung zum definierten Zeitpunkt erfolgt aufgrund einer retrospektiven Analyse.
3. Um den Zeitaufwand zu reduzieren, kann auf vorformulierte Ziele zurückgegriffen werden.

Vorteile des GAS-light gegenüber dem GAS sind:

- geringerer Zeitaufwand
- verständlicher für Patientinnen/Klientinnen und dadurch sehr wahrscheinlich etwas einfacher bei leichten kognitiven Einschränkungen und Sprachverständnisschwierigkeiten anzuwenden
- Die Selbsteinschätzung in Bezug auf das mögliche Ausmaß der Zielerreichung ist weniger bedeutsam.

Nachteilig wirkt sich bei GAS-light gegenüber GAS dieser Punkt aus:

- geringere Tiefe der Auseinandersetzung mit dem Ausmaß der Zielerreichung; damit eventuell reduzierter Ansporn, da nicht automatisch (vermeintlich) überambitionierte Ziele formuliert werden

2.3.14 Zusammengefasst

Die Ziele der Patientinnen/Klientinnen stellen die Ausgangspunkte im Prozess des Clinical Reasonings dar und werden im Konsens zu einer verbindlichen und möglichst motivierenden Zielvereinbarung ausformuliert. Eine strukturierte Zielvereinbarung, z. B. nach SMARTer, ermöglicht es, ein konkretes, messbares, für die Patientinnen/Klientinnen bedeutsames und möglichst intrinsisch motiviertes Ziel anzupeilen. Sowohl in der Planung als auch während der einzelnen Behandlungssequenzen sind Strategien und Fähigkeiten seitens der Therapeuten gefragt, welche die Patientinnen/Klientinnen bei einer engagierten Arbeit und Mitarbeit unterstützen. Es ist eine Kunst, Ziele zu formulieren, die Kopf, Hand und Herz gleichermaßen ansprechen, also die rationalen Absichten, die eigenen Fähigkeiten und die emotionalen Motive.

2.4 Lernformen (explizites und implizites Lernen)

Gail Cox Steck

„Teile dich mir mit, und ich vergesse. Lehre mich, und ich erinnere mich daran. Beziehe mich mit ein, und ich lerne."

Benjamin Franklin

2.4.1 Einleitung

Motorisches Gedächtnis

Das Gedächtnis ist essenziell für ein erfolgreiches motorisches Lernen. In den verschiedenen Hirnregionen oder miteinander verbundenen Gebieten sind unterschiedliche Gedächtnisformen aktiv. Kandel (2013) beschrieb 3 verschiedene Gedächtnissysteme, die an der motorischen Kontrolle beteiligt sind:

- sensorisches Gedächtnis (Short-term Sensory Store, STSS)
- Arbeits- oder Kurzzeitgedächtnis (Short-term Memory, STM)
- Langzeitgedächtnis (Long-term Memory, LTM); explizites und implizites Lernen

Sensorisches Gedächtnis

Das sensorische Gedächtnis speichert Informationen nur für eine sehr kurze Zeitspanne (Millisekunden bis Sekunden). Alle täglichen Aktivitäten sind auf diesen Gedächtnisspeicher angewiesen. Die Ströme sensorischer Informationen, die in das System eindringen, werden kurz durch die visuellen, taktilen und kinästhetischen Sinnesmodalitäten gespeichert.

Ausgewählte Daten aus dem sensorischen Gedächtnis werden zur Weiterverarbeitung in das Kurzzeitgedächtnis übertragen. Das sensorische Gedächtnis ist dafür verantwortlich, enorme Mengen an sensorischen Informationen zu speichern.

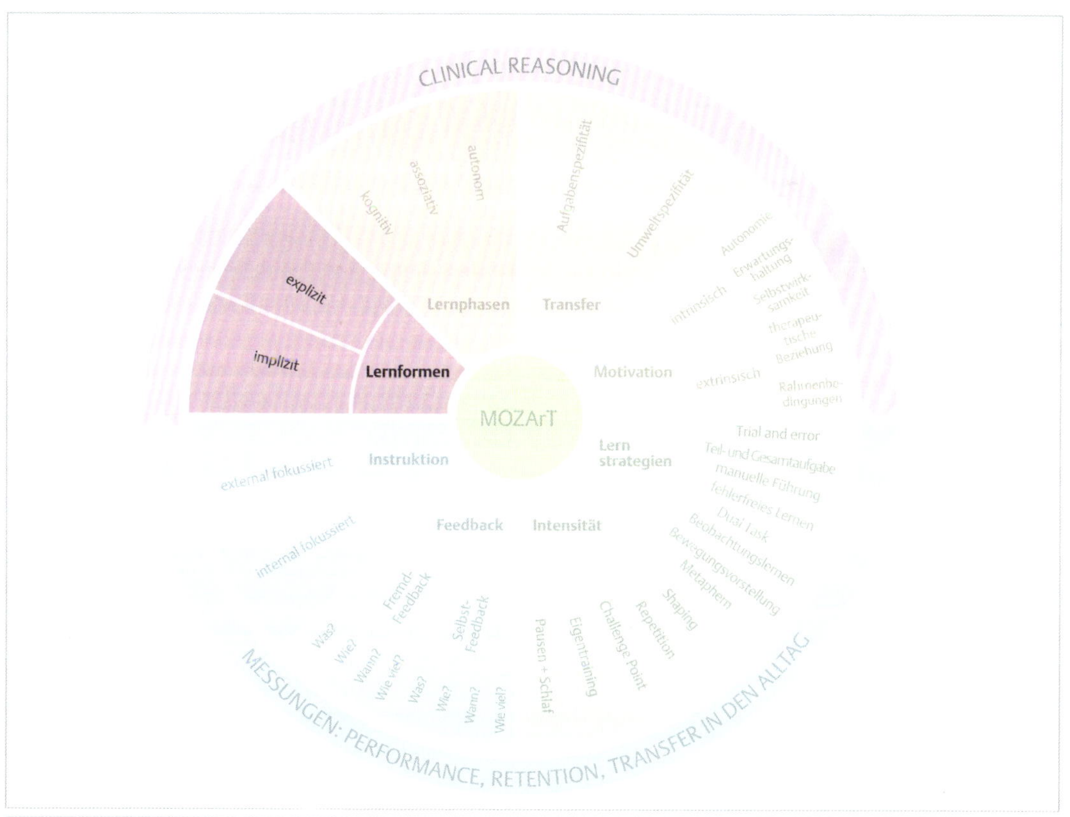

Abb. 2.11 Das Lernrad-Element: Lernformen.

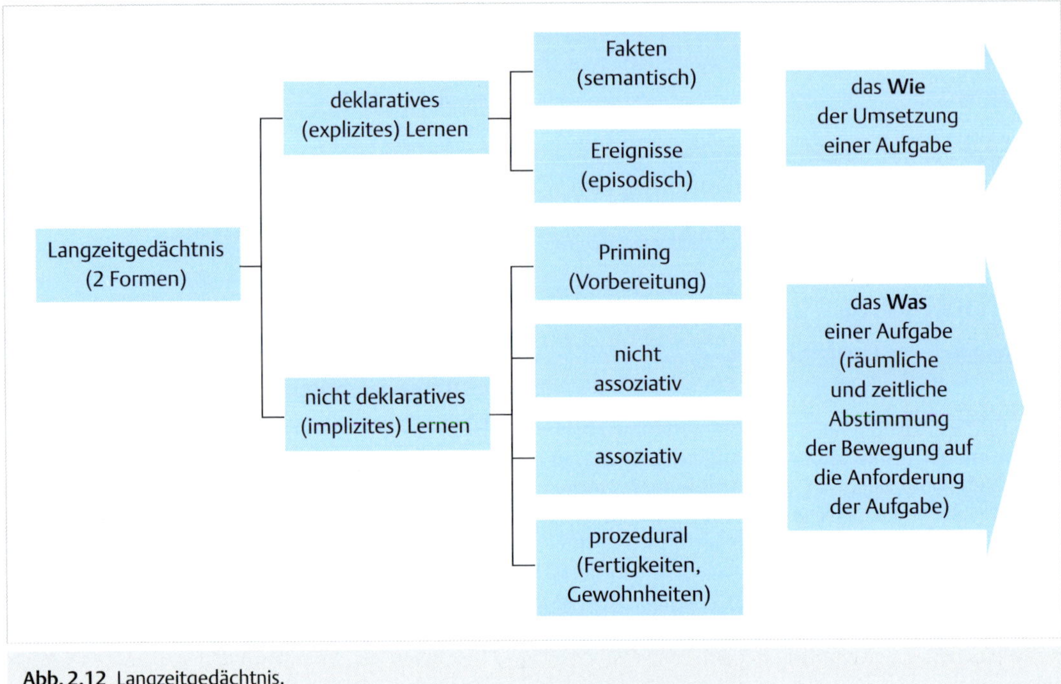

Abb. 2.12 Langzeitgedächtnis.

Das geschieht aber nur so lange, bis einige von ihnen im Kurzzeitgedächtnis abstrahiert und weiterverarbeitet werden.

Arbeits- oder Kurzzeitgedächtnis

Diese Gedächtnisform ist ein temporärer Speicherort für Informationen. Schmidt und Lee (2014) nennen als Beispiel das Merken einer Telefonnummer. Wenn man eine Telefonnummer nur einmal hört und sie nicht viele Male wiederholt, wird das Gedächtnis diese Nummer schon nach kurzer Zeit wieder vergessen. Die Daten im Arbeitsgedächtnis sind nur dann verfügbar, wenn der Information auch die Aufmerksamkeitsleistung vorangeht.

Zu viele verbale Informationen sind für Patientinnen/Klientinnen kontraproduktiv, da ihre Fähigkeit, gleichzeitig Dinge aufzunehmen und zu erinnern, begrenzt sein kann.

Langzeitgedächtnis

Das Erlernen motorischer Fähigkeiten beruht auf 2 parallelen, aber voneinander getrennten Gedächtnisprozessen, auf die Therapeuten bei Patientinnen/Klientinnen mit Pathologien des ZNS zur Wiedererlangung motorischer Fähigkeiten zurückgreifen (Gentile 2000):

- deklaratives (explizites) Lernen
- nicht deklaratives (implizites) Lernen.

Beide Systeme sind Teil des Langzeitgedächtnisses, das lebenslang Informationen und Erfahrungen sammelt (► Abb. 2.12)

2.4.2 Deklarative oder explizite Lernform

Das Langzeitgedächtnis umfasst das semantische Gedächtnis mit den gesammelten Fakten, die von der Person unabhängig sind („Berlin ist die Hauptstadt von Deutschland"). Das deklarative Lernen gilt auch dem episodischen Gedächtnis für Ereignisse, Erinnerungen aufgrund persönlicher Erfahrungen oder dem autobiografischen Gedächtnis.

Explizite Lernprozesse sind mit Wissen verknüpft, das bewusst abgerufen und verbalisiert werden kann, wie Fakten oder Ereignisse. Wichtig sind hier Aufmerksamkeit, Bewusstsein und Reflexion.

Explizites Lernen ermöglich Motorisches Lernen dadurch, dass Patientinnen/Klientinnen bewusst lenken können, was im Körper gefühlt wird, und die entsprechenden Bewegungsparameter abbilden, welche zu den Herausforderungen der Umgebung passen. Aufgrund des expliziten Lernens stabilisiert sich dieses Bewegungsbild während des anfänglichen Übens einer neuen funktionellen Aufgabe schnell. In dieser Phase ist die Bewegung gut genug, um die Anforderungen der Aufgabe zu erfüllen und das Ziel zu erreichen. Sie ist jedoch noch ineffizient. Der explizite Lernprozess vermittelt nicht die Eigenschaft der flüssigen, fließenden Bewegung für eine geübte Leistung (Majsak 2020, Gentile 2000).

Merke

Vom deklarativen oder expliziten Lernen sprechen wir, wenn kognitive Fähigkeiten und episodische Erinnerungen verwendet werden, um (Bewegungs-) Strategien bewusst zu planen, Ergebnisse zu analysieren und Lösungen für neue Aufgaben zu finden (frühe Lernphase – kognitive Phase des motorischen Lernens).

Therapeuten setzen auf explizite motorische Lernstrategien, wenn sie verbale Instruktionen geben, wie eine Aufgabe ausgeführt werden soll (Shumway-Cook u. Woollacott 2006). Eine andere Möglichkeit, um explizites Lernen zu fördern, ist das beobachtende Lernen, nämlich dann, wenn die Patientinnen/Klientinnen bestimmte Bewegungskomponenten bei sich selbst oder bei anderen beobachten. Beim Handgebrauch etwa kann eine Patientin/Klientin die weniger betroffene Seite observieren: Wie hält sie den Löffel? Wie gießt sie Flüssigkeit aus einer Kanne in den Becher? Die Patientinnen/Klientinnen können auch mit den Therapeuten Videos von sich selbst oder anderen Betroffenen analysieren, welche eine bestimmte Aktivität mit ähnlichen funktionellen Einschränkungen ausführen.

Eine weitere Möglichkeit, um die Regeln und Fakten einer Bewegung zu entdecken, sind die Fehler, die von Patientinnen/Klientinnen bei der Ausführung einer Bewegungsaufgabe gemacht werden. Die anschließende Analyse und Korrektur durch die Lernenden selbst ist essenziell für den Lernprozess (Kap. 2.8.2).

2.4.3 Nicht deklarative oder implizite Lernform

Priming (Vorbereitung)

Das Priming ist die Vorbereitung und eine Art implizites Lernen. Dadurch kann das sensomotorische System auf die nachfolgenden motorischen Übungen vorbereitet und deren Wirkung auf diese Weise verstärkt werden. Priming kommt insbesondere bei motorisch stark eingeschränkten Patientinnen/Klientinnen zum Einsatz, um die Repetition zu steigern. Stoykov und Madhavan (2015) beschreiben 5 Paradigmen des motorischen Primings. Einige Beispiele dafür, die Ergo- oder Physiotherapeuten in ihrer klinischen Praxis anwenden können, sind nachfolgend aufgelistet:

Stimulationsbasiertes Paradigma des motorischen Primings

Die periphere Nervenstimulation (PNS) beeinflusst die kortikale Erregbarkeit, wodurch wiederum das Nervensystem vorbereitet wird.

Bewegungsvorstellung

Die Bewegungsvorstellung (Motor Imagery) ist ein „dynamischer Zustand, in dem die Repräsentation einer gegebenen motorischen Handlung intern im Arbeitsgedächtnis geprobt wird, ohne dass ein offener motorischer Output stattfindet" (Decety u. Grèzes 1999). Beispiele für Bewegungsvorstellungen sind die Spiegeltherapie, video- oder audiogesteuerte Vorstellungen und durch den Therapeuten gesteuerte Vorstellungen. Die Autoren empfehlen, diese Techniken als tatsächliche Therapie oder als Priming vor dem sich anschließenden, motorischen Training zu nutzen. Mentales Üben ist als strukturierte und repetitive Anwendung der Bewegungsvorstellung definiert. In Verbindung mit einem physischen Training ist es eine Möglichkeit, die Wiederholungsrate zu erhöhen, wenn die motorischen Defizite so schwerwiegend sind, dass sie eine Steigerung der tatsächlichen physischen Repetitionen beeinträchtigen (Malouin et al. 2013).

Bewegungsbasiertes Priming

Das bewegungsbasierte Priming umfasst alle repetitiven oder kontinuierlichen Bewegungen, die ausgeführt werden, um die Wirkung der Therapie zu erhöhen. Beispiele dafür sind bilaterale oder unilaterale Bewegungen, aktive oder passive Spiegelsymmetrien, aktive oder passive Bewegungen oder Aerobic-Übungen, isometrische und Gleichgewichtsübungen, rhythmisches Armschwingen und Radfahren.

Aerobic-Übungen fördern das Lernen und verbessern die funktionelle Erholung. Sie erhöhen auch den Spiegel des Wachstumsfaktors BDNF (Brain-derived neurotrophic Factor), der eine entscheidende Rolle bei der Verstärkung neuroplastischer Veränderungen spielt. Wenn eine Aktivität ausgeführt wird, bei der bestimmte Neuronen gemeinsam feuern müssen (fire together), setzen sie BDNF frei. Dieser Wachstumsfaktor hilft den Neuronen einerseits, sich zu verbinden (wire together), und verstärkt anderseits eine schon vorhandene Verbindung zwischen ihnen.

Folglich interagieren sie auch zukünftig zuverlässig und belastbarer miteinander (Cotman u. Engesser-Cesar 2002). Weitere Arten von Bewegung, die ein Priming erfordern, sind das rhythmische Armschwingen und Radfahren.

Pharmakologisch basiertes Priming

Amphetamin, das den Noradrenalinspiegel im Gehirn und Rückenmark erhöht, wurde gründlich als Ansatz für ein motorisches Priming untersucht. Noradrenalin ist ein entscheidender Überträgerstoff der neuronalen Plastizität, indem es bei der Vermittlung von Lernen und der Bildung des Gedächtnis hilft.

Dopaminerge Wirkstoffe wie Levodopa spielen eine bedeutende Rolle bei der synaptischen Plastizität und der Bildung von motorischen Erinnerungen. Der Einsatz von Dopamin, der schon bei Patientinnen/Klientinnen mit Parkinson untersucht wurde, zeigt z. B. einen Rückgang der Symptome und eine Verbesserung der motorischen Funktion.

Sensorisch basiertes Priming

Hierunter fallen zum einen die periphere Nervenstimulation und die Muskelvibration. Die Muskelvibration kann in Kombination mit unterstützten Bewegungen und visuellem Feedback die Beeinträchtigungen vermindern und das Funktionsniveau von Patientinnen/Klientinnen mit einer chronischen Hemiparese infolge eines Schlaganfalls verbessern (Cordo et al. 2013).

Zum anderen ist auch durch taktile Stimulation, Weichteilmobilisation und passive Bewegungen ein sensorisch basiertes Priming möglich. Diese Methoden bieten einen sensorischen Input, der wiederum die Aufmerksamkeit der Patientinnen/Klientinnen fördert und sie auf die paretische Extremität lenkt. Passive Bewegungen haben einen ähnlichen Effekt, da sie dem motorischen System ebenfalls sensorisches Feedback geben (Pomeroy et al. 2011).

> **Merke**
>
> Ein Priming dient der Vorbereitung des sensorischen Systems. Die verschiedenen Vorgehensweisen können vor oder während der primären Therapien angewendet werden.

Nicht assoziatives Lernen

Zum nicht assoziativen Lernen kommt es, wenn Individuen wiederholt einem einzelnen Stimulus ausgesetzt werden (Kandel 2013). Dazu gehören Gewöhnung und Sensibilisierung, die oft in der klinischen Praxis verwendet werden. So profitieren etwa Patientinnen/Klientinnen mit vestibulären Störungen nachweislich von Übungen, bei denen sie der provozierenden Position oder dem Reiz wiederholt ausgesetzt sind, bis sie keine Symptome mehr haben. Dieser Prozess basiert auf dem Konzept, dass die wiederholte Exposition gegenüber einem Reiz die pathologische Reaktion des Gehirns auf diesen Reiz verringert (Clendaniel 2010, Cohen u. Kimball 2003).

Assoziatives Lernen

Das assoziative Lernen umfasst die klassische und die operante Konditionierung (Kandel 2013).

Bei der **klassischen Konditionierung** erkennt oder erlernt man, dass 2 Stimuli in Beziehung zueinander stehen (Kandel 2013). Eine solche Konditionierung kann man in einer Therapiesituation beobachten, wenn Patientinnen/Klientinnen wiederholt verbale Hinweise (z. B. „Stellen Sie sich vor, dass Sie eine Taschenlampe auf der Brust haben, die nach vorne zeigen soll“ oder „Stellen Sie sich vor, dass Sie ein Wasserglas auf dem Kopf balancieren“) oder physische Anweisungen erhalten (z. B. Berührung durch den Therapeuten zwischen den Schulterblättern), wie beim Gehtraining oder der Haltungsschulung. Im Laufe der Zeit werden dann die verbalen Hinweise oder physischen Anweisungen damit assoziiert, aufrecht zu gehen.

Unter der **operanten Konditionierung** versteht man das Lernen, dass das Verhalten von Patientinnen/Klientinnen und die Konsequenz daraus zueinander in Beziehung stehen (Kandel 2013).

Nach Schmidt und Wrisberg (2008) sollten Patientinnen/Klientinnen ein Verhalten, das zu Belohnung führt, wiederholen und ein Verhalten mit negativen Ergebnissen vermeiden. Negativ kann sich bei älteren Patientinnen/Klientinnen die Vorstellung oder Erfahrung auswirken, allein zu sein, zu Hause zu stürzen und dann lange auf dem Boden liegend auf Hilfe warten zu müssen. Die Angst vor einem Sturz kann die Funktionsverbesserung hemmen. Deshalb ist es wichtig, dass der Therapeut diesen Umstand berücksichtigt. Ein anderes Beispiel für belohnendes Verhalten ist, dass Patientinnen/Klientinnen die Spülmaschine mit der betroffenen Hand aus- oder einräumen und sich dabei an Gläser und Schüsseln wagen, die nicht aus Plastik, sondern aus zerbrechlichem Glas oder Porzellan sind, und die Aufgabe meistern.

Prozedurale Lernfähigkeiten und Gewohnheiten

Dieser implizite Lernprozess des prozeduralen Lernens ergibt sich, wenn das umfassende Üben einer motorischen Aufgabe die Organisation von motorischem Verhalten und prozeduralen Erinnerungen erfordert, die aber möglicherweise nicht bewusst zugänglich und verbal abrufbar sind (Kandel 2013). Ein Beispiel dafür wäre das Gleichgewichtstraining, das eine hohe Intensität und ein hohes Übungsniveau erfordert (Orrell et al. 2006).

Prozedurales Lernen ist eng mit dem Lernen einer Aufgabe verknüpft, die nur durch intensives Training erlernt werden kann. Das geht soweit, bis man die Aufgabe ohne bewusstes Nachdenken oder aktive Aufmerksamkeit durchführen kann.

Ein Beispiel: Eine Patientin/Klientin steht nachts auf und öffnet die Schlafzimmertür mit der stärker betroffenen Hand, ohne darüber nachzudenken. Erst später fällt ihr auf, dass sie inzwischen dazu in der Lage ist, die stärker betroffene Hand einzusetzen, ohne dass sie das bewusst geplant bzw. gemacht hätte. Prozedurales Lernen ergibt sich also bei einer hohen Intensität von Wiederholungen mit wechselnden Umgebungsbedingungen.

Es geschieht allmählich über eine gewisse Zeit, sobald der Lernende die Regeln für die Ausführung der Aufgabe erlernt hat.

Die Aufgabe wird dann mit einem Minimum an bewusster Aufmerksamkeit bewältigt (autonome Phase des Lernens). Die Patientin/Klientin ist sich zwar bewusst, dass sie lernt, aber sie sollte sich nicht um die Details des Lernprozesses kümmern. Dies ist natürlich das gewünschte Ergebnis jeder Therapiesitzung (Majsak 2020).

Therapeuten sollten bedenken, dass traditionelle Therapieinterventionen oder -ansätze auf expliziten Lerntechniken bei prozeduralen Fertigkeiten beruhen, wie etwa beim Gehtraining. Sie neigen häufig dazu, zu viele verbale Instruktionen zu geben (Kap. 2.11), wie etwa „Machen Sie einen größeren Schritt nach rechts, drücken Sie sich mit den Zehen ab, oder nehmen Sie Ihr Knie höher". Bei Patientinnen/Klientinnen mit kognitiven Defiziten (v. a. der Aufmerksamkeit) oder Sprachproblemen können solche expliziten Lerninstruktionsstrategien kontraproduktiv sein. Es zeigte sich, dass eine übermäßige Abhängigkeit von expliziten Informationen das implizite Lernen einer motorischen Aufgabe für Patientinnen/Klientinnen nach einem Schlaganfall beeinträchtigt.

Boyd und Winstein (2006) verglichen explizite und implizite Lernstrategien beim Erlernen einer Balanceaufgabe. Dabei fanden sie heraus, dass eine hohe Abhängigkeit von expliziten Informationen für Patientinnen/Klientinnen nach einem Schlaganfall oder bei einer Parkinsonerkrankung nachteilig sind (Boyd u. Winstein 2006, 2003).

Sie stellten zudem fest, dass unabhängig davon, ob die Patientin/Klientin einen Schlaganfall mit Beteiligung der Basalganglien oder des sensomotorischen Kortex hatte, sich die Bereitstellung von expliziten Informationen negativ auf das Lernen und die Beibehaltung von Fertigkeiten auswirken kann.

Merke

Therapeuten sollten darauf achten, Patientinnen/Klientinnen nicht mit zu viel expliziten Informationen zu überfordern.

2.4.4 Zusammengefasst

Der explizite und der implizite Lernprozess sind 2 voneinander abhängige Prozesse, die parallel ablaufen.

Beim anfänglichen Üben einer neuartigen Aufgabe sind die expliziten Lernprozesse am einflussreichsten und aktives Problemlösen ist offensichtlich (analog zu den anfänglichen kognitiven Phasen des motorischen Lernens; ▶ Tab. 2.5). In der Anfangsphase des Lernens entdeckt der Lernende mithilfe des expliziten Lernprozesses eine (Bewegunsabfolge), die zur Umgebung passt, um das Ziel erfolgreich zu erreichen (Majsak 2020).

Der explizite Lernprozess fragt nach dem „Wie“:

- Information sammeln
- Bewegungsstrategien bilden und erkennen
- Bewegungsmuster bilden und erkennen
- Analysieren der Handlungsergebnisse:
  - War der Plan für die Aufgabe geeignet?
  - Habe ich es so ausgeführt, wie erwartet?
- entsprechende Korrekturen machen und wiederholen
- Aufgabendurchführung überdenken
- unterschiedliche Vorgehensweisen und Muster präzisieren

Und der implizite Lernprozess fragt nach dem „Was“:

- Priming
- Lernen auf der subkortikalen Ebene, Kraftdynamik/ohne bewusste Bewegungskontrolle
- hohe Repetition der motorischen Aufgabe (Motor Task Performance)
- anhaltendes Üben
- Gedächtnismechanismen sind anders als die für das explizite Lernen (episodisches Gedächtnis und Arbeitsgedächtnis).
- bei Patientinnen/Klientinnen mit Beeinträchtigungen des expliziten Gedächtnisses sinnvoll

Die impliziten Lernprozesse sind in späteren Lernphasen am einflussreichsten.

Patientinnen/Klientinnen können sich in verschiedenen Phasen des Lernens befinden und die unterschiedlichen expliziten und impliziten Lernformen oder eine Kombination aus beiden nutzen. Das wird jeweils durch die individuellen Fähigkeiten, die Art der Aufgabe (Regeln und Gegebenheiten, die verarbeitet werden müssen), die Umgebung und das Lernstadium, in dem sich der oder die Betroffene befindet, beeinflusst (Majsak 2020, Kleyen 2018).

Therapeuten können den expliziten Lernprozess fördern, indem sie die Patientinnen/Klientinnen bei der Zielsetzung, Planung, der eventuell auftretenden Problemlösung, der Bildung von Strategien und der Selbstbeurteilung hinsichtlich der motorischen Leistung einer Aufgabe einbeziehen.

Das Üben einer Aufgabe mittels hoher Repetition im Kontext der jeweiligen Patientin/Klientin kann den impliziten Lernprozess fördern. Therapeuten können die Aufgabe anpassen, indem sie die Umgebung so verändern, dass die Bewegungen unbewusst für die Patientin/Klientin angepasst werden (Kap. 2.8).

Hier noch einmal zusammengefasst die wichtigen Stichpunkte zu den Lernformen nach Kleyen (2018):

- Lernen beinhaltet beide Lernformen (Kontinuum).
- mal mehr explizit, mal mehr implizit
- Es gibt Überschneidungen der Lernformen.
- je nach Komplexität der Aktivität/Aufgabe
- es besteht ein enger Zusammenhang zwischen Instruktion, Feedback und Lernstrategien

Tab. 2.5 Anwendung von explizitem und implizitem Lernen (Kleyen et al. 2018, Boyd et al. 2007).

explizites Lernen	implizites Lernen
wichtiger bei komplexen motorischen Aufgaben oder einer bedeutenden kognitiven Komponente, z. B. Gegenstände manipulieren, also das Erlernen, die Schnürsenkel einhändig zu binden oder ein Geschenk mit Bändern zu umwickeln	dient der relativ flüssigen Durchführung einer motorischen Aufgabe auf eher unbewusster Ebene, wie z. B. Gleichgewicht und Gang in angemessener Geschwindigkeit, wenn etwa die Ampel auf grün wechselt
kann direkt bewertet werden, indem das Gedächtnis für Fakten/Wissen getestet wird (z. B. erkennen und abfragen)	wird indirekt durch Beobachtung von Veränderungen in der Bewegungsdurchführung in verschiedenen Umgebungen im Vergleich zu einer Basisbeobachtung bewertet

Indikationen und Besonderheiten des expliziten Lernens sind:

- kann eine Strategie bei Patientinnen/Klientinnen sein, die nicht in die Phase der Automatisierung gelangen
- Nach einem Schlaganfall ist die bewusste Bewegungskontrolle häufig gesteigert.
- Lernprozess ist „schneller“ (siehe Kap. 2.11)
- bei Patientinnen/Klientinnen mit Sprachproblemen erschwert
- bei Patientinnen/Klientinnen mit Aufmerksamkeitsdefiziten erschwert

Indikationen und Besonderheiten des impliziten Lernens:

- geschieht durch Übung und Erfahrung, wie z. B. beim „Learning by Doing“
- kann über Umgebungsfaktoren ausgelöst werden
- robuster unter Druck oder in Dual-Task-Situationen
- bei Patientinnen/Klientinnen mit Sprachproblemen sinnvoll
- bei Patientinnen/Klientinnen mit Aufmerksamkeitsdefiziten sinnvoll

2.5 Lernphasen

Gail Cox Steck

„Ein misslungener Versuch zeigt nur, was man beim nächsten Mal anders machen kann."

Brendan Baker

2.5.1 Einleitung

Motorisches Lernen oder die relativ dauerhafte Veränderung der Fähigkeit, eine motorische Aufgabe auszuführen, durchläuft grundlegende Phasen.

Schmidt und Lee (2014) beschreiben 2 Sichtweisen auf die verschiedenen Lernphasen beim Erwerb von Fertigkeiten:

- Lernphasen nach Fitts
- Lernphasen nach Bernstein

2.5.2 Lernphasen nach Fitts

Es gibt aus dem Blickwinkel der Wahrnehmungsperspektive 3 Phasen des motorischen Lernens, die nacheinander abgeschlossen werden (Fitts u. Posner 1967).

Kognitive Lernphase

Das Augenmerk liegt in dieser Phase überwiegend auf verbalen Prozessen. Die übende Person überlegt, was man tut und was nicht, wann und wie man etwas tut, man redet mit sich selbst und bekommt eine Idee von der Bewegung. Übende befinden sich am Anfang des Lernprozesses in einem Zustand der Orientierung.

Der Patient/Klient konzentriert sich darauf, die motorische Aufgabe zu verstehen, Strategien zu entwickeln, wie die Aufgabe durchzuführen ist, und Möglichkeiten zu bestimmen, wie der Erfolg der Umsetzung bewertet oder beurteilt werden kann.

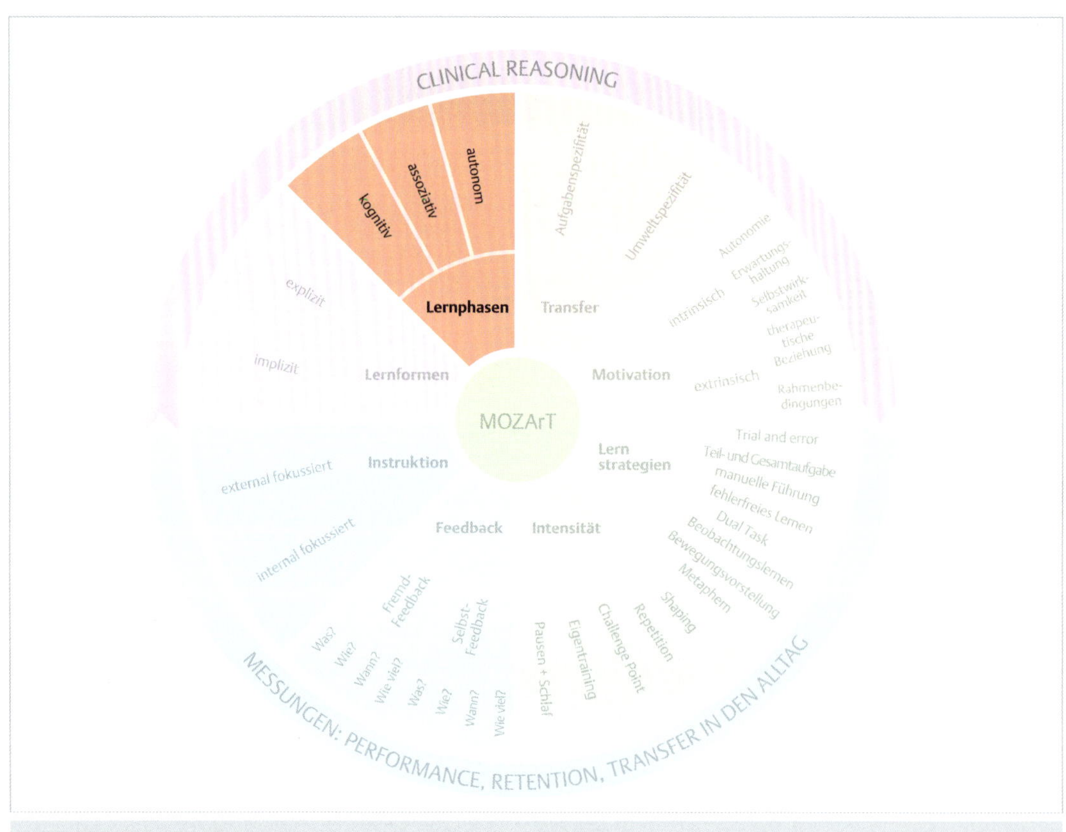

Abb. 2.13 Das Lernrad-Element: Lernphasen.

In dieser Frühphase des motorischen Lernens widmet der Patient/Klient seine volle Aufmerksamkeit sowohl der Vorbereitung der Aufgabe als auch dem Versuch, die Bewegungen durchzuführen. Die Durchführung ist in dieser Phase oft von Fehlern oder Ungenauigkeiten, Langsamkeit sowie steif und unkoordiniert anmutenden Bewegungen gekennzeichnet.

In der kognitiven Lernphase besteht ein Teil der Therapie darin, in der Umgebung einen Anhaltspunkt für die korrekte Durchführung zu finden. Der Patient/Klient muss das Bewegungsziel verstehen, welches das Ergebnis der Bewegung und kritische Faktoren der Bewegungsausführung beinhaltet, wie z. B. beim Ergreifen einer Tasse auf dem Tisch: Welche Form hat die Tasse? Wie schwer ist die Tasse? Wo auf dem Tisch ist sie platziert? In der kognitiven Lernphase werden Bewegungen schlechter kontrolliert. Die Bewegungsziele bleiben begrenzt und werden simpel gehalten.

Wenn der Patient/Klient ein umfangreicheres Repertoire an Bewegungen mit weniger Anstrengung und effizient durchführen kann, weist das auf Fortschritte im Fertigkeitserwerb und damit auf den Übergang in die nächste Lernphase hin (Kap. 2.8).

Patienten/Klienten mit einer neurologischen Erkrankung oder Beeinträchtigungen verbleiben oft länger in der kognitiven Lernphase als Patienten/Klienten mit anderen Krankheitsbildern. Bei einer Parkinson-Krankheit kann die kognitive Lernphase Minuten bis Stunden andauern, die assoziative Lernphase Tage bis Monate (Marinelli 2017).

Deshalb sind Aspekte der zentralen Informationsverarbeitung und Zielentwicklung in der frühen Lernphase bedeutsam, ebenso Informationen über die kognitiven Fähigkeiten des Patienten/Klienten, da diese eine entscheidende Rolle bei der Entwicklung der motorischen Fertigkeiten spielen.

Wichtige therapeutische Aspekte in der kognitiven Lernphase

- Hat der Patient/Klient verstanden, welche Probleme er lösen soll und was das Ziel ist?
- Weiß der Patient/Klient, was er tun soll, oder folgt er nur den Instruktionen der Therapeutin?
- Ermutige ich meinen Patienten/Klienten, seine Umwelt durch Ausprobieren zu erkunden, ohne ihn dabei zu sehr zu instruieren?

Assoziative Lernphase

In dieser Phase geht es um die Ausführung effektiverer Bewegungssynergien und das Verfeinern motorischer Fertigkeiten. Hier ist noch eine hohe Übungsintensität erforderlich. Die Ausführung einer Aktivität bzw. Aufgabe ist schon möglich, doch das Ziel ist es jetzt, die Fertigkeiten zu verfeinern.

Der Schwerpunkt liegt also darauf, ein effizienteres Handeln zu generieren.

In dieser Lernphase präzisiert der Patient/Klient die motorischen Fertigkeiten und benötigt von der Therapeutin oder auch von sich selbst weniger verbale Hinweise zu der Aufgabe. Er muss bei der Bewegungskontrolle experimentieren können, um so Verbesserungen für einen effizienteren Bewegungsplan zu entwickeln.

Die assoziative Phase zeichnet sich durch graduelle Verbesserungen beim Timing, der Koordination und der Bewegungseffizienz der Bewegungsmuster aus, indem verschiedene Anpassungen in verschiedenen Umgebungen bzw. Kontexten ausprobiert werden.

Nach Schmidt und Lee (2014) kontrollieren Lernende ihr Feedback und werden selbst zu Entdeckern von Fehlern (Kap. 2.10). Diese Phase dauert im Allgemeinen länger als die kognitive Phase.

Merke

In leichter Abwandlung des Eingangszitates: „Ein misslungener Versuch führt zu dem Selbstfeedback, was man beim nächsten Versuch anders machen sollte."

Autonome Lernphase

In der autonomen Phase finden keine Selbstgespräche mehr statt. Für diese Phase gilt im Allgemeinen, dass ein Individuum jetzt die Aufgabe wie ein Experte ausführt. Das trainierte Handlungsziel oder die Aktivität oder Bewegung wird zur Routine. Zusätzlich erleben die Patienten/Klienten selbst in der autonomen Phase die Durchführung der Aufgabe (Task Performance) als automatisch. Der primären motorischen Aufgabe wird nur wenig Aufmerksamkeit geschenkt. Das gelegentliche Überprüfen der Leistung wird jetzt eher zu einer Art Kontrollmechanismus. Das Selbstvertrauen wächst und die Fähigkeit, eigene Fehler zu entdecken und zu korrigieren, steigt weiter

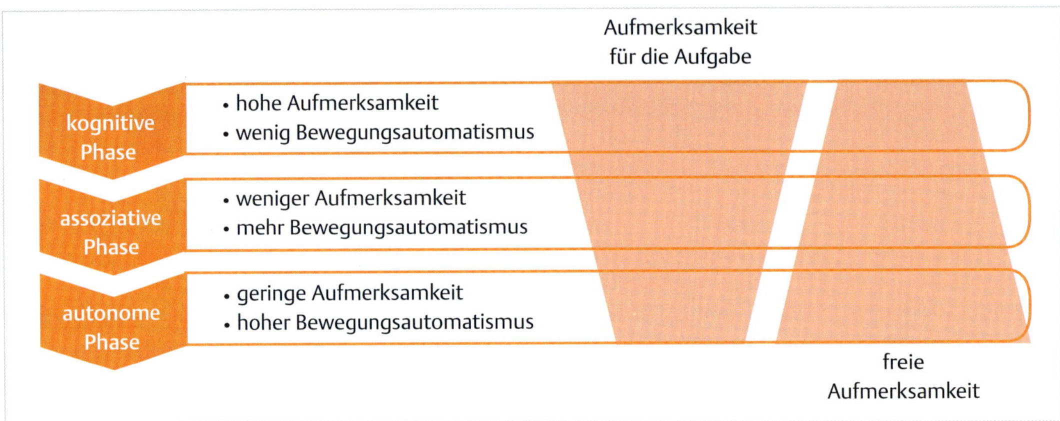

Abb. 2.14 Die Lernphasen im Überblick.

(Selbstwirksamkeit). Schmidt und Lee (2014) stellten fest, dass die Fortschritte in dieser Phase nur noch langsam erfolgen, da die Durchführung der Handlung oder Aktivität schon ein gewisses Niveau erreicht hat.

Wenn der Patient/Klient die autonome Phase erreicht, kann die motorische Fertigkeit auch in verschiedenen umweltbezogenen Settings ausgeführt werden (Kontextspezifität). Der Patient/Klient wird sich dann nicht ablenken lassen, sondern sogar in der Lage sein, eine zweite Aufgabe simultan zur ersten Aufgabe durchzuführen oder daran teilzunehmen (Dual-Task-Situationen; Kap. 2.8).

Das klassische Beispiel Autofahren beinhaltet alle 3 Phasen. Erst muss man sehr darauf achten, jeden Handlungsschritt der Fertigkeit zu beachten (Gang einlegen, Bremse treten, die Umgebung prüfen usw.). Aber nach intensiver Praxis muss man die einzelnen Elemente der Fertigkeit Autofahren nicht mehr beachten (▶ Abb. 2.14).

Die Patienten/Klienten durchlaufen z. B. nach einem Schlaganfall einen ähnlichen Prozess, wenn sie motorische Fertigkeiten (wieder-)erlernen, wie etwa das Anziehen einer Jacke mit einem hemiparetischen Arm.

Klinische Fragen ob die autonome Lernphase erreicht ist

- Sind die gelernten motorischen Fertigkeiten schon Routine oder sind sie nur in einer ruhigen Umgebung oder im klinischen Setting möglich?
- Kann der Patient/Klient die Aufgabe in seiner häuslichen Umgebung durchführen, auch wenn ein Haustier oder Kinder anwesend sind, die ihn ablenken könnten?

Neuroanatomie motorischer Teilaufgaben

Am Beispiel des Erlernens motorischer Bewegungssequenzen (motorische Teilaufgaben) lässt sich verdeutlichen, wo im Gehirn das motorische Lernen stattfindet.

Kleynen et al. (2017) machen auf verschiedene Faktoren aufmerksam, welche die individuellen motorischen Lernmöglichkeiten beeinflussen können.

Die einzelnen Faktoren beinhalten:

- Fertigkeitsniveau des Patienten/Klienten: Pathologie der Erkrankung oder des Zustandes, Begleiterkrankungen, Alter usw.
- Art der Aufgabe: Eine (fortlaufende) motorische Aufgabe, wie das Gehen, oder eine motorische Teilaufgabe, die aus Bewegungen besteht, können miteinander verbunden werden, wie z. B. ein Tanz oder das Greifen nach einem Becher und ihn hochheben, um daraus zu trinken, Klavierspielen und der Transfer z. B. vom Bett in den Rollstuhl.
- aktuelle Lernphase: Beginnt der Patient/Klient gerade, eine Fertigkeit zu erlernen (kognitive Lernphase = frühe Lernphase), oder ist er bereits in der Phase der Verfeinerung (Zusammensetzen von Teilaufgaben bzw. Assoziation/Retention).

Die beiden Abbildungen von Dahms et al. (2020) zeigen die primären Funktionen der Gehirnareale, die für das Erlernen motorischer Sequenzen oder Teilaufgaben (Motor Sequence Learning) verantwortlich sind und ihre Rolle in den verschiedenen Phasen des motorischen Lernens.

Das Kleinhirn (Cerebellum) spielt beim Verfeinern der motorischen Fertigkeit und der Optimierung von Bewegungen eine ganz zentrale Rolle.

Die Basalganglien sind für die Bewegungssteuerung und die Informationsspeicherung zuständig. Sie spielen bei den impliziten Lernprozessen eine vorrangige Rolle. Dennoch sind einige Teile auch beim expliziten Lernen beteiligt. Des Weiteren sind sie in das belohnungsbezogene Lernen involviert, bei dem motivierende Komponenten des Lernens mit integriert werden.

Der präfrontale Kortex und der posteriore parietale Kortex sind vor allem beim expliziten Lernprozess involviert, weil dieser hinsichtlich der Aufmerksamkeitsleistung anspruchsvoll ist und das

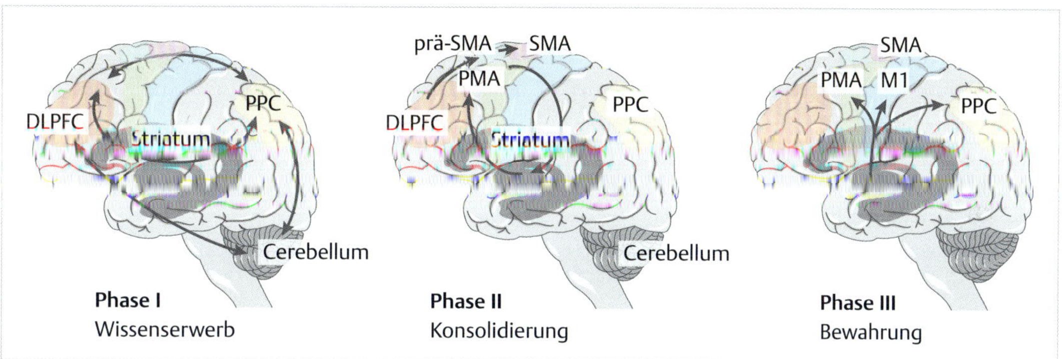

Abb. 2.15 Schematische Darstellung der am Erlernen von Bewegungsabläufen (Motor Sequence Learning) beteiligten Hirnareale (CB – Cerebellum, DLPFC – dorsolateraler präfrontaler Kortex, M1 – primär motorischer Kortex, PMA – prämotorische Rinde, PPC – posteriorer parietaler Kortex, pre-SMA – präsupplementär-motorisches Areal, SMA – supplementär-motorisches Areal).

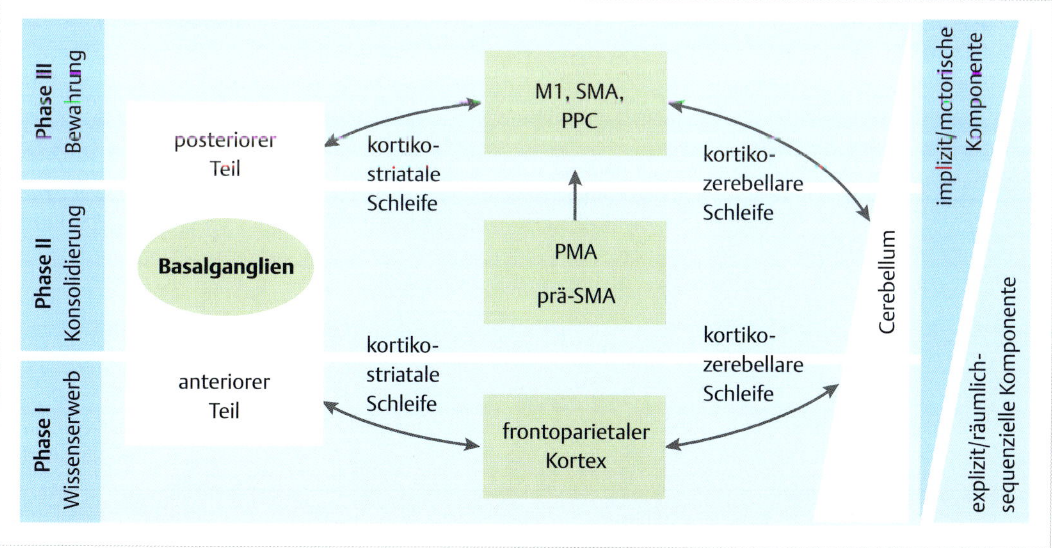

Abb. 2.16 Schematische Darstellung der am Erlernen von Bewegungsabläufen beteiligten Hirnareale und deren Interaktionen während der 3 Lernphasen (M1 – primär motorischer Kortex, PMA – prämotorische Rinde, PPC – posteriorer parietaler Kortex, pre-SMA – präsupplementär-motorisches Areal, SMA – supplementär-motorisches Areal).

Mitwirken des Arbeitsgedächtnisses erfordert (Eliassen et al. 2001, Lewis u. Miall 2003).

- Für die frühe, kognitive Lernphase (Phase 1 in ► Abb. 2.15 und ► Abb. 2.16) von Bewegungssequenzen werden vorwiegend frontoparietale assoziative Netzwerke benötigt, die mit den Basalganglien und dem Kleinhirn verbunden sind.
- assoziative oder Konsolidierungsphase (Phase 2 in ► Abb. 2.15 und ► Abb. 2.16): Verlangsamung der Lerngeschwindigkeit (Doyon u. Benali 2005, Hikosaka et al. 1999). Die Funktion der Basalganglien ist in dieser Phase entscheidend.
- Retention/Transfer (Phase 3 in ► Abb. 2.15 und ► Abb. 2.16): Wenn ein Patient/Klient die Teilschritte gut gelernt hat, erfolgt die Speicherung im Bereich des primär motorischen Kortex (M1) und des supplementär-motorischen Areals (SMA), das für das spätere Erinnern und Wiederabrufen (Recall) verantwortlich ist.

Die Übergänge zwischen den verschiedenen Lernphasen sind fließend, und bis zu einem gewissen Punkt können die Lernprozesse als parallel ablaufend erscheinen (Dahms et al. 2020, Majsak 2020, Gentile 2000).

Merke

Im Allgemeinen wird beobachtet, dass explizites Lernen das Leistungslernen früh beeinflusst und die Patienten in diesem kognitiven Prozess schneller lernen. Implizites Lernen ist eher mit der Konsolidierung oder den späteren Lernphasen verbunden und das Lernen erfolgt langsamer (Kap. 2.4).

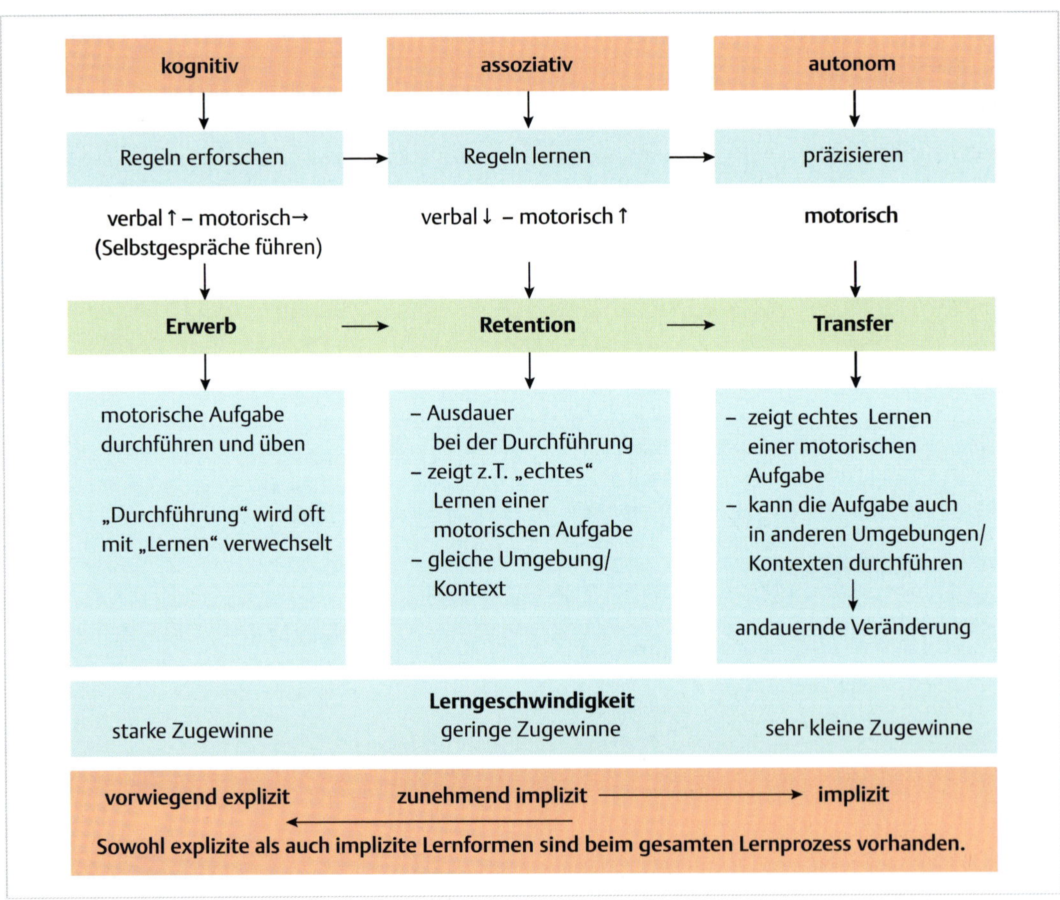

Abb. 2.17 Paradigma zum motorischen Lernen (Schmidt u. Lee 2014, Majsak 2020, Kleynen et al. 2017, Gentile 2000).

2.5.3 Lernphasen nach Bernstein

Bernstein beschrieb ebenfalls 3 Phasen des motorischen Lernens aus dem Blickwinkel der motorischen Kontrolle und der Biomechanik. Es gibt viele Freiheitsgrade der Bewegung (Degrees of Freedom to move), die der motorischen Kontrolle bedürften. Bernstein meinte: „Wir haben viele Gelenke, die mit Flexoren ausgestattet sind, und viele davon können auch rotiert werden, was die Bewegungen sehr stark verkompliziert."

Für ihn ist „die Koordination von Bewegungen, der Prozess, die Anzahl der Freiheitsgrade auf das erforderliche Maß, entsprechend der jeweiligen Bewegungsaufgabe, einzugrenzen" (Bernstein 1967). Synergien spielen eine wesentliche Rolle bei der Lösung des Freiheitsgradproblems. Einige Synergien sind z. B. die Lokomotion, die Gleichgewichtssynergien und Atemsynergien.

Phase 1: Die Zahl der zu kontrollierenden Freiheitsgrade ist reduziert

Die relativ geringe Anzahl an Körperbewegungen, die eine bewusste Steuerung erfordern, ist wenigen Freiheitsgraden gewidmet. Diese steuern die rudimentären Aspekte einer motorischen Bewegung.

Ein Schlaganfallpatient/-klient kann den schwachen paretischen Arm im Sitzen nur mit Unterstützung des Rumpfes bewegen, um langsam sein Gesicht zu waschen. Er kann also mit dem Waschlappen durch ein paar wenige kontrollierte Bewegungen sein Gesicht waschen. Der Freiheitsgrad der Bewegung ist, aufgrund der sitzenden Position, in welcher der Rumpf unterstützt wird, eingeschränkt im Vergleich zum Stehen.

Mögliche Ursachen, welche die Fähigkeit zur Einschränkung der Freiheitsgrade beeinträchtigen, können unzureichende Kraft, mangelnde Konzentration und eine fehlende mentale und körperliche Ausdauer sein. In diesem Beispiel ergeben sich daraus 2 Fragen: Kann der Patient/Klient stehen und das Gleichgewicht halten? Und verfügt er über die nötige Kraft und Ausdauer, um sein Gesicht mit dem hemiparetischen Arm zu waschen?

Die Aufgabe wird dahin verändert, dass der Patient/Klient sitzt, wodurch die Gleichgewichtsfrage und die Ausdauerfrage weitgehend gelöst werden. Das Training der gesamten Aufgabe „Gesicht waschen" (Whole Task Training) wird jetzt sitzend mit dem stärker betroffenen Arm durchgeführt.

Phase 2: Zusätzliche Freiheitsgrade erfordern mehr Kontrolle

Um normalerweise die Leistung (Performance) zu verbessern, werden die Freiheitsgrade, die zunächst durch gleichzeitige Anspannung aller Antagonisten „eingefroren" wurden, freigegeben („from freezing to freeing"). Für Aufgaben, die eine Erhöhung der Bewegungsgeschwindigkeit erfordern, sollten die Freiheitsgrade freigegeben werden, die es dem Patienten/Klienten erlauben, die Kräfte schneller und zielgerichteter zu bündeln.

Aufgrund der Fortschritte im Lernprozess kann der Patient/Klient z. B. die weniger betroffene Körperhälfte in einem angemessenen zeitlichen Rahmen waschen, ohne sich an den Stuhllehnen abzustützen. Der Patient/Klient kann sich jetzt auch in verschiedenen Sitzpositionen nach unten beugen und den hemiparetischen Arm zur Körperpflege einsetzen.

Phase 3: Sämtliche Freiheitsgrade

Die Bewegungen werden immer sicherer und ökonomischer durchgeführt. Der Patient/Klient kann sich z. B. stehend duschen und setzt den hemiparetischen Arm in einem angemessenen zeitlichen Rahmen zur Körperpflege ein.

Diese Schilderung von Bernsteins Arbeiten sind hier vereinfacht dargestellt. Majsak (2018) hat die daraus resultierenden klinischen Konzepte wie folgt zusammengefasst:

- Motorische Aktivitäten können mit zahlreichen Bewegungsoptionen durchgeführt werden.
- Es gibt eine optimale Variabilität der Bewegungsgrade innerhalb von Bewegungen (z. B. Aufgaben, die mehr Leistung, Geschwindigkeit und Kraft benötigen, wie etwa das Überqueren einer stark befahrenen Straße ohne Ampel). Die Freigabe einiger Freiheitsgrade ermöglicht eine schnellere und konzentriertere Kraftentwicklung mit wahrscheinlich mehr adaptiven Kompensationsstrategien.
- Die Planung und die Durchführung von Handlungen sind eng mit der Umgebung oder dem Kontext verknüpft. Um die Fertigkeiten zu generalisieren, muss in verschiedenen Settings und Kontexten trainiert werden.

Die Therapeutinnen sind gefordert, Übungsbedingungen und Umgebungen zu schaffen, die es den Patienten/Klienten in der frühen Lernphase und bei Koordinationsproblemen ermöglichen, die Bewegungen, die zur Bewältigung einer Aufgabe erforderlich sind, zu initiieren, zu kontrollieren und schließlich durchzuführen. Dazu ist unter Umständen eine Einschränkung der Freiheitsgrade sinnvoll und nötig.

Wenn sich die Koordination des Patienten/Klienten verbessert, kann die externe Unterstützung, welche die Freiheitsgrade einschränkt, systematisch verringert werden, da der Patient/Klient lernt, seine Bewegungen immer mehr zu kontrollieren. Die Therapeutinnen können so ihre Interventionen, basierend auf den individuellen Eigenschaften des Patienten/Klienten, der Aufgabe selbst und der Übungs- oder Trainingsphase, kreativ gestalten.

2.6 Transfer – Übertragungseffekte des motorischen Lernens

Martin Huber

2.6.1 Einleitung

Überträgt sich das in der Therapie Erlernte auch tatsächlich in die anvisierte Anwendungssituation (Alltagssituation bzw. Aktivitäts-/Partizipationsebene)? Das ist die zentrale Fragestellung der „Transferproblematik“. Unter Transfer ist hier „die Wechselwirkung zwischen Gelerntem und dessen Übertragung auf andere Bedingungssituationen und Aufgabenanforderungen“ gemeint (Kirchner u. Pöhlmann 2005). Anders ausgedrückt: Es geht um die Anwendung einer zuvor erlernten Fertigkeit bei einer anderen Aufgabe oder in einem anderen Kontext (Müssgens 2015) bzw. um die Verbesserung bei der Durchführung einer Aufgabe durch das Üben einer anderen Aufgabe (Schmidt 1986). Demzufolge sind wir in der Therapie nahezu immer mit dieser Problemstellung konfrontiert. Denn die Frage, ob das in der Therapie Erlernte auch tatsächlich im Alltag bzw. in der Zielsituation umgesetzt wird und werden kann, ist ganz entscheidend (Mehrholz 2008). Deshalb ist für Mulder (2003) „der Transfer eines der entscheidenden Probleme in der Rehabilitation“. In diesem Kapitel geht es also um folgende Fragen: Wie können wir die Transfertendenz zwischen der Lernsituation und der Anwendungssituation (Alltagssituation) einschätzen? Und: Wie kann der Transfer durch eine geeignete Therapiegestaltung günstig beeinflusst werden?

Merke

Die Transferproblematik ist eine der größten Herausforderungen der Therapiegestaltung.

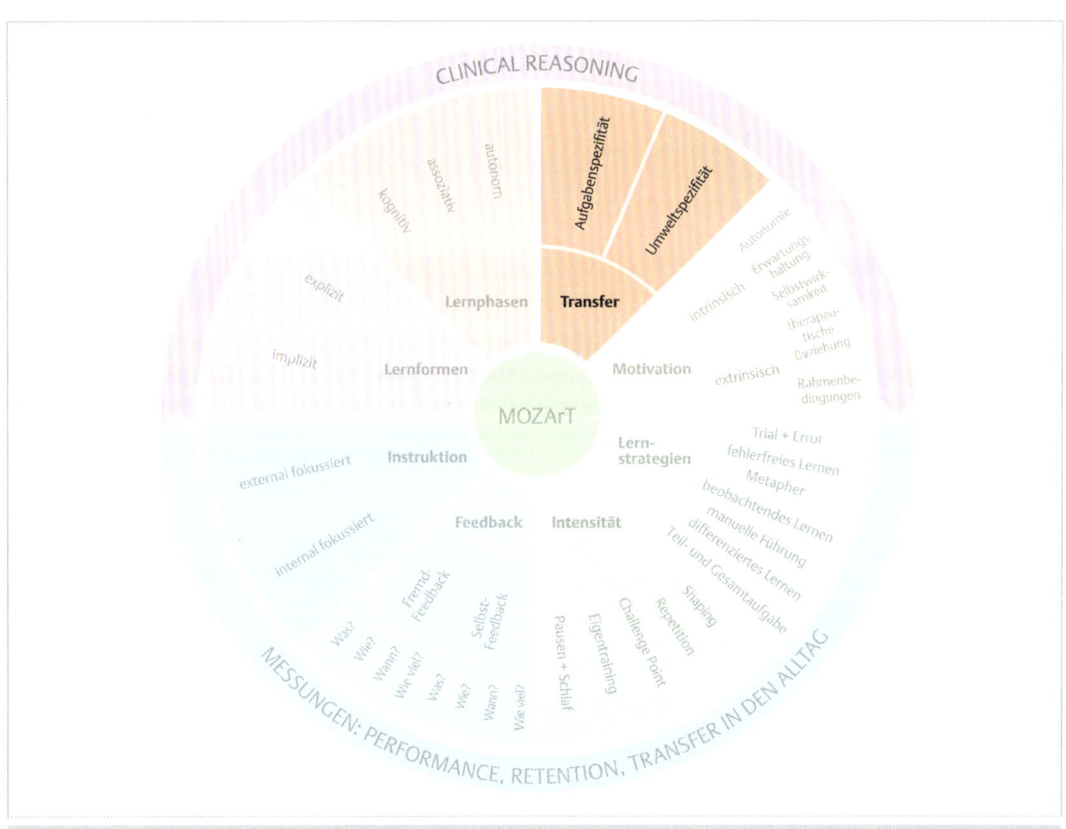

Abb. 2.18 Das Lernrad-Element: Transfer.

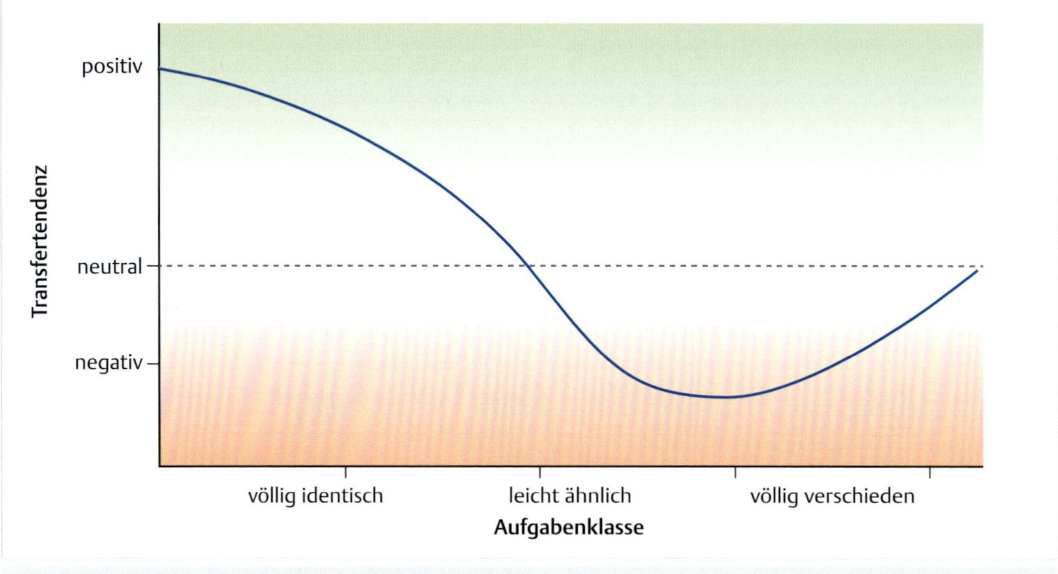

Abb. 2.19 Skaggs-Robinson-Kurve der Transfertendenz.

Eine anerkannte Theorie zum Thema Transfer ist die sog. Skaggs-Robinson-Hypothese (Huber 2008). Sie beschreibt die Transfertendenz in Abhängigkeit von sog. Aufgabenklassen und besagt, dass die Übertragung des Gelernten umso höher (positiver) ist, je mehr Ähnlichkeit zwischen Übungs- und Anwendungsaufgabe, also letztlich zwischen den Aufgabenklassen, besteht (▶ Abb. 2.19).

Das Ausmaß der Transfertendenz wird als positiv, negativ und neutral beschrieben. Ein positiver Transfer ist zu beobachten, wenn das Training einer Fertigkeit oder Aktivität die Durchführung einer anderen Aufgabe unterstützt. Ein negativer Transfer entsteht, wenn die zuerst geübte Aufgabe die Durchführung oder das Erlernen einer folgenden Aufgabe ungünstig beeinflusst. Und beim neutralen Transfer ist keine Wechselwirkung zu erwarten (Müssgens 2015).

Das bedeutet, dass die Ähnlichkeit von Übungs- und Anwendungsaufgabe (Aufgabenklassen) entscheidend für die Stärke des Übertragungseffekts ist.

Die Skaggs-Robinson-Kurve hilft bei der Abschätzung der Transfertendenz.

2.6.2 Wie lassen sich Aufgabenklassen festlegen?

Aufgabenklassen lassen sich einerseits durch die Aufgabe selbst festlegen. Die geübte Aufgabe oder Aktivität sollte für eine günstige Transfertendenz in wichtigen Aspekten mit der Ziel- oder Anwendungsaufgabe übereinstimmen. Das wird als „Aufgabenspezifität" bezeichnet. Und andererseits werden die Aufgabenklassen durch die Umwelt bestimmt. Auch hier gilt der oben erwähnte Zusammenhang: je ähnlicher die Umwelt von Übungs- und Anwendungssituation, desto höher die Transfertendenz. Dieser Zusammenhang wird als „Umweltspezifität" bezeichnet.

Merke

Entscheidend für die Transfertendenz ist die Aufgaben- und Umweltspezifität der Therapie.

Dies lässt sich an einem einfachen Alltagsbeispiel illustrieren: dem Radfahren lernen. Viele Eltern stehen vor der Frage, ob das Üben mit einem Fahrrad mit Stützrädern oder mit einem Laufrad begonnen werden soll? Denn das sofortige Üben des Radfahrens (ohne Stützräder) ist bei kleinen Kin-

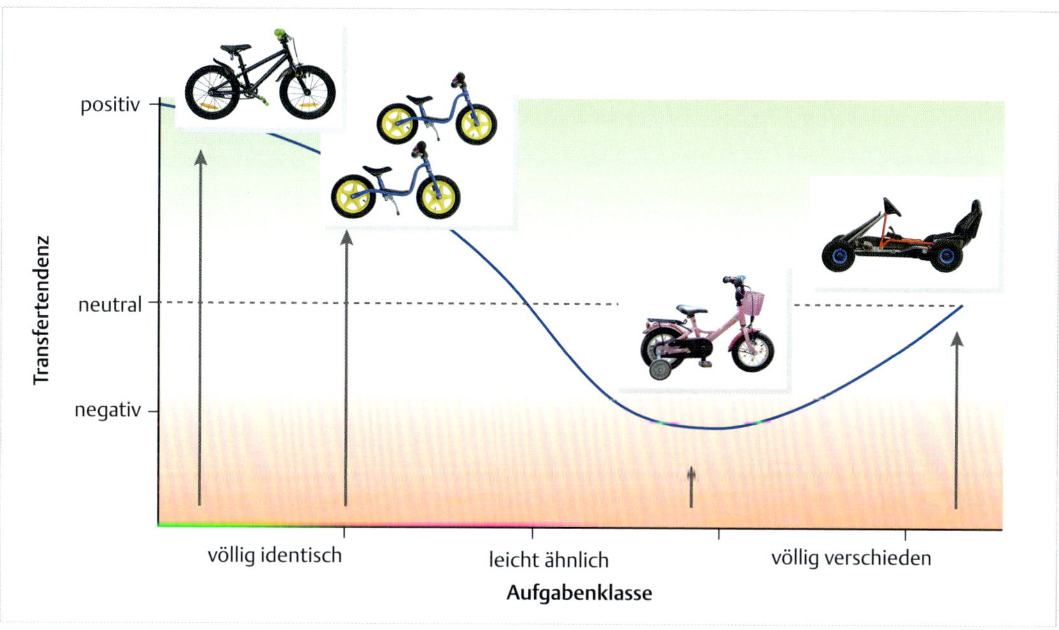

Abb. 2.20 Transfertendenz anhand der Skaggs-Robinson-Kurve an einem Alltagsbeispiel.

dern ja noch nicht möglich. Hat es überhaupt einen Einfluss auf das motorische Lernen, mit welchem Gefährt geübt wird? Ja, und es macht einen großen Unterschied. Die Transfertendenz vom Laufrad zum Fahrrad (ohne Stützräder) ist positiv. Die Transfertendenz vom Fahrrad mit Stützrädern zum Fahrrad ohne Stützräder hingegen ist eher negativ. Wird ganz anders geübt, z. B. mit einem Gokart, ist mit einem neutralen Transfer, der keinen Zusatzeffekt bringt, zu rechnen (▶ Abb. 2.20). Warum ist das so?

Die Transfertendenz steht, wie oben gesagt, in engem Zusammenhang mit den Aufgabenklassen. Aufgabenklassen lassen sich sowohl über die Aufgaben- als auch über die Umweltspezifität festlegen. Das Üben mit dem Laufrad ähnelt demnach dem Fahrradfahren mehr als das Üben mit dem Fahrrad mit Stützrädern. Die Aufgabenklasse Laufradfahren ist der Aufgabenklasse Fahrradfahren in lernrelevanten Aspekten viel ähnlicher als das Fahren mit Stützrädern. Sehr transferrelevant in diesem Beispiel sind die Anforderungen bezüglich der Gleichgewichtskontrolle (posturale Kontrolle). Weiter unten werden wir uns damit beschäftigen, welche Aufgaben- und Umweltaspekte transferrelevant sind und damit die Transfertendenz determinieren.

Neben dem empirischen Wissen, um die Transferproblematik und den Umgang damit, gibt es zunehmend auch die wissenschaftliche Evidenz, die wertvolle Erkenntnisse zu dieser Thematik liefert.

So haben Giboin et al. (2018) untersucht, ob ein 12-wöchiges Training auf der Slackline auf die generelle Balancefähigkeit (u. a. Stehen auf einem Wackelbrett) bei jungen Erwachsenen transferiert (▶ Abb. 2.21). Sie führten eine kontrollierte Studie durch, bei der die Experimentalgruppe lernte, auf der Slackline zu gehen, während die Kontrollgruppe kein Training erhielt. Die Balancefähigkeit wurde vor und nach dem Übungsintervall getestet. Es wurden u. a. Daten für das Gehen auf der Slackline, den Einbeinstand auf dem Wackelbrett sowie den Einbeinstand mit offenen und geschlossenen Augen erhoben. Erstaunlicherweise konnten nur in den mit der Slackline zusammenhängenden Tests (also Gehen auf der Slackline) signifikante Unterschiede zwischen den Gruppen festgestellt werden. In den Tests auf dem Wackelbrett und im Einbeinstand waren keine signifikanten Unterschiede zu erkennen. Die Autoren folgerten daraus: „Das Slackline-Training erzeugt starke aufgabenspezifische Verbesserungen, jedoch keinen Transfer auf nicht trainierte Anforderungen an das Gleichgewicht."

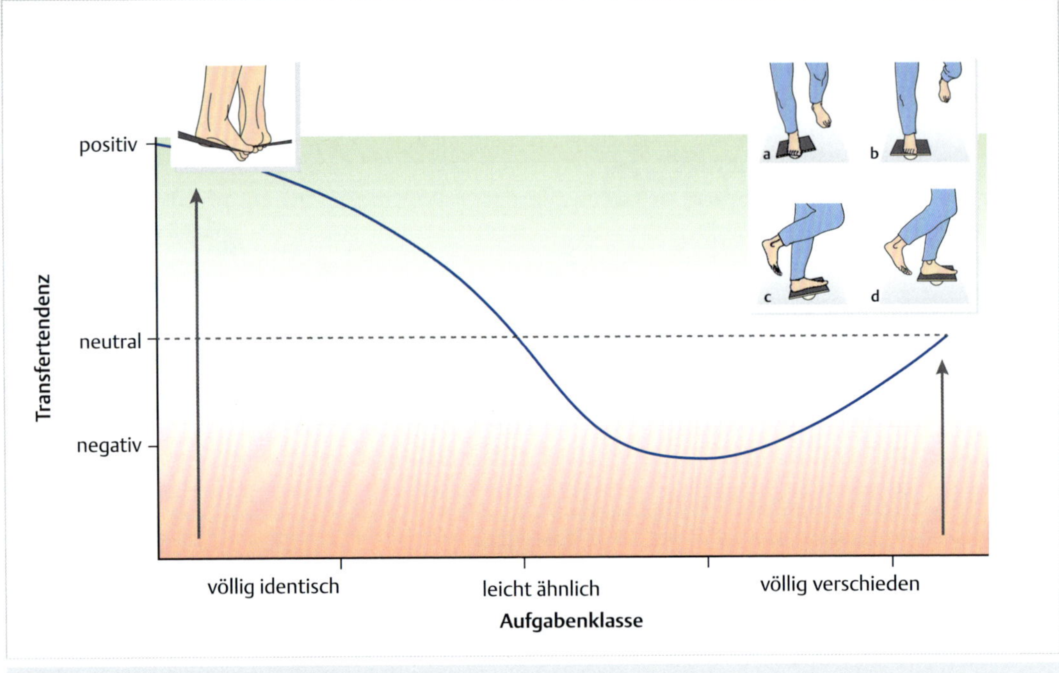

Abb. 2.21 Transfertendenz beim Slackline-Training.

Ringhof (2018) führte eine ähnliche Studie an Handballer*innen durch und konnte diese Ergebnisse bestätigen. Er betonte, dass aufgrund der Ergebnisse seiner Studie ein Transfer des Slackline-Trainings auf andere Aufgaben nicht generell erwartet werden könne. Diese Ergebnisse sind bemerkenswert, denn sie belegen den großen Einfluss der Aufgaben- und Umweltspezifität auf die Transfertendenz. Sie legen auch den Schluss nahe, dass der Korridor für die Transfertendenz eher eng ist. Malfait (2002) beschrieb das mit den Worten „learning is local". Eine der praktischen Konsequenzen für die Therapie in der Neurorehabilitation ist, dass „Gehen durch gehen", „Stehen durch stehen" usw. erlernt wird.

2.6.3 „Learning is local"

Untersuchungen mit neurologischen Patienten/Klienten bestätigen einerseits, dass der Transferkorridor eng ist, und weisen andererseits auch darauf hin, dass es in gewissem Umfang einen Transfer von trainierten auf (ähnliche) nicht trainierte Aufgaben geben kann.

In einer Studie von Schaefer (2013) wurde bei moderat betroffenen Patienten/Klienten nach Schlaganfall in der chronischen Phase untersucht, ob ein Training der Arm-/Handbewegungen mit der stärker betroffenen Extremität bei der Benutzung eines Löffels (um Bohnen von einem Teller auf einen anderen Teller zu bringen, sog. Feeding Task oder Löffelaufgabe) auf 2 nicht trainierte Aufgaben transferierte. Insgesamt führten die Probanden an 5 aufeinanderfolgenden Tagen insgesamt durchschnittlich 2250 Bewegungen der Löffelaufgabe aus. Die nicht trainierten Aufgaben bestanden darin, eine Knopfleiste zu knöpfen bzw. Holzwürfel von einer Kiste in eine andere zu transportieren (ähnlich Box-and-Block-Test). Welche Ergebnisse wurden erzielt? Die Probanden verbesserten sich bei allen 3 Aufgaben. Es fand also ein Transfer zwischen der Übungsaufgabe und den nicht trainierten Aufgaben statt. Die Forscher haben das durchaus erwartet. Sie gingen jedoch davon aus, dass der Transfer auf die Holzwürfelaufgabe höher sein würde (weil die Bewegungsmuster ähnlich sind) als auf die Knopfleistenaufgabe. Das war nicht der Fall. Dennoch muss betont werden, dass die mit Abstand deutlichste Verbesserung bei der Löffelaufgabe selbst zu verzeichnen war, d. h., am deutlichsten verbesserte sich das, was trainiert wurde. Die Autoren der Studie kommen dennoch

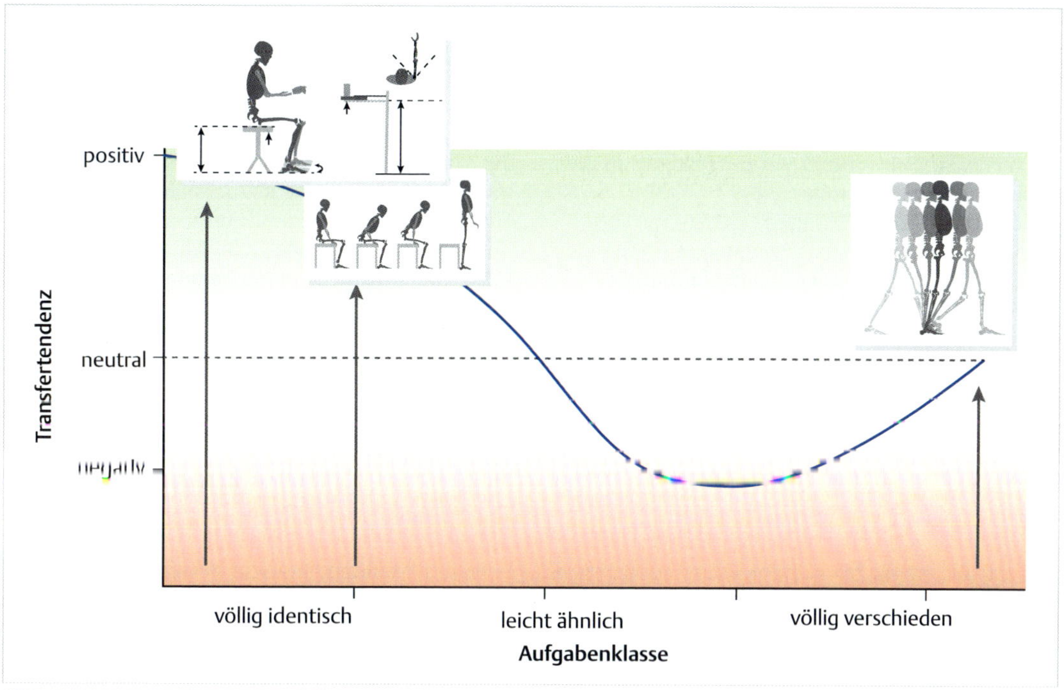

Abb. 2.22 Transfertendenz beim Rumpftraining durch Reichbewegungen.

zu dem Schluss, dass es zu einem gewissen Transfer auf die nicht trainierten Aufgaben kommen kann.

Zwei klassische Studien, die Aussagen zur Transferproblematik im Bereich der Neurorehabilitation ermöglichen, wurden von Catherine Dean (1997, 2007) durchgeführt (▶ Abb. 2.22). Sie untersuchte, welche Effekte ein Training von Reichbewegungen über die Armlänge hinaus im Sitzen hat. Das 2-wöchige Training war intensiv (im Durchschnitt wurden pro Sitzung 230 bis 390 Reichbewegungen durchgeführt) und wurde kontinuierlich über verschiedene Parameter, wie Sitzhöhe, Richtung und Geschwindigkeit der Reichbewegung usw. gesteigert. Die Autorin untersuchte u. a., ob dieses Training auf den Bewegungsübergang Sitz-Stand und das Gehen transferierte. Beides wurde nicht explizit in der Studie geübt. Die Ergebnisse bestätigen die „Spezifität von Training" (Dean 1997), denn es konnte festgestellt werden, dass das Training der Reichbewegungen im Sitzen primär die Sitzkontrolle verbessert. Es wurde auch festgestellt, dass das Training auf den Übergang Sitz-Stand transferierte, jedoch nicht auf die Gehfähigkeit. Auch in diesen Studien konnte also eine gewisse Transfertendenz auf nicht trainierte Bewegungen nachgewiesen werden. Jedoch bezog sich der Transfer lediglich auf den Übergang Sitz-Stand, der bestimmte Ähnlichkeiten zu Bewegungskomponenten beim Reichen aufweist (wie Vorwärtsneigung des Oberkörpers und Gewichtsbelastung der Beine).

2.6.4 Welche Aufgaben und Umweltfaktoren sind entscheidend?

Das führt zu der Frage, welche konkreten Aufgaben- und Umweltfaktoren letztlich die Transfertendenz bestimmen? Zwar wurden weiter oben schon die Aufgaben- und die Kontextspezifität angesprochen. Schmidt (2019) weist jedoch auf die entscheidende Schwierigkeit hin, die Ähnlichkeit der Transferelemente (Aufgabe und Umwelt) klar zu definieren. Er spricht sogar vom „Problem, eine *Aufgabe* zu definieren" (Schmidt 1986). Hilfreich, um hier Lösungsansätze zu finden, ist die Idee der generalisierten motorischen Programme (GMP; Schmidt 2019). Ein GMP ist ein allgemeines motorisches Programm für eine ganze Klasse von Bewegungen, welches lediglich an situative Bedingungen angepasst wird. Bestimmend dafür sind verschiedene Parameter:

- **Ausgangsbedingungen**, z. B. die Körperposition, Position zur Schwerkraft, Anforderungen an die Gleichgewichtskontrolle
- **motorische Anforderungen**: involvierte Muskeln; involvierte Gelenkbewegungen, Freiheitsgrade, Kinematik, Timing, Kraftaufwand, Geschwindigkeit und Dauer der Kontraktion
- **sensorische Anforderungen**: Art der Informationsverarbeitung, z. B. visueller Flow, sensorische Gewichtung u. Ä.

Zwischen den Bewegungen, die Ähnlichkeiten dieser Parameter aufweisen, ist also ein positiver Transfereffekt zu erwarten. Zwischen Bewegungen, die wenig oder keine Ähnlichkeiten aufweisen, ist mit wenig bis keinem Effekt zu rechnen. Mithilfe dieser Parameter kann nun im konkreten Anwendungsfall in der Praxis die Transfertendenz reflektiert und abgeschätzt werden. Schon „kleine" Veränderungen dieser Parameter können dazu führen, dass eine „neue" Aufgabe entsteht und dadurch die Transfertendenz enorm verändert wird. Beim obigen Beispiel des Fahrradfahrens mit Stützrädern verursacht die „kleine" Veränderung Stützräder (bei den Ausgangsbedingungen), dass eine komplett andere Aufgabe entsteht im Vergleich zum Fahren ohne Stützräder. Denn letztlich hat dies Einfluss auf die motorischen Anforderungen, v. a. im Sinne der Gleichgewichtskontrolle und dadurch auch auf die sensorischen Anforderungen.

Bezogen auf die Neurorehabilitation ist vor diesem Hintergrund das (immer) noch weit verbreitete Arbeiten in unfunktionellen Ausgangstellungen wie z. B. im Liegen auf der Behandlungsbank, sehr kritisch zu sehen (Hesse et al. 2001, De Wit 2006, Tyson u. Selley 2006).

Die entscheidenden Faktoren für die Aufgaben- und Umweltspezifität lassen sich definieren.

Die Frage nach der Transfertendenz zwischen Aufgaben im Rahmen der Neurorehabilitation ist immer wieder Gegenstand intensiver und kontroverser Diskussionen (Huber u. Pott 2018). Eine der offenen Fragen ist etwa, ob Patienten/Klienten von einem Training im Stehen für eine bessere Gehfähigkeit profitieren. So gibt es beispielsweise Hinweise aus einer groß angelegten Studie mit 408 Schlaganfallpatienten, dass ein Training der Balance im Stehen Auswirkungen auf das Gehen haben kann (Duncan 2011). Wie die oben erwähnten Studien von Schaefer et al. (2013) und Dean (1997, 2007) zeigen, ist prinzipiell (in bestimmten Grenzen) ein Transfer auf nicht geübte bzw. andere Aufgaben möglich. Das betrifft sowohl die Therapie der oberen Extremität als auch der unteren Extremität. Zu beachten ist hierbei allerdings, dass die Therapie ebenfalls einen Einfluss auf bestimmte Körperfunktionen, wie z. B. Muskelkraft, haben kann. Und alleine schon die eine erhöhte Muskelkraft kann u. U. die Durchführung von Aufgaben und funktionellen Aktivitäten positiv verändern. Solche Zusammenhänge gelten allerdings bei eher schwer betroffenen Patienten/Klienten, die ausgeprägte Muskelschwächen zeigen. Denn Buchner et al. (1996) konnten zeigen, dass es einen nicht linearen Zusammenhang zwischen Muskelkraft und der Gehfähigkeit gibt, d. h., ab einem bestimmten Schwellenwert an Muskelkraft werden funktionelle Aktivitäten nicht mehr besser. Ist die Muskelkraft jedoch unter diesem Schwellenwert, so führt jeder Kraftzugewinn zu einer verbesserten Durchführung von funktionellen Aufgaben. Bei weniger schwer betroffenen Patienten/Klienten ist deshalb der Transfer bestimmt durch eine „neurale Reorganisation" und weniger durch einen bloßen Kräftigungseffekt (Schaefer et al. 2013).

2.6.5 Zusammengefasst

Die Bewegungskontrolle ist spezifisch (Schmidt 1986, Maier 2019). Aus diesem Grund ist der Korridor für den motorischen Transfer generell „sehr eng" (Schmidt 1986). Durch Training werden v. a. die Aufgaben verbessert, die trainiert werden (Kümmel 2016, Giboin 2015). Es sind jedoch auch Übertragungseffekte möglich. Bei der Gestaltung der Therapie sollten die Aufgaben- und die Umweltspezifität unbedingt berücksichtigt werden. Um die Spezifität zu eruieren, sind die für die GMP geltenden Bewegungsparameter sinnvoll: Ausgangsbedingungen (u. a. bezogen auf die Umwelt), motorische Anforderungen und sensorische Anforderungen. Der Einfluss der Umwelt darf nicht unterschätzt werden. Aus der Perspektive der Umwelt- und Kontextspezifität erhält die Therapie im heimischen, häuslichen Umfeld (Hausbesuch, Domiziltherapie) eine enorme Bedeutung und Aufwertung (Mayo et al. 2000). Anhand dieser Parameter kann die Ähnlichkeit der Aufgabenklassen eingeschätzt werden. Daraus ergibt sich die praktische Konsequenz, dass bei der angebotenen Therapie vorab immer die zu erwartende Transfertendenz bedacht werden sollte (Schaefer et al. 2013). Um also einen möglichst hohen Transfereffekt zu erzielen, sollte die motorische Therapie weitestgehend aufgaben- und kontextspezifisch gestaltet werden (Hornby 2016, Kleim 2008).

Merke

Die Bewegungskontrolle ist spezifisch. Deshalb sollte die Therapie auch spezifisch sein!

2.7 Motivation

Gail Cox Steck

„Um die Welt zu bewegen, müssen wir uns zuerst selbst bewegen."

Sokrates

2.7.1 Einleitung

Die Motivation ist die treibende Kraft der menschlichen Handlungen, um eigene Bedürfnisse zu befriedigen. Sie beantwortet das „Warum" – also den Prozess, den Patientinnen/Klientinnen durchlaufen, um das zu tun, was sie tun müssen, tun möchten und immer wieder tun (Ryan u. Deci 2000).

Die Motivation von Patientinnen/Klientinnen spielt für den Erfolg der Rehabilitation eine wesentliche Rolle (Knittle 2018). Maclean und Pound (2000) stellten fest, dass intrinsische und extrinsische Motivationstheorien in ihrem Ansatz individualistisch sind. Der Fokus Zielerreichung (Petri 1981) sagt z. B. etwas darüber aus, ob Menschen intrinsisch motiviert sind und sich auf den Prozess konzentrieren, der zum Ziel führt, oder ob sie extrinsisch motiviert sind, wobei der Fokus auf dem Ziel selbst liegt. Der Grund für das eine oder andere liegt allein beim Individuum (Kap. 2.3).

Merke

Die Motivation ist ein ausschlaggebender Faktor für eine erfolgreiche Rehabilitation.

2.7.2 Definitionen

Intrinsische Motivation

Die intrinsische Motivation bezieht sich auf Aktivitäten, die um ihrer selbst Willen oder aus eigenem Interesse und Vergnügen heraus ausgeführt werden. Ryan und Deci (2020) nennen Aktivitäten wie spielen, erforschen und erkunden und auch Wissensdurst als Beispiele. Diese sind nicht von exter-

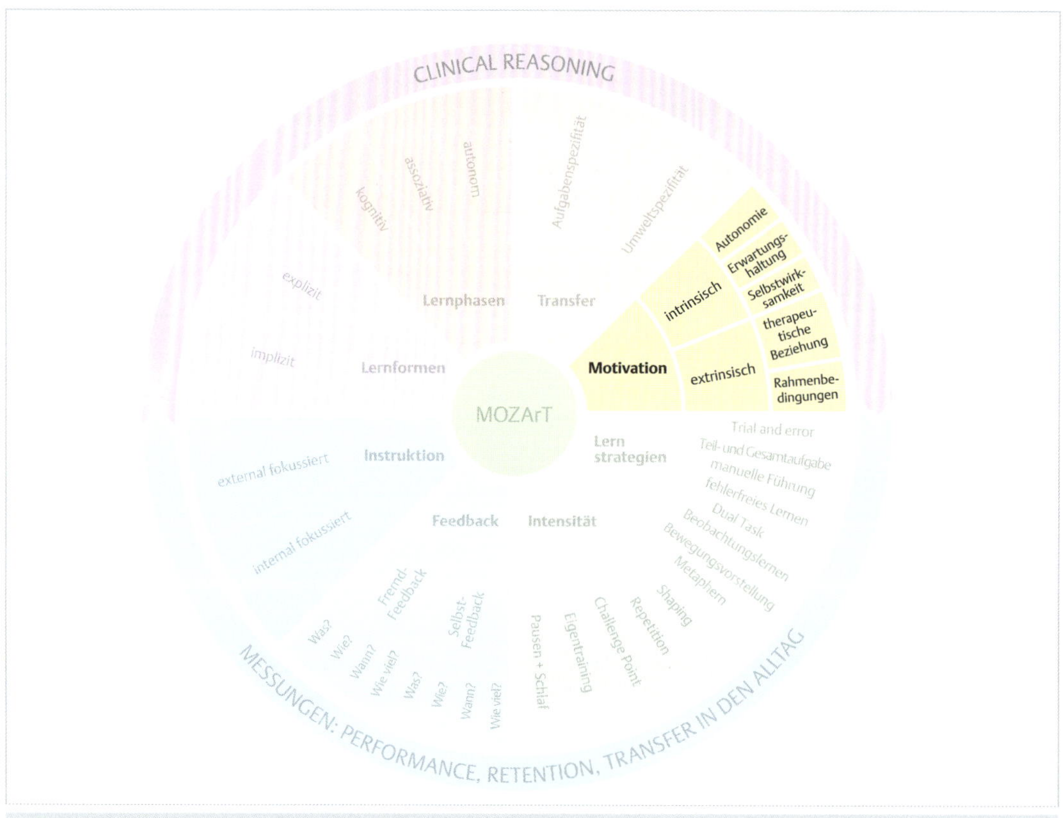

Abb. 2.23 Das Lernrad-Element: Motivation.

ner Ermutigung oder Druck abhängig, sondern schaffen Befriedigung und Freude.

Extrinsische Motivation

Als extrinsische Motivation bezeichnet man ein belohnungsgesteuertes Verhalten. Hier sind es Belohnungen und andere Leistungsanreize wie Lob, Ruhm oder Geld, die zu bestimmten Aktivitäten motivieren. Im Gegensatz zur intrinsischen Motivation sind hier vornehmlich externe Faktoren die Triebfeder (Ryan u. Deci 2020).

2.7.3 Theorien der Motivation

Die Motivation, so wie sie im Lernrad (▶ Abb. 2.1) beschrieben ist, basiert auf theoretischen Ansätzen deren Interpretation und praktischen Erfahrungen. Es gibt folgende Beispiele für die Theorien:

- Selbstbestimmungstheorie (Self-determination Theory, SDT; Ryan u. Deci 2000, 2020).
- sozial-kognitive Theorie (Social-cognitive Theory, SCT; Bandura 1994, 1997, 2004, Ryan u. Deci 2020)
- OPTIMAL-Theorie (Optimizing Performance Through Intrinsic Motivation and Attention for Learning, Optimierung der Leistung durch intrinsische Motivation und Aufmerksamkeit für das Lernen). Das ist eine neuere Sichtweise auf das motorische Lernen, die von Wulf und Lewthwaite (2016) entworfen wurde.

Selbstbestimmungstheorie

In dieser Theorie werden 3 verschiedene Motivationsformen unterschieden: die intrinsische Motivation, die autonome extrinsische Motivation und das psychische Wohlbefinden. Sie beschreibt auch 3 psychologische Grundbedürfnisse hinter menschlichen Handlungen: Autonomie, Kompetenz und soziale Eingebundenheit. Das Verständnis des „Was“ (Inhalt des Ziels/der Handlung) und des „Warum“ (Prozess und Motiv) der Zielverfolgung wird beleuchtet.

Von diesen Bedürfnissen ist die Kompetenz wahrscheinlich das wichtigste für die motorischen Lernfähigkeiten. Die Forschung geht davon aus, dass jedoch auch ein hohes Maß an Selbstbestimmung (Autonomie) den Lernerfolg begünstigt.

Autonomie

Autonomie ist die Freiheit, Entscheidungen zu treffen, selbstbestimmt zu handeln und unabhängig zu sein.

Kompetenz

Kompetenz ist die Fähigkeit, eine herausfordernde Aufgabe bzw. Handlung entsprechend des Herausforderungsniveaus durchzuführen und effizient zu erledigen. Durch Kompetenz fühlt man sich mit dem, was man tut oder tun sollte, sicher, um das Bestmögliche erreichen zu können. Kompetenz heißt auch, daran zu glauben, dass man Ergebnisse positiv beeinflussen kann und so motiviert bleibt, weiter zu üben oder zu trainieren.

Soziale Eingebundenheit

Soziale Eingebundenheit ist das Bedürfnis, sich zugehörig zu fühlen. Dieses Zugehörigkeitsgefühl kann mit anderen Patientinnen/Klientinnen (z. B. in einer Gruppendynamik) oder durch empathische, warme und fürsorgliche Therapeutinnen, Pflegerinnen, Ärztinnen entstehen. Die Autoren beschreiben, dass Eingebundenheit weniger Einfluss auf die intrinsische Motivation hat als Autonomie und Kompetenz. Obwohl die soziale Eingebundenheit bei der Aufrechterhaltung der intrinsischen Motivation eine Rolle spielt, scheint sie eher von untergeordneter Bedeutung zu sein.

Sozial-kognitive Theorie

Für den Begründer der sozial-kognitiven Theorie Bandura (1977, 1994) wird der größte Teil der menschlichen Motivation kognitiv generiert. Zudem spielt die Selbstwirksamkeitsüberzeugung, also an sich selbst zu glauben, bei der kognitiven Regulierung der Motivation eine zentrale Rolle.

Nach Banduras Theorie brauchen Patientinnen/Klientinnen frühe Erfolgserlebnisse, um Selbstvertrauen und das Gefühl, etwas erreichen zu können, aufzubauen. Zudem müssen sie innerhalb ihrer eigenen Kapazität Herausforderungen bewältigen können, damit sie eine Frustrationstoleranz und Selbstwirksamkeit entwickeln (Kap. 2.9.3).

> **Merke**
>
> Personen mit einem erhöhten Gefühl der Selbstwirksamkeit können ihre täglichen Aktivitäten besser durchführen als solche mit einer geringeren Selbstwirksamkeit. Eine höhere Selbstwirksamkeit korreliert beispielsweise signifikant positiv mit Mobilität, Gleichgewicht, Überwindung motorischer Einschränkungen, Gehfähigkeit, Treppensteigen und vom Stuhl aufstehen.

Selbstwirksamkeitsfördernde Interventionen, wie eine aufgabenorientierte Gehgruppe und Interventionen zu Gruppenschulungsprogrammen, erwiesen sich als wirksam und verbesserten verschiedene Outcome-Parameter (Korpershoek 2011).

OPTIMAL-Theorie

Wulf und Lewthwaite (2016) entwickelten die sog. OPTIMAL-Theorie des motorischen Lernens. Dieses Modell integriert bei der motorischen Leistung (Motor Performance) grundlegende Konzepte der SCT (Bandura 1977) und der SDT, wie intrinsische und extrinsische Motivation, die Autonomie und die Identifikation mit dem Zielinhalt (Deci u. Ryan 1985, Teixeira 2012).

Sie fußen ihre Theorie auf der Annahme, dass motorisches Lernen nicht verstanden werden kann, ohne die motivationalen und aufmerksamkeitsbezogenen Einflüsse auf das Verhalten zu berücksichtigen.

Insbesondere hebt die OPTIMAL-Theorie die intrinsische Motivation hervor, die grundlegende psychische Bedürfnisse beeinflusst und befriedigt (Deci u. Ryan 2000, 2008). Das Lernen wird demnach intensiviert, wenn die Motivation des Patienten durch folgende Faktoren verstärkt wird:

- Möglichkeiten zur Autonomie: das Bedürfnis, sich aktiv an der Festlegung von Trainingszielen zu beteiligen
- erhöhte Erwartungen: die Bedingungen so gestalten, dass sich die erhöhte Erwartung erfüllt und somit eine erfolgreiche Lernerfahrung entsteht
- externer Aufmerksamkeitsfokus (Kap. 2.11): Der Fokus soll auf der Aktivität bzw. dem Ziel der Aufgabe liegen, statt einen internalen Fokus zu haben, der die Aufmerksamkeit auf die Bewegung selbst lenkt.

Der Schwerpunkt in diesem Modell liegt also auf der intrinsischen Motivation und hierbei besonders auf den Aspekten der Autonomie und den erhöhten Erwartungen, damit Bewegungsziele erfolgreich erreicht werden.

Das Lernrad arbeitet mit den beiden Hauptmotivationsformen „intrinsisch" und „extrinsisch". Beide können das Lernen verbessern und nach einer Hirnschädigung Funktionen möglicherweise wiederherstellen.

2.7.4 Beispiele für intrinsische Motivation

Autonomie

Im Hinblick auf die Zielerreichung könnte das heißen: Die Patientin/Klientin wählt innerhalb ihrer für sich wahrgenommenen Möglichkeiten die für sie herausfordernden Handlungsziele.

Wichtig sind fokussierte Zieldiskussionen und das Aushandeln der Möglichkeiten, die den Patientinnen/Klientinnen helfen, herauszufinden, was sie motiviert. Die Patientin/Klientin weiß, „warum" sie trainiert. Der Grund und das Motiv für das Training sind ihr bekannt. Sie weiß, „was" sie trainiert. Sie kennt das Ziel, das sie erreichen möchte (Kap. 2.2), und weiß, weshalb sie etwas tut (Kap. 2.3).

Die Autonomieunterstützung durch die Ergo- oder Physiotherapeutin erfordert empathisches Zuhören. Sie bietet sinnvolle Erklärungen für Veränderungen, ohne Druck auszuüben. Außerdem können Therapeutinnen Wahlmöglichkeiten aufzeigen und anerkennen, dass die Verhaltensänderung für die Patientin/Klientin anspruchsvoll ist (Deci u. Ryan 2000).

Selbstwirksamkeit

Bandura (1994, 1997) beschreibt 4 Elemente zur Schaffung und Stärkung der Selbstwirksamkeit.

Erfolg oder Bewältigung einer Aufgabe

Patientinnen/Klientinnen benötigen einen frühen und vielleicht auch einfachen Erfolg, um Selbstvertrauen aufzubauen und ein Erfolgserlebnis zu bekommen. Die Aufgaben sollten herausfordernd sein und die Patientinnen/Klientinnen sollten im Rahmen ihrer Möglichkeiten erfolgreich sein, um eine Frustrationstoleranz und die Selbstwirksamkeit zu entwickeln.

Resilienz ist nach Luthar et al. (2000) „ein dynamischer Prozess, der zu einer positiven Anpassung angesichts erheblicher Schwierigkeiten führt". Selbstwirksamkeit ist das Vertrauen in die eigene Fähigkeit, eine Aufgabe oder ein bestimmtes Verhalten auszuführen (Bandura 1994). Resilienz und Selbstwirksamkeit entwickeln sich, wenn Patientinnen/Klientinnen lernen, Herausforderungen durch beharrliche Anstrengung zu meistern.

Bei allen menschlichen Bestrebungen haben Rückschläge und Schwierigkeiten meist den Nutzen, dass sich Erfolg in der Regel bei stetem Bemühen einstellt.

Hierzu ein Beispiel aus der Explorationsphase des Lernens: Eine Patientin/Klientin hat nach einem erlittenen Schlaganfall jetzt das Ziel, sich selbstständig und sicher aus einem Stuhl erheben zu können. Der Stuhl wird dazu auf eine Höhe eingestellt, aus der die Patientin/Klientin sicher, aber auch mit einiger Anstrengung unter Verwendung von Kissen oder Haltegriffen aufstehen kann. Die Aufgabe sollte so angelegt sein, dass sie eine Herausforderung und keine Frustration für die Patientin/Klientin darstellt, also gerade so schwierig, dass sie die Aufgabe erfolgreich durchführen kann und intrinsisch motiviert wird, auch dann selbst zu üben, wenn die Therapeutin nicht anwesend ist.

Um Überraschungsmomente, Spaß und Neugier zu fördern, könnte die Therapeutin im Training unerwartete Situationen einbauen, z. B. indem sie unterschiedlich weiche bzw. harte Kissen auf den Stuhl legt oder die Höhe des Stuhls verändert, ohne dass es die Patientin/Klientin bemerkt. Die Bedingungen sollten aber stets so organisiert und gewählt werden, dass die Patientin/Klientin das gesteckte Ziel erreichen kann (Kap. 2.8).

Eine Rehabilitation erfordert viel Zeit. Deshalb sollten Therapeutinnen ihre Patientinnen/Klientinnen dazu ermutigen, die Herausforderungen anzunehmen und Fortschritte während der Therapie im Heimprogramm fortzusetzen. Das Gehirn gewinnt die Kontrolle über Bewegungen zurück, wenn diese geübt werden. Wenn z. B. eine Patientin/Klientin die Finger weit genug öffnen kann, um eine Murmel aufzunehmen, sollte sie es danach mit einem Tischtennisball versuchen. Die Patientinnen/Klientinnen sollen ermutigt werden, kleine, herausfordernde oder unkoordinierte Bewegungen zu initiieren und in Alltagsaufgaben zu integrieren.

Merke

Die Anforderung sollte immer ein wenig über dem Limit der aktuellen Fähigkeiten liegen (siehe Challange Point Kap. 2.9.3).

Stellvertretende Erfahrungen sozialer Modelle nutzen

Erleben Patientinnen/Klientinnen andere Personen in ähnlichen Situationen, die durch anhaltende Anstrengungen erfolgreich sind, erhöht sich dadurch bei ihnen selbst der Glaube daran, dass auch sie die Fähigkeiten besitzen, ähnliche Aktivitäten und Ziele zu meistern.

Sieht man hingegen, dass andere Personen trotz großer Anstrengungen nicht erfolgreich sind, werden die Erwartungen in die eigene Selbstwirksamkeit und die eigene Leistung untergraben. Das kann zum Beispiel in einem Gruppensetting passieren oder wenn Therapeutinnen Bewegungen und Handlungen vormachen. Anstatt den perfekten Gang zu demonstrieren, sollten Therapeutinnen eher das Gangbild der betroffenen Person in einer etwas verbesserten Version demonstrieren.

Stellvertretende Erfahrungen erhöhen die Motivation, auch selbst tätig zu werden (Clark et al. 2020, Catalano et al. 2003).

Vive et al. (2020) schlugen ein Therapieprogramm nach Schlaganfall vor, das physische, sensorische und soziale Stimulanzen zusammen mit einer förderlichen Umgebung (Enriched Environment) enthalten soll. Diese Elemente können Erfahrungen beeinflussen, die zu einer verbesserten Funktion und zu verschiedenen emotionalen Erfahrungen und Einsichten hinsichtlich der Erholung führen.

Tipp

Gruppentherapien, wie etwa eine Kochgruppe oder eine Fitnessgruppe von Patientinnen/Klientinnen mit ähnlichen Einschränkungen bzw. Problemen, können Diskussionen und Gespräche über Gefühle wie „Ich kann das doch sicher auch" fördern. Dies kann einen zusätzlichen Anstoß geben, etwas zu versuchen und beharrlich weiter zu üben.

Persuasive Botschaften

Persuasive Botschaften sind Botschaften mit Überzeugungskraft. Nach Bandura (1997) sind sie eine Möglichkeit, das Selbstvertrauen von Personen so zu stärken, dass sie Erfolg haben können. Ermunterungen und Zusprüche werden von Ergo- und Physiotherapeutinnen häufig im Umgang mit ihren Patientinnen/Klientinnen ausgesprochen, denn sie haben einen stark motivierenden Effekt, indem sie Erfolge bestätigen und das Selbstvertrauen stärken. Nach Gentile (2000) sollte in der Frühphase des Erwerbs von Fertigkeiten der Fokus auf die Motivation und Ermutigung gerichtet sein, damit die Patientinnen/Klientinnen Selbstvertrauen aufbauen können (Kap. 2.10).

Merke

Das Therapiesetting sollte so strukturiert sein, dass die Patientinnen/Klientinnen erfolgreich handeln können und nicht in eine Situation geraten, in der sie vermutlich scheitern. Erfolg bemisst sich in der persönlichen Weiterentwicklung und nicht im Vergleich mit anderen.

Emotionale Beteiligung

Der 4. Weg zur Förderung des Selbstvertrauens ist die Senkung der Stressreaktion der Patientinnen/Klientinnen und die Korrektur ihrer Befürchtungen und Fehlinterpretationen über ihre physischen Zustände. Die Patientinnen/Klientinnen profitieren davon, wenn sie ihre Erfolge und ihr Können mit positiven Gefühlen und Erregung verknüpfen können.

Merke

Es ist sinnvoll, Aufgaben so zu gestalten, dass Patientinnen/Klientinnen positive „Aha-Erlebnisse" erfahren!

Erhöhte Erwartungen

Erwartungen beeinflussen unsere Wahrnehmung, unsere Entscheidungsfindung und unsere Handlungen. Positive Erwartungen können bereits belohnende Eigenschaften mit sich bringen, die für die Erfüllung von Bedürfnissen und Wünschen von Bedeutung sind.

Die Ergebnisse der Studien von Schmidt et al. (2014) deuten auf neurobiologische Mechanismen hin, durch die Erwartungshaltungen das Lernen sowie Emotionen prägen.

Die OPTIMAL-Theorie (Wulf u. Lewthwaite 2016) unterstreicht die Bedeutung erhöhter Erwartungen und der Gewissheit der Patientinnen/Klientinnen, dass sie einen erfolgreichen Lernschritt absolviert haben bzw. absolvieren werden (McKay et al. 2012).

Beispiele für erhöhte Erwartungen aus der OPTIMAL-Theorie

Self-Modelling

Die jeweils beste Ausführung oder beste Leistung einer Aktivität einer Patientin/Klientin (Self-Modelling) könnte als Video aufgezeichnet und für ein Feedback zur motorischen Leistung genutzt werden (Task Performance). In einem Rehabilitationssetting oder auch im häuslichen Umfeld können die besten Sequenzen eines Videos, z.B. wie die Patientin/Klientin auf dem Flur oder im Freien geht, dazu verwendet werden, ein positives Feedback zu geben. Die Frage lautet: „Was hat gut funktioniert?" Visueller Input ist für das Lernen oft hilfreich. Menschen glauben leichter an das, was sie sehen. Diese Vorgehen kann die eigenen Erwartungen an den individuellen Lernprozess erhöhen.

Fragen, die sich Therapeutinnen zu Self-Modelling-Aufgaben, z.B. Überprüfung von Videos, stellen können

- Ist die Bewegungsqualität besser?
- Ist das Gehen schneller und flüssiger?
- Sind die Bewegungen symmetrischer?
- Gibt es Verbesserungen bei der Aufgabendurchführung?
- Besteht die Gefahr, dass die Patientin/Klientin stürzen könnte, wenn sie die Bewegung ausführt?

> **Merke**
>
> Videos können ein wertvolles Feedback über die Körperposition, das Timing, die Dauer und die Bewegungsqualität liefern. All diese Aspekte sind für die Rehabilitation der Motorik wichtig da sie einen positiven Einfluss auf die Motivation haben können.

Wahrgenommene Schwierigkeit einer Aufgabe

Bevor eine neue Aufgabe trainiert wird, können Therapeutinnen durch einfache Aussagen die Erwartungen der Patientinnen/Klientinnen hinsichtlich der Zielerreichung steigern. Beispiele dazu wären Sätze wie: „Eine aktive und erfahrene Person wie Sie wird die Aufgabe gut durchführen können." Oder: „Eine Patientin/Klientin wie Sie, die viele Jahre eine Gymnastikgruppe im Ort geleitet hat, wird diesen Erkundungsspaziergang im Wald mögen" (Wulf 2016). Derartige Bemerkungen können über die Kraft des gesprochenen Wortes die Selbstwirksamkeit erhöhen und das Lernen begünstigen.

> **Tipp**
>
> Wenn Therapeutinnen die Vorgeschichte und den Hintergrund ihrer Patientinnen/Klientinnen kennen, wissen sie besser, welche Aktivitäten vor dem Schlaganfall gern ausgeführt wurden. Mithilfe dieser Informationen können sie dann zum Verlassen der Komfortzone ermuntert werden.

> **Merke**
>
> Die optimale Herausforderung ist das Wesen der Rehabilitation (siehe Challange Point Kap. 2.9.3).

Positives Feedback

Ein Feedback, das eher den erfolgreichen Ausführungen gilt und weniger gelungene Versuche ignoriert, scheint für den Lernerfolg vorteilhafter zu sein (Wulf 2016, siehe Kap. 2.10). Ein solches Feedback erhöht die Kompetenz und die Wahrnehmung der Selbstwirksamkeit. In der internationalen randomisierten kontrollierten SIRROWS-Studie (Stroke Inpatient Rehabilitation With Reinforcement of Walking Speed) von Dobkin et al. (2010) untersuchten die Forscher das Training der Gehgeschwindigkeit bei stationären Rehapatientinnen/-klientinnen nach einem Schlaganfall.

Ein Teil der Patientinnen/Klientinnen erhielt ein tägliches Feedback zur Gehgeschwindigkeit, ein anderer Teil nicht. Die Feedbackgruppe wies zum Entlassungszeitpunkt eine höhere Gehgeschwindigkeit auf. In der Studie wurde besonderer Wert auf ein ermutigendes spezifisches Feedback gelegt. Dazu wurden Formulierungen genutzt wie: „Sehr gut, Sie sind die Strecke in xy Sekunden gelaufen", „Sie war schon xy Sekunden schneller" oder „Ich glaube, dass Sie schon bald ein bisschen schneller gehen können". Die Studie zeigte, dass das ermutigende Feedback über die tägliche Gehgeschwindigkeit in der stationären Schlaganfallrehabilitation zu einer signifikanten Erhöhung der Gehgeschwindigkeit führte.

> **Merke**
>
> Mit einem positiven, motivierenden Feedback sollte besonders in frühen Lernphasen großzügig umgegangen werden, damit die Patientinnen/Klientinnen am Ball bleiben, denn das fortwährende Üben ist ein wesentlicher Faktor im Lernprozess.

Die folgende Theorie zur Steigerung der intrinsischen Motivation sollte ebenfalls erwähnt werden.

Flow-Theorie

Die Flow-Theorie (Csikszentmihalyi 1990) konzentriert sich wie die SDT auf die intrinsische Motivation. Der Zustand eines intensiven Fokus der Konzentration wird als Flow bezeichnet. Es ist die Situation, wenn eine Person etwa so stark in ihre Aktivität vertieft ist, dass sie die Zeit und alles andere um sich herum vergisst. Ein Flow lässt sich erfahren, wenn die Anforderungen der Tätigkeit im Gleichgewicht mit den Fähigkeiten des Individuums stehen. Mit anderen Worten: Das intrinsisch motivierte Verhalten benötigt eine optimale Herausforderung.

Eine zu große Herausforderung im Verhältnis zu den Fähigkeiten einer Person führt zu Angst und nachlassendem Engagement, während eine zu geringe Herausforderung Langeweile erzeugt und zur Distanzierung führt. Bei einer optimalen Herausforderung kann ein echtes Gefühl der Kompetenz erlebt werden: „Ich kann das." (siehe Challange Point Kap. 2.9.3).

Die Herausforderung sollte dabei um etwa 4 % größer sein als die Ausgangsaktivität. Dies kann z. B. der Fall sein, wenn die Komfortzone erweitert wird und eine Patientin/Klientin sich die zusätzliche Zeit nimmt, um ihre Finger ganz zu strecken und den Türgriff richtig zu fassen.

Nicht alle Aktivitäten, die wir durchführen, machen Spaß. Oftmals werden sie ungern unternommen, wenn sie Anstrengung erfordern. Aber sobald die Aktivität der Person ein positives Feedback ihrer Fähigkeiten liefert, wird es intrinsisch als lohnend empfunden (Csikszentmihalyi 1990; Kap. 2.9.3).

2.7.5 Beispiele für extrinsische Motivation

Deci u. Ryan (2000) und Bucher (2020) beschreiben verschiedene Formen der extrinsischen Motivation, die sich auf Verhaltensweisen beziehen, welche aus anderen Gründen als der inneren Befriedigung ausgeführt werden (externe Regulation, internalisierte Formen der extrinsischen Motivation; ▶ Abb. 2.24).

Internalisierte Formen der extrinsischen Motivation

Bei der integrierten Regulation wird das Verhalten als Teil der Identität betrachtet. Dadurch entsteht die Möglichkeit, bereitwillig zu handeln, wenn es für die Person wichtig ist.

Typ der Motivation		extrinsische Motivation				intrinsische Motivation
Regulationsform	Amotivation	externale Regulation	introjizierte Regulation	identifizierte Regulation	integrierte Regulation	intrinsische Regulation
relevante Anreize	„Ich bin nicht motiviert."	„Andere sagen, ich muss es tun."	„Ich weiß, ich sollte."	„im Einklang mit meinen Zielen"	„ist Teil meines Verhaltens" (Identität)	„Ich will es, weil es sich gut anfühlt."
				– therapeutische Beziehung – Rahmenbedingungen		Bedürfnisse wie: – Autonomie – Selbstwirksamkeit – gesteigerte Erwartungen werden unterstützt
	kontrolliert			autonom		
	← fremdbestimmt ←			→ selbstbestimmt →		

Abb. 2.24 Motivationsformen.

Autonome extrinsische Motivation (kombinierte intrinsische/extrinsische Form)

Die autonome Motivation ist eine Kombination aus den intrinsischen Formen der Motivation und der internalisierten Form der extrinsischen Motivation. Sie wird mit positiven Veränderungen des körperlichen Verhaltens und anderer Gesundheitsfaktoren sowie mit der langfristigen Aufrechterhaltung von körperlicher Aktivität in Verbindung gebracht (Hagger u. Chatzisarantis 2009, Teixeira et al. 2012, Ng et al. 2012, Knittle et al. 2016). Dies steht im Gegensatz zu den kontrollierten extrinsischen Motivationen, zu denen die externe Regulation (Verhalten wird ausgeführt, um eine Belohnung zu erhalten oder eine Bestrafung zu vermeiden) und die introjizierte Regulation gehören (Verhalten wird ausgeführt, um Schuldgefühle zu vermeiden; Deci u. Ryan 2000). Beide Arten sind mit einer geringeren Verhaltenserhaltung und einem schlechteren psychischen Wohlbefinden verbunden (Ng et al. 2012).

Therapeutische Beziehungen

Therapeutische Beziehungen „passieren nicht einfach so" (Miciak et al. 2018; Kap. 2.2). Für eine starke therapeutische Beziehung bedarf es der Kommunikationsfähigkeit, um eine therapeutische Allianz aufzubauen, Selbstwirksamkeit zu fördern und Verhaltensänderungen zu unterstützen (Miciak et al. 2018). Therapeutinnen sollten ihre Fähigkeiten, die sie bereits im Clinical-Reasoning-Prozess anwenden, nutzen. So können sie Handlungsziele mit der Patientin/Klientin bestimmen, die für das Erreichen von MOZArT (motorisches Verhaltensziel auf Aktivitäts- respektive Teilhabeebene) notwendig sind. Die Fähigkeit, gut zu beobachten, befähigt Therapeutinnen, die sichere Durchführung zu analysieren.

Umwelt/Umgebung

Die Therapeutin kann eine geeignete, sichere physische Umgebung organisieren oder Strategien entwickeln, die gegenüber dem Patienten/Klienten klare Anweisungen und ein positives Feedback zur Ausführung der Aufgaben ermöglichen. Das kann in Form von Belohnung sein, damit die Patientin/Klientin die erzielten Ergebnisse in Verbindung mit ihrer Rehabilitation stellen kann (Kap. 2.2).

Winstein et al. (2013) zeigen das am Beispiel der CIMT (Constraint-induced Movement Therapy). Das ist ein spezifisches Behandlungsprotokoll über 2-mal 5 Tage mit täglich 8 Stunden, wobei die weniger betroffene obere Extremität z. B. mit einem Handschuh oder anderen Restriktionen eingeschränkt wird.

Auch die Rehabilitation der paretischen Extremität mit robotergestützten Geräten kann sich direkt auf den Armgebrauch auswirken. Nach Winstein et al. (2013) können so Aspekte der intrinsischen Motivation, wie die Selbstwirksamkeit hinsichtlich des Armgebrauchs, die dann zu Langzeiteffekten über das Therapieende hinaus führt, indirekt gefördert werden.

PANat (PRO-Active Approach to Neurorehabilitation Integrating Air Splints and other Therapy Tools) integriert bei der Rehabilitation die Luftpolsterschienen (URIAS Johnstone Air Splints). Es sind „Low-technical"-Hilfsmittel, bei deren Gebrauch Teilaufgaben frühzeitig erfolgreich trainiert werden können. Dadurch werden Patientinnen/Klientinnen ermutigt, den schwerer betroffenen Arm oder die stärker betroffene Seite für Teilaufgaben einzusetzen. Dies ist eine gemischte Form der intrinsischen und extrinsischen Motivation.

Soziale und gemeinschaftliche Unterstützung kann durchaus auch ein Motivationsfaktor für Patientinnen/Klientinnen sein (Hyman 1972). Trotzdem sollte man auf das Phänomen der Überfürsorge achten, da dies die Motivation verringern kann (Thompson et al. 1989).

Ein Nachteil beim Einsatz extrinsischer Motivation ist, dass man nicht weiß, wie man reagieren soll, wenn die Belohnung ausfällt.

Interne und externe Motivationsfaktoren können sich zu Beginn des Rehaprozesses nach einem Schlaganfall altersbedingt unterscheiden (Rapolien et al. 2018). In ihrer Studie zeigen die Autorinnen, dass zu Beginn die externe Motivation größer ist als die interne. Gegen Ende der Reha erhöht sich dann die interne Motivation. Ältere Patientinnen/Klientinnen zeigen eine geringere interne Motivation. Verbesserungen bei den ADL werden ebenfalls vom Alter und dem Grad der Hirnschädigung beeinflusst.

Deci und Ryan (2000) stellen fest, dass trotz der Unterschiede zwischen der autonomen extrinsischen und der intrinsischen Motivation sie sich in einem umweltbezogenen Setting positiv auswirken können. Man sollte sich jedoch der Unterschiede bewusst sein:

- Bei autonomer extrinsischer Motivation fördern z. B. ein bilaterales Armtraining oder Robotikgeräte das Vertrauen in die Nutzung der stärker betroffenen Seite.
- Bei der intrinsischen Motivation sind etwa Ziele, die mit persönlichen Bestrebungen, Wünschen, Ambitionen und Träumen zusammenhängen, förderlich.

2.7.6 Motivation und das limbische System

Emotionale Motivation oder „das Gefühl, zu handeln" ist eine der Funktionen des limbischen Systems. Es ist der Wunsch, zu lernen, etwas auszuprobieren oder von der Umwelt zu profitieren (Umphred 2013).

Die für Belohnung zuständigen Teile des Gehirns befinden sich im Vorder- und Mittelhirn. Sie stehen in Verbindung mit dem Gefühl eines Individuums, Wünsche erfüllt zu sehen oder alles zu tun, um etwas zu erreichen.

Das Lernen und die Ausführung jeglicher Aufgaben werden durch die Motivation und den emotionalen Zustand beeinflusst. Eine desinteressierte oder unzufriedene Patientin/Klientin wird Schwierigkeiten haben, motorische Fertigkeiten zu erlernen oder zu verbessern (Brooks 1986).

Das Gehirn muss empfänglich und wach sein, um einwandfrei zu funktionieren. Wachheit, emotionale Motivation, Aufmerksamkeit und Konzentration sind beim motorischen Lernen entscheidende Faktoren. Von ihnen hängt ab, wie sehr die betroffene Person der Ausführung einer motorischen Aufgabe Beachtung schenken kann (Goldfine et al. 2011; Kap. 1.3).

Ohne Motivation und ohne Aufmerksamkeit für das Üben sind die Chancen für einen erfolgreichen Lernprozess gering. Der Lernprozess und das tatsächliche Tun sind eng miteinander verflochten: „Wir lernen, indem wir etwas tun und wir tun es nur so gut, wie wir es gelernt haben" (Brooks 1986).

Als Therapeutinnen sind wir gefordert, eine stimulierende und freudvolle Umgebung zu schaffen, in der die Aufgabengestaltung hinsichtlich des motorischen Verhaltens den ADL (siehe Kap. 2.6.4) ähnelt. So gewinnen die Patientinnen/Klientinnen Vertrauen, die stärker betroffene Seite bei allen Aktivitäten einzubeziehen.

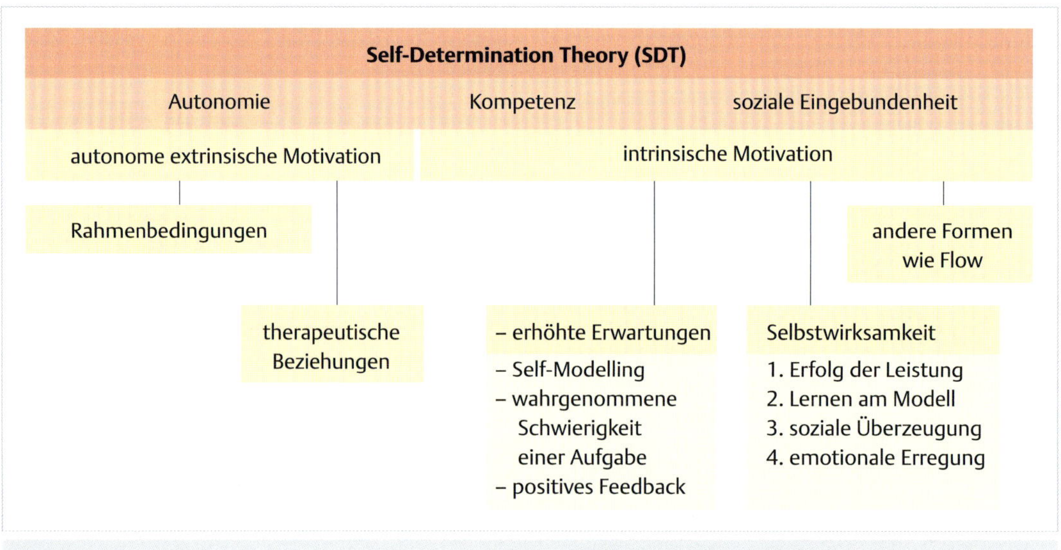

Abb. 2.25 Selbstbestimmungstheorie und Motivationsformen in einer zusammenfassenden Grafik.

2.8 Lernstrategien

Gail Cox Steck

„Wir sind das, was wir wiederholt tun. Vorzüglichkeit ist daher keine Handlung, sondern eine Gewohnheit."

Aristoteles

2.8.1 Einleitung

Das motorische Lernen, mit anderen Worten das prozessorientierte Trainingsverhalten und die motorische Leistung durch intensive Wiederholung verfolgen entgegengesetzte Ziele beim Üben.

Eine Möglichkeit, die unterschiedlichen Übungsziele auseinanderzuhalten, besteht darin, innerhalb der Trainingseinheiten 2 sich unterscheidende Trainingsarten anzubieten (Schmidt u. Lee 2014):

- explorative, experimentelle und erkundende Übungseinheiten, um die Selbst- und Umgebungswahrnehmung zu fördern und einen motorischen Plan zu entwickeln
- intensive Übungseinheiten zur Durchführung von Aufgaben, um die Retention und den Transfer einzuüben

Es gibt also verschiedene Lernstrategien, die in eine Therapieeinheit integriert werden können (s. u.). Nach einer neurologischen Erkrankung zeigen Patientinnen/Klientinnen ihr größtmögliches Bemühen, bei motorischen Aktivitäten ihren Körper optimal einzusetzen.

Diese individuelle Selbstorganisation der Körperstrukturen und Funktionen erfolgt trotz der Beeinträchtigungen, schont Ressourcen und beinhaltet oftmals Kompensationsstrategien, durch welche die verschiedenen Aktivitäten des täglichen Lebens (ADL) gemeistert werden sollen.

Die Auswahl und Organisation des Trainingssettings und die auszuführende Aktivität bzw. Fertigkeit werden für jede Patientin/Klientin individuell festgelegt (Kap. 2.2). Es gibt eine Vielzahl unterschiedlicher Lernstrategien, die im Folgenden dargestellt werden.

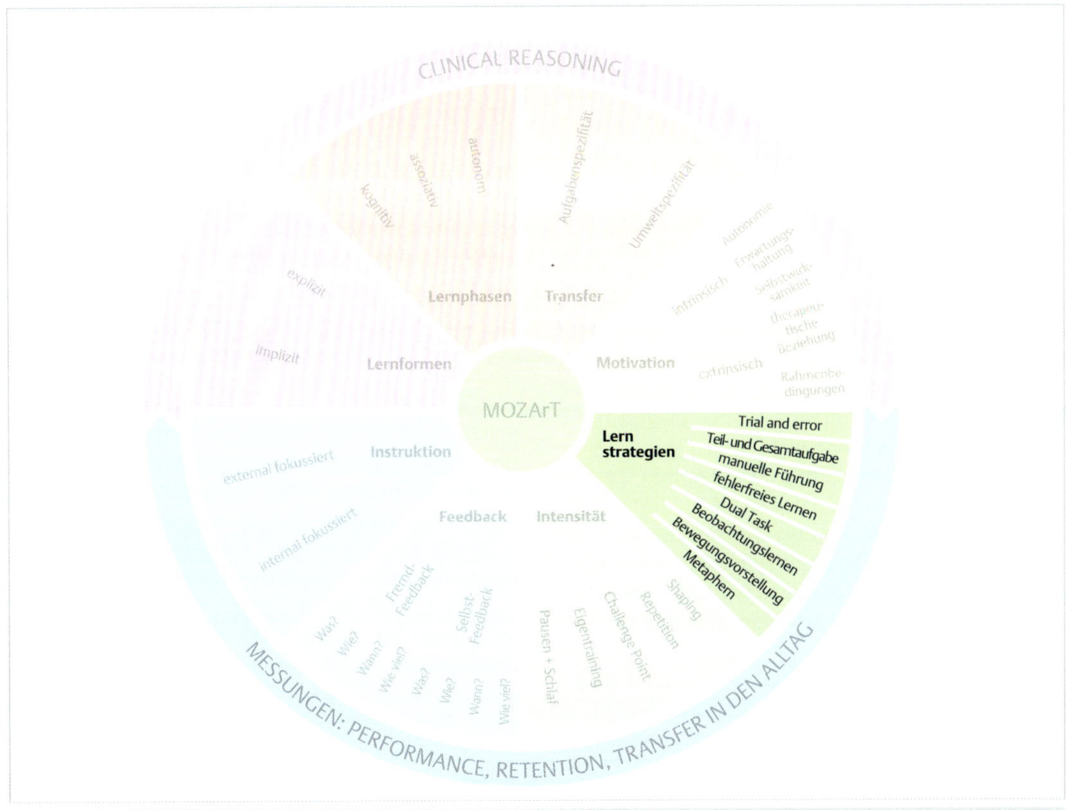

Abb. 2.26 Das Lernrad-Element: Lernstrategien.

2.8.2 Trial and Error (Versuch und Irrtum)

Mithilfe von Problemlösungsstrategien können Patientinnen/Klientinnen Fehler erkennen und Lösungen finden. Sie werden dazu ermutigt, verschiedene Handlungsziele auszuprobieren, Fehler zu erkennen und diese aktiv zu korrigieren. Der Therapeut interveniert nur, wenn für die Patientin/Klientin bei Vernachlässigung der stärker betroffenen Seite eine Verletzungsgefahr besteht, oder sie Hilfe um die Sicherheit zu gewährleisten benötigt. Die Aufgabe ist so gewählt, dass sie den Fähigkeiten der Patientin/Klientin angemessen ist (Kap. 2.6.2). Es können und dürfen zwar Fehler auftreten, aber sie sollten für die Patientin/Klientin keine Frustration bedeuten. Sie sollten die Möglichkeit haben, unterschiedliche Variationen der gleichen Aufgabe auszuprobieren (variables Lernen). Das kann etwa so aussehen, dass Patientinnen/Klientinnen verschiedene Strategien für einen Transfer Sitz-Stand ausprobieren dürfen, um mehr Wahlmöglichkeiten zu haben. Variabilität ist eine Notwendigkeit für das Lernen einer Aufgabe.

Wenn Patientinnen/Klientinnen beim Transfer mehr Wert auf Sicherheit als auf Effizienz legen, wählen sie für das sichere Aufstehen möglicherweise eine Kraft-Kontroll-Strategie. Das könnte eine langsam kontrollierte Bewegung mit eventuellem Abstützen mit der weniger betroffenen Seite sein. Ist hingegen Effizienz das primäre Ziel, z. B. bei einer Patientin nach einem Schlaganfall, verwendet sie möglicherweise für einen effizienteren Prozess eine Momentum-Strategie. Das könnte ein schnelles Aufstehen oder Abstoßen von der nicht betroffenen Seite sein. Diese Strategie bietet ihr mehr Sicherheit, obschon von Therapeuten meist die Kraft-Kontroll-Strategie vorgeschlagen wird (Shumway-Cook u. Woollacott 2006).

Um effektive Bewegungsmöglichkeiten zu finden und Kompetenzen zu gewinnen, sollten Patientinnen/Klientinnen also verschiedene Kontrollvariationen von Bewegungen erfahren und damit experimentieren können. Dadurch gewinnen sie ein stärkeres Selbstvertrauen und können Fehler selbst korrigieren.

Beim Prinzip „Wiederholung ohne Wiederholung" (Repetition without Repetition) geht es darum, die Aufgabe mit Variationen durchzuführen. Das Problem einer motorischen Aufgabe kann folglich mehrere Möglichkeiten enthalten, die verwendet werden können (Kap. 2.9).

Ein Beispiel dafür wäre eine Patientin/Klientin, die von unterschiedlich hohen Sitzgelegenheiten aufsteht oder mit der stärker betroffenen Hand nach unterschiedlichen Gegenständen greift (Bernstein 1967, Schmidt u. Lee 2014; Kap. Repetition ohne Repetition, Kap. 2.9.3).

2.8.3 Teilaufgaben und Gesamtaufgabe

Bei bestimmten Aufgaben können Patientinnen/Klientinnen davon profitieren, wenn diese in Teile zerlegt werden und zunächst als einzelne Komponenten durchgeführt bzw. eingeübt werden. Das Üben einer Teilaufgabe ist besonders beim Erlernen von Handlungen, die serielle Fähigkeiten beinhalten, vorteilhaft, wie z. B. ein Rollstuhltransfer. Dieser lässt sich in einzelne Aufgabenteile gliedern: das Feststellen der Bremsen oder die Vorbereitung zur Positionierung des Fußes auf dem Boden. Beides sind Einzelteile der gesamten Handlung.

Auch das Anziehen der Jacke ist eine Möglichkeit, die Handlung in Einzelteile zu zergliedern. Patientinnen/Klientinnen können zuerst lernen, mit der stärker betroffenen Hand in den Ärmel zu schlüpfen oder den Reißverschluss beidhändig zu schließen. Erst später wird die Handlung als Ganzes vollzogen. Durch das Üben von Teilaufgaben können Patientinnen/Klientinnen spezifische Sequenzen einer Handlung beim Transfer oder Anziehen ausprobieren und üben. Im Verlauf der Therapieeinheit ist es aber notwendig, dass sie dann den gesamten Ablauf einer Handlung durchführen.

Einen gewissen Gegensatz dazu stellt das Gehtraining dar, das nur als gesamte Tätigkeit verbessert werden kann. Die Standbein- und die Schwungbeinphase beim Gehen lassen sich unter umständen zwar unabhängig voneinander üben, müssen dann aber unbedingt auch als Gesamtaufgabe geübt werden. Die Lokomotion ist eine fortlaufende Bewegung bzw. Aufgabe, die im Grunde nicht in Einzelkomponenten aufgeteilt werden kann (Dahms et al. 2020, Shumway-Cook u. Woollacott 2007, Majsak 2020, Lang 2016, Schmidt u. Wrysberg 2008). Therapeuten können die Umgebung so strukturieren, dass sie eine Sicherheit bietet. Die Übenden können verschiedene Variationen des Gehens ausprobieren und gleichzeitig versuchen, Kompensationen zu minimieren (z. B. fehlendes Abrollen des Fußes, Rückwärtsrotation des Beckens oder breitbeinige Spur beim Gehen). So kann Gehen zwischen 2 Bänken oder im Barren geübt und dabei die Gehgeschwindigkeit verändert werden. Es lässt sich auch ein externer Fokus integrieren, in dem der Gehbereich markiert ist und die Umgebung so organisiert wird, dass sie sicher ist und die Qualität der Bewegungen im Vordergrund steht (z. B. über Markierungen oder Objekte auf dem Boden oder zum Takt eines Metronoms gehen).

Allerdings kann es auch beim Gehtraining manchmal sinnvoll sein, einzelne Komponenten genauer zu betrachten. Um Fortschritte nicht zu behindern, können ein bestimmter Schwächebereich, wie etwa ein verkürzter M. soleus, Schmerzen oder eine spezifische Rumpfschwäche gezielt behandelt werden.

Mögliche Kriterien zu der Frage, ob eine Handlung eventuell in Einzelkomponenten bzw. Teilaufgaben zerlegt werden sollte, sind die Komplexität (Anzahl der Teile/Komponenten) und die Organisation einer Aufgabe (räumlicher und zeitlicher Zusammenhang der Teile). Je höher also der Organisationsgrad einer Aufgabe ist, desto sinnvoller erscheint es, sie als Gesamtaufgabe durchzuführen, wie z. B. Gehen auf unebenem Boden und in unterschiedlichen Umgebungen.

Merke

Patientinnen/Klientinnen können, abhängig von ihrer Leistungskapazität hinsichtlich des Lernens, von der Komplexität einer Aufgabe überfordert sein. Je nachdem, ob sich eine Aufgabe gut in Einzelkomponenten (Teilaufgabe) gliedern lässt, die erst einmal separat geübt werden können, sollte später in der Therapie der ganze Handlungsablauf (Gesamtaufgabe) geübt werden.

2.8.4 Manuelle Führung

Therapeuten wenden teilweise physische Hinweise bzw. Hilfen oder Hands-on-Techniken an, um Patientinnen/Klientinnen bei der Ausführung einer Bewegungsaufgabe taktil zu begleiten. Von Fall zu Fall helfen sie durch manuelle Führung dabei, eine spezifische Bewegung zu unterstützen, die aufgrund einer bestehenden Schwäche oder unwillkürlicher Bewegungssynergien nicht selbstständig ausgeführt werden kann.

Manuelle Führung oder Hands-on-Unterstützung (Manual Guidance) helfen der Übenden in frühen Lernstadien dabei, die Besonderheiten, Merkmale und Eigenschaften einer Aufgabe zu verstehen. Therapeuten sollten jedoch bedenken, dass die manuelle Führung und technische Hilfestellungen zur Abhängigkeit führen können. Dies könnte den Transfer in den Alltag erschweren (Schmidt u. Lee 2014, Winstein et al. 1994) (Kap. 2.6). Manuelle Führung ist bei einigen komplexen Aufgaben hilfreich (Wulf et al. 1998), wie etwa bei einer schweren Hemiparese. Eine manuelle Führung kann die intrinsischen Informationen verbessern und die Partizipation fördern (Majsak 2020).

Merke

Wenn Therapeuten die manuelle Führung oder Hilfstechniken einsetzen, sollte dies so kurz wie möglich geschehen und bald wieder reduziert und ausgesetzt werden, damit das Langzeitlernen nicht beeinträchtigt wird.

2.8.5 Fehlerfreies Lernen

Patientinnen/Klientinnen, die nicht in der Lage sind, ihre motorische Planung oder den Problemlöseprozess zum Ausdruck zu bringen, können immer noch ihre Ressourcen des impliziten Lernens nutzen. Dies können Personen mit ausgeprägten kognitiven Beeinträchtigungen beim expliziten Lernen sein. Sie können beim Erlernen einer motorischen Aufgabe von der intensiven Repetition profitieren, sodass sie nach und nach fehlerfrei lernen (Errorless Learning; Baddeley u. Wilson 1994, Todd u. Barrow 2008). Dieses implizite Lernen ist besonders dann relevant, wenn keine Fehler gemacht werden dürfen, um Verletzungen oder Stürze zu vermeiden. Die Umgebung sollte vom Therapeuten so angepasst werden, dass bei der Ausführung einer Handlung möglichst keine Fehler passieren können. So kann etwa die Stuhlhöhe so angepasst werden, dass ein Transfer sicher und erfolgreich durchführbar ist. In Zusammenhang mit dem motorischen Lernen nach Schlaganfall nennen Kleynen et al. (2020) ein anderes Beispiel. Bei Verringerung des Eigengewichts sollen die Betroffenen auf dem Laufband wieder gehen und laufen lernen. Unter Berücksichtigung der Sicherheit übernimmt die Patientin/Klientin nach und nach mehr an Eigengewicht und die Laufbandgeschwindigkeit wird sukzessiv erhöht.

Merke

Beim fehlerfreien Training führt der Therapeut die Patientin/Klientin durch Anpassung der Umgebung, durch korrekte Demonstration oder durch Training in einer 2-Personen-Gruppe (Dyad-Training) mit minimalen Anweisungen, damit jeder Versuch korrekt ausgeführt werden kann (Kleynen et al. 2015).

2.8.6 Dual Task

Dual Task bedeutet, dass 2 Aufgaben gleichzeitig und unabhängig voneinander durchgeführt werden. Diese haben ein klares Ziel und werden separat gemessen (McIsaac et al. 2015). Beim Dual-Task-Lernen führt die Patientin/Klientin 2 Aufgaben durch, die von motorischer oder kognitiver Art sein können und die ihre Aufmerksamkeit fordern (Kleynen et al. 2015). Ein Beispiel für eine motorische Dual-Task-Aufgabe ist das Gehen bei gleichzeitigem Tragen eines Serviertabletts.

Eine kognitive und motorische Dual-Task-Aufgabe wäre das Gehen um oder über Hindernisse und das gleichzeitige Aufsagen von Namen von Familienmitgliedern. McIsaac et al. (2015) unterschieden in ihrer Dual-Task-Kategorisierung auch zwischen einer Aufgabe, die neu ist, und der Aufgabenkomplexität. Plummer und Osborne (2015) finden es wichtig, dass beim Training mit Dual-Task-Aufgaben die kognitiven Fähigkeiten des Individuums berücksichtigt werden.

Therapeuten können ein Dual-Task-Training als Strategie einsetzen, damit die Patientinnen/Klientinnen die notwendigen motorischen Fertigkeiten für komplexe und schwierige Aufgaben erlernen. In späteren Lernphasen kann mithilfe von Dual-Task-Aufgaben geprüft werden, ob die Bewegungskontrolle bereits automatisiert ist.

2.8.7 Beobachtungslernen

Gewisse Patientinnen/Klientinnen können sich verbessern, wenn sie sich selbst beobachten, eine Videoaufzeichnung von sich sehen oder andere bei der Durchführung einer Trainingsaufgabe beobachten, wie z. B. beim Dyad-Training (Observational Learning/Modeling; Kleynen et al. 2015). Beim Dyad-Training, einer Methode zur Integration vom Beobachtungstraining, lernen 2 Patientinnen/Klientinnen gemeinsam dieselbe Aufgabe. Sie reflektieren den Lernprozess und ggf. auch die gleiche Leistung (McNevin et al. 2000, Shea et al. 1999). Die Patientin/Klientin beobachtet nicht nur das Lösen einer Aufgabe, sondern viel wichtiger ist, dass sie die Anpassung des motorischen Verhaltens beobachten kann und somit zu ihrem Ergebnis kommt. Durch das Beobachten der entscheidenden räumlichen und zeitlichen Merkmale einer Aufgabe lässt sich ein motorischer Plan leichter entwickeln (Kleynen et al. 2015). Durch die Beobachtung und Bewertung kann die Lernende ihre Leistung auch außerhalb des tatsächlichen motorischen Trainings in ihrer Vorstellung ausführen.

Der Beobachter bestimmt die Schlüsseleigenschaft der Bewegungsaufgabe. Dabei erzeugt er eine kognitive Repräsentation der Bewegung, die implizit oder explizit sein kann. Die Art der Instruktion ist wichtig. Allgemeine Instruktionen, wie „Schauen Sie mir zu und machen Sie nach, was ich tue" fördern eher das implizite Lernen. Spezifische Instruktionen, wie etwa „Beobachten Sie, wie ich meinen Ellenbogen bei der Bewegung strecke", fördern eher das explizite Lernen.

Die Demonstration kann vom Therapeuten an das Leistungsniveau der Patientin/Klientin angepasst werden. Eine zu „perfekte" Bewegungsdemonstration könnte den Patienten mit seinem Defizit zu sehr konfrontieren und ihn dadurch entmutigen.

Merke

Patientinnen/Klientinnen profitieren nicht nur davon, eine andere Person oder vorzugsweise eine andere Patientin/Klientin bei der Durchführung einer Aufgabe zu beobachten, sondern auch von den positiven Aspekten einer Gruppendynamik. Motivation, Verantwortlichkeit und das Engagement, etwas zu lernen, wirken sich ebenfalls positiv auf die Leistung aus. Wichtig ist auch, worauf die Aufmerksamkeit der Patientin/Klientin gelenkt wird, also die Art der Instruktion.

2.8.8 Bewegungsvorstellung

Während des mentalen Übens trainieren Patientinnen/Klientinnen eine Aufgabe nicht motorisch, sondern sie fokussieren sich auf den kognitiven Prozess. Sie sehen und fühlen sich selbst, wie sie die Aufgabe im Geiste ausführen (Motor Imagery; Dickstein u. Deutsch 2007). Bildgebende Machbarkeitsstudien zeigen, dass sich die Muster der Gehirnaktivitäten bei der mentalen Vorstellung dessen, wie man eine Aufgabe durchführt, und die tatsächliche Ausführung einer Aufgabe überschneiden (Gerardin 2000). Wenn Therapeuten mentale Übungsmethoden erwägen, sollten sie auch die patientinnen-/klientinnenbezogenen Faktoren, wie die Kognition, die Fähigkeit, Bewegungsvorstellungen umzusetzen, sowie die Vertrautheit mit einer Aufgabe berücksichtigen. Patientinnen/Klientinnen, die mit der Aufgabe, die sie erlernen wollen, insgesamt vertraut sind, profitieren stärker von der Bewegungsvorstellung als Patientinnen/Klientinnen, auf die das nicht zutrifft (Dickstein u. Deutsch 2007). Aufgaben zur Bewegungsvorstellung können auch als Teil in ein Heimprogramm integriert werden.

Merke

Die Bewegungsvorstellung ist eine Möglichkeit, die Wiederholungszahl des Bewegungstrainings zu erhöhen, wenn Patientinnen/Klientinnen die motorischen Aufgaben noch nicht sicher und selbstständig durchführen können (Kleynen et al. 2020).

2.8.9 Metaphern und Analogien

Nach Wulf (2007) können Metaphern oder Analogien eingesetzt werden, wenn die zu lernende Aufgabe (z. B. in der Gymnastik, beim Tanzen oder beim Tauchen) keine offensichtliche Auswirkung auf die Umgebung hat. Metaphern lenken die Aufmerksamkeit weg von den Körperbewegungen. Schon eine einfache Metapher kann dazu führen, dass die zu erlernende Bewegung leichter abgerufen bzw. ausgeführt werden kann. Das Lernen mit Metaphern und Analogien unterstützt das implizite motorische Lernen. Wulf (2007) nennt als Beispiel eine Schwimmerin, die zuerst Flossen für das Kraulen, Rückenschwimmen und Schmetterlingsschwimmen verwendet. Anschließend wird sie dann angewiesen, sich die Flossen an den Füßen vorzustellen. Wulf (2007) erklärt, dass diese Vorstellung allein schon eine korrekte Fuß- und Beinarbeit auslöst, ohne zu viel Kontrolle zu fordern (implizites Lernen).

Ein anderes Beispiel ist die Kniekontrolle mit Hyperextension nach einem Schlaganfall: Der Therapeut könnte z. B. folgendes Bild hervorrufen: „Bewegen Sie sich wie ein Dieb in der Dunkelheit." Um die Schrittlänge und die Gehgeschwindigkeit zu beeinflussen, könnten Sätze helfen wie: „Gehen Sie, als ob Sie weiten Fußspuren im Sand folgen" (Jie 2016).

Nach Lola und Tzetzis (2020) hat die Lernmethode mit Analogien und Metaphern einen positiven Effekt auf die Selbstwirksamkeit. Dies wurde in früheren Studien in der Literatur zum motorischen Lernen nicht berücksichtigt, korreliert aber positiv mit der motorischen Leistung (Motor Performance).

Merke

Instruktionen, die auf Metaphern und Analogien basieren, sollten eine vertraute Form von Bewegungsmustern imitieren, um eine Art des Gelingens und der Freude zu schaffen, was wiederum die Selbstwirksamkeit positiv beeinflussen kann.

2.8.10 Übungssettings

Wir unterscheiden hier 2 Formen eines Übungssettings:

- Experimentiersetting: experimentieren, explorieren und entdecken, um die Selbstwahrnehmung und Wahrnehmung der Umgebung zu fördern und um einen motorischen Plan zu entwickeln
- intensives Trainingssetting von motorischen Aufgaben, um die Retention und den Transfer einzuüben

Experimentiersetting

Mögliche Lernstrategien in diesem Setting sind:

- Trial and Error
- Teil- und Gesamtaufgabe
- manuelle Führung

Im Experimentiersetting dominiert das explizite Lernen, denn dieses erfordert Bewusstsein, Aufmerksamkeit und Reflexion (Schmidt u. Lee 2014).

Bei Patientinnen/Klientinnen mit einer Schädigung des zentralen Nervensystems sind häufig Körperstrukturen und -funktionen betroffen, sodass sie bei der Bewältigung der unzähligen Aufgaben und bei der Teilhabe an ihrer persönlichen Lebenswelt anders vorgehen müssen.

Sie benötigen Informationen über das Ziel der Handlung und eine Idee bzw. Vorstellung, wie und wodurch sie ihr motorisches Verhalten verändern müssen. An diesem Punkt des Übens sollte die Patientin/Klientin Zeit dafür haben, einen Handlungsplan zu entwerfen, durchzuführen, zu evaluieren, zu überprüfen, zu verändern und zu verbessern. Zugleich kann der Therapeut sie dazu ermutigen, mit Bewegungen zu experimentieren. Nach einem Schlaganfall soll sie z. B. die stärker betroffene Seite in die ADL mit einbeziehen. Ziel ist es, eine mögliche motorische Erholung (Recovery) zu fördern, sekundäre Schädigungen wie Muskelschwäche oder Verkürzung der Strukturen sowie den erlernten Nichtgebrauch (Learned Nonuse) zu vermeiden.

Wenn eine Patientin/Klientin beschäftigt ist, verschiedene Möglichkeiten auszuprobieren, fällt dem Therapeuten die wichtige Aufgabe zu, die Bewegungen genau zu beobachten und die Patientin/Klientin ggf. vor Verletzung zu schützen. Verbale Hinweise, Zuspruch oder manuelle Unterstützung während der Versuche sowie in der Phase des Problemlösens können die Leistung beeinträchtigen, da sie die Ressourcen der Lernenden zu sehr beanspruchen (Gentile 2000). Beispiele für solche Aufgaben und Handlungen können sein: das Aufstehen vom Boden oder von unterschiedlich hohen Sitzgelegenheiten, die Gehgeschwindigkeit, die beim Überqueren einer Straße erforderlich ist, oder das Hantieren mit Gegenständen beim Ein- und Ausräumen einer Spülmaschine.

Schwerpunkte des Experimentiersettings sind:

- eine sichere und strukturierte Umgebung, die so organisiert ist, dass die Patientinnen/Klientinnen die ersten Bewegungsversuche unternehmen können
- Das Lernen sollte, wenn möglich, ohne manuelle Führung und mit geeignetem Feedback stattfinden. Die Patientin/Klientin sollte die Möglichkeit haben, sich auf das Erstellen des motorischen Plans, auf die Durchführung der Handlung und auf die daraus resultierende Erfahrung zu konzentrieren.
- Patientinnen/Klientinnen benötigen Möglichkeiten, verschiedene Bewegungen auszuprobieren, damit sie ein erfolgreiches Handlungsmuster finden. Nachdem sie mit der motorischen Aufgabe experimentiert haben, kann der Therapeut den Lernprozess lenken, indem er Vorschläge macht, die Bewegungen so zu verändern, damit keine unerwünschten Bewegungsmuster entstehen. Das kann er durch Instruktionen, Demonstration der Aufgabe (Videos, Gruppensituation, Feedback) oder Anpassung der Aufgabe an die Umgebung erreichen (Kap. 2.4, Kap. 2.9).
- Der Therapeut klärt darüber auf, dass die Qualität der Durchführung in dieser Übungsphase nicht im Vordergrund steht. Das vorrangige Ziel ist es, neue Möglichkeiten und Wege zu finden, um die Aufgabe auf lange Sicht effektiver durchführen zu können (Schmidt u. Lee 2014).
- In diesem Setting ist positive Verstärkung erforderlich. Nach einigen Minuten im Experimentiersetting (entdecken, explorieren, ausprobieren) kann der Therapeut den Wechsel zu einem intensiven Trainingssetting anbieten.

Es ist wichtig, dass die Patientin/Klientin und der Therapeut am Ende des Experimentiertrainings vor dem Übergang zum intensiven Trainingssetting die Aufgabenstrategien besprechen, die in der folgenden Phase trainiert werden sollen.

Die folgenden Kriterien sind notwendig, um in ein intensives Trainingssetting zu wechseln:

- Aufmerksamkeit und Bewusstsein für intrinsische Einschränkungen: Die Patientin/Klientin fühlt z. B. die Schwäche auf der stärker betroffenen Seite und versteht den Nutzen des intensiven Trainings (z. B. steht der schwächere Fuß beim Aufstehen ein wenig hinter dem anderen).
- Entdecken von relevanten Informationen hinsichtlich regelmäßiger Merkmale der Aufgabe und der Umgebung: Die Patientin/Klientin ist sich im Klaren, dass die Sitzhöhe nicht die gleiche ist, wie auf seinem Sofa zu Hause. Sie weiß aber auch, dass die unterschiedlichen Sitzhöhen ein Teil der Trainingssteigerung beim selbstständigen Üben sind.
- Einigung mit dem Therapeuten darüber, welche Strategie trainiert werden soll: Die Patientin/Klientin ist überzeugt, dass ihre Strategie, aufzustehen dabei helfen wird, das Ziel, selbstständig aus dem Auto auszusteigen, zu erreichen (Kap. 2.3).

Merke

Um die verschiedenen Aufgabenleistungen eines Handlungsziels zu erkunden, sind Problemlösung und Fehlerkorrektur Bestandteile des Lernprozesses (Gentile 2000). Die Therapeutenrolle ist mehr beobachtend, ggf. schützend und positiv bestärkend als führend (more guarding than guiding).

Intensives Trainingssetting

Mögliche Lernstrategien in diesem Setting sind:
- fehlerfreies Lernen
- Lernen an Mehrfachaufgaben (Dual Task).

In diesem Setting ist das Lernen meist implizit, da das Üben einer Aufgabe nicht für bewusste Gedanken und verbalen Abruf zugänglich ist. In diesen Trainingseinheiten wendet der Therapeut die beste Verhaltensstrategie an, die in der Experimentierphase gefunden wurde. Diese Strategie soll nur ein Minimum an erlerntem Nichtgebrauch beinhalten.

Das intensive Üben dient dazu, die Einschränkungen durch die Schwäche und den Verlust von Geschicklichkeit (Functional Task Performance) zu minimieren. Je nach Art der Aufgabe (kontinuierlich, z. B. gehen, oder seriell, z. B. Handlungsablauf bei Körperpflege und Transfers aus dem Sitzen) wird die Interaktion mit den intrinsischen Beeinträchtigungen (psychologische, neuromuskuläre und biomechanisch) unter Einbeziehung der Umgebung und der Aufgabe individuell gestaltet. Dies geschieht immer mit dem Ziel, dass die Patientin/Klientin selbstständig üben kann. Das lässt sich beispielsweise mit einem Trainingsprotokoll umsetzen (z. B. 3 Durchgänge pro Aufgabe mit 10 Wiederholungen, bzw. bis eine Ermüdung eintritt; Kap. 2.9.2, Kap. 2.9.3).

Nach dem vorangegangenen intensiven Training des motorischen Verhaltens kann die Patientin/Klientin den Fortschritt reflektieren und dann wieder zum Experimentiermodus des Trainings zurückkehren, um weiter nach effektiveren Bewegungsstrategien zu suchen.

Merke

Das vorangehende Experimentiersetting ist die Voraussetzung für das intensive Training motorischen Verhaltens (Task Performance Practice). Die Zusammenwirkung beider Settings ist eine geeignete Form zu lernen: Die Anforderungen der Aufgabe und die Kapazitäten und Ressourcen, über welche die Patientin/Klientin verfügt, sind ausgewogen.

Die bereits besprochenen Lernstrategien, das beobachtende Lernen, die Bewegungsvorstellung und das Lernen mit Metaphern und Analogien können in beiden Settings integriert werden.

Üben zur Gewohnheit machen

Eine gute Möglichkeit für das Eigentraining ist die Übung der Woche, die sog. „Star Exercise". Patientin/Klientin und Therapeut suchen gemeinsam eine Übung aus der Therapieeinheit aus, die als Übung der Woche jeden Tag selbstständig durchgeführt wird, wie z. B. die Bürotür immer mit der schwächeren Hand zu öffnen oder vom Sofa aufzustehen, ohne sich mit der weniger betroffenen Seite hochzudrücken. Damit das Training auch durchführbar und erfolgreich sein kann, sollte genau geklärt werden, wann, wie und wie lange die Übungen durchgeführt werden (Kap. 2.9.6).

2.8.11 Zusammengefasst

Um das motorische Lernen zu optimieren, ist es sinnvoll, dass Therapeuten ihren Patientinnen/Klientinnen Lernstrategien aufzeigen, die ihnen Zeit für einen Problemlöseprozess geben und diesen fördern. Außerdem sollten Lernstrategien die Exploration und Erkundung hinsichtlich des motorischen Problems ermöglichen und Trainingslösungen für ein intensives motorisches Verhalten (Task Performance) bieten (▶ Abb. 2.27).

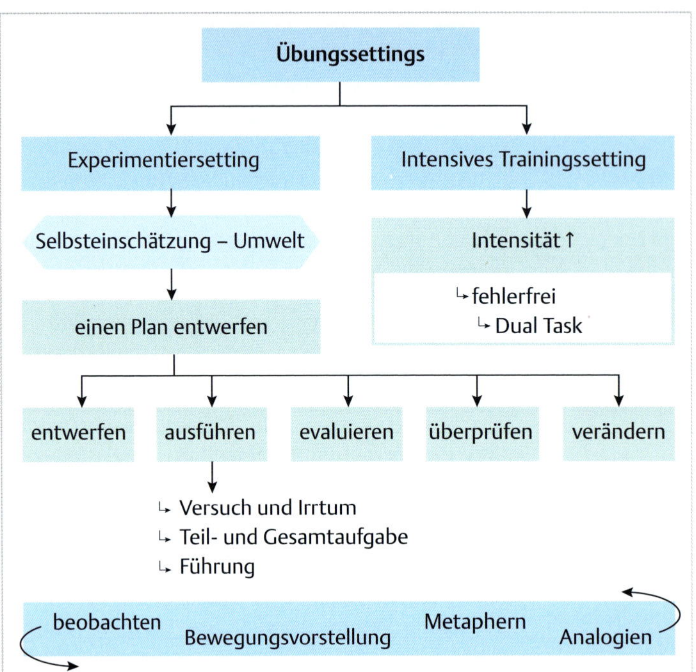

Abb. 2.27 Zusammenfassung Übungssettings.

2.9 Intensität

Christina Janssen

„Practice, when properly undertaken, does not consist in repeating the means of solution of a motor problem time after time, but in the process of solving this problem again and again by techniques which we changed and perfected from repetition to repetition."

Bernstein, 1967

2.9.1 Einleitung

Das Thema der Intensität spielt in der neurologischen Rehabilitation eine zentrale Rolle. In tierexperimentellen Studien sind eine hohe Intensität oder häufige Repetitionen und eine stimulierende Umwelt (Enriched Environment) Schlüsselfaktoren für die Erholung motorischer Fertigkeiten (Wang et al. 2016). Auch für die Behandlung von Patienten/Klienten gilt, dass eine höhere Intensität in Form von mehr Therapie in der Rehabilitation empfohlen wird und die Erholung beschleunigt (Kleim u. Jones 2008, Lohse et al. 2014, Verbeek et al. 2014). Dieses „Mehr" an Therapie ist, hinsichtlich Frequenz, Dauer oder Anzahl der Repetitionen, nicht immer genau definiert. Kleim und Jones (2008) sprechen von der Intensität einer bestimmten Aktivität, die trainiert wird, aber nicht von Aktivitäten, die generalisierbar sind (Kap. 2.6). Neben der Repetition zählen zur Intensität auch der Challenge Point (optimales Level an Informationen für die Durchführung einer Aufgabe), das Shaping (Schwierigkeitsgrad einer Aufgabe steigern), Pausen und Schlaf sowie das Eigentraining, das die Patienten/Klienten dabei unterstützt, die Intensität zu erhöhen (▶ Abb. 2.29).

Für Therapeuten ist es sowohl im klinischen als auch ambulanten Setting eine Herausforderung, die Prinzipien einer erhöhten Intensität in die Praxis umzusetzen.

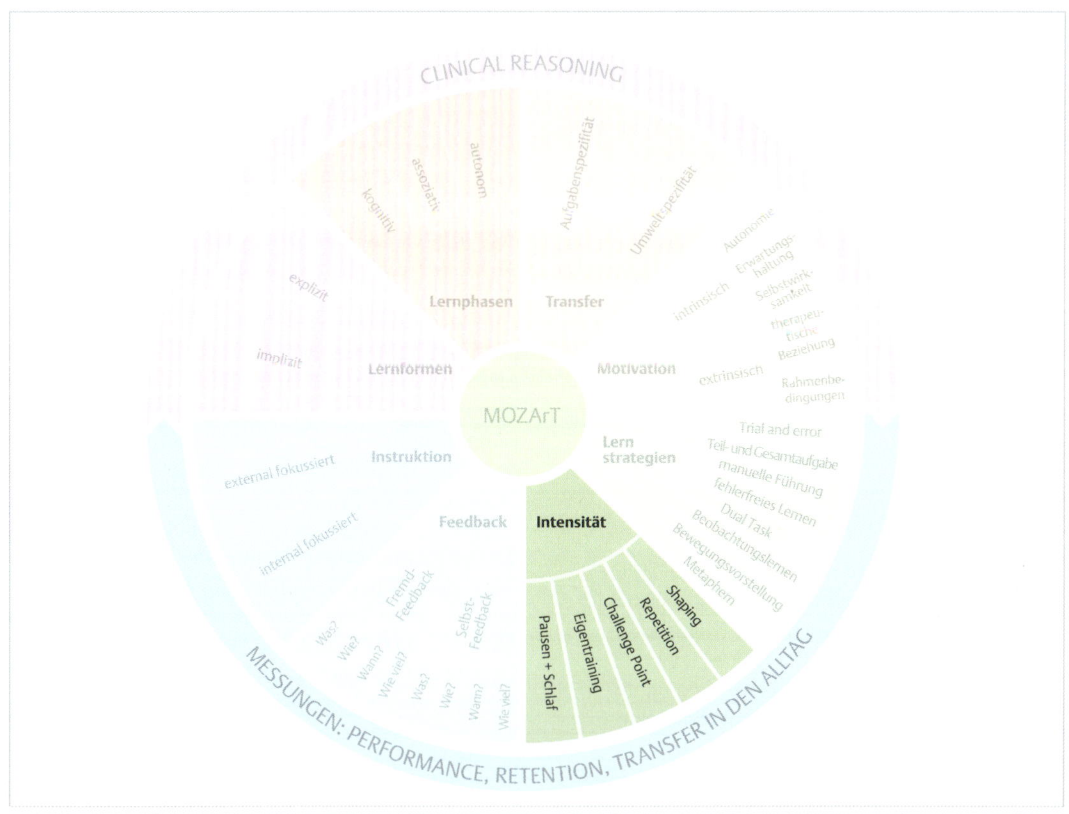

Abb. 2.28 Das Lernrad-Element: Intensität.

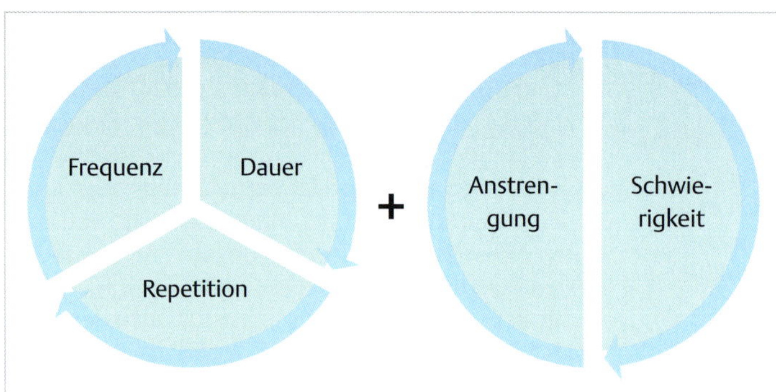

Abb. 2.29 Intensität.

Oft stimmen die Rahmenbedingungen nicht, wenn ausschließlich während der Therapiesituation eine hohe Intensität erreicht werden soll. In Kliniken und stationären Rehabilitationseinrichtungen, in denen die Patienten/Klienten 60 % ihrer Tageszeit im Bett oder alleine auf dem Zimmer verbringen, ist eine stimulierende Umwelt, welche die Intensität erhöhen kann, nicht gegeben (Bernhardt et al. 2004). Im ambulanten Bereich wiederum sind z. B. 45 min Ergo- oder Physiotherapie pro Woche zu wenig, um die geforderte Intensität zu erreichen.

Das motorische Lernen erfordert auch Variationen einer bestimmten Aufgabe. Um etwa den Besteckgebrauch zu trainieren, müssen verschiedene Modalitäten angewendet und ausreichende Zeiträume zum Experimentieren und Ausprobieren gegeben werden, damit das gewünschte „motorische Ziel auf Aktivitäts- respektive Teilhabeebene" („MOZArT"; Kap. 2.3) erreicht werden kann. Wenn zugleich vielleicht eine schmerzhafte Schulter vorliegt, die ebenfalls behandelt werden muss, stellt eine Erhöhung der Intensität eine echte Herausforderung dar.

Merke

Für eine Rehabilitation ist die Erhöhung der Intensität sehr wichtig. Dies kann über verschiedene Stellschrauben geschehen. Therapeuten sollten diese kennen und individuell angemessen anwenden können, um ein Setting mit Intensitätserhöhung in der Neurorehabilitation zu schaffen.

2.9.2 Repetition

Repetition ohne Repetition

Laut Bernstein (1967) ist es nicht möglich, eine immer absolut gleich ablaufende Repetition von Bewegungen zu erreichen. Bewegungsausführungen und Aufgaben sind – auch mit Blick auf die Umwelt, in der wir uns bewegen – komplex und veränderlich. Genauer gesagt, die gleiche Muskelaktivität und Gelenkbewegung führt nicht zum immer gleichen Ergebnis (Outcome). Es gibt zwar Bewegungsmuster, die sehr ähnlich ablaufen, trotzdem erfolgt eine einfache Aufgabe, wie z. B. der Griff nach einem Glas Wasser, immer wieder unter anderen Bedingungen, je nach Ausgangsstellung, der Position des Glases usw. Das erscheint banal, doch es ist wichtig, Erfahrungen mit möglichst vielen Modifikationen einer Aufgabe zu sammeln (Kap. 2.8). Die Repetition soll kein sinnloser Drill einer bestimmten Bewegung sein, sondern ein adaptives problemlösendes Konzept, denn variable Repetitionen bzw. ein variables Training helfen dabei, die Generalisation einer Aufgabe, also den Übertrag auf eine neue Situation, zu verbessern (Kap. 2.6; Braun et al. 2009).

Konkrete Angaben zur Repetition aus der Grundlagenforschung beinhalten viele Aussagen dazu, dass Repetition allgemein eine der wichtigsten Variablen beim Lernen neuer Aufgaben und Aktivitäten ist (Schmidt u. Lee 2005) (▸ Abb. 2.30). Eingebettet in das Lernrad ist Repetition lediglich ein Teil des motorischen Lernens und dort eine von mehreren grundlegenden Komponenten (▸ Abb. 2.1).

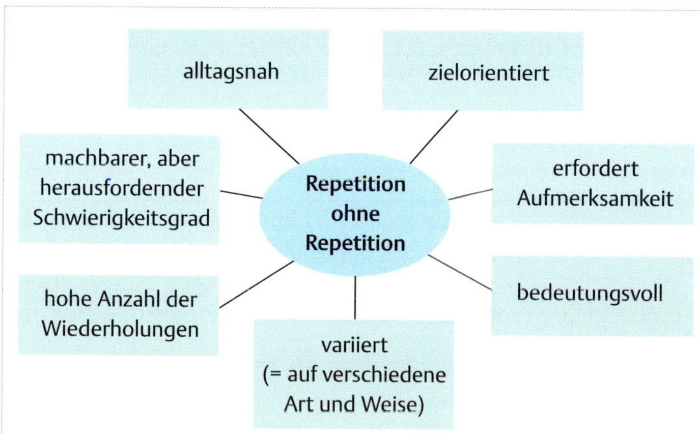

Abb. 2.30 Repetition ohne Repetition.

Übertragbarkeit von tierexperimentellen Studien

Die bekannten tierexperimentellen Studien (Merzenich u. Jenkins 1993, Birkenmeier et al. 2010, Wang et al. 2016) zeigen, dass ein größeres Ausmaß an Neuroplastizität eng mit einer größeren Anzahl an Repetition einer Aufgabe zusammenhängt (Dosis-Wirkungs-Beziehung). Damit dieser Effekt anhält und um verbesserte Ergebnisse der Greifbewegungen in der frühen subakuten Phase nach einem Schlaganfall zu erhalten, sind bei Nagetieren Trainingszeiten von täglich 6 Stunden über 5 Tage in der Woche über einen Zeitraum von 4 Wochen in einer stimulierenden Umgebung notwendig (Jeffers u. Corbett 2018). Birkenmeier et al. (2010) untersuchten die Übertragbarkeit dieser Zahlen auf den Menschen und stellten dabei fest, dass es auch bei Menschen zu verbesserten motorischen Funktionen kommt, wenn mit einer hoch repetitiven Dosis trainiert wurde. Die Teilnehmer kamen auf ca. 300 Repetitionen und es konnte so gezeigt werden, dass Hunderte von Repetitionen in einer Trainingsstunde möglich sind. Auch Abdullahi (2018) zeigte, dass es einen direkten Zusammenhang zwischen der erhöhten Anzahl von Repetitionen und der Verbesserung motorischer Funktionen und dem Einsatz des Armes im Alltag nach einem Schlaganfall gibt.

Aus diesen Hinweisen lässt sich schlussfolgern, dass nicht unbedingt die Zeit, die auf das Üben einer Aufgabe verwendet wird, wichtig für die motorische Erholung ist, sondern eher die Anzahl der Repetitionen.

Repetition in der Therapie

Die Repetition in der Therapie unserer Patienten/Klienten liegt erheblich unter der Zahl an Wiederholungen, die man in den Tierexperimenten ermittelt hatte (Lang et al. 2007). Niemand erreichte nur annähernd die Zahl an Repetitionen (im Mittel rund 107), die laut Neuroplastizitätsforschung erforderlich wären, um Plastizitätsveränderungen zu erreichen. Wie viel, was und wann maximal angeboten wird, müsste für Patienten/Klienten nach einem Schlaganfall erheblich über dem liegen, was tatsächlich in klinischen Studien oder gar in der Rehabilitation geschieht (Dite et al. 2015, Colucci et al. 2017).

Leider gibt es keine genauen Zahlen zur empfohlenen Anzahl der Repetitionen, zur Dauer und zur Intensität der Übungen (Bernhardt et al. 2019). Alle diese Parameter sind nicht quantifiziert und es fehlen auch genaue Daten darüber, wie viele Minuten die Patienten/Klienten aktiv bei einer Aufgabe verbringen oder wie viele Repetitionen sie mit welcher Kraft gemacht haben (Lohse et al. 2014, Schneider et al. 2016). Neuere Studien zeigen, dass mit einem intensiveren – also vielstündigen – motorischen Training der oberen Extremität eine Verminderung der Beeinträchtigungen und Zugewinne bei Aktivitäten möglich sind (Daly et al. 2019, Ward et al. 2019).

Die Repetition gilt zwar als wichtiges Prinzip einer effektiven neurologischen Rehabilitation, wie z. B. beim aufgabenorientierten Üben (Wolf et al. 2009, Lang et al. 2009), aber wie viele Repetitionen notwendig sind, ist aufgabenabhängig. Klar ist aber auch, dass mehr Training besser ist, denn längere Übungszeiten mit vielen Repetitionen verbessern das Outcome (Kimberley et al. 2010, Outermans et al. 2010). Das Training sollte in allen Phasen nach einem Schlaganfall hoch repetitiv und aufgabenorientiert sein. Dennoch bleiben die Effekte zumeist auf die tatsächlich trainierten Funktionen und Aktivitäten beschränkt und lassen sich kaum generalisieren (Veerbeek et al. 2014; Kap. 2.6).

Merke

Es gibt keine genaue Zahl für Repetitionen, die Patienten/Klienten durchführen sollten. Ein „Mehr" an Repetitionen verbessert jedoch das Ergebnis, sofern die Wiederholungen aufgabenorientiert sind.

Bedeutsame Repetitionen

Die Forschung geht davon aus, dass eine hohe Anzahl an Repetitionen notwendig ist, damit das Gehirn neue Verknüpfungen erstellt, um neuroplastische Veränderungen zu generieren. Der Schlüssel zur Ausführung bedeutungsvoller oder sogar neuer Fertigkeiten oder Aktivitäten ist, das Gehirn dafür aufmerksam und empfänglich zu machen (Nudo 2007). Wenn Patienten/Klienten den schwerer betroffenen Arm nur 100-mal hochheben, ohne ein spezifisches Ziel zu verfolgen, ist das nicht bedeutungsvoll für das Gehirn. Wenn der Arm aber repetitiv in verschiedenen Kontexten hochgehoben wird, beispielsweise um die Zähne zu putzen, das Wasserglas zum Mund zu führen oder die Gabel in den Mund zu nehmen, ist die Repetition bedeutungsvoll. Wenn das Ziel darin besteht, sich wieder die Zähne zu putzen oder selbst mit der Gabel zu essen, hat die Repetition Relevanz für den Alltag (Hubbard et al. 2009, Winstein et al. 2016). Folglich würden diese bedeutungsvollen Aktivitäten mehrmals täglich immer wieder wiederholt (z. B. Spülmaschine mit der betroffenen Hand ausräumen). Um die Aktivitäten und damit die verbundenen Repetitionen auch über die Therapiesituation hinaus zu trainieren, kann der Therapeut mit den Patienten/Klienten eine Liste von Aktivitäten erarbeiten, die sie auch mit der betroffenen Extremität ausführen können und die sie dann in ein Eigentraining (Kap. 2.9.6) integrieren. Das, was wiederholt werden soll, ist nicht ein spezifisches Bewegungsmuster oder eine bestimmte Lösung dafür, sondern es geht darum, die Fähigkeiten zu entwickeln, durch Wiederholungen bestimmte Bewegungsprobleme zu lösen (Kap. 1.4.7). Das Üben muss herausfordernd sein – auch hinsichtlich der Kraft und Koordination – und die Repetitionen müssen aufgaben- und umweltspezifisch sein (Kap. 2.9.3).

Alle Bewegungen sind in einen Kontext eingebettet und können nicht isoliert betrachtet werden (Bernstein 1967, Shumway-Cook u. Woollacott 2006). Ziel ist nicht nur die Produktion bzw. das Ausführen einer bestimmten Bewegung in einem bestimmten Moment, sondern der Erwerb einer motorischen Fertigkeit (Motor Skill Acquisition). Ein häufiges Problem ist es, den Transfer (Kap. 2.6) des Erlernten in den Alltag mit seinen verschiedenen Umgebungen zu schaffen (Krakauer 2006). Wenn es z. B. gelingt, Therapieknete mit einer adaptierten Gabel vom Teller aufzunehmen, bedeutet das noch nicht, dass man jetzt automatisch auch wieder eine Mahlzeit mit einer normalen Gabel in einem Restaurant einnehmen kann. Patienten/Klienten verbessern ihre Aktivitäten und deren Ausführung, indem sie verschiedenen Situationen ausgesetzt sind und indem sie Fehler während des Lernprozesses machen (Kap. 2.5). Fehler sind hilfreich, wenn sie als solche erkannt werden (Kap. 2.10). Die Patienten/Klienten müssen also in verschiedenen Settings mit verschiedenen Bewegungsparametern üben, das bedeutet, um in dem Beispiel zu bleiben, mit Gabeln, die unterschiedliche Griffe haben, und Lebensmitteln mit unterschiedlicher Konsistenz. Indem so die Anforderungen erhöht werden, können Probleme gelöst und Regeln erkannt werden, die der Ausführung der jeweiligen Aufgabe zugrunde liegen (Magill 2011).

Repetition und motorisches Lernen versus Krafttraining (Hypertrophietraining)

Bei einem Krafttraining werden isolierte Bewegungen gegen einen kontinuierlich zunehmenden Widerstand ausgeführt, wofür es Dosierungsparameter gibt: ca. 10–15 Wiederholungen, bis sich Müdigkeit einstellt bzw. sich Fehler in der Bewegung einschleichen, 3 Durchgänge (Sets), 2- bis 3-mal pro Woche (Carr u. Sheperd 2004, Anemaet et al. 2014). Zur Einschätzung der Trainingsintensität gibt es Richtwerte darüber, wie viele Wiederholungen bei welcher Belastungsintensität durchgeführt werden, was der Therapeut dann z. B. mithilfe der Borg-Skala einordnen kann (Einschätzung der Intensität von sehr leicht bis sehr schwer; Borg 1970, 2004). Auch die Patienten/Klienten können so ihre subjektive Belastungsintensität bestimmen.

Beim motorischen Lernprozess hingegen, bei dem es um das Bewegungslernen geht, stehen koordinative Veränderungen hinsichtlich der Fertigkeiten (Skills) oder der Aktivitäten und die notwendigen Problemlösungen und Strategien im Vordergrund, jedoch nicht das reine Krafttraining (Freivogel 2010). Alle Beteiligten müssen aufmerksam bleiben, um nicht zu verpassen, wenn Patienten/Klienten an ihrer Leistungsgrenze angelangt sind und wann die Ausführung einer Aufgabe (task performance) schlechter wird. Die Repetitionen sollten zwar eine Herausforderung bedeuten, aber auch bewältigt werden können, damit neues Selbstvertrauen gewonnen werden kann oder positiv verstärkt wird (Kap. Selbstwirksamkeit).

Leistungszugewinne in frühen Lernphasen

Leistungssteigerungen werden – insbesondere in frühen Lernphasen – mit fortschreitender Anzahl der Übungswiederholungen weniger und die Lernkurve flacht ab (Wright u. Sabin 2007). Allerdings ist die Anzahl der Repetitionen bis zum Abflachen der Lernkurve individuell sehr unterschiedlich und auch aufgabenspezifisch. Wenn ein Training weitergeführt wird, obwohl die Lernkurve abgeflacht ist, sind keine zusätzlichen Leistungsgewinne mehr zu erwarten (Ofen-Noy et al. 2003). Es ist jedoch so, dass jede Person eine große Individualität hinsichtlich des Leistungsniveaus bzw. der Sättigung des Leistungsniveaus bei einer Aufgabe oder einer Fertigkeit besitzt (Hauptmann et al. 2005). Deshalb ist es schwierig, für Patienten/Klienten eine absolute Anzahl von Trainingseinheiten festzulegen. Trotzdem benötigen sie eine Vorgabe in Form einer Anzahl (so viele Repetitionen sind zu machen) oder eine Zeitvorgaben (eine Minute üben, wie viele Repetitionen?), da ein externer Fokus die Dopaminausschüttung anregt und zu einem Gefühl der Kontrolle führt, dass man etwas zu einem Abschluss gebracht hat (Wulf u. Lewthwaite 2016; Kap. 2.11).

Aufgabenvariation

Eine erhöhte neuronale Aktivität aufgrund von variabler Praxis während der Erwerbsphase korreliert mit einer verbesserten Ausführung einer Aufgabe (Task Performance), was wiederum mit einer besseren Ausführung in der Retentionsphase assoziiert wird (Lage et al. 2015). Statt immer wieder den Klinikgang auf- und abzugehen, wird beim randomisierten Üben (Random Practice) die Aufgabe im Interesse einer zufälligen und vielfältigen Praxis variiert. Die Aufgaben werden somit auf verschiedene Art und Weise und in einer unspezifischen Reihenfolge ausgeführt. Für das Gehen bedeutet das z. B. sich vorwärts, rückwärts, seitwärts, über ein Hindernis oder um ein Hindernis herum zu bewegen, auf verschiedenen Untergründen zu laufen, dabei etwas zu tragen, zu erzählen, den Kopf zu wenden usw. (DePaul et al. 2011). Dual-Task-Aufgaben (motorisch bzw. kognitiv) sind ein weiterer Parameter für ein effektives Training und sollten immer wieder eingebracht werden.

Für das ADL-Training bedeutet das etwa, anstatt 100-mal das Hemd zu knöpfen, auch ein Sweatshirt anzuziehen, die Schuhe zu binden, Zahnpasta aus der Tube zu drücken usw. Die Therapeuten sollten ihre Patienten/Klienten dazu auffordern und anweisen, Aufgaben zu variieren, anstatt sie immer genau das Gleiche wiederholen zu lassen. Die Herausforderung dabei besteht darin, die Beeinträchtigungen der Patienten/Klienten zu entdecken, die einer Verbesserung der Aktivitäten im Wege stehen.

Merke

Eine hohe Anzahl an Repetitionen ist für die motorische Erholung essenziell. Sie sollten Aktivitäten und Aufgaben gelten, die für die Patienten/Klienten bedeutungsvoll sind. Therapeuten müssen kreativ und flexibel in der Therapie agieren, um möglichst viele unterschiedliche Variationen im Sinne einer „Repetition without Repetition“ zu schaffen.

2.9.3 Challenge Point

Das Challenge Point Framework (CPF) ist ein theoretisches Konzept, das von Guadagnoli und Lee (2004) entwickelt wurde. Beim CPF steht das Lernen in Relation zu den Informationen, die dem Lernenden zur Verfügung stehen (Challenge of the Task), verglichen mit der Anzahl der Informationen, die verwendet werden (learning conditions; ▶ Abb. 2.31). Das optimale Level an Informationen

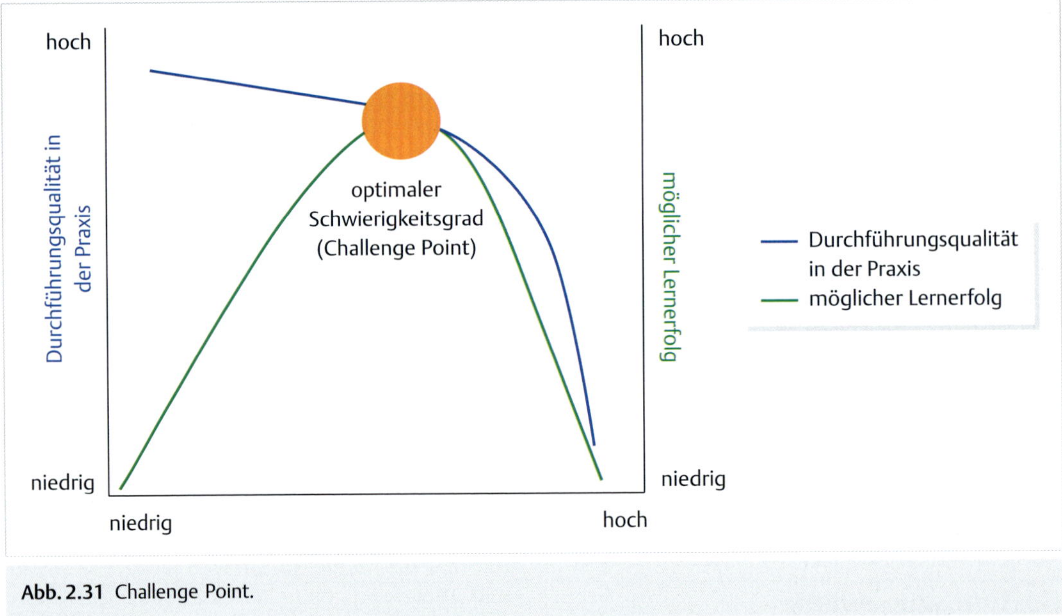

Abb. 2.31 Challenge Point.

führt zu optimalem Lernen. Zu wenig oder zu viel Information kann das Lernen verlangsamen oder gar blockieren. Für jedes Individuum mit einem bestimmten Fertigkeitsniveau beinhaltet eine Aufgabe ein nominales Schwierigkeitsniveau und somit auch eine potenzielle Informationsmenge, die für das Lernen notwendig ist. Der kognitiv-motorische Lernprozess (Kap. 2.5) bei der Durchführung einer Aufgabe wird davon beeinflusst, wie sehr der Ausführende gefordert wird. Damit eine Aufgabe eine optimale Herausforderung für eine Person darstellt, müssen die (Übungs-)Variablen immer wieder beeinflusst bzw. angepasst werden. Die Bedingungen, unter denen man eine Aufgabe ausführt, erleichtern oder erschweren die Durchführung der Aufgabe (Guadagnoli u. Lee 2004).

So ist es z. B. mit Blick auf die Bedingungen ein großer Unterschied, ob etwa mit der stärker betroffenen paretischen Hand ein Glas für ein quengelndes und durstiges Kind aus dem Schrank genommen wird oder ob man es in einer ruhigen Umgebung für sich selbst tut, um eine Pause einzulegen.

Die Herausforderung und das Lernen sollten sich entsprechend dem Level des Lernenden verändern bzw. anpassen, indem kontextabhängige Störeinflüsse (Contextual Interference) angewandt werden. Die Schwierigkeit einer Aufgabe ist durch die Trainingsanforderungen und die Bedingungen, die für die Aufgabe relevant sind bzw. zur Aufgabe gehören, gekennzeichnet.

Merke

Das optimale Maß der Herausforderung liegt dort, wo der Schwierigkeitsgrad der funktionellen Aufgabe im Gleichgewicht mit den Anforderungen der Informationsverarbeitung und der Ausführung der Aufgabe liegt (Maier 2019).

Geblockte oder randomisierte (Übungs-)Reihenfolge

Je nach Fertigkeitsniveau ist die Schwierigkeit einer Aufgabe für den Lernenden entweder optimal oder mehr oder weniger herausfordernd. In frühen Lernstadien oder für einen „Neu-Lernenden“ wird das Feedback (Kap. 2.10) eher unmittelbar und häufiger gegeben. Bei Aufgaben, die schwieriger bzw. komplexer sind, ist eine geblockte Reihenfolge Erfolg versprechender. Bei weniger komplexeren bzw. leichteren Aufgaben ist eine randomisierte Übungsfolge von Vorteil.

Kontextabhängige Störeinflüsse werden in geringem Maße eingesetzt, indem Ausführende/Lernende nur eine Aufgabe in einer geblockten Rei-

Tab. 2.6 Üben, Feedback, Umwelt (Kap. 2.5).

frühe Lernphase	späte Lernphase
geblocktes Üben (Blocked Practice): • wenig Wechsel zwischen Aufgaben • wenig kontextabhängige Störeinflüsse	randomisiertes Üben (Randomized Practice): • mehr zufällige, überraschende Wechsel zwischen den Aufgaben bzw. der Übungsreihenfolge • vermehrte kontextabhängige Störeinflüsse
Feedback: häufig da Patienten/Klienten wenig Übungserfahrung haben und Informationen benötigen, um sich weiterzuentwickeln	Feedback: weniger häufig, da Patienten/Klienten in dieser Phase die Möglichkeit haben sollen, aufgabenabhängige Informationen zu verarbeiten
Umwelt: kontrollierte Übungsumgebung	Umwelt: reale Umgebung (Alltag)

henfolge ausführen (Blocked Practice). In späteren Lernstadien wird das Feedback verspätet gegeben und die kontextabhängigen Störeinflüsse in der Praxissituation sind randomisiert. Das verspätete Feedback hängt auch vom Ausmaß der zu erwartenden kontextabhängigen Störeinflüsse ab. Bei gewissen Aktivitäten gibt es weniger zufällige Störungen (z. B. alleine zu Hause aus dem Bett aufstehen) als bei anderen (z. B. Transfer in einer Gruppensituation vom Stuhl in den Rollstuhl). Das randomisierte Üben ist eine größere Herausforderung als das geblockte Üben und unterstützt das Lernen eines fortgeschrittenen Lernenden (Guadagnoli et al. 2012; ▶ Tab. 2.6).

Das Challenge Point Framework hilft den Therapeuten dabei, die Charakteristik einer (wieder) zu lernenden Aufgabe, die Umwelt und das Fertigkeitsniveau des Patienten/Klienten zu bedenken, wenn sie Therapiesitzungen planen und organisieren, um das motorische Lernen zu intensivieren. Das Konzept, welches dahinter steht, ist ein adaptives Training mit der Strategie, dass sich der Schwierigkeitsgrad sukzessive erhöht, je mehr Fähigkeiten das Individuum erlernt (Guadagnoli u. Lee 2004). Außerdem führt ein Training mit personalisierter bzw. individueller Anhebung der Schwierigkeitsanforderungen (Tailored Therapy) für den Lernenden zu besseren Resultaten, als wenn die Schwierigkeitsanforderungen schon fixiert und vorgegeben sind (Wickens et al. 2003).

Wenn eine Person den Schwierigkeitsgrad selbst kontrollieren kann, ist die motorische Ausführung während der Erwerbs- und der Retentionsphase signifikant besser (Andrieux et al. 2012). Glaubt die Person allerdings, eine Aufgabe nicht erfolgreich durchführen zu können, kann sich das nachteilig auf die Ausführung der Aufgabe auswirken (Gendolla 1999; Kap. Selbstwirksamkeit, Kap. Erhöhte Erwartungen).

Die Schwierigkeit einer Aufgabe bezieht sich also darauf, wie herausfordernd die Aufgabe im Verhältnis zum Fertigkeitsniveau des Patienten/Klienten (Patient Expertise) ist und unter welchen Bedingungen die Aufgabe durchgeführt wird (Task Complexity).

Gehen wir z. B. von einem Schlaganfallpatienten/-klienten aus, der einen sichereren Transfer vom Rollstuhl auf eine stabile Therapiebank in ruhiger Umgebung durchführen soll. Indem sich das Fertigkeitsniveau des Patienten/Klienten erhöht, verringert sich der funktionelle Schwierigkeitsgrad, der mit dem Transfer verbunden ist. Der Patient/Klient kann vielleicht bald in der Lage sein, einen sichereren Transfer allein auf eine weiche Matratze durchzuführen, während noch andere Menschen, z. B. ein anderer Patient/Klient oder Therapeut, im Raum sind und die Umgebung dadurch unruhiger ist. Auch kann für einen Patienten/Klienten mit einer Hirnschädigung der Challenge Point hoch sein, einen ruhigen Gang in gleichbleibender Umgebung entlangzulaufen, während das für eine junge gesunde Person ein zu niedriger Challenge Point wäre. Wenn das Fertigkeitsniveau des Patienten/Klienten steigt, kann der Therapeut die Schwierigkeit einer Aufgabe erhöhen, indem er die Umgebung anpasst und mit seinem Patienten/Klienten von einem ruhigen Gang in eine belebtere Umgebung wechselt, wie z. B. in den Frühstücksraum um die Ecke (randomisierte Umgebung mit Hindernissen und mehreren Menschen).

2.9.4 Shaping

Das Shaping im Rahmen des motorischen Lernens leitet sich von der „Adapted" oder „Part Task Practice" ab (ATP; Winstein u. Kay 2015). Bei dieser Methode nähert man sich in kleinen Schritten einer motorischen oder einer Verhaltensveränderung an, indem der Schwierigkeitsgrad sukzessive erhöht wird.

Shaping ist Teil und Methode der CIMT (Constraint-induced Movement Therapy; Taub u. Uswatte 2003, Uswatte et al. 2006). Der Gebrauch der stärker betroffenen Extremität wird dadurch gesteigert, dass nach und nach die Komplexität der verlangten Bewegungen oder der Handlungen erhöht wird (Taub et al. 1994, Kwakkel et al. 2015). Eine wichtige Komponenten der CIMT ist das intensive Training der stärker betroffenen Extremität, indem die nicht oder weniger betroffene Extremität physisch in ihrem Gebrauch eingeschränkt wird (Restraint). Darüber hinaus sollen die Patienten/Klienten die Aufgabe erfolgreich durchführen können und dadurch eine positive Bestätigung erhalten (Doidge 2007). Nach Sterr und Freivogel (2003) ist Shaping eine wichtige Komponente der CIMT und hat einen Effekt auf die motorische Erholung. Das Shaping ist jedoch noch nicht genügend untersucht, standardisiert und überprüfbar (Kwakkel et al. 2015), weil es möglicherweise sehr individuell aussehen kann.

Allerdings zeigen Verbesserungen, die sich in der Bewegungsqualität ergeben (gemessen mit dem Motor Activity Log, MAL, und dem Wolf-Motor-Function-Test, WMFT), dass ein Training/Üben mit Shaping nicht nur den Gebrauch und Einsatz der betroffenen Extremität erhöht, sondern auch dazu beiträgt, motorische Kontrolle zurückzugewinnen (Woldag et al. 2010).

Wolf-Motor-Function-Test (WMFT)

Dieser Test misst die Geschicklichkeit und die Kraft der oberen Extremität bei zeitlicher Begrenzung während funktioneller Aufgaben.

Wie können Therapeuten „shapen"?

Um zu „shapen" bzw. den Schwierigkeitsgrad einer Aufgabe (Kap. 2.6.2) zu steigern, können Therapeuten verschiedene Modalitäten einsetzen. Das kann beispielsweise die Ausführung einer Aufgabe in verschiedenen Positionen/Ausgangsstellungen sein: Ein Patient/Klient kann im Sitzen am Tisch Essen mit einer Gabel aufnehmen oder im Stehen an einem hohen Tisch. Therapeuten können Patienten/Klienten manuelle Unterstützung oder den Einsatz unterstützender Geräte (Assistive Devices) wie einen Help-Arm zur Gewichtsabnahme anbieten. Auch die Veränderung der räumlichen Umgebung bzw. des Kontextes oder der zeitlichen Anforderung einer Aufgabe kann diese erleichtern oder erschweren. Verbesserungen sind dann möglich, wenn Kraft und Schnelligkeit als Elemente des Shapings angewandt werden (Woldag et al. 2010).

Krakauer (2006) empfiehlt auch, den Kontext (Kap. Autonome Lernphase) zu variieren. Das könnte z. B. heißen: Der Patient/Klient greift verschiedene Gegenstände aus unterschiedlichen Regalhöhen, um den Tisch zu decken, oder er ergreift verschiedene Lebensmittel in einem Regal im Supermarkt, während er den Einkaufswagen schiebt, um sie in den Wagen zu legen.

Merke

Das Shaping basiert auf konditionierendem Verhalten: Die Patienten/Klienten trainieren individuelle Aufgaben mit positivem Resultat, bei denen der Schwierigkeitsgrad gesteigert wird.

Sie werden durch die Verbesserungen, die eintreten, belohnt. Beim Shaping kann das Gefühl, eine Aufgabe zu bewältigen, auch den Lernerfolg und die Motivation steigern. Allerdings kann wiederholter Misserfolg bei einer Aufgabe die Motivation auch lähmen. Deshalb ist es wichtig, dass Therapeuten den Schwierigkeitsgrad so anpassen, dass wiederholter Misserfolg ausbleibt, da Patienten/Klienten es sonst vermeiden, die Aufgabe nochmals anzugehen. Allerdings kann eventuell ein gewisses Maß an Misserfolg bestimmte Patienten/Klienten auch eher motivieren, eine Aufgabe erfolgreich durchzuführen.

2.9.5 Pausen und Schlaf

Verhältnis zwischen Pausen und Schlaf

Die Gedächtniskonsolidierung benötigt eine gewisse Zeitspanne, in der es keine Störungseinflüsse gibt (Kwon et al. 2015). Um die motorische Ausführung einer Aufgabe zu verbessern, sind relativ lange Zeiträume bzw. Perioden (Stunden oder Tage) in Form von Pausen zwischen den Trainingseinheiten sinnvoll (Offline Motor Learning). Zugewinne in der Ausführung einer Aufgabe entstehen mit Verzögerung (6–8 Stunden nach dem Training) und nicht schon während des Trainings. Zudem kommt es zu Verbesserungen der Ausführung bei 5–10 täglichen Trainingseinheiten, die sich über 1–3 Tage verteilen (Karni et al. 1998).

Eine neue motorische Aufgabe lernt man sowohl während der aktiven Übungsphase als auch in den Pausen zwischen den Übungsphasen, auch wenn da gar nicht trainiert wird. Die Pausen nach dem Üben/Trainieren sind für das motorische Lernen wichtig, da in diesen das Gelernte durch neuroplastische Vorgänge konsolidiert wird, damit es später besser abgerufen und ausgeführt werden kann (Rumpf et al. 2020).

Intensiver versus verteilter üben

Intensiver üben (Massed Practice) bedeutet, dass die Übungs-/Trainingsperioden sehr nah aneinander liegen und nur wenige oder gar keine Ruhepausen zwischen den Intervallen geschaltet sind.

Verteilt üben (Distributed Practice) heißt, dass Übungs-/Trainingsperioden auseinandergezogen sind. Es gibt dann Pausen zwischen den Intervallen, die gleich oder länger sind als die Zeit, die der Lernende für die Aufgabe aufwendet. Das verteilte Üben unterstützt die längerfristige Speicherung (Long-time Retention).

Die Parameter für intensives Üben (Massed Practice) stützen sich normalerweise auf die Anzahl der Behandlungen und die Dauer der Behandlung (French et al. 2016).

Eine wichtige Frage für die Therapie ist, wie viel Zeit die Arbeitsperiode einnimmt bzw. wie lange eine Aufgabe/Aktivität tatsächlich geübt wird und ob die Frequenz und die Dauer der Pausen einen Effekt auf das Lernen haben (Schmidt et al. 2019).

Die Forschung spricht von den Begriffen Massed Practice und Distributed Practice.

Die Trainingsleistung profitiert nach Studien von Pausen zwischen den Übungen, unabhängig von Ermüdungsprozessen. Andauernde Arbeits-/Trainingsmethoden mit nur kurzen Ruhezeiten (Pausen) verschlechtern die Ausführung der Aufgabe. Das heißt, „mehr ist nicht gleich besser". Aufgaben, die auf mehrere, verschiedene Übungsintervalle verteilt werden, können effektiver ausgeführt werden. Bei weniger komplexen Aufgaben (ohne viele Teilschritte) sind auch kürzere Pausen effektiv, aber bei komplexeren Aufgaben, die eines gut organisierten Trainingssettings bedürfen (z. B. Anziehtraining), sind zum Lernen der Aufgabe längere Ruhezeiten zwischen den Durchführungen vorteilhafter (Bourne u. Archer 1956, Donovan u. Radosevich 1999).

Therapeuten müssen wissen, wie komplex (hier muss die Komplexität aus Sicht der Patienten/Klienten gesehen werden) die Aufgabe ist, welche der Patient/Klient trainieren muss und dass die Zeit, die zwischen den Trainingseinheiten liegt, einen Effekt auf das Lernen bzw. die Ausführung der Aufgabe hat.

Verzögerte Leistungssteigerung ohne physisches Üben

In Versuchen verbesserten Probandinnen während eines Trainings von Aufgaben die Geschwindigkeit oder die Fehlerrate. Nach einer erneuten Testung, (mindestens 4–5 Stunden, bis zu 24 Stunden) zeigten die Probanden weitere Leistungssteigerungen, ohne ein nochmaliges Training durchgeführt zu haben (Press et al. 2005).

Schlaf und motorische Fertigkeiten

Schlaf spielt beim Lernen eine wichtige Rolle und sollte in den Erwerb bzw. die Entwicklung motorischer Fähigkeiten implementiert werden (Walker et al. 2002, Siengsukon u. Boyd 2009). Allerdings ist nicht klar, wie genau sich das motorische Lernen vor und nach dem Schlafen entwickelt oder welche Effekte verschiedene Trainingsregimes haben (Walker et al. 2003).

Bei gesunden erwachsenen Menschen kann der Schlaf die Konsolidierung komplexerer motorischer Aufgaben stabilisieren und verbessern (Christova et al. 2018). Während des Schlafs finden gewisse „Aufräumprozesse" statt und es werden wieder Kapazitäten für neue Informationen geschaffen. Bei Schlafmangel oder -entzug ist das

Nervensystem überreizt und leichter erregbar – der Mensch lernt dann schlechter (Kuhn et al. 2016).

Schlaf führt, wenn er auf eine physische oder eine Gedächtnisübung folgt, sogar zu zusätzlichen Verbesserungen bei der Ausführung einer Aufgabe (Walker et al. 2005).

Bei jungen, gesunden Menschen verbessert er das Erlernen motorischer Aufgaben, ohne dass zusätzlich geübt wurde (Al-Sharman u. Siengsukon 2013, Gudberg u. Johansen-Berg 2015). Für ältere Menschen gibt es dazu allerdings noch keine Untersuchungen. Außerdem ist noch zu wenig über den Einfluss von Schlaf auf das motorische Lernen bei Menschen mit Hirnschädigung bekannt, um daraus klare Empfehlungen ableiten zu können.

Schlaganfallpatienten müssen nach ihrer Erkrankung im Hinblick auf motorische Fertigkeiten wieder etwas Neues lernen oder etwas Wiedererlernen. Eventuell könnte eine Schlafperiode nach dem Üben motorischer Fertigkeiten in der therapeutischen Praxis sinnvoll sein (Sienguskon u. Boyd 2009). Allerdings gibt es auch Studien mit gegenteiligem Fazit, die nicht davon ausgehen, dass es „echte Zugewinne" bei der Ausführung einer Aufgabe gibt, sondern Schlaf eher ein stabilisierender Faktor für die Ausführung der motorischen Sequenz ist (Nettersheim et al. 2015, Brawn et al. 2010). Dennoch erscheint es plausibel, dass sich möglichst guter und ungestörter Schlaf positiv auf das Lernen auswirkt.

Oft haben Patienten/Klienten keinen ungestörten Schlaf, z. B. in einer Klinik. Sie liegen mit störenden Zimmernachbarn in einer ungewohnten Umgebung und sind so veränderten Kontextfaktoren (Matratze, Geräusche, Geriiche) ausgesetzt oder machen sich Sorgen. Hinzu kommen sehr individuelle Schlafmuster und auch eine schwere Vergleichbarkeit innerhalb von Studiendesigns im Hinblick auf das Alter oder Geschlecht und nicht zuletzt auch für Menschen mit verschiedenen neurologischen Beeinträchtigungen. Es werden also noch viele weitere Studien benötigt, damit therapeutische Strategien optimal angepasst werden können.

Merke

Schlaf alleine führt zwar nicht unbedingt zur Konsolidierung, allerdings das Üben mit Pausen oder das verteilte Üben. Der Schlaf der Patienten/Klienten sollte dennoch möglichst ungestört sein, da er das motorische Lernen über andere Faktoren positiv beeinflusst. Therapeuten sollten deshalb den Schlaf der Patienten/Klienten „im Auge behalten" und ggf. mit dem Arzt Rücksprache halten.

2.9.6 Eigentraining

Ein Eigentraining in der Neurorehabilitation, das von den Patienten/Klienten selbst gesteuert und durchgeführt wird, ist wichtig, damit sie einerseits die in der stationären Rehabilitation erzielten Fortschritte erhalten und die motorischen Fähigkeiten weiter verbessern und andererseits die Intensität erhöhen (Lamprecht 2016).

Der Patient/Klient unterstützt aktiv seinen Behandlungserfolg, lernt, wieder Eigenverantwortung zu übernehmen, und kann sich selbst als wirksam erleben (Deci u. Ryan 2008). Wenn der Lernende Kontrolle über sein Training hat (Kap. Autonomie) bzw. die Praxisvariablen mitbestimmen kann, wird das motorische Lernen unterstützt (Sanli et al. 2013).

Das Eigentraining und dessen regelmäßige Kontrolle spielt für die Erholung eine große Rolle, weil die Therapiedosis bzw. Intensität ein entscheidender Faktor für den Erfolg ist. Ein Eigentraining kann ein kosten-, zeit- und behandlungseffizientes Modell für eine Verbesserung nach einem Schlaganfall sein (Harris et al. 2009). Ein 4-wöchiges, gestaffeltes Selbsttherapieprogramm (GRASP, Graded Repetitive Arm Supplementary Program; Turton et al. 2013) etwa 7 Wochen nach einem Schlaganfall zeigte signifikante Verbesserungen der oberen Extremität bei der Griffstärke und dem Einsatz der betroffenen oberen Extremität.

Gestaltung des Eigentrainings

Nach der DGNR-Leitlinie (2020) zur „Rehabilitativen Therapie bei Armparese nach Schlaganfall" wird im subakuten bis chronischen Stadium ein tägliches Eigentraining (60–90 min) auch für zu Hause empfohlen. Eine Supervision durch einen Therapeuten-Patienten-/-Klienten-Kontakt von 1-

bis 2-mal wöchentlich sollte gewährleistet sein. Übungsempfehlungen bei leichten bis mittelschweren Paresen sind repetitive Übungen von grob- und feinmotorischen Aufgaben. Das Eigentraining sollte sich immer an den individuellen Alltagszielen der Patienten/Klienten orientieren. Die Adhärenz sollte zur Motivationssteigerung z. B. mittels eines Logbuches, Vertrags (wie z. B. bei der CIMT) oder durch eine gerätegestützte Dokumentation erfasst werden (DGNR S 3-Leitlinie 2020).

Selbstgesteuerte Interventionen können die Erholung des Armes nach Schlaganfall verbessern. Vorteile wurden insbesondere bei der Anwendung von CIMT, elektrischer Stimulation und Programmen festgestellt, die keine zusätzlichen Technologien erforderten (Da-Silva et al. 2018). Auch computergestützte Geräte, die Patienten/Klienten anwenden, um ein Heimprogramm durchzuführen, sind sicher und bieten eine höhere Dosis an Therapie für die Rehabilitation (Wittmann et al. 2016). Patienten/Klienten können aktiv gegen die Folgen der Immobilität vorgehen und in Eigeninitiative am Rehabilitationsprozess mitwirken und diesen beeinflussen (Dobke et al. 2010).

Wettbewerb kann zum Eigentraining motivieren

Beim Eigentraining sind Motivation und Lebensstiländerung wichtige Faktoren. Die Motivation kann durch eine Art Wettbewerb (Competition) gesteigert werden. Eine Studie zur neurologischen Rehabilitation nach Schlaganfall von Handermann (2019) zeigt, dass Probanden unter Einfluss der Bedingung „Wettbewerb" länger und intensiver trainierten. Alle Probanden sollten durch Nutzung des Gerätes „Motomed" an einem Kardiofitnessprogramm teilnehmen. Sie wurden in 3 Gruppen eingeteilt: Gruppe 1 nahm an, dass sie trainierte, ohne dass die Leistungen aufgezeichnet wurden und ohne dass sie Feedback erhielten. In Gruppe 2 wussten die Probanden, dass das Training aufgezeichnet wird und dass sie später vom Therapeuten ein Feedback dazu erhalten, wie fit sie sind. Der 3. Gruppe wurde mitgeteilt, dass sie gegen einen anonymen und etwa gleich starken Partner trainierten und die Aufzeichnungen später nach dem Ende der Eigentrainingsphase verglichen würden.

Die Trainingsaktivitäten in Gruppe 3 waren signifikant höher als in den beiden anderen Gruppen.

Motivation allein reicht jedoch nicht aus, da sie nicht unbedingt zu einer sicheren Verhaltensumsetzung bzw. Lebensstiländerung führt. Der Fokus muss darauf liegen, dass Therapeuten die Patienten/Klienten dabei unterstützen, das angestrebte Verhalten umzusetzen (Kap. 2.3; Eckert u. Göhner 2015).

Voraussetzungen des Eigentrainings

Grundvoraussetzung für ein erfolgreiches Eigentraining, sei es mit Technologien, gerätegestützten Hilfsmitteln oder auch mit individuellen Eigenübungen (Übungsbuch mit Bildern, Aufnahmen von Handyfotos oder Videos oder Apps), ist, dass der Patient/Klient den richtigen Umgang beherrscht, das Training angemessen steuern und dosieren kann und versteht, warum das Eigentraining für ihn wichtig ist und daher motiviert ist:

- Sicherheit: Der Patient/Klient muss sich beim Training sicher und gefordert fühlen (d. h., es darf für ihn nicht gefährlich erscheinen, weil er z. B. balancieren soll und darauf ängstlich reagiert oder mit dem Messer schneiden soll und abrutschen könnte).
- Machbarkeit: Das Training sollte eine realistische Zeitplanung haben (z. B. wie lange soll ein Patient/Klient täglich üben) und nicht zu kompliziert sein (z. B. Alltagsgegenstände nutzen, die sofort griffbereit sind und kaum der Vorbereitung bedürfen).
- Sinnhaftigkeit: Der Patient/Klient sollte das Training und dessen Inhalte als sinnvoll erachten, weil es ihn seinen Zielen näherbringt und etwas mit seinem Alltag zu tun hat.

Nur wenn alle genannten Voraussetzungen erfüllt sind, werden Patienten/Klienten ein regelmäßiges Eigentraining durchführen. In der Therapie können sie das Training erlernen und dann zu Hause selbstständig durchführen. Therapeuten können das Eigentrainingsprogramm in regelmäßigen Abständen überprüfen und ggf. anpassen (▶ Tab. 2.7). Sowohl im stationären als auch im ambulanten Bereich ist es günstig, Patienten/Klienten wöchentliche Aufgaben zu geben, die nur aus einer, höchstens 2 Aufgaben bestehen (Exercise of the Week). Diese eine Aufgabe, die möglichst genau mit dem Patienten/Klienten abgesprochen ist, sollte sich leicht in den Alltag integrieren lassen. So kann etwa ein Foto mit der Aufgabe am Kühlschrank hängen und ihn beständig daran erinnern. Erfahrungsgemäß können Patienten/Klienten sie dann leicht und mehrmals am Tag trainieren. Je öfter, desto besser.

Tab. 2.7 Eigentraining – Checkliste.

Elemente	konkretes Vorgehen	Beispiele	bisherige oder mögliche Umsetzung in meiner Einrichtung
Information an Patient/ Klient	Information über Diagnose, Neuroplastizität (Kap. 1.4), Motivation (Kap. 2.7)	• Schlaganfall: Information über Neuroplastizität und Chance auf Verbesserung durch Üben, Prävention von Kontrakturen, Schmerzen • Aufklärung: Eigentraining bedeutet Herausforderung und viel „Arbeit" (Kap. 2.9).	
Ziele von Patient/Klient (Kap. 2.3)	konkretes relevantes Ziel nach SMART vereinbaren, evtl. nach GAS-Stufen	• Treppensteigen ohne Geländer, um ins Fußballstadion zu gehen • Besteckgebrauch, um im Restaurant zu Essen (Kap. 2.3)	
Ausführung der Aktivitäten (Performance Activity) Auswirkung des Eigentrainings auf die Zielerreichung aus der Sicht des Patienten/ Klienten	Patient/Klient reflektiert gemeinsam mit Therapeut wichtige Lebensbereiche, z. B. Arbeit, Freizeit und Familie.	Eigentraining: • spezielle Aufgabe zum Trainieren der Balance für sicheres Treppensteigen ohne Geländer • Geschick beim Ergreifen eines Messers und es in die richtige Position zu bringen	
Selbstwirksamkeit (Kap. Selbstwirksamkeitserwartung)	Selbsteinschätzung betreffend erfolgreicher Zielerreichung zu Anfang und im Verlauf dokumentieren 0 %–100 %	mögliche Fragen: • „Wie gut gelingt es Ihnen wohl, dieses Ziel zu erreichen?" • „Welche Vorschläge haben Sie selbst noch für das Training, um eine höhere Quote zu erreichen?"	
Durchführung der Übungsbeispiele	Vorgabe mit klaren Instruktionen: • Was üben? Wie üben? Wann üben? • Cave: max. 2 Übungen angepasst an Lifestyle des Patienten/Klienten	Übungsbuch mit Bildern oder Zeichnungen erstellen, verschiedene Fotos oder Videos mit Patienten/Klienten Handy, Apps	
Unterstützung	• Angehörige, Bezugspersonen und Pflegekräfte • Zusammenarbeit mit anderen Berufsgruppen	verbindliche Termine für Patienten/Klienten, Angehörige usw. zum Zuschauen, Instruieren, Lernen usw. festlegen	
Parameter, um Fortschritte sichtbar zu machen	• Feedback durch Therapeuten • messbare Parameter: z. B. Videos, Fotos, grafische Darstellung und Testungen	Mögliche Feedbackfragen: • "Haben Sie ihr Ziel erreicht?" • "Hat es so geklappt, wie Sie sich das vorgenommen haben?" • "Woran müssen Sie noch arbeiten?"	

Tab. 2.7 Fortsetzung

Elemente	konkretes Vorgehen	Beispiele	bisherige oder mögliche Umsetzung in meiner Einrichtung
Instruktionen (Kap. 2.11)	Instruktion von Patient/Klient und Hilfspersonen (Kap. 2.7, Kap. 2.10)	• Zeichnungen • Fotos • Videos/eigenes Handy • verbale Instruktion • selbst aufschreiben • Übungsordner • strukturierte Umgebung • Gruppen	
Kontrollblatt zum Eigentraining (Kap. Intrinsische Motivation)	Eintragung mit Reflexion (einfaches, schnelles Schema)	mögliche Reflexionsfragen: • "Zeigen Sie mir die Übung." • "Können Sie die Übung in ihren Alltag integrieren?" • "Haben Sie den notwendigen Platz? Wo?" mögliche Follow-up-Fragen: • "Zeigen Sie mir die Übung." • "Haben Sie Veränderungen bemerkt?" • "Welche positiven oder negativen Erfahrungen haben Sie gemacht?" • "Erinnern Sie sich, wie Sie vorgehen sollen?" • "Haben Sie noch andere Vorschläge?"	

Oft benötigen die Patienten/Klienten Angehörige oder Pflegepersonen, die sie bei der Umsetzung unterstützen und an das Training erinnern und motivieren. Therapeuten können die Durchführung mithilfe von Trainingsprotokollen, Handyvideos (Patienten/Klienten nehmen sich während des Eigentrainings selbst auf) oder Apps überprüfen.

Wenn Patienten/Klienten nach einem gewissen Zeitraum, z. B. 6 Monate, wieder die Möglichkeit für eine intensive Trainingssequenz in Form eines stationären Rehaaufenthalts erhalten, um ihr Programm an ihre neuen Fähigkeiten anzugleichen, können sie langfristig eine gute Funktionsfähigkeit, größtmögliche Selbstständigkeit in häuslicher Umgebung und eine befriedigende Teilhabe erreichen (Lamprecht 2016).

Merke

Die Durchführung eines Eigentrainings ist für Patienten/Klienten wichtig, um die Intensität zu erhöhen. Allerdings wird das Training nur dann regelmäßig durchgeführt, wenn bestimmte Voraussetzungen wie Motivation und eine klare Zielsetzung erfüllt sind. Das Eigentraining sollte klare zeitliche und inhaltliche Vorgaben enthalten, protokolliert werden und engmaschig vom Therapeuten begleitet, überprüft und angepasst werden (▶ Tab. 2.8).

Tab. 2.8 Beispiel eines Eigentraining-Kontrollblattes für Patienten/Klienten.

Übung	Mo	Di	Mi	Do	Fr	Sa	So
Bild/Foto der Übung bzw. Aufgabe	⚐	⚐	⚐		⚐		
Zeit in Minuten bzw. Anzahl Wiederholungen	10 min	10 min	30 Wdh.		30 Wdh.	10 min	
Rückmeldungen zur Übung/Aufgabe	☺ ☹ ?	☺ ☹ ?	☺ ☹ ?	☺ ☹ ?	☺ ☹ ?		

Merkblatt für Therapeuten und Patienten/Klienten

- Eigentraining möglichst zu einem frühen Zeitpunkt der Therapie ins Gespräch bringen und beginnen
- Aufklärung: Eigentraining erfordert hohes Engagement („Making Improvement a Habit")!
- Eigentraining ist nicht nur für den Erhalt, sondern auch für die Verbesserung von Aktivitäten notwendig.
- Wichtigkeit von Repetition und progressiver Steigerung betonen
- Die Übungen sollten machbar, aber herausfordernd sein und sich „einfach" im Alltag umsetzen lassen.
- Häufigkeit der Durchführung der Aufgabe und Dosierung systematisch erfassen
- Aktivitäten nach Möglichkeit kontinuierlich steigern
- Hinweise zu favorisierten Übungen mit einbinden

2.9.7 Zusammengefasst

Genaue Zahlen für eine bestimmte Dosierung der Trainingsintensität in Form von Anzahl der Repetitionen, Schwierigkeitsgrad der Aufgabe, Anzahl und Dauer der Pausen oder einen genauen Plan für ein Eigentraining, der den Patienten/Klienten an die Hand gegeben werden kann, gibt es leider nicht. Aber es gibt wichtige Orientierungshilfen und Parameter, die Therapeuten kennen sollten, damit sie ihre Patienten/Klienten in allen Phasen der neurologischen Rehabilitation bestmöglich anleiten können, ihre motorischen Ziele auf der Aktivitäts- bzw. Teilhabeebene zu erreichen (MOZArT).

Dazu zählen möglichst viele verschiedene und für den Patienten/Klienten bedeutungsvolle Repetitionen, Aufgaben, die zum Fertigkeitsniveau des Patienten/Klienten passen, und Aufgaben, welche die Therapeuten vom Schwierigkeitsgrad her sukzessive für ihren Patienten/Klienten steigern sollten. Darüber hinaus ist ein möglichst ungestörter Schlaf und verteiltes Üben, also Pausen zwischen den Übungsphasen, sinnvoll.

Das Eigentraining, das zur Erhöhung der Intensität sehr vorteilhaft ist, sollte für Patienten/Klienten im Alltag umsetzbar sein, damit sie es auch motiviert durchführen.

2.10 Feedback – Schweigen ist Gold

Martin Huber

2.10.1 Einleitung

Das Feedback gilt als eines der wichtigsten Prinzipien für das motorische Lernen (Schmidt 2018, Levin u. Demers 2020, Subramanian et al. 2010, Majsak 2020, Chiviacowsky 2020). Dabei geht es darum, durch gezielte Rückmeldungen das motorische Lernen zu fördern und den Übenden letztlich dazu zu befähigen, sich selbst Rückmeldung (Selbst-Feedback) geben zu können, um nicht auf sog. äußere Informationsquellen (z. B. die Therapeutin) angewiesen zu bleiben (Wulf et al. 2010, Bedard 2017). Ganz grundsätzlich wird zwischen dem Selbst-Feedback (inhärentes Feedback) und dem Fremd-Feedback (Augmented Feedback, erweitertes Feedback) unterschieden (Schmidt 2018, Shumway-Cook u. Woollacott 2016).

Unter Selbst-Feedback versteht man die Informationen, die der Mensch bei einer Bewegung oder Handlung durch unterschiedliche sensorische Quellen erhält. Diese werden bewusst oder unbewusst verarbeitet.

Beim Fremd-Feedback erhält der Übende, zusätzlich zum Selbst-Feedback, Informationen durch eine externe Informationsquelle, wie eine Therapeutin, Trainerin, Coach oder auch ein Gerät (Bildschirm). Deshalb wird diese Art des Feedbacks als erweitert bezeichnet. Das Feedback soll zur Fehlererkennung und -korrektur beitragen und gewissermaßen den Lernenden führen (Guidance-Hypothese; Wulf et al. 2010).

Diese Formen der Rückmeldung haben v. a. informative Funktionen (im Unterschied zu den motivationalen Aspekten des Feedbacks, s. u.). Das Fremd-Feedback kann v. a. dann wichtig sein, wenn die Fähigkeit der Übenden zum Selbst-Feedback, etwa durch eine Störung der Sensibilität oder durch andere Ursachen, eingeschränkt bzw. noch

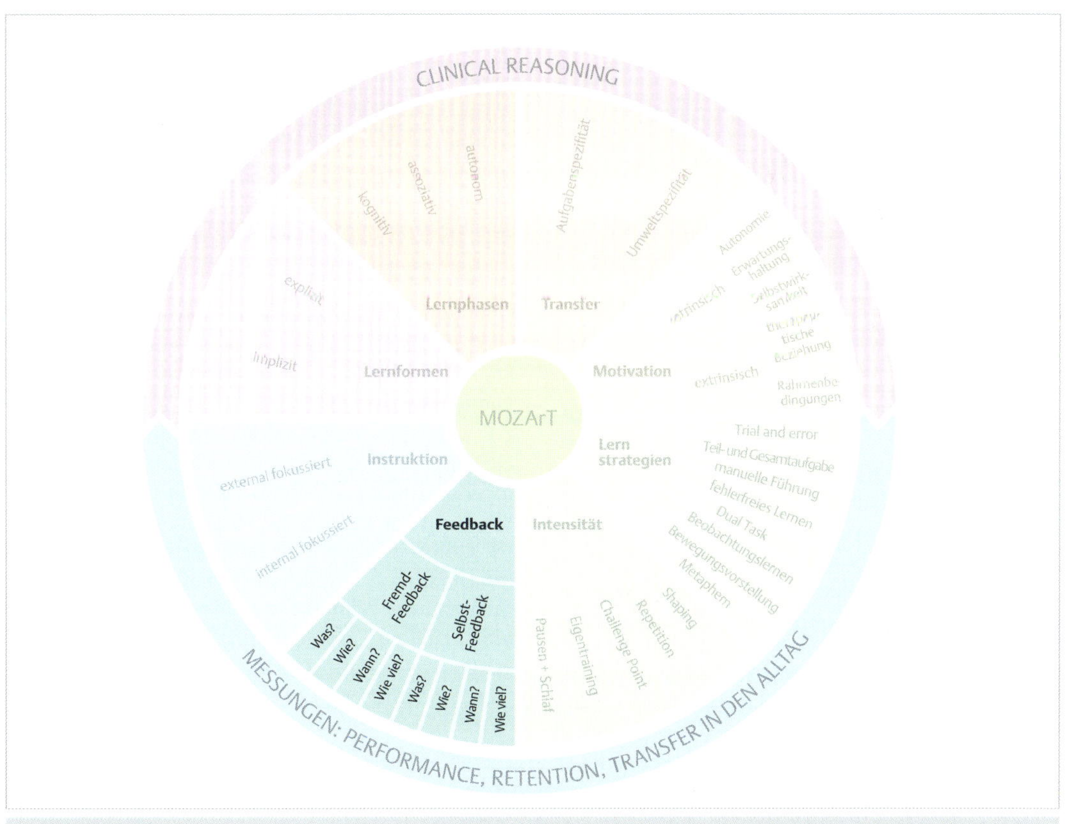

Abb. 2.32 Das Lernrad-Element: Feedback.

nicht ausreichend entwickelt ist (z. B. in der ersten Lernphase; Shumway-Cook u. Woollacott 2016).

Ein Selbst-Feedback sollte so häufig wie möglich eingefordert werden, d. h., die Therapeutin sollte den Patienten/Klienten immer wieder gezielt zu einer spezifisch gehaltenen Selbsteinschätzung auffordern: „Haben Sie Ihre Hand beim Aufstehen eingesetzt?“ Ungerichtete, offene Fragen sind weniger zielführend: „Wie fanden Sie es?“ Sie wirken oft eher verwirrend. Die Möglichkeit zum Selbst-Feedback ist bei Sprachstörungen oder kognitiven Defiziten erschwert.

Merke

Ein Feedback ist entscheidend für das motorische Lernen. Es gibt 2 Formen des Feedbacks: das Selbst-Feedback und das Fremd-Feedback. Das Selbst-Feedback sollte häufig ermöglicht werden.

Zur Gestaltung eines Fremd-Feedbacks gibt es mehrere Anwendungsdimensionen:

- Informationsinhalt: Was?
- Modus: Wie?
- Timing/Zeitpunk: Wann?
- Häufigkeit/Informationsmenge: Wie oft und wie viel?

2.10.2 Der Informationsinhalt des Feedbacks oder die Frage nach dem Was

Welche Inhalte können beim Feedback vermittelt werden? Hier gibt es 2 große, übergeordnete Kategorien: Knowledge of Results (KR) und Knowledge of Performance (KP). Das KR ist eine Rückmeldung über das Ergebnis der Bewegung bezüglich der Erreichung des intendierten Ziels (Schmidt 2018, Molier et al. 2010), wie z. B.: „Der Dartpfeil ist im Bullseye gelandet“ oder „Sie haben die Strecke xy in 20 Sekunden geschafft“. Die KP hingegen ist eine Rückmeldung über die Bewegungsausführung selbst (kinematische Information), z. B. „Ihr Knie ist überstreckt“. Eine solche Rückmeldung kann eingesetzt werden, um die Bewegungsqualität zu verbessern (Cirstea u. Levin 2007, Pomeroy et al. 2018).

Damit ähneln die Informationsinhalte denen der Instruktion. Deshalb kann KR als eine external fokussierte Rückmeldung und KP als internal fokussierte Rückmeldung interpretiert werden (Wulf et al. 2010, Weeks u. Kordus 1998, Johnson et al. 2013, Durham et al. 2014). Im vorliegenden Buch werden, analog zur Instruktion, die Begriffe external fokussiertes Feedback (EFF) und internal fokussiertes Feedback (IFF) verwendet (siehe Kap. 2.11).

In den Studien zur Erforschung des Effekts von Rückmeldungen wurde häufig das EFF eingesetzt. Das liegt daran, dass diese Form des Feedbacks einfacher zu operationalisieren und die Wirkung leichter zu messen ist (Winstein 1991, Weeks u. Kordus 1998, Cirstea u. Levin 2007). Beim IFF sind Operationalisierung und Quantifizierung der Wirkung umständlicher, da beispielsweise Messungen der Bewegungsqualität deutlich aufwendiger sind.

Beide Formen der Rückmeldung unterstützen das motorische Lernen, wobei das EFF das Lernen motorischer Automatismen günstiger beeinflusst (Majsak 2020). Im praktischen Alltag findet häufig eine Kombination aus beiden Formen statt (Johnson et al. 2013). Ein Grund dafür ist, dass ein Feedback häufig „intuitiv“ und nicht wohlüberlegt gegeben wird (Talvitie 2000).

Ein EFF ist häufig redundant mit dem Selbst-Feedback (Winstein 1991), d. h. der Übende kann selbst einschätzen (Selbst-Feedback), ob das Bewegungsziel erreicht wurde oder nicht. Eine zusätzliche Information von außen (Fremd-Feedback) ist nicht nötig bzw. unterstützt das Lernen nicht weiter.

Es gibt Hinweise zum Einsatz von EFF und IFF und grundsätzlich gibt es auch hier, ähnlich wie bei der Instruktion, die Empfehlung das EFF zu bevorzugen (van Vliet u. Wulf 2006). Ein EFF kann z. B. sinnvoll sein, wenn der Übende wenig Zugriff auf intrinsische Informationsquellen hat (van Vliet u. Wulf 2006, Poole 1991). Außerdem begünstigt ein EFF die automatische Bewegungskontrolle. Ein IFF kann dann sinnvoll sein, wenn es spezifische Informationen enthält, die der Übende nicht oder nur erschwert durch andere Feedbackquellen/-formen erhalten kann (Schmidt 2018, Pomeroy et al. 2018). Das bezieht sich v. a. auf Aspekte der Bewegungsqualität.

2.10.3 Der Informationskanal des Feedbacks oder die Frage nach dem Wie

Die Feedbackinformationen können über verschiedene Kanäle vermittelt werden: verbal, manuell, visuell (vormachen). Das verbale Feedback ist sicherlich die häufigste Form. Sie ist abhängig vom Sprachverständnis des Übenden. Ist dieses eingeschränkt, erscheint es oftmals sinnvoll, andere Kanäle zu wählen. Manuelles Führen als eine Form des Feedbacks ist v. a. bei Patienten/Klienten mit eingeschränkter Bewegungskontrolle ein wichtiges Mittel (Kap. 2.8). Es gilt, dabei besonders darauf zu achten, dass keine Abhängigkeit von der manuellen Unterstützung entsteht (Kap. 2.10.6). Deshalb sollte dieses Verfahren eher intermittierend eingesetzt werden (Majsak 2020).

2.10.4 Der Zeitpunkt des Feedbacks oder die Frage nach dem Wann

Beim Timing werden verschiedene Zeitpunkte unterschieden: während (sog. konkurrierendes Feedback) und nach der Bewegungsausführung (terminales Feedback; Shumway-Cook u. Woollacott 2016, Molier et al. 2010). Konkurrierendes Feedback kann in der ersten Phase des motorischen Lernens angebracht sein, da es den Erwerb einer neuen Fertigkeit unterstützt (Majsak 2020). Beim weiteren Voranschreiten des Lernprozesses kann es jedoch störend sein, da es die internen Informationsverarbeitungsprozesse behindert und dadurch das Behalten erschwert (Majsak 2020). Deshalb sollte im Verlauf des motorischen Lernens auf das terminale Feedback gewechselt werden (Walsh et al. 2009).

Terminales Feedback wiederum kann sofort oder verzögert (nach einer kurzen Pause) gegeben werden. Ein verzögertes terminales Feedback ist vorzuziehen, da es dem Übenden Zeit für ein Selbst-Feedback lässt (Swinnen et al. 1990). Darauf bezieht sich auch der Slogan „Schweigen ist Gold". Wir sollten uns mit dem Feedback zurückhalten, damit der Übende die Möglichkeit zum Selbst-Feedback hat (▶ Abb. 2.33).

Das Timing des Feedbacks ist auch abhängig von der Komplexität der Aufgabe und den kognitiven Kapazitäten des Übenden. Je komplexer eine Aufgabe ist, desto häufiger sollte ein Feedback gegeben werden.

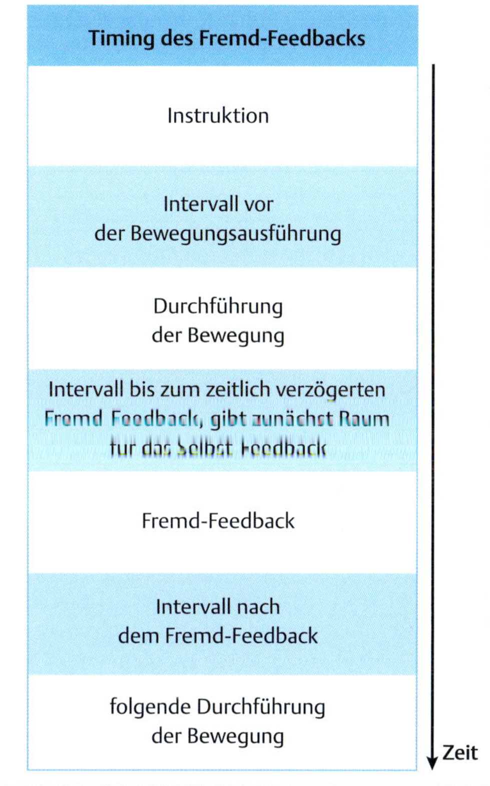

Abb. 2.33 Timing des Fremd-Feedbacks.

2.10.5 Die Informationshäufigkeit und -menge oder die Fragen „wie oft" und „wie viel"

Neben dem Informationsinhalt und dem Zeitpunkt des Feedbacks spielt die Häufigkeit bzw. die Informationsmenge eine große Rolle. Die Häufigkeit lässt sich unterteilen in: nach jeder Bewegungsdurchführung oder nach einer gewissen Anzahl von Bewegungsdurchführungen (sog. reduziertes Feedback). Dabei hat sich gezeigt: Je häufiger ein Feedback gegeben wird, desto schlechter wird die Behaltensleistung (Retention; Shumway-Cook u. Woollacott 2016). Dies wird damit erklärt, dass dadurch zu viele Informationen gegeben werden, was wiederum dazu führt, dass der Übende abhängig vom Feedback wird. Anders ausgedrückt: Eine reduzierte Feedbackhäufigkeit ist günstig für das Lernen (Schmidt 2018); oder: Weniger ist mehr (Huber 2008).

Dieses Vorgehen kann noch weiter spezifiziert werden. Es wird empfohlen, in den ersten Lernphasen eher mehr (jedoch nicht nach jedem Versuch) und in den späteren Lernphasen eher weniger Feedback zu geben. Man spricht hier auch von einem „Fading"-Prozess. Damit ist gemeint, dass die Häufigkeit des Feedbacks mit zunehmender Übungspraxis abebbt, also weniger wird (Schmidt 2018, Pomeroy et al. 2018). Die Informationsmenge sollte sich auf maximal 3 Inhalte beschränken. Zu viele Informationen erschweren ihre Verarbeitung.

Merke

Beim Fremd-Feedback gilt: Informationsinhalt, Informationskanal und Zeitpunkt sowie Häufigkeit bewusst einsetzen (was, wie, wann, wie oft).

2.10.6 Nachteile des Feedbacks

Ein gewichtiger Nachteil des Feedbacks besteht in der Abhängigkeit von der Rückmeldung (Weeks u. Kordus 1998). Wird das Feedback zu häufig verwendet, gerät der Übende in eine Abhängigkeit von der (äußeren) Führung durch das Feedback (Guidance-Hypothese; Rendos et al. 2021, Majsak 2020), d. h., das Fremd-Feedback wird dadurch integraler Bestandteil der Bewegungskontrolle. Zwar kann so die Aneignung einer neuen Bewegung beschleunigt werden, jedoch wird die Behaltensleistung erschwert. Ohne dieses Fremd-Feedback verschlechtert sich die Bewegungskontrolle. Die Fähigkeit zum Selbst-Feedback wird auf diese Art nicht gefördert.

Merke

Zu viel und zu häufiges Feedback behindern das motorische Lernen, deshalb: Weniger ist mehr.

2.10.7 Motivationale Wirkung von Feedback

Ein Fremd-Feedback kann auch einen motivationalen, energetisierenden Effekt haben. Das bezieht sich dann allerdings mehr auf die Performance (aktuelle Durchführung der Bewegung) und weniger auf das motorische Lernen selbst. Ein motivierendes Feedback führt zu „freudigerem" Üben, die Übenden trainieren länger und härter. Deshalb sollte v. a. in der ersten Lernphase nicht zu lange mit diesem Aspekt des Feedbacks gewartet werden. Es wird nach gelungenen, erfolgreichen Bewegungen gegeben (Ghorbani u. Bund 2020). Ebenso kann auch für die Anstrengung ein positives Feedback gegeben werden, selbst wenn das Ziel nicht erreicht wurde. Das fördert die Selbstwirksamkeit, Vertrauen in die eigenen Fähigkeiten und die Selbsteinschätzung der eigenen Kompetenzen (Schmidt 2018, Chiviacowsky 2020; Kap. 2.7). Allerdings können konstante Korrekturen das Vertrauen des Übenden in die eigenen Fähigkeiten sowie das Gefühl der Autonomie unterminieren.

Das selbstkontrollierte Feedback kann die motivationale Wirkung des Feedbacks ebenfalls erhöhen. Bei dieser Form des Feedbacks wird die Rückmeldung nur erteilt, wenn der Übende danach fragt, d. h., er hat die Wahl und bleibt damit autonom (Schmidt 2018; Kap. 2.7). Das hat positive Effekte, weil der Lernende aktiver einbezogen ist und so Informationen tiefer verarbeitet. Dabei bevorzugen Übende ein Feedback nach gelungenen Bewegungen (Chiviacowsky u. Wulf 2002). Ein motivierendes Feedback kann auch mit Videoaufnahmen von gelungenen Bewegungen gegeben werden.

Merke

Fremd-Feedback kann auch eingesetzt werden, um die Motivation zu fördern.

2.10.8 Ausgestaltung des Feedbacks

Im Vordergrund steht die geeignete Schulung zur Förderung des Selbst-Feedbacks (inhärentes Feedback). Die Folge aus dieser Sichtweise ist ein „sparsamer" Umgang mit dem Fremd-Feedback (Motto: Weniger ist mehr. Oder: Schweigen ist Gold).

Grundsätzlich soll dem Übenden viel Selbst-Feedback ermöglicht werden, indem es regelmäßig und häufig eingefordert wird. Das bedeutet auch, dass nicht zu häufig, zu schnell und mit zu vielen Informationen Rückmeldung gegeben werden soll.

Die verschiedenen Optionen des Feedbacks richten sich nach den Lernphasen. In der ersten Lernphase wird tendenziell häufiger und mehr Feedback gegeben. In den späteren Lernphasen wird das Feedback zunehmend reduziert. Das EFF wird zur Steigerung der Zielerreichung empfohlen, das IFF zur Schulung der Körperwahrnehmung (Pomeroy et al. 2018).

2.11 Instruktionen

Martin Huber

2.11.1 Einleitung

Ein wichtiges Prinzip, um das motorische Lernen zu unterstützen, ist neben der visuellen und taktilen Instruktion (dazu später mehr) die verbale Instruktion. Entscheidendes Kriterium dabei ist die Lenkung des Aufmerksamkeitsfokus der Übenden durch spezifische Anleitungen.

Zwei Formen werden unterschieden: die internal fokussierte und die external fokussierte Aufmerksamkeit. Die internal fokussierte Aufmerksamkeit (IFA) ist eine Konzentration auf die eigenen Körperbewegungen bzw. das Bewegungsgefühl (Piccoli 2018). Die external fokussierte Aufmerksamkeit (EFA) ist auf den Effekt der Bewegung, den diese auf die Umwelt hat bzw. haben soll, gerichtet (Schmidt 2019). Diese Unterteilung wurde u. a. von Gabriele Wulf (1998) als eine der ersten Forscherinnen zum Thema publiziert. Durch die Art der Instruktion kann also die Aufmerksamkeit nach internal oder nach external gelenkt werden.

Die Unterschiede der Instruktionen sollen hier kurz und prägnant anhand des Pfeilwurfes beim Dart dargestellt werden (▶ Abb. 2.35).

Merke

Es gibt 2 Möglichkeiten, durch die Instruktion die Aufmerksamkeit des Übenden zu lenken: die internal fokussierte Aufmerksamkeit (IFA) und die external fokussierte Aufmerksamkeit (EFA).

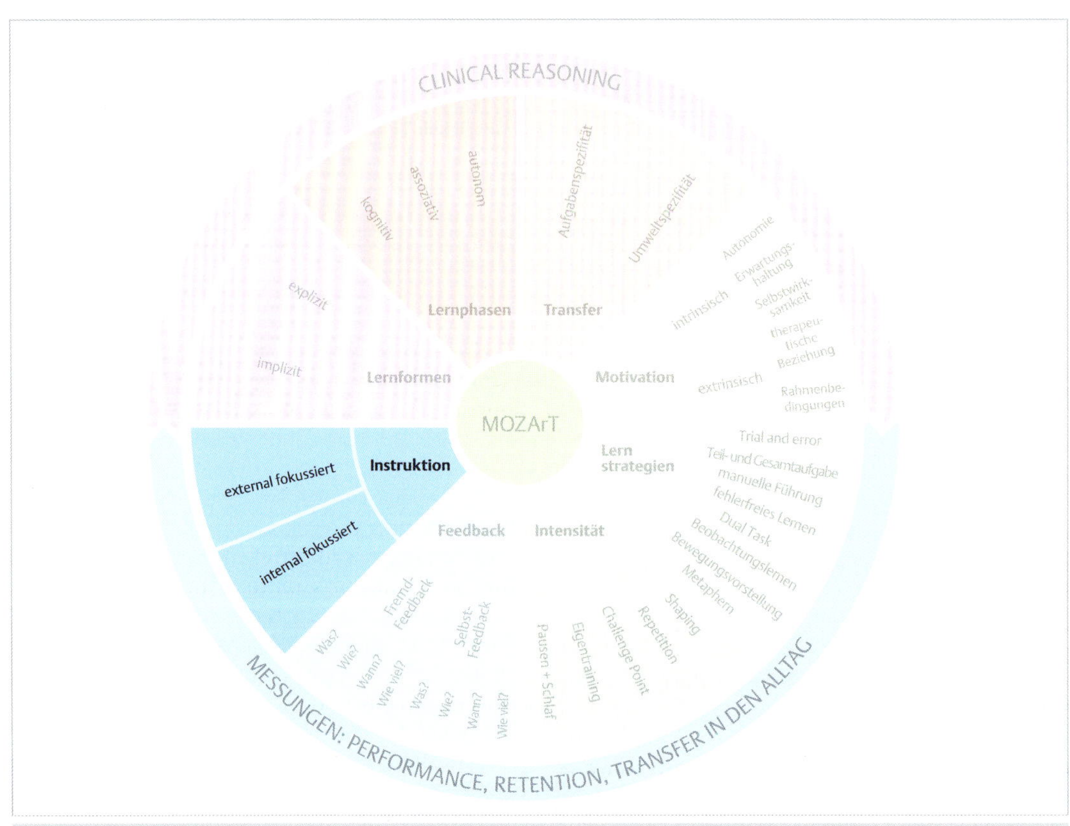

Abb. 2.34 Das Lernrad-Element: Instruktion.

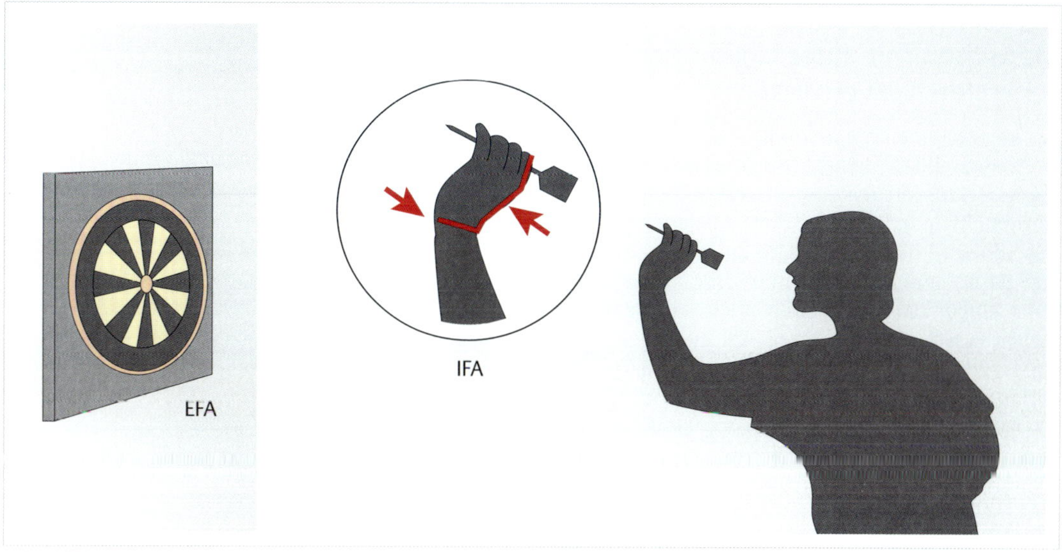

Abb. 2.35 Pfeilwurf beim Dart. IFA: Konzentration auf die Stellung des Handgelenks und der Finger; EFA: Konzentration auf die Dartscheibe.

2.11.2 Forschung zur external fokussierten Aufmerksamkeit und zur internal fokussierten Aufmerksamkeit

Etwa seit der Jahrtausendwende wird die Frage, ob IFA und EFA einen unterschiedlichen Effekt auf das motorische Lernen haben, intensiv erforscht (Piccoli 2018).

Es gibt mittlerweile viele Forschungsarbeiten zu dem Thema, deren Ergebnisse die förderlichen Einflüsse einer EFA nahelegen (Kleynen et al. 2020, Wulf et al. 2010). Ein Großteil dieser Forschungen bezieht sich jedoch v. a. auf (hirn-)gesunde Probanden (Beek u. Roerdink 2014, Aloraini et al. 2020a). Zu erlernende bzw. zu trainierende Aufgaben in den Untersuchungen waren u. a.: still Stehen auf einem Stabilometer, Hin- und Herschwingen auf dem Skisimulator, Rückhandschlag beim Tennis, verschiedene Golfschläge, zielgenaue Würfe beim Basketball, zielgenaue Würfe beim Dart, vertikale Sprunghöhe (Peh et al. 2011).

Die Quintessenz aus diesen Arbeiten lautet: Die EFA resultiert in einer effektiveren Durchführung von Bewegungen und einem effektiveren Erlernen von Bewegungen als die IFA (Wulf et al. 2016, Aloraini et al. 2020a).

Merke

Die EFA beschleunigt das motorische Lernen.

Die Constrained-Action Hypothese

Die Erklärung für den vorteilhaften Effekt einer EFA auf das motorische Lernen liefert die sog. Constrained-Action-Hypothese (Wulf et al. 2001, Schmidt 2019). Danach erzeugt die IFA eine bewusste Kontrolle der Bewegung. Dies führt zu ungünstigen Wechselwirkungen (Interferenzen) mit automatischen Prozessen der Bewegungskontrolle. Dadurch kommt es zu Störungen von Bewegungsautomatismen.

Andererseits reduziert die EFA den Bedarf an bewusster Bewegungskontrolle und begünstigt so die automatischen Kontrollprozesse (Piccoli et al. 2018). Man könnte sagen, dass das Gehirn bei der motorischen Kontrolle primär auf den Effekt einer Bewegung fokussiert ist und weniger auf das Gefühl einer Bewegung und deshalb die EFA diese Prozesse unterstützt.

Gelten diese Erkenntnisse auch für Menschen mit einer Läsion des zentralen Nervensystems?

Für hirngesunde Probanden ist die Datenlage relativ eindeutig. Eine Instruktion, die auf die EFA bezogen ist, fördert das motorische Lernen, v. a. die Lerngeschwindigkeit in der Aneignungsphase. Deshalb wird dieses Vorgehen auch für die Therapie neurologischer Patienten empfohlen (Wulf 2013, Huber 2019). Seit einigen Jahren finden vermehrt Forschungsaktivitäten mit neurologischen Patienten statt (Schlaganfall, Schädel-Hirn-Trauma, Parkinson-Krankheit, multiple Sklerose; Piccoli 2018). Viele dieser Studien legen ebenfalls nahe, dass auch im Kontext der Therapie mit neurologischen Patienten eine Instruktion, welche die EFA fördert, günstig für das motorische Lernen ist. Der Einfluss unterschiedlicher Instruktionsarten wurde etwa bei Menschen mit Parkinson-Krankheit (Balanceaufgaben und Wurfbewegungen; Wulf 2009, Landers et al. 2005, Kakar et al. 2013) und bei Menschen nach einem Schlaganfall erforscht (Armbewegungen, Gehen und Gleichgewicht im Stehen; Fasoli et al. 2002, Durham 2014, Sakurada et al. 2017, Kim et al. 2017, Aloraini et al. 2020b).

Beobachtungsstudien nach einem Schlaganfall weisen jedoch darauf hin, dass von Therapeuten während der Rehabilitation sowohl Instruktionen als auch das Feedback eher internal fokussiert appliziert werden (Johnson 2013). Die Patienten gewöhnen sich also möglicherweise an diese Form des Aufmerksamkeitsfokus. Kal et al. (2015) kommen deshalb in einer Studie zur Subakutphase nach einem Schlaganfall zu dem Ergebnis, dass auch eine IFA die (automatische) Bewegungskontrolle fördern kann. Darüber hinaus kann es sein, dass manche Patienten ohnehin schon eine gesteigerte bewusste Bewegungskontrolle haben. Das bedeutet, sie sind häufig „automatisch" internal fokussiert, um Bewegungen im Rahmen ihrer Möglichkeiten zu kontrollieren. Dies führt zu einer Gewohnheit, die den Patienten hilft, Aktivitäten erfolgreich durchzuführen.

Die häufig benutzte und damit gewohnte Art des Aufmerksamkeitsfokus wird zu einem integralen Bestandteil der automatischen Bewegungskontrolle. Zwingt man diese Patienten nun dazu, ihre Aufmerksamkeit auf eine andere, ungewohnte Art zu fokussieren, verschlechtert sich die Bewegungskontrolle (Maurer u. Munzert 2013). Des Weiteren konnte gezeigt werden, dass die Balancekontrolle bei Parkinsonpatienten in der Off-Phase von einer IFA profitiert und eine EFA die Balancekontrolle sogar verschlechtert (Beck u. Almeida 2017). Die Autoren erklären dieses Ergebnis damit, dass die EFA automatische Kontrollprozesse aktiviert. In diese Prozesse sind u. a. die Basalganglien involviert. Da diese ohne Dopamingabe dysfunktional arbeiten, verschlechtert sich die Bewegungskontrolle durch eine EFA. Umgekehrt umgeht eine IFA die automatischen Kontrollabläufe, indem mehr kortikale Areale aktiviert werden, was die Bewegungskontrolle verbessert (Beck u. Almeida 2017).

Merke

Der Einsatz der IFA kann in bestimmten Situationen sinnvoll sein.

2.11.3 Weitere Möglichkeiten der Instruktion

Neben den verbalen Instruktionen können Informationen auch visuell und taktil bzw. über die Gestaltung von Aufgabe und Umwelt vermittelt werden. Die visuelle Instruktion (vorzeigen) „erspart" viele Worte. Das kann ein Vorteil bei Patienten mit Sprachproblemen oder kognitiven Einschränkungen sein. Wichtig dabei ist, die relevanten Bewegungsaspekte hervorzuheben. Ein bloßes Vormachen bedeutet noch nicht, dass der Übende nachvollziehen kann, „worum es geht". Die taktile Instruktion (manuelle Führung) wird im Kap. 2.8 näher erläutert.

2.11.4 Zusammengefasst

Was bedeutet das nun für die praktische Umsetzung des Prinzips Instruktion?

Die Verwendung der EFA beschleunigt die Lerngeschwindigkeit in der Aneignungsphase, was zu einem schnelleren Lernen beiträgt (Kal et al. 2019, Kim et al. 2017). Deshalb ist es empfehlenswert, diesen Aufmerksamkeitsfokus zu wählen. Dies gilt im Speziellen auch für Patienten mit einem Aufmerksamkeitsdefizit (Kal et al. 2019).

Wohingegen Patienten mit ausgeprägten Symptomen auf der Körperfunktions-/Körperstrukturebene (Muskelschwächen, Sensibilitätsstörungen) von einer IFA profitieren können (Kal et al. 2019). Nach Beck lässt sich bei Parkinsonpatienten in der Off-Phase die Bewegungskontrolle mithilfe der IFA verbessern (Beck 2017).

2.12 Messungen und Transfer in den Alltag

Gail Cox Steck

„The question is not whether these experts are well trained. It is whether their world is predictable."
D. Kahneman

2.12.1 Evaluation des motorischen Lernens

Motorisches Lernen ist die Lehre vom Erwerb von Bewegungsfertigkeiten und der Verbesserung von Bewegungsabläufen durch Übung (Magill 2011). Bewegungsfertigkeiten zu erwerben bedeutet, das gewünschte Ergebnis durch Konsistenz (Erfolgs- und Versuchsanzahl), Flexibilität (unter verschiedenen Bedingungen bzw. in verschiedenen Kontexten oder Umgebungen) sowie physische und mentale Effizienz zu erreichen (Zeit, Geschwindigkeit, Dauer, Dual-Task-Leistung; Winstein 1991, Ranganathan et al. 2020).

Merke

Das Ziel des motorischen Lernens ist nicht die schnelle Aneignung eines motorischen Verhaltens (Task Performance), sondern die Retention und der Transfer von erlernten Fertigkeiten (Task Performance Skills).

Bevor Therapeutinnen untersuchen oder einschätzen, ob eine Patientin/Klientin eine spezifische motorische Fertigkeit gelernt hat, sollten sie sich den Prozess des motorischen Lernens vor Augen halten (Kap. 1.2):

- Das Lernen ist nicht direkt zu beobachten. Man kann den eingetretenen Lernprozess nicht sehen.

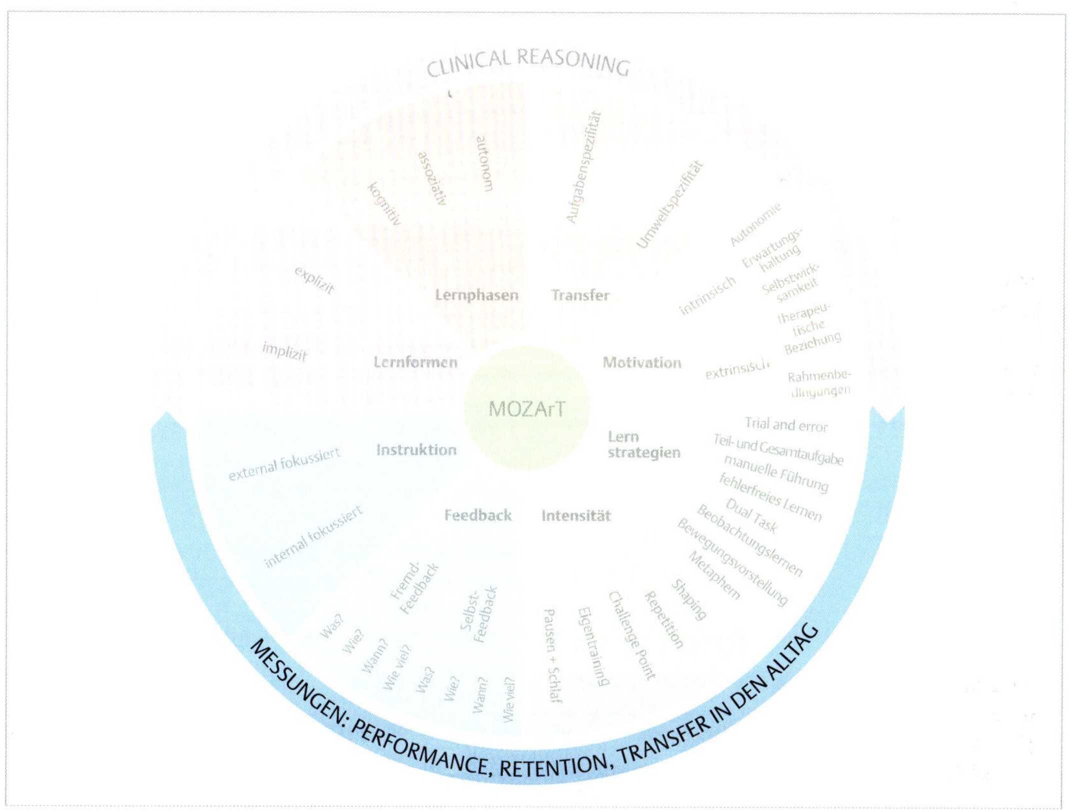

Abb. 2.36 Das Lernrad-Element: Messungen - Perfomance, Retention und Transfer in den Alltag.

- Das Lernen einer motorischen Fertigkeit basiert auf der physischen Leistung eines Individuums.
- Das Lernen entsteht durch vermehrtes physisches Üben oder Training.
- Die nachgewiesene erlernte motorische Fertigkeit sollte über einen gewissen Zeitraum hinweg beständig sein.
- Die Veränderung sollte bestenfalls permanent und nicht nur vorübergehend sein. Wenn etwa die Patientin/Klientin eine Bewegung oder eine Fertigkeit am Tag, nachdem sie diese geübt hat, wiederholt und genauso ausführt, heißt das nicht unweigerlich, dass sie diese gelernt hat. Die Patientin/Klientin sollte die Fertigkeit auch auf einem höheren Leistungsniveau und nach einem gewissen Zeitraum und in verschiedenen Kontexten ausführen können.

Was also wird genau untersucht? Führt die Patientin/Klientin die gelernte Aufgabe bzw. Fertigkeit mithilfe von Adaption durch oder wird diese durch Kompensation ersetzt oder handelt es sich um eine tatsächliche Erholung (True Recovery) durch Restitution (Wiederherstellung) der Funktion (Kap. 1.2)?

2.12.2 Assessments für das Erlernen motorischer Fertigkeiten

Das motorische Lernen kann man in der Therapie indirekt evaluieren, indem die Veränderung der Leistung der Patientin/Klientin bei einer motorischen Aufgabe gemessen wird. Das gilt sowohl für Individuen, die eine neue Fertigkeit üben bzw. trainieren, als auch für Patientinnen/Klientinnen nach einem Schlaganfall, die eine zuvor gekonnte Aufgabe wieder erlernen müssen. Schmidt (2014) unterscheidet zwischen dem Testen bzw. Messen innerhalb des gleichen Übungsbereiches und in einer neuen, veränderten Umgebung oder einem veränderten Kontext anhand des Retentions- oder Transfertests.

Retentionstest

Der Retentionstest evaluiert das motorische Verhalten der gleichen Fertigkeit in der gleichen Umgebung wie während einer Übungs- oder Therapiesitzung, nach einer Pause und ohne die in der Therapiesitzung verwendeten Übungsvariablen. Die Durchführung des Tests spiegelt, wie stark die motorische Gedächtnisrepräsentation über einen gewissen Zeitraum hinweg ist (Kantak u. Winstein 2012).

Nach Schmidt (2014) sollte der Test einige Minuten nach der letzten Übungseinheit durchgeführt werden (also mit einer kurzen Verzögerung = Short-time Delay) oder auch nach einem Tag oder mehr nach der vorangegangenen Übung (nach längerer Verzögerung = Long-time Delay).

Transfertest

Der Transfertest (zum Thema Transfer siehe 2.6) bewertet das motorische Verhalten derselben Fertigkeit in einer anderen Umgebung als in der Trainingssituation oder unter anderen Aufgabenbedingungen (veränderte Kraft, Zeit), nach einer Pause und ohne die in der Therapiesitzung verwendeten Übungsvariablen.

Der Test wird einen Tag oder länger nach der letzten Übungssitzung oder einige Minuten nach der letzten Trainingssitzung durchgeführt. Der Test kann die Flexibilität des motorischen Gedächtnisses widerspiegeln (Schmidt 2014).

So liegt z. B. bei einem selbstständigen Gehtraining der Fokus darauf, dass die Patientin/Klientin die Fähigkeit erlernt, in verschiedenen Settings unter unterschiedlichen Bedingungen zu gehen. Das Ziel kann die Fähigkeit beinhalten, langsam, mittelschnell und sehr schnell zu laufen, auf unterschiedlichem Untergrund (Fliesen, Teppich, Gras, steinige Oberflächen, ebener oder unebener Untergrund), in einem schwach beleuchteten Korridor, auf einem belebten Platz oder um etwa noch den Fahrstuhl zu erreichen.

Die Patientin/Klientin übt in der Therapie, auf ebenem Grund mit Fliesen, in einer ruhigen, schwach beleuchteten Umgebung zu gehen.

Der Retentionstest untersucht das Gehen in der gleichen Umgebung unter gleichen Bedingungen. Der Transfertest untersucht das Gehen in verschiedenen Umgebungen und unter unterschiedlichen Bedingungen (Kap. 2.6), wie z. B. über Teppich laufen, in einem belebten Korridor oder während etwas getragen wird,

Bei beiden Tests sollten die temporären Auswirkungen, die bestimmte Variablen auf die motorische Leistung haben, minimiert werden (s. u.). Nur so kann das motorische Lernen genau bewertet werden.

Tab. 2.9 Beispiele für temporäre Auswirkungen der Variablen auf die motorische Leistung (Motor Performance).

positive Variablen	negative Variablen
Motivation: Bestimmte Instruktionen oder Ermutigungen können einen Schub verleihen, der sich positiv auf die Leistung auswirkt.	physische oder psychische Erschöpfung
Führung durch physische Hilfe (durch Hands-on oder durch erleichternde Techniken)	Stress
Verbale Anweisungen während der Übungen können die Leistung verbessern.	Langeweile während lang dauernder Therapieeinheiten
	ausbleibende Fortschritte

Merke

Der **Retentionstest** untersucht, wie gut die Ausführende die motorische Fertigkeit gelernt hat.

Der **Transfertest** misst, wie gut die Patientin/Klientin das Gelernte generalisieren kann, um die Aufgabe bzw. Aktivität auch in einem anderen Kontext oder in einer anderen Umgebung durchzuführen.

Andere Formen der Untersuchung

Feedback mit Video

Um Fortschritte kontinuierlich zu beobachten und um ein visuelles Feedback zu geben, können Therapeutinnen kurze Videosequenzen nutzen. Diese Videos können sie sowohl für den Retentionstest als auch den Transfertest mit dem Handy der Patientin/Klientin aufnehmen.

Ein Video-Feedback (positive Variable) kann die Zufriedenheit über die ausgeführte Aufgabe verbessern (intrinsische Motivation). Diese Zufriedenheit beeinflusst wiederum die Motivation und kann den Einsatzwillen der Patientinnen/Klientinnen während der Therapie steigern (Gilmore u. Spaulding 2007). Dadurch könnte es zwar zu einer Verbesserung der Aufgabenleistung kommen, nicht aber unbedingt zu einem verbesserten motorischen Lernen.

Evaluation der Selbstwirksamkeit

Die Selbstwirksamkeitsskala (Self-efficacy Scale; Bandura 1977) bestimmt die Selbstwirksamkeit der Patientin/Klientin bei einer Aufgabe und bezieht sich auf die wahrgenommene Leistungsfähigkeit. Bandura schlägt vor, die Formel „Das kann ich" (can do) zu verwenden, da sie die Beurteilung der Leistungsfähigkeit (Capability) ausdrückt. Die Formel „Das werde ich tun" (will do) drückt eher eine Absicht aus.

Die 100 %-Punkte-Wirksamkeitsskala ermöglicht eine bessere Vorhersage der Leistung als eine Skala mit 5 Intervallen. Wirksamkeitsskalen sind unipolar und reichen von 0 bis 100 %. Sie enthalten keine negativen Zahlen, da es keine niedrigere Beurteilung als die vollständige Unfähigkeit (0) gibt.

Zum Beispiel: „Bitte schätzen Sie auf einer Skala von 0 bis 100 % ein, wie sicher Sie Ihr Therapieziel erreichen können?"

0 % 50 % 100 %

Kann ich überhaupt nicht. Kann ich mittelmäßig. Kann ich ganz sicher. (MOZArT)

- „Schätzen Sie ein, wo Sie jetzt stehen?"
- „Was ist erforderlich, damit Sie 100 % erreichen?"
- „Was hält Sie davon ab, dies zu erreichen?"

Therapeutinnen können auch erfragen, wie Patientinnen/Klientinnen die Aufgabe in ihren täglichen Aktivitäten erreichen können. Beobachtungen durch Angehörige oder Pflegekräfte können Informationen zu einer Lernindikation geben (Kap. 2.3).

Eine Verbesserung ohne Kompensation mittels „normaler motorischer Kontrolle" wäre der Goldstandard bzw. das Maximalziel. Es zählt aber auch die Zufriedenheit der Patientin/Klientin mit ihrer

Leistung dazu (Performance Skills), selbst wenn sie diese durch eine gewisse Kompensation erreicht. Wichtig für Therapeutinnen ist, dass sie, wenn Patientinnen/Klientinnen durch eine solche Kompensation mehr Zufriedenheit und Lebensqualität erreichen, das Training (auch das Eigentraining) mit Strategien füllen, welche sekundäre Beeinträchtigungen wie Kontrakturen oder Schwäche zu vermeiden helfen.

Die Ziele können sich im Laufe der Rehabilitation und mit den Jahren verändern: Eine Patientin/Klientin ist zu Beginn vielleicht froh, sich mit einem Gehstock sicher und überall zu Fuß hinbewegen zu können. Wenn sie später dann wieder in ihren Beruf zurückgekehrt ist, möchte sie sich dort vielleicht auch ohne Hilfsmittel bewegen können.

Ein Beispiel eines validierten Messinstruments, welches die subjektive Einschätzung der Erholung aus Sicht der Patientin/Klientin betrachtet, ist das „Motor Activity Log" (MAL). Dabei handelt es sich um ein semistrukturiertes Interview, mit dessen Hilfe Patientinnen/Klientinnen beurteilen, wie oft sie ihren stärker betroffenen Arm zu Hause bei 30 Aktivitäten des täglichen Lebens (ADL) einsetzen (Uswatte et al. 2005).

Die Stroke Impact Scale (Version 2.0 SIS; Duncan et al. 1999) zur Selbsteinschätzung umfasst 64 Punkte in 8 Bereichen: Kraft, Handfunktion, ADL und iADL (instrumentale Aktivitäten des täglichen Lebens), Mobilität, Kommunikation, Emotionen, Gedächtnis, Denken und Partizipation.

Aufgaben unter Dual-Task-Bedingungen können zusätzlich in ein Training integriert werden, um zu bewerten, ob die Patientin/Klientin die Aufgabe dauerhaft gelernt hat (Kleynen et al. 2020).

Die oben beschriebenen Messinstrumente sind Möglichkeiten, um zu beobachten und einzuschätzen, ob der Lernprozess einer Leistung dauerhaft ist und so auch in die verschiedenen Kontexte übertragen werden kann.

2.12.3 Spezifische Assessments nach Schlaganfall

Gibt es validierte Assessments, um das motorische Lernen z. B. nach einem Schlaganfall zu untersuchen? Dazu gibt es verschiedene Aussagen. Hier ein paar Beispiele ohne Anspruch auf Vollständigkeit:

- Levin et al. (2009) und Kwakkel et al. (2017) beklagen eine fehlende Einheitlichkeit der Begrifflichkeiten unter Wissenschaftlern und auch Klinikern im Hinblick auf die motorischen Fertigkeiten nach einer Hirnverletzung. Der Stroke Recovery and Rehabilitation Roundtable (SRRR) legte fest, dass es zukünftig für die Evaluation des Lernens von Fähigkeiten spezielle/einheitliche Begriffe und Definitionen geben soll, wie etwa, ob die Kompensation einer motorischen Aufgabe als tatsächliche Erholung (True Recovery) angesehen werden soll.
- Nach Kitago und Krakauer (2013) und Raghavan et al. (2010) sollte man zwischen den Begriffen Beeinträchtigung (Impairment) und Funktion (Function) unterscheiden. Die Erholung von einer Beeinträchtigung bedeutet, dass genau die gleichen Bewegungsmuster nach der Erkrankung bzw. Verletzung genutzt werden wie zuvor. Im Gegensatz dazu kann die Erholung der Funktion entweder durch die Erholung der Beeinträchtigung oder durch kompensatorische Mechanismen erfolgen.
- Beispielsweise bewertet der Action Research Arm Test (ARAT) nicht die Qualität der Bewegung und kann von daher nicht grundsätzlich zwischen der tatsächlichen Erholung und der Anwendung kompensatorischer Strategien unterscheiden (Kap. 1.2.2). Buma et al. (2013) argumentieren, dass bei den Messungen der motorischen Leistung (Motor Performance) gleichzeitig Veränderungen der Gehirnaktivität innerhalb eines identischen Zeitfensters nach einem Schlaganfall gemessen werden sollten. Wenn dies immer wiederholt wird, kann man zwischen tatsächlicher neurologischer Erholung, die durch Lernen entstanden ist, und der Anwendung von Kompensationsstrategien unterscheiden.
- Tsay und Winstein (2021) empfehlen 5 Merkmale für Leitfragen, die in der Frühphase klinischer Interventionsstudien gefunden wurden (▶ Tab. 2.10). Diese Merkmale bewerten mehr die erholungsbasierten Interventionen als die unmittelbaren kompensatorischen Maßnahmen. Die 5 Merkmale wurden zusammengefasst, um die Lücke zwischen den viel beschäftigten Kliniker*innen und der aktuellen Literatur über die motorische Erholung zu verkleinern.
- Lord und Rochester (2005) unterstreichen den Bedarf an einem zuverlässigen Instrument zur Beurteilung von Community Ambulation. Dabei geht es um die Fähigkeit, zum Beispiel das Gehen mit allen Aufgaben in einer komplexen Umgebung zu integrieren. Der klinische Test sollte Dual-Task-Paradigmen als Teil der Beurteilungs-

methoden einbeziehen und den Kontext berücksichtigen, in dem die Beurteilung stattfindet (z. B. Klinik, Zuhause, soziales Umfeld). Ein solches (Mess-)Instrument kann dabei helfen, Patientinnen/Klientinnen zu identifizieren, die nicht nur in einem einfachen Kontext Schwierigkeiten haben zu gehen, sondern auch in einem komplexeren. Außerdem kann es diejenigen identifizieren, für die in einem komplexeren Kontext ein Risiko z. B. für Stürze besteht. Für Patla und Shumway-Cook (1999) ist die „Mobilität in einem komplexen Kontext die Norm und nicht die Ausnahme und es werden Instrumente benötigt, die genau das berücksichtigen".
- Pohl et al. (2020) nennen hinsichtlich der Outcome-Messungen 0 Messinstrumente (s. u.) zur Anwendung in der motorischen Rehabilitation nach einem Schlaganfall sowie 7 definierte Messzeitpunkte, die den Stadien der Erholung nach einem Schlaganfall entsprechen. Die Wissenschaftler empfehlen außerdem für das chronische Stadium eine kontinuierliche Überprüfung alle 6 Monate. Die Messungen sollten während des gesamten Kontinuums der Schlaganfallversorgung implementiert werden und somit einen Leistungsvergleich ermöglichen, um langfristig die Qualität der Rehabilitation nach einem Schlaganfall zu optimieren.

Die folgenden Assessments sind empfohlene Outcome-Messinstrumente:
- obere Extremität: Fugl-Meyer Motor Assessment und Action Research Arm Test (ARAT)
- untere Extremität: Fugl-Meyer Motor Assessment, 10m-Walk-Test, Timed up and go, Berg Balance Scale
- ADL (Schlaganfall relevanter Bereich): National Institutes of Health Stroke Scale, Barthel-Index oder Functional Independence Measure Scale, Stroke Impact Scale
- Ein weiteres Beispiel für ein validiertes Messinstrument, welches sowohl den Erfolg einer Aufgabe als auch die Qualität der Bewegungsausführung während der Aufgabe misst, ist der Wolf-Motor-Function-Test für die obere Extremität. Dieser Test beurteilt die Qualität der Bewegung und auch das Ergebnis der Aufgabe (Wolf et al. 2001; Park et al. 2008).
- Für Shishov et al. (2017) muss ein Instrument, das der Auswahl der Ergebnismessung entsprechend der Patientinnen-/Klientinnenpopulation, der Art der Interventionen und der Übereinstimmung mit den verschiedenen motorischen Lerntheorien dient, erst noch entwickelt werden.

2.12.4 Zusammengefasst

In der Schlaganfallforschung gibt es signifikante Bemühungen und Veränderungen hinsichtlich neuer Standards. Diese werden davon beeinflusst, wie die Fortschritte von Patientinnen/Klientinnen zukünftig evaluiert bzw. bewertet werden und ob der Lernprozess auf einer tatsächlichen Erholung oder auf Kompensation beruht (Kwakkel et al. 2017).

Als Ergo- oder Physiotherapeutinnen in einem klinischen oder häuslichen Setting dokumentieren wir Veränderungen aufgrund unserer Beobachtungen und messen die beste Aufgabenleistung einer Patientin/Klientin in der Therapiesituation während der Therapiesitzungen. Uns sollte bewusst sein, dass die motorische Leistung (Motor Performance), die ein wichtiger Prädikator für die motorische Erholung sein kann, durch vorübergehende Effekte in der Therapie beeinflusst werden kann, wie z. B. Hinweise (Cues) oder Führungstechniken (Feys et al. 2012).

Daher sollte bei der Dokumentation von Beurteilungen oder Beobachtungen zur Leistungsfähigkeit der Patientin/Klientin zwischen Sitzungen in der Übungssituation (Retentionstest), neuen Situationen, anderen Umgebungen oder Kontexten (Transfertest) unter den für die Patientin/Klientin relevanten Bedingungen (z. B. in der häuslichen Umgebung oder durch einen Besuch bei Angehörigen) unterschieden werden.

Die Therapeutin sollte sich auch darüber im Klaren sein, ob die motorischen Leistungsfähigkeiten (Motor Performance Skill) eine „echte Erholung", eine adaptierte oder eine substituierte Kompensation widerspiegeln und welche Konsequenzen sich daraus für weitere Interventionen ergeben. Auf diese Weise kann ein möglicher Langzeiteffekt auf das Lernen abgeschätzt werden und eine nachfolgende therapeutische Intervention kann sekundäre Beeinträchtigungen aufgrund von Kompensationsstrategien verhindern oder behandeln.

Tab. 2.10 Zusammenfassung der 5 Merkmale und Leitfragen.

1	Einleitung: stützt sich auf die Grundlagenforschung	a) Besteht eine Diskrepanz zwischen wissenschaftlicher Literatur und der Grundlagenforschung sowie der klinischen Forschung? b) Ist diese Diskrepanz in den unterschiedlichen Forschungsideen und Techniken begründet? c) Welche hypothetischen Mechanismen begünstigen die motorische Erholung?
2	Methodik/Methoden: aufbauend auf erfahrungsabhängiger Plastizität	a) Besteht ein enger Zusammenhang zwischen den gewählten Parametern und den Parametern bei vergleichbaren größeren klinischen Studien mit gleicher Population? b) Besteht ein enger Zusammenhang zwischen den gewählten Parametern und den hypothetischen Mechanismen, die in der Einleitung vorgestellt wurden? c) Besteht ein enger Zusammenhang zwischen den gewählten Parametern und den eigenen klinischen Erfahrungen in der Arbeit mit dieser Population?
3	Ergebnisse: beinhalten Beeinträchtigungen und Messungen auf Teilnehmerebene (z. B. Fragebogen zur Lebensqualität)	a) Wurden die Messungen hinsichtlich des Einschränkungsgrads der Teilnehmer und der Teilnehmerebene mit eingeschlossen? b) Konnten klinisch relevante Verbesserungen beobachtet werden? c) Waren die Teilnehmer engagiert, zufrieden und motiviert?
4	Diskussion: Bezug nehmen auf übereinstimmende Hinweise	a) Stimmt die Interpretation der Ergebnisse mit denen der Autor*innen überein? b) Sind die vorgelegten übereinstimmenden oder nicht übereinstimmenden Beweise überzeugend? c) Sollten Elemente der Intervention in der eigenen klinischen Praxis umgesetzt werden?
5	Die Studie im Ganzen: Berücksichtigt diese die Sichtweise, Vorstellungen und Bereitschaft der Person zur Rehabilitation?	a) War die Studie so konzipiert, dass sie bereichernd und ansprechend war? b) War die Intervention auf die Teilnehmer sinnvoll zugeschnitten? c) Können die von den Patienten berichteten Ergebnismessungen und gesammelten Erkenntnisse dazu verwendet werden, diese Intervention zu ergänzen? d) Beschleunigt diese Intervention die motorische Erholung und verbessert sie das Wohlbefinden einer Person? e) Werden in der Studie sozioökonomische Faktoren, Lebensstil, Unterstützung durch Angehörige, Tätigkeiten, Compliance und sekundäre medizinische Faktoren beschrieben, welche die Erholung fördern oder behindern?

2.13 Literatur

Abdullahi A. Effects of Number of Repetitions and Number of Hours of Shaping Practice during Constraint-Induced Movement Therapy: A Randomized Controlled Trial. Neurology Research International 2018. doi:10.1155/2018/5496408

Aggarwal A, Davies J, Sullivan R. "Nudge" in the clinical consultation – an acceptable form of medical paternalism? BMC Medical Ethics 2014; 15(1): 31. doi:10.1186/1472-6939-15-31

Aloraini SM, Gelley G, Glazebrook C et al. Motor Behavior Concepts in the Study of Balance: A Scoping Review. Journal of Motor Behavior 2020a; 52(1): 97–121. doi:10.1080/00222895.20191582472

Aloraini SM, Glazebrook CM, Pooyania S et al. An external focus of attention compared to an internal focus of attention improves anticipatory postural adjustments among people post-stroke. Gait & Posture 2020b; 82: 100–105. doi:10.1016/j.gaitpost.2020.08.133

Al-Sharman A, Siengsukon CF. Sleep enhances learning of a functional motor task in young adults. Physical therapy 2013; 93(12): 1625–1635. doi:10.2522/ptj.20120502

Andrieux M, Danna J, Thon B. Self-control of task difficulty during training enhances motor learning of a complex coincidence-anticipation task. Research quarterly for exercise and sport 2012; 83(1): 27–35. doi:10.1080/02701367.201210599822

Anemaet WK, Stome Hammerich A. A Framework for Exercise Prescription. Topics in Geriatric Rehabilitation 2014; 30 (2): 79–101. doi:10.1097/TGR.0000000000000011

Ark TK, Brooks LR, Eva KW. Giving learners the best of both worlds: Do clinical teachers need to guard against teaching pattern recognition to novices? Academic Medicine: Journal of the Association of American Medical Colleges 2006; 81(4): 405–409. doi:10.1097/00001888-200604000-00017

Baddeley A, Wilson BA. When implicit learning fails: amnesia and the problem of error elimination. Neuropsychologia 1994; 32: 53–68

Bandura A. Health Promotion by Social Cognitive Means. Health Education & Behavior 2004; 31(2): 143–164. doi:10.1177/1090198104263660

Bandura A. Self-Efficacy - The Exercise of control. W.H. Freeman and Company; 1997

Bandura A. Self-efficacy. In: Ramachandran VS (Hrsg.). Encyclopedia of human Behavior 1998; 4: 71–81. New York: Academic Press; 1994. http://www.des.emory.edu/mfp/BanEncy.html

Bandura A. Self-efficacy: Toward a unifying theory of behavioral change. Psychological Review 1977; 84(2): 191–215. doi:10.1037//0033-295x.84.2.191

Beck EN, Almeida QJ. Dopa-Responsive Balance Changes Depend on Use of Internal Versus External Attentional Focus in Parkinson Disease. Physical Therapy 2017; 97(2): 208–216. doi:10.2522/ptj.20160217

Bedard A. Augmented and Intrinsic Feedback in Motor Learning of the Bodyweight. Squat 16; 2017

Beek PJ, Roerdink M. Evolving insights into motor learning and their implications for neurorehabilitation. In: Selzer M, Clarke S, Cohen LG, Kwakkel G, Miller R (Hrsg.). Textbook of Neural Repair and Rehabilitation. 2. Aufl. Cambridge University Press; 2014: 95–104. doi:10.1017/CBO9780511995590012

Bell KR, Temkin NR, Esselman PC et al. The Effect of a Scheduled Telephone Intervention on Outcome After Moderate to Severe Traumatic Brain Injury: A Randomized Trial. Archives of Physical Medicine and Rehabilitation 2005; 86(5): 851–856. doi:10.1016/j.apmr.2004.09.015

Bennett JA, Lyons KS, Winters-Stone K, Nail LM et al. Motivational interviewing to increase physical activity in long-term cancer survivors: A randomized controlled trial. Nursing Research 2007; 56(1): 18–27. doi:10.1097/00006199-200701000-00003

Bernhardt J, Dewey H, Thrift A et al. Inactive and alone: physical activity within the first 14 days of acute stroke unit care. Stroke 2004; 35(4): 1005–1009. doi:10.1161/01.STR.0000120727.40792.40

Bernhardt J, Hayward KS, Dancause N et al. A stroke recovery trial development framework: Consensus-based core recommendations from the Second Stroke Recovery and Rehabilitation Roundtable. International journal of stroke: official journal of the International Stroke Society 2019; 14(8): 792–802. doi:10.1177/1747493019879657

Bernstein NA. The Coordination and Regulation of Movement. Oxford, UK: Pergamon Press; 1967

Birkenmeier RL, Prager EM, Lang CE. Translating animal doses of task-specific training to people with chronic stroke in 1-hour therapy sessions: a proof-of-concept study. Neurorehabilitation and neural Repair 2010; 24(7): 620–635. doi:10.1177/1545968310361957

Blättner B, Waller H. Gesundheitswissenschaft: Eine Einführung in Grundlagen, Theorie und Anwendung. 5. Aufl. Stuttgart: W. Kohlhammer; 2011

Bombardier C, Ehde D, Kilmer J. Readiness to change alcohol drinking habits after traumatic brain injury. Archives of Physical Medicine and Rehabilitation 1997; 78(6): 592–596. doi:10.1016/S0003-9993(97)90424-X

Bombardier C. Motivational interviewing to prevent alcohol abuse after traumatic brain injury: A case series. Rehabilitation Psychology 1999; 44: 52–67

Borg G. Anstrengungsempfinden und körperliche Aktivität. Dtsch Aerzteblatt 2004; 101(15). A-1016/ B-840/ C-821

Borg G. Perceived exertion as an indicator of somatic stress. Scand J Rehab Med 1970; 2: 92–98

Bourne LE jr., Archer EJ. Time continuously on target as a function of distribution of practice. Journal of experimental psychology 1956; 51(1): 25–33. doi:10.1037/h0039887

Bowen JL. Educational strategies to promote clinical diagnostic reasoning. The New England Journal of Medicine 2006; 355 (21): 2217–2225. doi:10.1056/NEJMra054782

Boyd LA, Quaney BM, Pohl PS et al. Learning implicitly: effects of task and severity after stroke. Neurorehabilitation and neural Repair 2007; 21(5): 444–454. doi:10.1177/1545968307300438

Boyd LA, Winstein C. Explicit information interferes with implicit motor learning of both continuous and discrete movement tasks after stroke. Journal of neurologic physical Therapy 2006; 30(2): 46–59. doi:10.1097/01.npt.0000282566.48050.9b

Boyd LA, Winstein C. Impact of explicit information on implicit motor-sequence learning following middle cerebral artery stroke. Physical Therapy 2003; 83(11): 976–989

Braun DA, Aertsen A, Wolpert DM et al. Motor task variation induces structural learning. Current Biology 2009, 19(4). 352–357. doi:10.1016/j.cub.2009.01.036

Brawn TP, Fenn KM, Nusbaum HC et al. Consolidating the effects of waking and sleep on motor-sequence learning. J Neurosci 2010; 30(42): 13977–13982. doi:10.1523%2FJNEUROSCI.3295-10.2010

Brock K, Black S, Cotton S et al. Goal achievement in the six months after inpatient rehabilitation for stroke. Disability and Rehabilitation 2009; 31(11): 880–886. doi:10.1080/09638280802356179

Brodie DA, Inoue A. Motivational interviewing to promote physical activity for people with chronic heart failure. Journal of Advanced Nursing 2005; 50(5): 518–527. doi:10.1111/j.1365-26482005.03422.x

Brooks V. The Neural Basis of motor. New York: Control Oxford University Press; 1986

Brown M, Levack W, McPherson KM et al. Survival, momentum, and things that make me "me": Patients' perceptions of goal setting after stroke. Disability and Rehabilitation 2014; 36(12): 1020–1026. doi:10.3109/09638288.2013825653

Bucher A. Engaged: Designing for Behavior Change. New York: Rosenfeld Media LLC; 2020

Buchner DM, Larson EB, Wagner EH et al. Evidence for a non-linear relationship between leg strength and gait speed. Age Ageing 1996; 25(5): 386–391

Buma F, Kwakkel G, Ramsey N. Understanding upper limb recovery after stroke. Restorative neurology and neuroscience 2013; 31 (6): 707–722. doi:10.3233/RNN-130332

Carr JH, Sheperd RB. Stroke Rehabilitation: Guidelines for Exercise and Training to Optimize Motor Skill. Oxford: Butterworth Heinemann; 2014

Carvalho de Menezes M, Bedeschi LB, Santos LCD et al. Interventions directed at eating habits and physical activity using the Transtheoretical Model: A systematic review. Nutricion Hospitalaria 2016; 33(5): 586. doi:10.20960/nh.586

Catalano T, Dickson P, Kendall E et al. The perceived benefits of the chronic disease self-management program among participants with stroke: A qualitative study. Aust J Prim Health 2003; 9: 80–89

Cheng D, Qu Z, Huang J, Xiao Y et al. Motivational interviewing for improving recovery after stroke. The Cochrane Database of Systematic Reviews 2015; (6): CD011398. doi:10.1002/14651858.CD011398.pub2

Chiviacowsky S, Wulf G. Self-Controlled Feedback: Does it Enhance Learning Because Performers Get Feedback When They Need It? Research Quarterly for Exercise and Sport 2002; 73: 408–415. doi:10.1080/02701367.200210609040

Chiviacowsky S. The motivational role of feedback in motor learning. The motivational role of feedback in motor learning: Evidence, interpretations, and implications. In: Bertollo M, Filho E, Terry PC (Hrsg.). Advancements in Mental Skills Training. London: Routledge; 2020: 44–56. doi:10.4324/9780429025112

Christova M, Aftenberger H, Nardone R et al. Adult Gross Motor Learning and Sleep: Is There a Mutual Benefit? Neural Plasticity 2018; 2018: 3076986. doi:10.1155/2018/3076986

Cirstea MC, Levin MF. Improvement of Arm Movement Patterns and Endpoint Control Depends on Type of Feedback During Practice in Stroke Survivors. Neurorehabil Neural Repair 2007; 21: 398–411. doi:10.1177/1545968306298414

Clark E, MacCrosain A, Ward NS et al. The key features and role of peer support within group self-management interventions for stroke? A systematic review. Disabil Rehabil 2020; 42(3): 307–316. doi:10.1080/09638288.20181498544.

Clendaniel RA. The effects of habituation and gaze stability exercises in the treatment of unilateral vestibular hypofunction: a preliminary results. Journal of neurologic physical Therapy 2010; 34(2): 111–116. doi:10.1097/NPT.0b013e3181deca01

Cohen HS, Kimball KT. Increased independence and decreased vertigo after vestibular rehabilitation. Otolaryngology–head and neck surgery: official journal of American Academy of Otolaryngology-Head and Neck Surgery 2003; 128(1): 60–70. doi:10.1067/mhn.2003.23

Cohen S. Nudging and informed consent. The American Journal of Bioethics (AJOB) 2013; 13(6): 3–11. doi:10.1080/15265161.2013781704

Colucci E, Clark A, Lang CE et al. A rule-based, dose-finding design for use in stroke rehabilitation research: methodological development. Physiotherapy 2017; 103(4): 414–422. doi:10.1016/j.physio.2016.10.393

Conneeley A. Interdisciplinary Collaborative Goal Planning in a Post-Acute Neurological Setting: A Qualitative Study. 2004. doi:10.1177/030802260406700603

Contento I, Balch GI, Bronner YL et al. The effectiveness of nutrition education and implications for nutrition education policy, programs, and research: A review of research. In: Database of Abstracts of Reviews of Effects (DARE). Quality-assessed Reviews [Internet]. Centre for Reviews and Dissemination (UK); 1995

Contento I. Nutrition education: Linking research, theory, and practice. Asia Pacific Journal of Clinical Nutrition 2008; 17(1): 176–179

Copnell G. Informed consent in physiotherapy practice: It is not what is said but how it is said. Physiotherapy 2018; 104(1): 67–71. doi:10.1016/j.physio.2017.07.006

Cordo P, Wolf S, Lou JS et al. Treatment of severe hand impairment following stroke by combining assisted movement, muscle vibration, and biofeedback. Journal of neurologic physical Therapy 2013; 37(4): 194–203. doi:10.1097/NPT.0000000000000023

Cotman CW, Engesser-Cesar C. Exercise enhances and protects brain function. Exercise and sport sciences Reviews 2002; 30(2): 75–79. doi:10.1097/00003677-200204000-00006

Csikszentmihalyi M. Flow, the psychology of optimal experience. Harper Collins; 1990

Dahms C, Brodoehl S, Witte OW et al. The importance of different learning stages for motor sequence learning after stroke. Human brain Mapping 2020; 41(1): 270–286. doi:10.1002/hbm.24793

Daly JJ, McCabe JP, Holcomb J et al. Long-Dose Intensive Therapy Is Necessary for Strong, Clinically Significant, Upper Limb Functional Gains and Retained Gains in Severe/Moderate Chronic Stroke. Neurorehabilitation and neural Repair 2019; 33(7): 523–537. doi:10.1177/1545968319846120

Da-Silva RH, Moore SA, Price CI. Self-directed therapy programmes for arm rehabilitation after stroke: a systematic review. Clinical Rehabilitation 2018; 32(8): 1022–1036. doi:10.1177/0269215518775170

Dean C. Sitting training early after stroke improves sitting ability and quality and carries over to standing up but not to walking: a randomised trial. Aust J Physiother 2007; 53(2): 97–102

Dean C. Task-Related Training Improves Performance of Seated Reaching Tasks After Stroke. Stroke 1997; 28: 722–772

Decety J, Grèzes J. Neural mechanisms subserving the perception of human actions. Trends in cognitive Sciences 1999; 3(5): 172–178. doi:10.1016/s1364-6613(99)01312-1

Deci EL, Ryan RM. Facilitating Optimal Motivation and Psychological WellBeing Across Life's Domains, Canadian Psychology Copyright 2008 by the Canadian Psychological Association 2008; 49 (1): 14 –23. doi: 10.1037/0708-5591.49.1.14

Deci EL, Ryan RM. Intrinsic Motivation and self-determination in human behavior. New York: Plenum; 1985

Deci EL, Ryan RM. The "What" and "Why" of Goal Pursuits: Human Needs and the Self-Determination of Behaviour. Psychological Inquiry 2000; 11(4): 227–268

DePaul VG, Wishart LR, Richardson J et al. Varied overground walking-task practice versus body-weight-supported treadmill training in ambulatory adults within one year of stroke: a randomized controlled trial protocol. BMC Neurology 2011; 11: 129. doi:10.1186/1471-2377-11-129

DGNR Leitlinie Rehabilitative Therapie bei Armparese nach Schlaganfall. DGNR Langversion: AWMF online. Version vom 01.06.2020; AWMF Nr. 080/003

Dickstein R, Deutsch JE. Motor imagery in physical therapist practice. Physical Therapy 2007; 87(7): 942–953. doi:10.2522/ptj.20060331

DIMDI. ICF - Funktionsfähigkeit, Behinderung und Gesundheit. 2005. Im Internet: https://www.dimdi.de/static/de/klassifikationen/icf/icfhtml2005/zusatz-05-anh-1-taxonomie-und-terminologie.htm

Dite W, Langford ZN, Cumming TB et al. A Phase 1 exercise dose escalation study for stroke survivors with impaired walking. Int J Stroke 2015; 10: 1051–1056. doi:10.1111/ijs.12548

Dobke B, Schüle K, Diehl W et al. Apparativ-assistive Bewegungstherapie in der Schlaganfallrehabilitation. Neurol Rehabil 2010; 16 (4): 173–185

Dobkin BH, Plummer-D'Amato P, Elashoff R et al. International randomized clinical trial, stroke inpatient rehabilitation with reinforcement of walking speed (SIRROWS), improves outcomes. Neurorehabilitation and neural repair 2010; 24(3): 235–242. doi:10.1177/1545968309357558

Doidge N. The Brain That Changes Itself. London: Penguin Books; 2007

Donovan JJ, Radosevich DJ. A meta-analytic review of the distribution of practice effect: Now you see it, now you don't. Journal of Applied Psychology 1999; 84(5): 795–805. doi:10.1037/0021-9010.84.5.795

Doran G. There's a S.M.A.R.T. way to write management's goals and objectives. AMA Forum; 1981

Dörfler E, Kulnik ST. Despite communication and cognitive impairment - person-centred goal-setting after stroke: A qualitative study. Disability and Rehabilitation 2020; 42(25): 3628–3637. doi:10.1080/09638288.20191604821

Dorstyn DS, Mathias JL, Bombardier CH et al. Motivational interviewing to promote health outcomes and behaviour change in multiple sclerosis: A systematic review. Clinical Rehabilitation 2020; 34(3): 299–309. doi:10.1177/0269215519895790

Doyon J, Benali H. Reorganization and plasticity in the adult brain during learning of motor skills. Current opinion in Neurobiology 2005; 15(2): 161–167. doi:10.1016/j.conb.2005.03.004

Duncan PW, Sullivan KJ, Behrman AL et al. und LEAPS Investigative Team. Body-weight-supported treadmill rehabilitation after stroke. The New England Journal of Medicine 2011; 364(21): 2026–2036

Duncan PW, Wallace D, Min Lai S et al. The Stroke Impact Scale Version 2.0: Evaluation of Reliability, Validity, and Sensitivity to Change. Stroke 1999; 30(10): 2131–2140. doi:10.1161/01.STR.30.10.2131

Durham KF, Sackley CM, Wright CC et al. Attentional focus of feedback for improving performance of reach-to-grasp after stroke: a randomised crossover study. Physiotherapy 2014; 100: 108–115. doi:10.1016/j.physio.2013.03.004

Eckert T, Göhner W. Adhärenz an bewegungstherapeutische Maßnahmen. Neuroreha 2015; 7: 168–173. doi: 10.1055/s-0041-104795

Eliassen JC, Souza T, Sanes JN. Human brain activation accompanying explicitly directed movement sequence learning. Experimental Brain research 2001; 141(3): 269–280. doi:10.1007/s002210100822

Erzer Lüscher F, Fischer M, Fitzi S et al. Physiotherapeutische Diagnose Aussagen zu Prognose Zielvereinbarung Behandlungsplan Individuelle Verlaufsparameter und Assessments; 2020. Im Internet: https://igptr.ch/igptr-n

Eva KW. What every teacher needs to know about clinical reasoning. Medical Education 2005; 39 (1): 98–106. doi:10.1111/j.1365-29292004.01972.x

Fasoli SE, Trombly CA, Tickle-Degnen L et al. Effect of instructions on functional reach in persons with and without cerebrovascular accident. The American Journal of Occupational Therapy: Official Publication of the American Occupational Therapy Association 2002; 56(4): 380–390. doi:10.5014/ajot.56.4.380

Feys H, Weerdt W de, Nuyens G et al. Predicting motor recovery of the upper limb after stroke rehabilitation: value of a clinical examination. Physiotherapy research international: the journal for researchers and clinicians in physical therapy 2000; 5(1): 1–18. doi:10.1002/pri.180

Fitts PM, Posner MI. Human Performance. Belmont (CA): Brooks-Cole; 1967

Flink M, Bertilsson AS, Johansson U et al. Training in client-centeredness enhances occupational therapist documentation on goal setting and client participation in goal setting in the medical records of people with stroke. Clinical Rehabilitation 2016; 30 (12): 1200–1210. doi:10.1177/0269215515620256

Folkman S, Lazarus RS, Gruen RJ. Appraisal, coping, health status, and psychological symptoms. Journal of Personality and Social Psychology 1986; 50 (3): 571–579. doi:10.1037//0022-3514.50.3.571

Freivogel S. Grundkonzepte der Physiotherapie. NeuroGeriatrie 2010; 7(2_3): 75–79

French B, Thomas LH, Coupe J et al. Repetitive task training for improving functional ability after stroke. The Cochrane database of systematic reviews 2016; (11): CD006073. doi:10.1002/14651858.CD006073.pub3

Frey D, Henninger M. Resilienz. In: Psychologie der Werte: Von Achtsamkeit bis Zivilcourage – Basiswissen aus Psychologie und Philosophie. Heidelberg: Springer; 2015

Fries W, Fischer S. Beeinträchtigungen der Teilhabe nach erworbenen Hirnschädigungen: Zum Verhältnis von Funktionsstörungen, personenbezogenen und umweltbezogenen Kontextfaktoren – eine Pilotstudie. Die Rehabilitation 2008; 47 (5): 265–274. doi: 10.1055/s-2008-1081473

Fries W, Lössl H, Wagenhäuser S. Teilhaben! Neue Konzepte der Neurorehabilitation für eine erfolgreiche Rückkehr in Alltag und Beruf. Stuttgart: Thieme; 2007

Fries W, Reuther P, Lössl H. Teilhaben!! Neurorehabilitation und Nachsorge zu Teilhabe und Inklusion. Bad Honnef: Hippocampus; 2017

Gage NL, Berliner DC. Pädagogische Psychologie. Weinheim: Beltz; 1996

Gallagher A, Brennan J, Loughlin C. The ethics of “Nudge” in professional education. Nursing Ethics 2018; 25(7): 821–822. doi:10.1177/0969733018802643

Gauggel S, Billino J. The effects of goal setting on the arithmetic performance of brain-damaged patients. Archives of Clinical Neuropsychology: The Official Journal of the National Academy of Neuropsychologists 2002; 17(3): 283–294

Gauggel S, Hoop M, Werner K. Assigned versus self-set goals and their impact on the performance of brain-damaged patients. Journal of Clinical and Experimental Neuropsychology 2002; 24 (8): 1070–1080. doi:10.1076/jcen.24.8.10708377

Gauggel S, Leinberger R, Richardt M. Goal setting and reaction time performance in brain-damaged patients. Journal of Clinical and Experimental Neuropsychology 2001; 23(3): 351–361

Gendolla GH. Self-Relevance of Performance, Task Difficulty, and Task Engagement Assessed as Cardiovascular Response. Motivation and Emotion 1999; 23: 45–66. doi:10.1023/A:1021331501833

Gentile AM. Skill acquisition: action, movement, and neuromotor processes. In: Carr JH, Shepherd RB (Hrsg.). Movement Science: Foundations for Physical Therapy in Rehabilitation. 2. Aufl. Rockville, MD: Aspen Publishers; 2000: 111–187

Gerardin E, Sirigu A, Lehéricy S et al. Partially overlapping neural networks for real and imagined hand movements. Cerebral Cortex 2000; 10(11): 1093–1104. doi:10.1093/cercor/10.11.1093

Gerber M, Kraft E, Bosshard C. Shared Decision-Making – Arzt und Patient entscheiden gemeinsam. Schweizerische Ärztezeitung 2014; 95(50). doi:10.4414/saez.201403149

Ghorbani S, Bund A. Motivational Effects of Enhanced Expectancies for Motor Learning in Individuals With High and Low Self-Efficacy. Percept Mot Skills 2020; 127: 263–274. doi:10.1177/0031512519892390

Giboin LS. Task-specificity of balance training. Hum Mov Sci 2015; 44: 22–31

Giboin LS. Three months of slackline training elicit only taskspecific improvements in balance performance. PLoS One 2018; 13(11): e0207542

Gilmore PE, Spaulding SJ. Motor learning and the use of videotape feedback after stroke. Topics in stroke rehabilitation 2007; 14 (5): 28–36. doi:10.1310/tsr1405-28

Goldfine AM, Schiff ND. What is the role of brain mechanisms underlying arousal in recovery of motor function after structural brain injuries? Curr Opin Neurol 2011; 24(6): 564–569. doi:10.1097/WCO.0b013e32834cd4f5

Grotkamp S, Cibis W, Behrens J et al. Personbezogene Faktoren der ICF - Entwurf der AG „ICF“ des Fachbereichs II der Deutschen Gesellschaft für Sozialmedizin und Prävention (DGSMP). Das Gesundheitswesen 2010; 72 (12): 908–916. doi:10.1055/s-0030-1268459

Guadagnoli M, Moran MP, Dubrowski A. Medical Education 2012; 46(5): 447–453. doi:10.1111/j.1365-29232011.04210.x

Guadagnoli MA, Lee TD. Challenge point: a framework for conceptualizing the effects of various practice conditions in motor learning. Journal of motor behavior 2004; 36(2): 212–224. doi:10.3200/JMBR.36.2.212-224

Gudberg C, Johansen-Berg H. Sleep and Motor Learning: Implications for Physical Rehabilitation After Stroke. Frontiers in Neurology 2015; 6: 241. doi:10.3389/fneur.201500241

Gustavsson M, Guidetti S, Eriksson G et al. Factors affecting outcome in participation one year after stroke: A secondary analysis of a randomized controlled trial. Journal of Rehabilitation Medicine 2019; 51(3): 160–166. doi:10.2340/16501977-2523

Hagger MS, Chatzisarantis NLD. Integrating the theory of planned behaviour and self-determination theory in health behaviour: A meta-analysis. British journal of Health Psychology 2010; 40(2): 275–302. doi:10.1348/135910708X373959

Handermann R. Steigerung von Eigentraining in der Neurorehabilitation durch Wettbewerb [Dissertation]. 2019

Harland J, White M, Drinkwater C et al. The Newcastle exercise project: A randomised controlled trial of methods to promote physical activity in primary care. BMJ 1999; 319(7213): 828–832. doi:10.1136/bmj.319.7213828

Harris JE, Eng JJ, Miller WC et al. A self-administered Graded Repetitive Arm Supplementary Program (GRASP) improves arm function during inpatient stroke rehabilitation: a multi-site randomized controlled trial. Stroke 2009; 40(6): 2123–2128. doi:10.1161/STROKEAHA.108544585

Hauptmann B, Reinhart E, Brandt SA et al. The predictive value of the leveling off of within session performance for procedural memory consolidation. Brain research. Cognitive brain Research 2005; 24(2): 181–189. doi:10.1016/j.cogbrainres.2005.01.012

Hengeveld E. Untersuchen in der Physiotherapie. Stuttgart: Thieme; 2011

Hesse S, Staats M, Werner C. Ambulante Krankengymnastik von Schlaganfallpatienten zu Hause Vorläufige Ergebnisse über Umfang, Inhalt und Effektivität. Nervenarzt 2001; 72: 950–954

Hikosaka O, Nakahara H, Rand MK et al. Parallel neural networks for learning sequential procedures. Trends in Neurosciences 1999; 22(10): 464–471. doi:10.1016/s0166-2236(99)01439-3

Hilfiker R, Sattelmayer M. Clinical Reasoning und Assessments. In: Wirz M, Koehler B, Kool J (Hrsg.). Lehrbuch Assessments in der Rehabilitation. Bern: Huber; 2014

Hillsdon M, Thorogood M, White I et al. Advising people to take more exercise is ineffective: A randomized controlled trial of physical activity promotion in primary care. International Journal of Epidemiology 2002; 31(4): 808–815. doi:10.1093/ije/31.4.808

Hornby TG, Moore JL, Lovell L et al. Influence of skill and exercise training parameters on locomotor recovery during stroke rehabilitation. Curr Opin Neurol 2016; 29: 677–683

Hubbard IJ, Parsons MW, Neilson C et al. Task-specific training: evidence for and translation to clinical practice. Occupational therapy international 2009; 16(3-4): 175–189. doi:10.1002/oti.275

Huber M. Das Richtige üben - Transfer motorischer Fertigkeiten in der Physiotherapie. Physiopraxis 2008; 6(4): 28–31

Huber M. Feedback als Therapeutische Technik – Weniger ist manchmal mehr. ergopraxis 2008; 01: 24–27. doi:10.1055/s-0030-1261823

Huber M, Pott C. Standpunkte - Gehfähigkeit richtig trainieren. physiopraxis 2018; 16(11-12): 34-39

Huber M. Optimal Bewegung lernen – Prof. Dr. Gabriele Wulf über die OPTIMAL-Theorie. physiopraxis 2019; 17(1): 32–35. doi:10.1055/a-0732-6461

Husebø AML, Dyrstad SM, Søreide JA et al. Predicting exercise adherence in cancer patients and survivors: A systematic review and meta-analysis of motivational and behavioural factors. Journal of Clinical Nursing 2013; 22(1-2): 4–21. doi:10.1111/j.1365-27022012.04322.x

Hyman MD. Social psychological determinants of patient's performance in stroke rehabilitation. Archives of Physical Medicine Rehabilitation 1972; 53: 217–226

Interessengemeinschaft Physiotherapie Rehabilitation (2020). Im Internet: https://igptr.ch/wp-content/uploads/2021/01/CR-Prozess_IGPTR-N-2020.pdf

Janssen C, Barucchieri L. Top-down und Bottom-up – Es gibt nicht nur den einen Weg. ergopraxis 2013; 6 (11/12): 30–37. doi:10.1055/s-0033-1361908

Jeffers MS, Corbett D. Synergistic Effects of Enriched Environment and Task-Specific Reach Training on Poststroke Recovery of Motor Function. Stroke 2018; 49(6): 1496–1503. doi:10.1161/STROKEAHA.118020814

Jie LJ, Goodwin V, Kleynen M et al. Analogy learning in Parkinson's; As easy as a walk on the beach: A proof-of-concept study. International Journal of Therapy and Rehabilitation 2016; 23: 123–130

Johnson L, Burridge JH, Demain SH. Internal and External Focus of Attention During Gait Re-Education: An Observational Study of Physical Therapist Practice in Stroke Rehabilitation. Phys Ther 2013; 93(7): 957–966. doi:10.2522/ptj.20120300.

Jones MA. Clinical reasoning and pain. Manual Therapy 1995; 1(1), 17–24. https://doi.org/10.1054/math.19950245

Jones MA, Rivett DA. Clinical Reasoning for Manual Therapists. Edinburgh: Elsevier Health Sciences; 2003

Jung Y, Sim J, Park J et al. Usefulness of Goal Attainment Scaling in Intensive Stroke Rehabilitation During the Subacute Stage. Annals of Rehabilitation Medicine 2020; 44(3): 181–194. doi:10.5535/arm.19087

Kahneman D. Thinking, Fast and Slow. New York: Farrar, Straus and Giroux; 2011

Kakar C, Zia N, Sehgal S et al. Effect of external and internal focus of attention on acquisition, retention, and transfer phase of motor learning in Parkinson's disease. Hong Kong Physiotherapy Journal 2013; 31(2): 88–94. doi:10.1016/j.hkpj.2013.02.001

Kal E, Houdijk H, Kamp J van der et al. Are the effects of internal focus instructions different from external focus instructions given during balance training in stroke patients? A double-blind randomized controlled trial. Clinical Rehabilitation 2019; 33(2): 207–221. doi:10.1177/0269215518795243

Kal EC, Kamp J van der, Houdijk H et al. Stay Focused! The Effects of Internal and External Focus of Attention on Movement Automaticity in Patients with Stroke. PLoS One 2015; 10(8): e0136917. doi:10.1371/journal.pone.0136917

Kandel ER, Schwartz JH, Jessell TM et al. Principles of Neural Science. 5. Aufl. New York: McGraw-Hill Companies; 2013

Kantak SS, Winstein CJ. Learning-performance distinction and memory processes for motor skills: a focused review and perspective. Behavioural brain research 2012; 228(1): 219–231. doi:10.1016/j.bbr.2011.11.028

Karni A, Meyer G, Rey-Hipolito C et al. The acquisition of skilled motor performance: fast and slow experience-driven changes in primary motor cortex. Proceedings of the National Academy of Sciences of the United States of America 1998; 95(3): 861–868. doi:10.1073/pnas.95.3.861

Kim GJ, Hinojosa J, Rao AK et al. Randomized Trial on the Effects of Attentional Focus on Motor Training of the Upper Extremity Using Robotics With Individuals After Chronic Stroke. Archives of Physical Medicine and Rehabilitation 2017; 98(10): 1924–1931. doi:10.1016/j.apmr.2017.06.005

Kimberley TJ, Samargia S, Moore LG et al. Comparison of amounts and types of practice during rehabilitation for traumatic brain injury and stroke. Journal of rehabilitation research and Development 2010; 47(9): 851–862. doi:10.1682/jrrd.2010.02.0019

Kirchner G. Pöhlmann R. Lehrbuch der Sportmotorik, psychomotorische Grundlagen und Anwendungen. Kassel: Zimmermann + Kaul; 2005

Kiresuk TJ, Sherman RE. Goal attainment scaling: A general method for evaluating comprehensive community mental health programs. Community Mental Health Journal 1968; 4(6): 443–453. doi:10.1007/BF01530764

Kitago T, Krakauer JW. Motor learning principles for neurorehabilitation. Handbook of clinical neurology 2013; 110: 93–103. doi:10.1016/B978-0-444-52901-5.00008-3

Kleim JA, Jones TA. Principles of experience-dependent neural plasticity: implications for rehabilitation after brain damage. J Speech Lang Hear Res 2008; 51(1):S225–239. doi:10.1044/1092-4388(2008/018)

Klemme B, Siegmann G. Clinical Reasoning: Therapeutische Denkprozesse lernen. Stuttgart: Thieme; 2014

Klemme B, Siegmann G. Clinical Reasoning, Therapeutische Denkprozesse lernen. Stuttgart: Thieme; 2015

Kleynen M, Braun SM, Bleijlevens MH et al. Using a Delphi technique to seek consensus regarding definitions, descriptions and classification of terms related to implicit and explicit forms of motor learning. PloS One 2014; 9(6): e100227. doi:10.1371/journal.pone.0100227

Kleynen M, Braun SM, Rasquin SM et al. Multidisciplinary Views on Applying Explicit and Implicit Motor Learning in Practice: An International Survey. PloS One 2015; 10(8): e0135522. doi:10.1371/journal.pone.0135522

Kleynen M, Moser A, Haarsma FA et al. Physiotherapists use a great variety of motor learning options in neurological rehabilitation, from which they choose through an iterative process: a retrospective think-aloud study. Disability and Rehabilitation 2017; 39(17): 1729–1737. doi:10.1080/09638288.20161207111

Kleynen M. Perspectives on theory and application of implicit and explicit motor learning in neurological rehabilitation [Dissertation]. Maastricht: Uni Maastricht; 2018

Klingenberg I, Süß S. Coping und Resilienz. WiSt - Wirtschaftswissenschaftliches Studium 2020; 49 (4): 18–22. doi:10.15358/0340-1650-2020-4-18

Knittle K, Gucht V de, Hurkmans E et al. Explaining Physical Activity Maintenance After a Theory-Based Intervention Among Patients With Rheumatoid Arthritis: Process Evaluation of a Randomized Controlled Trial. Arthritis Care & Research 2016; 68(2): 203–210. doi:10.1002/acr.22647

Knittle K, Nurmi J, Crutzen R et al. How can interventions increase Motivation for physical activity? A systematic review and meta-analysis. Health psychology Review 2018; 12(3): 211–230. doi:10.1080/17437199.20181435299

Koch R. Die sieben Phasen der individuellen Veränderung. CHANGE LEADERSHIP; 2015. Im Internet: https://change-leadership.org/die-sieben-phasen-der-individuellen-veraenderung/

Kolt GS. An overview and process evaluation of TeleWalk: A telephone-based counseling intervention to encourage walking in older adults. Health Promotion International 2006; 21(3): 201–208. doi:10.1093/heapro/dal015

Korpershoek C, Bijl J van der, Hafsteinsdóttir TB. Self-efficacy and its influence on recovery of patients with stroke: a systematic review. Journal of advanced Nursing 2011; 67(9): 1876–1894. doi:10.1111/j.1365-26482011.05659.x

Krakauer JW. Motor learning: its relevance to stroke recovery and neurorehabilitation. Current opinion in Neurology 2006; 19(1): 84–90. doi:10.1097/01.wco.0000200544.29915.cc

Krakauer JW. Motor recovery in Mice and Men. Im Internet: http://www.youtube.com/watch?v=0PSrRIEhgBc

Kuhn M, Wolf E, Maier J et al. Sleep recalibrates homeostatic and associative synaptic plasticity in the human cortex. Nat Commun 2016; 7: 12455. doi:10.1038/ncomms12455

Kümmel J. Specificity of Balance Training in Healthy Individuals: A Systematic Review and Meta-Analysis. Sports Med 2016; 46(9): 1261–1271

Kwakkel G, Lannin NA, Borschmann K et al. Standardized measurement of sensorimotor recovery in stroke trials: Consensus-based core recommendations from the Stroke Recovery and Rehabilitation Roundtable. International journal of stroke: official journal of the International Stroke Society 2017; 12(5): 451–461. doi:10.1177/1747493017711813

Kwakkel G, Veerbeek JM, Wegen EE van et al. Constraint-induced movement therapy after stroke. The Lancet. Neurology 2015; 14 (2): 224–234. doi:10.1016/S1474-4422(14)70160-7

Kwon YH, Kwon JW, Lee MH. Effectiveness of motor sequential learning according to practice schedules in healthy adults; distributed practice versus massed practice. Journal of physical therapy science 2015; 27(3): 769–772. doi:10.1589/jpts.27.769

Lage GM, Ugrinowitsch H, Apolinário-Souza T et al. Repetition and variation in motor practice: A review of neural correlates. Neuroscience and biobehavioral Reviews 2015; 57: 132–141. doi:10.1016/j.neubiorev.2015.08.012

Lamprecht H. Ambulante Neuroreha nach Schlaganfall – ein Plädoyer für Intensivprogramme. Physiopraxis 2016; 14(9): 13–15

Landers M, Wulf G, Wallmann H et al. An external focus of attention attenuates balance impairment in patients with Parkinson's disease who have a fall history. Physiotherapy 2005; 91(3): 152–158. doi:10.1016/j.physio.2004.11.010

Lang CE, MacDonald JR, Gnip C. Counting repetitions: an observational study of outpatient therapy for people with hemiparesis post-stroke. Journal of neurologic physical therapy: JNPT 2007; 31(1): 3–10. doi:10.1097/01.npt.0000260568.31746.34

Lang CE, MacDonald JR, Reisman DS et al. Observation of amounts of movement practice provided during stroke rehabilitation. Archives of physical medicine and rehabilitation 2009; 90(10): 1692–1698. doi:10.1016/j.apmr.2009.04.005

Lang CE, Strube MJ, Bland MD et al. Dose-response of task-specific upper limb training in people at least 6 months poststroke: A phase II, single-blind, randomized, controlled trial. Annals of Neurology 2016; 80(3): 342–354. doi:10.1002/ana.24734

Laver K, Halbert J, Stewart M et al. Patient readiness and ability to set recovery goals during the first 6 months after stroke. Journal of Allied Health 2010; 39(4): e149–e154

Leach E, Cornwell P, Fleming J et al. Patient centered goal-setting in a subacute rehabilitation setting. Disability and Rehabilitation 2010; 32(2): 159–172. doi:10.3109/09638280903036605

Lennon S, Ramdharry G, Verheyden G. Physical Management for Neurological Conditions E-Book. Edinburgh: Elsevier Health Sciences; 2018

Levack WMM, Dean SG, Siegert RJ et al. Navigating patient-centered goal setting in inpatient stroke rehabilitation: How clinicians control the process to meet perceived professional responsibilities. Patient Education and Counseling 2011; 85(2): 206–213. doi:10.1016/j.pec.2011.01.011

Levin MF, Demers M. Motor learning in neurological rehabilitation. Disability and Rehabilitation 2020; 1–9. doi:10.1080/09638288.20201752317

Levin MF, Kleim JA, Wolf SL. What do motor "recovery" and "compensation" mean in patients following stroke? Neurorehabilitation and neural Repair 2009; 23(4): 313–319. doi:10.1177/1545968308328727

Lewis PA, Miall RC. Distinct systems for automatic and cognitively controlled time measurement: evidence from neuroimaging.

2

Current opinion in Neurobiology 2003; 13(2): 250–255. doi:10.1016/s0959-4388(03)00036-9

Lo Buono V, Corallo F, Bramanti P et al. Coping strategies and health-related quality of life after stroke. Journal of Health Psychology 2017; 22 (1): 16–28. doi:10.1177/1359105315595117

Locke EA, Latham GP. Building a practically useful theory of goal setting and task motivation. A 35-year odyssey. The American Psychologist 2002; 57(9): 705–717. doi:10.1037//0003-066x.57.9.705

Loh A, Simon D, Niebling W et al. Patientenbeteiligung bei medizinischen Entscheidungen. ZFA - Zeitschrift für Allgemeinmedizin 2005; 81(12): 550–560. doi:10.1055/s-2005-918235

Lohse KR, Lang CE, Boyd LA. Is more better? Using metadata to explore dose-response relationships in stroke rehabilitation. Stroke 2014; 45(7): 2053–2058. doi:10.1161/STROKEAHA.114004695

Lola A, Tzetzis G. Analogy versus explicit and implicit learning of a volleyball skill for novices: The effect on motor performance and self-efficacy. Journal of Physical Education and Sport (JPES) 2020; 20 (5): Art 339, 2478–2486

Lord SE, Rochester L. Measurement of community ambulation after stroke: current status and future developments. Stroke 2005; 36 (7): 1457–1461. doi:10.1161/01.STR.0000170698.20376.2e

Lucke J. Context Is All Important in Investigating Attitudes: Acceptability Depends on the Nature of the Nudge, Who Nudges, and Who Is Nudged. The American Journal of Bioethics 2013; 13(6): 24–25. doi:10.1080/15265161.2013781709

Ludwig PH. Sich selbst erfüllende Prophezeiungen im Alltagsleben: Theorie und empirische Basis von Erwartungseffekten und Konsequenzen für die Pädagogik, insbesondere für die Gerontagogik. Göttingen: Verlag für Angewandte Psychologie; 1991

Luthar SS, Cicchetti D, Becker B. The construct of resilience: a critical evaluation and guidelines for future work. Child Development 2000; 71(3): 543–562. doi:10.1111/1467-862400164

Maclean N, Pound P. A critical review of the concept of patient Motivation in the literature on physical rehabilitation. Social Science & Medicine 2000; 50(4): 495–506. doi:10.1016/s0277-9536(99)00334-2

Magill R. Motor Learning and Control: Concepts and Applications. New York: McGraw-Hill; 2011

Maier M. Principles of Neurorehabilitation After Stroke Based on Motor Learning and Brain Plasticity Mechanisms. Front Syst Neurosci 2019; 13: 74

Majsak M. Concepts and Principles of Neurological Rehabilitation In: Fell DW, Lunnen KY, Rauk RP (Hrsg.). Lifespan Neurorehabilitation: A Patient-Centered Approach from Examination to Intervention and Outcomes. Philadelphia: F.A. Davis PT Collection, McGraw-Hill Medical; 2018

Malfait N. Transfer of Motor Learning across Arm Configurations: Effects of Practice Schedule and Sequence Context. Frontiers in human Neuroscience 2002; 9: 642

Malouin F, Jackson PL, Richards CL. Towards the integration of mental practice in rehabilitation programs. A critical review. Frontiers in human Neuroscience 2013; 7: 576. doi:10.3389/fnhum.201300576

de Man-van Ginkel JM, Gooskens F, Schuurmans MJ et al. A systematic review of therapeutic interventions for poststroke depression and the role of nurses. Journal of Clinical Nursing 2010; 19 (23–24): 3274–3290. doi:10.1111/j.1365-27022010.03402.x

Marinelli L, Quartarone A, Hallett M et al. The many facets of motor learning and their relevance for Parkinson's disease. Clinical neurophysiology: official journal of the International Federation of Clinical Neurophysiology 2017; 128(7): 1127–1141. doi:10.1016/j.clinph.2017.03.042

Marshall SJ, Biddle SJ. The transtheoretical model of behavior change: A meta-analysis of applications to physical activity and exercise. Annals of Behavioral Medicine: A Publication of the Society of Behavioral Medicine 2001; 23(4): 229–246. doi:10.1207/S15324796ABM2304_2

Maurer H, Munzert J. Influence of attentional focus on skilled motor performance: Performance decrement under unfamiliar focus conditions. Human Movement Science 2013; 32(4): 730–740. doi:10.1016/j.humov.2013.02.001

Mayo NE, Wood-Dauphine S, Coté R et al. There's No Place Like Home: An Evaluation of Early Supported Discharge for Stroke. Stroke 2000; 31: 1016–1023

McClelland DC, Koestner R, Weinberger J. How Do Self-Attributed and Implicit Motives Differ? Psychological Review 1989; 13

McIsaac TL, Lamberg EM, Muratori LM. Building a framework for a dual-task taxonomy. BioMed research International 2015; 2015: 591475. doi:10.1155/2015/591475

McKay B, Lewthwaite R, Wulf G. Enhanced expectancies improve performance under pressure. Front Psychol 2012; doi:10.3389/fpsyg.201200008

McNevin NH, Wulf G, Carlson C. Effects of attentional focus, self-control, and dyad training on motor learning: implications for physical rehabilitation. Physical Therapy 2000; 80(4): 373–385. doi:10.1093/ptj/80.4.373

Mehrholz J, Carr J, Flämig C et al. Frühphase Schlaganfall: Physiotherapie und medizinische Versorgung. Stuttgart: Thieme; 2008

Merzenich MM, Jenkins WM. Reorganization of cortical representations of the hand following alterations of skin inputs induced by nerve injury, skin island transfers, and experience. Journal of hand therapy: official journal of the American Society of Hand Therapists 1993; 6(2): 89–104. doi:10.1016/s0894-1130(12) 80290-0

Michielsen M, Vaughan-Graham J, Holland A et al. The Bobath concept - A model to illustrate clinical practice. Disability and Rehabilitation 2019; 41 (17): 2080–2092. doi:10.1080/09638288.20171417496

Miciak M, Mayan M, Brown C et al. The necessary conditions of engagement for the therapeutic relationship in physiotherapy: an interpretive description study. Archives of Physiotherapy 2018; 8: 3. doi:10.1186/s40945-018-0044-1

Miller FG, Gelinas L. Nudging, Autonomy, and Valid Consent: Context Matters. The American Journal of Bioethics 2013; 13(6): 12–13. doi:10.1080/15265161.2013781866

Moe EL. Promoting Healthy Lifestyles: Alternative Models' Effects (PHLAME). Health Education Research 2002; 17(5): 586–596. doi:10.1093/her/17.5.586

Molier BI, Asseldonk EH van, Hermens HJ et al. Nature, timing, frequency and type of augmented feedback; does it influence motor relearning of the hemiparetic arm after stroke? A systematic review. Disability and Rehabilitation 2010; 32: 1799–1809. doi:10.3109/09638281003734359

Mulder T, Hochstenbach J. Motor control and learning: Implications for neurological rehabilitation. In: Greenwood R et al. (Hrsg.). Handbook of Neurological Rehabilitation. New York: Psychology Press; 2003

Müller GF, Braun W. Selbstführung: Wege zu einem erfolgreichen und erfüllten Berufs- und Arbeitsleben. Bern: Huber; 2009

Müssgens DM, Ullén F. Transfer in Motor Sequence Learning: Effects of Practice Schedule and Sequence Context. Frontiers in Human Neuroscience 2015; 9: 642. doi:10.3389/fnhum.201500642

Nagtegaal R. A nudge in the right direction? Recognition and use of nudging in the medical profession. Ned Tijdschr Geneeskd 2020; 164: D4755.

Nettersheim A, Hallschmid M, Born J et al. The role of sleep in motor sequence consolidation: stabilization rather than enhancement. The Journal of neuroscience: the official journal of the Society for Neuroscience 2015; 35(17): 6696–6702. doi:10.1523/JNEUROSCI.1236-14.2015

Ng JY, Ntoumanis N, Thøgersen-Ntoumani C et al. Self-Determination Theory Applied to Health Contexts: A Meta-Analysis. Perspectives on psychological science: a journal of the Association for Psychological Science 2012; 7(4): 325–340. doi:10.1177/1745691612447309

Nickel S. Ziele erreichen: Von der Vision zur Wirklichkeit. Freiburg: Haufe-Lexware; 2018

Nudo RJ. The role of skill versus use in the recovery of motor function after stroke. Otjr Occupation, Participation and Health 2007; 27: 24S-32S.doi:10.1177%2F15394492070270S104

Oesch P, Kool J. Entwicklung und Standardisierung von Assessments. In: Wirz M, Koehler B, Kool J (Hrsg.). Lehrbuch Assessments in der Rehabilitation. Bern: Huber; 2014

Ofen-Noy N, Dudai Y, Karni A. Skill learning in mirror reading: how repetition determines acquisition. Cognitive Brain Research 2003; 17(2): 507–521. doi:10.1016/S0926-6410(03)00166-6

Orrell AJ, Eves FF, Masters RS. Motor learning of a dynamic balancing task after stroke: implicit implications for stroke rehabilitation. Physical Therapy 2006; 86(3): 369–380

Outermans JC, Peppen RP van, Wittink H et al. Effects of a high-intensity task-oriented training on gait performance early after stroke: a pilot study. Clinical rehabilitation 2010; 24(11): 979–987. doi:10.1177/0269215509360647

Park SW, Wolf SL, Blanton S et al. The EXCITE Trial: Predicting a clinically meaningful motor activity log outcome. Neurorehabilitation and neural repair 2008; 22(5): 486–493. doi:10.1177/1545968308316906

Patla AE, Shumway-Cook A. Dimensions of mobility: defining the complexity and difficulty associated with community mobility. J Aging Phys Act 1999; 7: 7–19

Peh, SYC, Chow JY, Davids K. Focus of attention and its impact on movement behaviour. Journal of Science and Medicine in Sport 2011; 14(1): 70–78. doi:10.1016/j.jsams.2010.07.002

Peres MF, Lucchetti G. Coping strategies in chronic pain. Current Pain and Headache Reports 2010; 14 (5): 331–338. doi.10.1007/s11916-010-0137-3

Petri HL. Motivation: Theory, Research and Applications. Belmont, CA: Wadsworth; 1981

Piccoli A, Rossettini G, Cecchetto S et al. Effect of Attentional Focus Instructions on Motor Learning and Performance of Patients with Central Nervous System and Musculoskeletal Disorders: A Systematic Review. Journal of Functional Morphology and Kinesiology 2018; 3(3): 40. doi:10.3390/jfmk3030040

Plant SE, Tyson SF, Kirk S et al. What are the barriers and facilitators to goal-setting during rehabilitation for stroke and other acquired brain injuries? A systematic review and meta-synthesis. Clinical Rehabilitation 2016; 30(9): 921–930. doi:10.1177/0269215516655856

Plummer P, Osborne MB. What Are We Attempting to Improve When We Train Dual-Task Performance? Journal of neurologic physical therapy: JNPT 2015; 39(3): 154–155. doi:10.1097/NPT.0000000000000097

Pohl J, Held J, Verheyden G et al. Consensus-Based Core Set of Outcome Measures for Clinical Motor Rehabilitation After Stroke - A Delphi Study. Frontiers in Neurology 2020; 11: 875. doi:10.3389/fneur.202000875

Pomeroy V, Aglioti SM, Mark VW et al. Neurological principles and rehabilitation of action disorders: rehabilitation interventions. Neurorehabilitation and neural Repair 2011; 25(5 Suppl): 33–43. doi:10.1177/1545968311410942

Pomeroy VM, Hunter SM, Johansen-Berg H et al. Functional strength training versus movement performance therapy for upper limb motor recovery early after stroke: a RCT. Efficacy Mech Eval 2018; 5: 1–112. doi:10.3310/eme05030

Poole JL. Application of Motor Learning Principles in Occupational Therapy. American Journal of Occupational Therapy 1991; 45: 531–537. doi:10.5014/ajot.45.6.531

Press DZ, Casement MD, Pascual-Leone A et al. The time course of off-line motor sequence learning. Cognitive Brain Research 2005; 25(1): 375–378. doi:10.1016/j.cogbrainres.2005.05.010

Prigatano GP, Klonoff PS. A Clinician's Rating Scale for Evaluating Impaired. Self-Awareness and Denial of Disability After Brain Injury. The Clinical Neuropsychologist 1998; 12 (1): 56–67. doi:10.1076/clin.12.1.56.1721

Prochaska JO, Velicer WF. The transtheoretical model of health behavior change. American Journal of Health Promotion: AJHP 1997; 12(1): 38–48. doi:10.4278/0890-1171-12.1.38

Quigley M. Nudging for health: On public policy and designing choice architecture. Medical Law Review 2013; 21(4): 588–621. doi:10.1093/medlaw/fwt022

Raghavan P, Santello M, Gordon et al. Compensatory motor control after stroke: an alternative joint strategy for object-dependent shaping of hand posture. Journal of neurophysiology 2010; 103 (6): 3034–3043. doi:10.1152/jn.009362009

Ranganathan R, Lee MH, Newell KM. Repetition Without Repetition: Challenges in Understanding Behavioral Flexibility in Motor Skill. Frontiers in Psychology 2020; 11: 2018. doi:10.3389/fpsyg.202002018

Rapolien J, Endzelyt E, Jasevilien I et al. Stroke Patients Motivation Influence on the Effectiveness of Occupational. Hindawi Rehabilitation Research and Practice Volume 2018; 2018: Article ID 9367942. doi:10.1155/2018/9367942

Rendos NK, Zajac-Cox L, Thomas R et al. Verbal feedback enhances motor learning during post-stroke gait retraining. Top Stroke Rehabil 2021; 28(5): 362–377. doi: 10.1080/10749357.20201818480.

Ringhof S. Short-term slackline training improves task-specific but not general balance in female handball players. European Journal of Sport Science 2018; 19(5): 557–566

Rollnick S, Miller WR, Butler CC. Motivierende Gesprächsführung in den Heilberufen: Core Skills für Helfer. 2. Aufl. Lichtenau: Probst; 2020

Rosen CS. Is the sequencing of change processes by stage consistent across health problems? A meta-analysis. Health Psychology: Official Journal of the Division of Health Psychology, American Psychological Association 2000; 19(6): 593–604

Rumpf JJ, May L, Fricke C et al. Interleaving Motor Sequence Training With High-Frequency Repetitive Transcranial Magnetic Stimulation Facilitates Consolidation. Cerebral Cortex 2020; 30(3): 1030–1039. doi:10.1093/cercor/bhz145

Ryan RM, Deci EL. Intrinsic and extrinsic Motivation from a self-determination theory perspective: Definitions, theory, practices, and future directions. Contemporary Educational Psychology 2020; 61. doi:10.1016/j.cedpsych.2020101860

Sakurada T, Nakajima T, Morita M et al. Improved motor performance in patients with acute stroke using the optimal individual attentional strategy. Scientific Reports 2017; 7(1): 40592. doi:10.1038/srep40592

Salsbury SA, Vining RD, Gosselin D et al. Be good, communicate, and collaborate: A qualitative analysis of stakeholder perspectives on adding a chiropractor to the multidisciplinary rehabilitation team. Chiropractic & Manual Therapies 2018; 26: 29. doi:10.1186/s12998-018-0200-4

Sanli EA, Patterson JT, Bray SR et al. Understanding Self-Controlled Motor Learning Protocols through the Self-Determination Theory. Frontiers in Psychology 2013; 3: 611. doi:10.3389/fpsyg.201200611

Schädler S, Kool J, Lüthi H et al. Assessments in der Rehabilitation: Bd. 1 Neurologie. 4. Aufl. Bern: Hogrefe; 2020

Schädler S. Assessments in der Rehabilitation. Bern: Huber; 2012

Schaefer SY, Patterson CB, Lang CE. Transfer of training between distinct motor tasks after stroke: Implications for task-specific approaches to upper extremity neurorehabilitation. Neurorehabil Neural Repair 2013; 27(7): 602–612

Scheibler F, Pfaff H. Shared Decision-Making: Der Patient als Partner im medizinischen Entscheidungsprozess. Weinheim: Juventa; 2003

Schmidt EM. Mit social support vom Wissen zum Handeln: Die Wirkung „Kommunikativer Praxisbewältigung in Gruppen" (KOPING) auf den Lernprozess von Erwachsenenbildern. Düren: Shaker; 2001

Schmidt R. Motor Control and Learning. A Behavioral Emphasis. 6. Aufl. Human Kinetics; 2019

Schmidt RA, Lee TD, Winstein CJ. Motor Control and Learning: A Behavioral Emphasis. 6. Aufl. Champaign (Ill): Human Kinetics Publishers; 2019

Schmidt RA, Lee TD. Motor Learning and Performance: From principles to Applications. 5. Aufl. Champaign, IL: Human Kinetics Publishers; 2014

Schmidt RA, Lee TD. Motor Learning and Performance: From principles to Applications. 5. Aufl. Champaign, IL: Human Kinetics Publishers; 2014

Schmidt RA, Lee TD. Motor control and learning: A behavioral emphasis. 4. Aufl. Champaign (Ill): Human Kinetics Publishers; 2005

Schmidt RA, Wrisberg CA. Motor Control and Learning: A Behavioral Emphasis. 4. Aufl. Champaign, IL: Human Kinetics Publishers; 2008

Schmidt RA, Wrisberg CA. Motor Control and Learning: A Behavioral Emphasis. 6. Aufl. Champaign, IL: Human Kinetics Publishers; 2018

Schmidt RA, Young DE. Transfer of movement control in motor skill training. In: Cormier SM, Hagman JD (Hrsg.). Transfer of Learning. Orlando: Academic Press; 1986

Schneider EJ, Lannin NA, Ada L et al. Increasing the amount of usual rehabilitation improves activity after stroke: a systematic review. Journal of Physiotherapy 2016; 62(4): 182–187. doi:10.1016/j.jphys.2016.08.006

Schut HA, Stam HJ. Goals in rehabilitation teamwork. Disability and Rehabilitation 1994; 16(4): 223–226. doi:10.3109/09638289409166616

Scobbie L, McLean D, Dixon D et al. Implementing a framework for goal setting in community based stroke rehabilitation: A process evaluation. BMC Health Services Research 2013; 13: 190. doi:10.1186/1472-6963-13-190

Shazer S de, Berg IK, Lipchik E et al. Brief therapy: Focused solution development. Family Process 1986; 25(2): 207-221. doi:10.1111/j.1545-53001986.00207.x

Shea CH, Wulf G, Whitacre C. Enhancing Training Efficiency and Effectiveness Through the Use of Dyad Training. Journal of Motor Behavior 1999; 31(2): 119–125. doi:10.1080/00222899909600983

Shishov N, Melzer I, Bar-Haim S. Parameters and Measures in Assessment of Motor Learning in Neurorehabilitation; A Systematic Review of the Literature. Frontiers in human Neuroscience 2017; 11: 82. doi:10.3389/fnhum.201700082

Shumway-Cook A, Woollacott MH. Motor Control: Translating Research into Clinical Practice. 3. Aufl. Philadelphia, PA: Lippincott Raven; 2007

Shumway-Cook A, Woollacott MH. Motor Control: Translating Research into Clinical Practice. 5. Aufl. Philadelphia, PA: Lippincott Raven; 2016

Siengsukon CF, Boyd LA. Does sleep promote motor learning? Implications for physical rehabilitation. Physical Therapy 2009; 89 (4): 370–383. doi:10.2522/ptj.20080310

Sterr A, Freivogel S. Motor-improvement following intensive training in low-functioning chronic hemiparesis. Neurology 2003; 61 (6): 842–844. doi:10.1212/wnl.61.6.842

Storch M, Krause F. Selbstmanagement - ressourcenorientiert: Grundlagen und Trainingsmanual für die Arbeit mit dem Zürcher Ressourcen Modell (ZRM). Hogrefe; 2017

Stoykov ME, Madhavan S. Motor priming in neurorehabilitation. Journal of neurologic physical Therapy 2015; 39(1): 33–42. doi:10.1097/NPT.0000000000000065

Subramanian SK, Massie CL, Malcolm MP et al. Does Provision of Extrinsic Feedback Result in Improved Motor Learning in the Upper Limb Poststroke? A Systematic Review of the Evidence. Neurorehabil Neural Repair 2010; 24: 113–124. doi:10.1177/1545968309349941

Swinnen SP, Schmidt RA, Nicholson DE et al. Information feedback for skill acquisition: Instantaneous knowledge of results degrades learning. Journal of Experimental Psychology: Learning, Memory, and Cognition 1990; 16: 706–716. doi:10.1037/0278-7393.16.4.706

Talvitie U. Socio-affective characteristics and properties of extrinsic feedback in physiotherapy. Physiother Res Int 2000; 5: 173–189. doi:10.1002/pri.197

Taub E, Crago JE, Burgio LD et al. An operant approach to rehabilitation medicine: overcoming learned nonuse by shaping. Journal of the experimental analysis of behavior 1994; 61(2): 281–293. doi:10.1901/jeab.1994.61-281

Taub E, Uswatte G. Constraint-induced movement therapy: bridging from the primate laboratory to the stroke rehabilitation laboratory. Journal of rehabilitation medicine 2003; 41: 34–40. doi:10.1080/16501960310010124

Teixeira PJ, Carraça EV, Markland D et al. Exercise, physical activity, and self-determination theory: a systematic review. The international journal of behavioral nutrition and physical Activity 2012; 9: 78. doi:10.1186/1479-5868-9-78

Thaler RH, Sunstein CR. Nudge: Wie man kluge Entscheidungen anstößt. Berlin: Ullstein eBooks; 2009

Thevos AK, Kaona FA, Siajunza MT et al. Adoption of Safe Water Behaviors in Zambia: Comparing Educational and Motivational Approaches. Education Health 2000; 13(3): 366–376. doi:10.1080/135762800750059480

Thompson SC, Sobolew-Shubin A, Graham MA et al. Psychosocial adjustment following a stroke. Social Science and Medicine 1989; 28: 239–247

Todd M, Barrow C. Teaching memory-impaired people to touch type: the acquisition of a useful complex perceptual-motor skill. Neuropsychological Rehabilitation 2008; 18(4): 486–506. doi:10.1080/09602010701824015

Tsay JS, Winstein CJ. Five Features to Look for in Early-Phase Clinical Intervention Studies. Neurorehabilitation and neural Repair 2021; 35(1): 3–9. doi:10.1177/1545968320975439

Turner-Stokes L, Baguley I, de Graaff S et al. Goal attainment scaling in the evaluation of treatment of upper limb spasticity with botulinum toxin: A secondary analysis from a double-blind placebo-controlled randomized clinical trial. Journal of Rehabilitation Medicine 2010; 42(1): 81–89. doi:10.2340/16501977-0474

Turner-Stokes L. Goal attainment scaling (GAS) in rehabilitation: A practical guide. Clinical Rehabilitation 2009; 23(4): 362–370. doi:10.1177/0269215508101742

Turton AJ, Cunningham P, Heron E et al. Home-based reach-to-grasp training for people after stroke: study protocol for a feasibility randomized controlled trial. Trials 2013; 14: 109. doi:10.1186/1745-6215-14-109

Tyson S, Selley A. A content analysis of physiotherapy for postural control in people with stroke: An observational study. Disability and Rehabilitation 2006; 28(13–14): 865–872. doi: 10.1080/09638280500535090

Umphred DA. Limbic Complex, Influence over motor control and learning. In: Neurological Rehabilitation. 2013. doi:10.1016/B978-0-323-07586-2.00014-5

Uswatte G, Taub E, Morris D et al. Contribution of the shaping and restraint components of Constraint-Induced Movement therapy to treatment outcome. Neuro Rehabilitation 2006; 21(2): 147–156

Uswatte G, Taub E, Morris D et al. Reliability and validity of the upper-extremity Motor Activity Log-14 for measuring real-world arm use. Stroke 2005; 36: 2493–2496

Veerbeek JM, Wegen E van, Peppen R van et al. What is the evidence for physical therapy poststroke? A systematic review and meta-analysis. PloS one 2014; 9(2): e87987. doi:10.1371/journal.pone.0087987

Vilsteren MC van, de Greef MH, Huisman RM. The effects of a low-to-moderate intensity pre-conditioning exercise programme linked with exercise counselling for sedentary haemodialysis patients in The Netherlands: Results of a randomized clinical trial. Nephrology Dialysis Transplantation 2005; 20(1): 141–146. doi:10.1093/ndt/gfh560

Vive S, Bunketorp-Käll L, Carlsson G. Experience of enriched rehabilitation in the chronic phase of stroke. Disability and Rehabilitation 2020; doi:10.1080/09638288.20201768598

Vliet PM van, Wulf G. Extrinsic feedback for motor learning after stroke: What is the evidence? Disability and Rehabilitation 2006; 28: 831–840. doi:10.1080/09638280500534937

Waddell KJ, Birkenmeier RL, Bland MD et al. An exploratory analysis of the self-reported goals of individuals with chronic upper-extremity paresis following stroke. Disabil Rehabil 2016. doi:10.3109/09638288.20151062926

Wade DT. Goal setting in rehabilitation: An overview of what, why and how. Clinical Rehabilitation 2009; 23(4): 291–295. doi:10.1177/0269215509103551

Wahl D. Handeln unter Druck: Der weite Weg vom Wissen zum Handeln bei Lehrern, Hochschullehrern und Erwachsenenbildern. Tübingen: Dt. Studien-Verlag; 1991

Walker MP, Brakefield T, Morgan A et al. Practice with sleep makes perfect: sleep-dependent motor skill learning. Neuron 2002; 35 (1): 205–211. doi:10.1016/s0896-6273(02)00746-8

Walker MP, Brakefield T, Seidman J et al. Sleep and the time course of motor skill learning. Learning & memory 2003; 10(4): 275–284. doi:10.1101/lm.58503

Walker MP, Stickgold R, Alsop D et al. Sleep-dependent motor memory plasticity in the human brain. Neuroscience 2005; 133(4): 911–917. doi:10.1016/j.neuroscience.2005.04.007

Walsh CM, Ling SC, Wang CS et al. Concurrent Versus Terminal Feedback: It May Be Better to Wait: Academic Medicine 2009; 84: S 54–S 57. doi:10.1097/ACM.0b013e3181b38daf

Walter JL, Peller JE. Lösungs-orientierte Kurztherapie: Ein Lehr- und Lernbuch. Dortmund: Verlag Modernes Lernen; 1995

Wang L, Conner JM, Nagahara AH et al. Rehabilitation drives enhancement of neuronal structure in functionally relevant neuronal subsets. PNAS 2016; 113(10): 2750–2755. doi:10.1073/pnas.1514682113

Ward NS, Brander F, Kelly K. Intensive upper limb neurorehabilitation in chronic stroke: outcomes from the Queen Square programme. Journal of neurology, neurosurgery, and Psychiatry 2019; 90(5): 498–506. doi:10.1136/jnnp-2018-319954

Warschburger P. Beratungspsychologie. Heidelberg: Springer Science & Business Media; 2009

Watzek D. Zufriedenheit in der Physiotherapie – Bedürfnisse & (Ziel-) Vereinbarungen. Welche Kommunikationstechniken sind hilfreich [Referat]; 2017

Watzlawick P. Anleitung zum Unglücklichsein. 15. Aufl. München: Piper; 2009

Weeks DL, Kordus RN. Relative Frequency of Knowledge of Performance and Motor Skill Learning. Research Quarterly for Exercise and Sport 1998; 69: 224–230. doi:10.1080/02701367.199810607689

Wickens JR, Reynolds JN, Hyland BI. Neural mechanisms of reward-related motor learning. Current opinion in neurobiology 2003; 13(6): 685–691. doi:10.1016/j.conb.2003.10.013

Wilhelm SL, Flanders Stepans MB, Hertzog M et al. Motivational Interviewing to Promote Sustained Breastfeeding. Journal of Obstetric, Gynecologic & Neonatal Nursing 2006; 35(3): 340–348. doi:10.1111/j.1552-69092006.00046.x

Winstein CJ, Kay DB. Translating the science into practice: Shaping rehabilitation practice to enhance recovery after brain damage. Progress in brain research 2015; 218: 331–360. doi:10.1016/bs.pbr.2015.01.004

Winstein CJ, Pohl PS, Lewthwaite R. Effects of physical guidance and knowledge of results on motor learning: support for the guidance hypothesis. Research quarterly for exercise and Sport 1994; 65(4): 316–323. doi:10.1080/02701367.199410607635

Winstein CJ, Stein J, Arena R et al. Guidelines for Adult Stroke Rehabilitation and Recovery: A Guideline for Healthcare Professionals From the American Heart Association/American Stroke Association. Stroke 2016; 47(6): e98–e169. doi:10.1161/STR.0000000000000098

Winstein CJ, Wolf SL, Dromerick AW et al. Interdisciplinary Comprehensive Arm Rehabilitation Evaluation (ICARE): a randomized controlled trial protocol. BMC Neurology 2013; doi:10.1186/1471-2377-13-5

Winstein CJ. Knowledge of Results and Motor Learning - Implications for Physical Therapy. Physical Therapy 1991; 71: 140–149. doi:10.1093/ptj/71.2.140

Wit L de. Stroke Rehabilitation in Europe: What Do Physiotherapists and Occupational Therapists Actually Do? Stroke 2006; 37: 1483–1489

Wittmann F, Held JP, Lambercy O et al. Self-directed arm therapy at home after stroke with a sensor-based virtual reality training system. J NeuroEngineering Rehabil 2016; 13: 75. doi:10.1186/s12984-016-0182-1

Woldag H, Stupka K, Hummelsheim H. Repetitive training of complex hand and arm movements with shaping is beneficial for motor improvement in patients after stroke. Journal of rehabilitation Medicine 2010; 42(6): 582–587. doi:10.2340/16501977-0558

Wolf SL, Catlin PA, Ellis M et al. Assessing Wolf motor function test as outcome measure for research in patients after stroke. Stroke 2001; 32(7): 1635–1639. doi:10.1161/01.str.32.7.1635

Wolf SL, Winstein CJ, Miller JP et al. Retention of upper limb function in stroke survivors who have received constraint-induced movement therapy: the EXCITE randomised trial. The Lancet. Neurology 2008; 7(1): 33–40. doi:10.1016/S1474-4422(07)70294-6

Wright BA, Sabin AT. Perceptual learning: how much daily training is enough? Experimental brain research 2007; 180(4): 727–736. doi:10.1007/s00221-007-0898-z

Wulf G, Chiviacowsky S, Schiller E et al. Frequent External-Focus Feedback Enhances Motor Learning. Front Psychology 2010; 1: 190. doi:10.3389/fpsyg.201000190

Wulf G, Lewthwaite R. Optimizing performance through intrinsic motivation and attention for learning: The OPTIMAL theory of motor learning. Psychon Bull Rev 2016; 23: 1382–1414. doi:10.3758/s13423-015-0999-9

Wulf G, McNevin N, Shea CH. The automaticity of complex motor skill learning as a function of attentional focus. The Quarterly Journal of Experimental Psychology Section A 2001; 54(4): 1143–1154. doi:10.1080/713756012

Wulf G, Shea CH, Whitacre CA. Physical-guidance benefits in learning a complex motor skill. Journal of Motor Behavior 1998; 30 (4): 367–380. doi:10.1080/00222899809601351

Wulf G. Attention and Motor Skill Learning. Champaign, IL: Human Kinetics; 2007

Wulf G. Attentional focus and motor learning: A review of 15 years. International Review of Sport and Exercise Psychology 2013; 6 (1): 77–104. doi:10.1080/1750984X.201272372

Wulf G. Aufmerksamkeit und motorisches Lernen. München: Elsevier; 2009

Wulf G. Die OPTIMAL-Theorie motorisches Lernens: Implikationen für die physiotherapeutische Praxis. Zeitschrift für Physiotherapeuten 2018; 37–42

Kapitel 3

Fallbeispiele

3 Fallbeispiele

3.1 Frau Bauer, 80, Schlaganfall vor 10 Jahren, Kollumfraktur vor 1 Jahr

Martin Huber

3.1.1 Anamnese und Diagnose

Frau Bauer ist 80 Jahre alt. Seit 20 Jahren ist sie Witwe und lebt allein in einem großzügigen Eigenheim. Dort möchte sie möglichst lange wohnen können, das ist ihr größter Wunsch. Nach einem Schlaganfall vor 10 Jahren erholte sie sich so weit, dass sie wieder selbstständig zu Hause leben konnte. Sie erledigte sämtliche ADLs selbstständig und konnte sich im Haus mit Gehstock und außer Haus mit einem Rollator sicher fortbewegen. Bei Einkäufen und beim Hausputz erhält sie tatkräftige Unterstützung von ihren beiden Kindern.

Im Laufe der Jahre hat sich ihre Gehfähigkeit jedoch zunehmend verschlechtert. Bei einem Sturz vor 1 Jahr zog sie sich linksseitig eine Oberschenkelfraktur zu. Das hat ihre Gehfähigkeit und die selbstständige Mobilität im Haus weiter beeinträchtigt. Aktuell geht sie nur noch innerhäuslich und nicht mehr außerhäuslich. Dabei benutzt sie einen Rollator. Seit einem halben Jahr wird sie jetzt von Pflegerinnen im Alltag unterstützt, die bei ihr wohnen und sich alle 2 Monate abwechseln. Die Therapie findet im Rahmen einer ambulanten Physiotherapie bei ihr zu Hause statt. Die Frequenz der Physiotherapie beträgt momentan 2- bis 3-mal 35 min pro Woche.

Medizinische Diagnose

Zerebrovaskulärer Insult vor 10 Jahren mit linksseitiger Hemiparese; Zustand nach Fraktur des Collum femoris vor 1 Jahr nach Sturz im Haus.

3.1.2 Clinical Reasoning

Patientenziele und Problembereiche

Frau Bauer möchte weiterhin möglichst selbstständig in ihrem Haus wohnen und leben können. Ihr ist es wichtig, dass sie sich sicher und ohne Begleitung mit dem Rollator in der Wohnung fortbewegen kann. Neben dem Gehen am Rollator möchte sie sicher von ihrem Sessel im Wohnzimmer und dem Stuhl am Esstisch aufstehen und sich hinsetzen können.

Befunde nach ICF

Aktivität und Partizipation

- eingeschränkte Gangsicherheit beim Gehen mit Hilfsmittel im Haus (Functional Ambulation Categories, FAC: 4)
- Gangqualität:
  - mittlere Standbeinphase links: eingeschränkte Gewichtsübernahme, verkürzte Einbeinstanddauer
  - initiale und mittlere Schwungbeinphase links: Stiff Knee Gait, eingeschränkte Kniegelenkflexion, Zirkumduktion, Schrittlänge deutlich verkürzt (häufig überholt das Schwungbein links das Standbein rechts nicht)
- Mini-BESTest (▸ Tab. 3.1)

An den oberen Extremitäten bestehen geringe Einschränkungen links („leichte Armparese"). Sie setzt den linken Arm bei alltäglichen Handlungen funktionell ein. So kann sie den Rollator beidhändig bedienen oder beim Aufstehen mit beiden Händen mithelfen. Die Therapie der oberen Extremität steht in diesem Fallbeispiel nicht im Vordergrund.

Körperstruktur und -funktion

- relevante Muskelschwäche im Bereich der Hüftextensoren, -abduktoren und -flexoren links (Kraftgrad < 3), Knieextensoren und -flexoren ebenfalls Kraftgrad < 3, Dorsalextensoren und Plantarflexoren Kraftgrad < 3
- Bewegungsdefizit bei Dorsalextension im oberen Sprunggelenk links: ca. -15°

Tab. 3.1 Kurzversion Balance Evaluation Systems Test (Mini-BESTest).

Test	Subscore
antizipatorisch/proaktiv	

• Sitz-Stand: 0
• Zehenstand: 0
• Einbeinstand: 0
  ◦ links: 0
  ◦ rechts: 0
	0/6

reaktive posturale Kontrolle	
Kompensationsschritt (KS): • vorwärts: 0 • zurück: 0 • seitwärts: 0	0/6
sensorische Orientierung	
Stand mit geschlossenen Füßen, Augen offen: • feste Unterlage: 1 • weiche Unterlage: 0 • schräge Ebene: 0	1/6
dynamisches Gehen	
• Wechsel der Gehgeschwindigkeit: 0 • Gehen mit Kopfdrehung: 0 • Gehen mit schneller Kehrtwendung: 0 • über Hindernisse gehen: 0 „Timed-up-and-go"-Test mit Dual Task nicht durchgeführt	0/10
Gesamtwert:	1/28

Bewertungsskala: 0 = starke Einschränkung, 1 = moderate Einschränkung, 2 = normal;
maximale Punktzahl: 28 Punkte

Kontextfaktoren

Personenbezogene Faktoren (+ /–)

Frau Bauer ist sehr motiviert, da sie einen erhöhten Leidensdruck verspürt, was ihre Selbstständigkeit betrifft. Sie möchte unbedingt in ihrem Haus weiterleben können. Sie ist bereit, sich bei der Therapie anzustrengen und aktiv mitzuarbeiten. Allerdings ist ihre Motivation zum Eigentraining mäßig ausgeprägt.

Umweltbezogene Faktoren (+ /–)

- wohnt im Eigenheim
- Die beiden Kinder, die in der Nähe leben, unterstützen sie tatkräftig.
- vorhandene Hilfsmittel: Rollator, höhenverstellbarer Sessel im Wohnzimmer, Stuhl mit Armlehnen am Esstisch, Haltegriffe an der Toilette

Therapeutische Diagnose und Prognose

Frau Bauers innerhäusliche Mobilität ist eingeschränkt. Das betrifft v. a. die Gehsicherheit (mit Rollator) und den Bewegungsübergang Sitz-Stand. Diese kompensiert sie mit dem Rollator. Dessen Bedienung gelingt ihr gut, da sie ihren linken Arm dabei gut funktionell einsetzen kann. Allerdings hat sich die Gehqualität seit der Oberschenkelhalsfraktur deutlich verschlechtert. Das betrifft v. a. die Schwungbeinphase links, in der sie deutlich zu wenig Flexion im Kniegelenk zeigt (Stiff Knee Gait). Dieses Gangmuster birgt die Gefahr des Hängenbleibens mit dem linken Fuß. Darüber hinaus ist die Schrittlänge stark verringert und ihr Gang wird „hoppelnd".

Beim Übergang Sitz-Stand ist sie unsicher und setzt verstärkt die Arme ein. Obwohl sie gewisse Defizite auf der Ebene der Körperfunktion und -struktur hat, wählt der Therapeut einen Top-down-Ansatz, bei dem diese Defizite im Rahmen funktioneller Aktivitäten mittrainiert werden. Lediglich die eingeschränkte Beweglichkeit des oberen Sprunggelenks in Dorsalextension ist hier separat behandlungsbedürftig. Die Erweiterung der Beweglichkeit wird mit Mobilisationstechniken (Bottom-Up-Ansatz) erreicht, bei denen das motorische Lernen jedoch nicht relevant ist.

Der funktionelle Status von Frau Bauer hat unter der Oberschenkelfraktur gelitten, was vor allem das Gehen betrifft. Vor dem Sturz war die innerhäusliche Mobilität nur wenig eingeschränkt. Sie konnte vormals auch außerhäuslich mit einem Rollator und einer Hilfsperson gehen. Beides ist aktuell sehr eingeschränkt. Zu den Folgen der Fraktur gesellen sich zunehmend altersbedingte Veränderungen bei der motorischen Kontrolle und im Bewegungsapparat. Dennoch lässt sich unter einer geeigneten Therapie davon ausgehen, dass sich ihr Zustand verbessert und sie die gewählten Ziele der innerhäuslichen Mobilität erreichen kann.

Nachfolgend werden exemplarisch bestimmte Therapieinhalte dargestellt und auf das Lernrad bezogen. Es gilt zu beachten, dass es sich dabei nicht um alle Interventionen handelt, die für eine gezielte Behandlung von Frau Bauer sinnvoll wären. Es sind Ausschnitte aus der Therapie, die relevante Aspekte des motorischen Lernens abbilden sollen.

3.1.3 Lernrad

MOZArT

- **Z1:** Frau Bauer geht selbstständig und sicher mit einem Rollator in der Wohnung z. B. vom Wohnzimmer ins Esszimmer.
- **Z2:** Frau Bauer führt selbstständig und sicher den Bewegungsübergang Sitz-Stand von verschiedenen Sitzmöbeln (Sessel, Stuhl, Toilette) durch.

Therapieziele zur Erreichung der MOZArT

- Vermehrte Knieflexion im Schwungbein links, um eine vergrößerte Schrittlänge zu erreichen. Die Schrittlänge soll dabei zumindest eine halbe bis ganze Fußlänge umfassen. Dadurch sollen ein Hängenbleiben des linken Fußes verhindert und der linke Fuß in eine geeignete Position für die Gewichtsübernahme in der anschließenden Standbeinphase gebracht werden. Davon wird die Gehsicherheit profitieren.
- sicheres Aufstehen von verschiedenen Sitzmöbeln mit angemessenem Armeinsatz und geeigneten Bewegungsstrategien (Gewichtsverlagerung, Timing des Armeinsatzes usw.)

Lernformen

Die Veränderung der Schwungbeinphase links wird über das explizite Lernen angestrebt. Frau Bauer soll sich bewusst sein, „wie“ sie das linke Bein in dieser Gangphase nach vorn transportieren soll. Wenn sie automatisch geht (also implizit), beugt sie das Knie zu wenig. Es entsteht ein Stiff Knee Gait mit einer zu geringen Schrittlänge (▶ Abb. 3.1). Das macht das Gehen mühsam und erhöht die Gefahr des Hängenbleibens. Da beim Innerhäuslichen die Anforderungen an die Dual-Task-Fähigkeiten gering sind, ist diese Lernform hier sinnvoll. Die Aufmerksamkeit gilt in weiten Teilen der Bewegungskontrolle.

Auch beim Üben des Aufstehens wird das explizite Lernen angewendet. Im Vordergrund steht das Erlernen des „Wie“ dieses Bewegungsüberganges. Es gibt bestimmte Aspekte der Bewegung, auf die Frau Bauer dabei bewusst achten sollte (▶ Abb. 3.2):

- die richtige Positionierung der Füße: Diese sollen in ihrem Fall soweit wie möglich in Richtung Sessel platziert werden.
- die geeignete Positionierung der Hände auf den Lehnen: Da Frau Bauer beide Arme beim Aufstehen zur Kompensation der eingeschränkten Kraft in den Extensoren der unteren Extremität einsetzt, ist dies erforderlich.

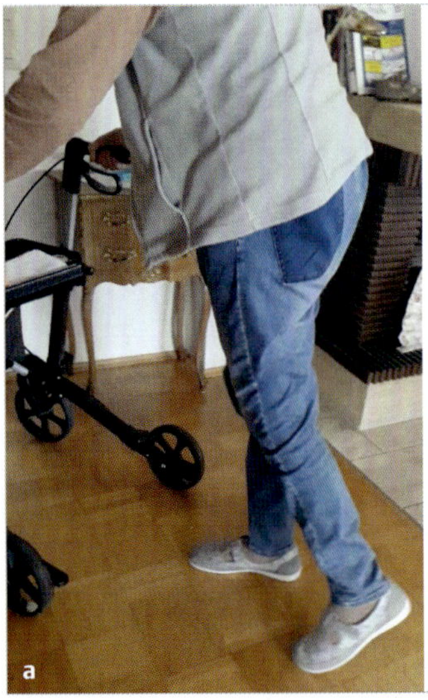

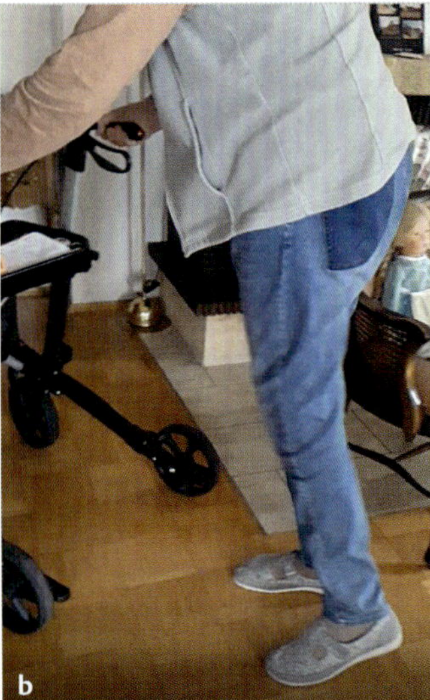

Abb. 3.1 Spontanes Gehen von Frau Bauer.
a Mittlere Schwungbeinphase links beim spontanen Gehen. Die Flexion im Kniegelenk und die Dorsalextension im oberen Sprunggelenk sind unzureichend.
b Ende der Schwungbeinphase links beim spontanen Gehen. Es ist deutlich zu sehen, dass das linke Bein das rechte nicht überholt hat. Die Standbeinphase links beginnt nun auf den Zehenspitzen.

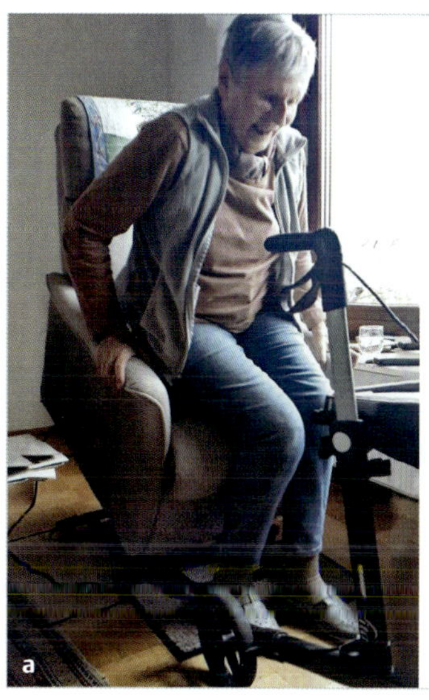

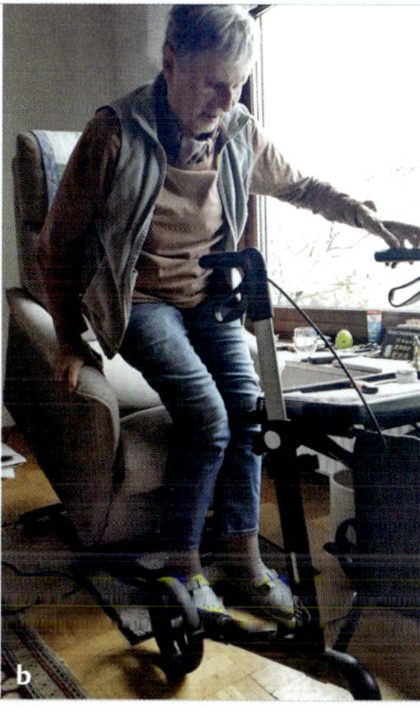

Abb. 3.2 Aufstehen vom erhöhten Sessel.
a Aufstehen mit bilateralem Armeinsatz.
b Aufstehen vom erhöhten Sessel im kritischen Moment des Umgreifens an den Rollator. In diesem Moment ist die Balance häufig besonders labil und Frau Bauer kann leicht wieder nach hinten in den Sessel fallen.

- die möglichst vollständige Streckung der Kniegelenke beim Hochkommen: Dabei ist ein Anlehnen am Sessel erlaubt, da dieser stabil steht.
- Erst dann erfolgt das Umgreifen an den Rollator von zunächst einer Hand und dann der anderen.

Alle diese Teile des Bewegungsüberganges sind störanfällig, und wenn Frau Bauer nicht bewusst darauf achtet, kommt es zu Unsicherheiten oder sie fällt zurück in den Sessel.

Lernphasen

Beim korrigierten Gehen befindet sich Frau Bauer in der kognitiven bzw. assoziativen Lernphase. Ein Teil der Aufmerksamkeit bleibt bei der Bewegungskontrolle (Kniegelenkflexion links in der Schwungbeinphase). Das Ziel ist nicht das Erreichen der autonomen Phase. Dies erscheint unrealistisch und ist mit Blick auf das innerhäusliche Gehen auch vertretbar, weil es nicht unbedingt erforderlich ist.

Auch beim Bewegungsübergang Sitz-Stand ist sie in der kognitiven bzw. assoziativen Lernphase. Auch hier ist ein Teil der Aufmerksamkeit auf die Bewegungskontrolle gerichtet.

Transfer

Bei den dargestellten Therapieinhalten ist sowohl die Aufgaben- als auch die Umweltspezifität sehr hoch. Es wird einerseits direkt geübt, was verbessert werden soll, und andererseits findet die Therapie im Kontext des alltäglichen Lebens statt.

Motivation

Die intrinsische Motivation von Frau Bauer ist hoch. Das hängt auch mit ihrer Sorge um den Verlust der häuslichen Mobilität zusammen. Außerdem erlebt sie sich als selbstwirksam, weil sie ihre Art zu gehen und zu stehen positiv verändern kann. Durch die lange Zusammenarbeit ist eine enge therapeutische Beziehung mit einer belastbaren Vertrauensbasis entstanden. Der Therapeut gibt ihr gewisse Wahlmöglichkeiten, um bei ihr ein Gefühl von Autonomie zu erzeugen („Was möchten Sie zuerst üben: das Gehen oder das Aufstehen?“ oder „Wie oft können Sie hintereinander aufstehen? Schaffen Sie es noch 2-mal mehr?“).

Der positive Druck der Kinder, die ihre Mutter zum regelmäßigen Eigentraining anspornen, stellt eine Form der extrinsischen Motivation dar. Für das Eigentraining am Sitzergometer ist Frau Bauer wenig intrinsisch motiviert. Deshalb ist hier ein externer Anschub nötig. Dieser wird auch in Form einer Tabelle mit den Wochentagen erzeugt. In dieser Tabelle soll Frau Bauer die tägliche Trainingseinheit abhaken, was der Erinnerung und Anmahnung gleichermaßen dienlich sein soll.

Lernstrategien

Beim Gehen wendet der Therapeut das fehlerfreie Lernen an. Es geht darum, dass Frau Bauer in der Therapie viele Schritte mit einem möglichst physiologischen Bewegungsablauf macht. Es geht nicht darum, dass sie Dinge ausprobiert (Trial and Error).

Als Metapher setzt der Therapeut immer wieder die Aussage „Machen Sie ein weiches Knie" oder das linke Bein solle ein „Überholbein" sein ein (► Abb. 3.3).

Beim Aufstehen von einem Sessel oder Stuhl wird ebenfalls das fehlerfreie Lernen angewendet. Um eine größere Transfertendenz zu erreichen, wird jedoch auch das Trial-and-Error-Lernen eingesetzt. Dabei soll Frau Bauer experimentieren, wie ihr das Aufstehen am besten gelingt. Dieses Vorgehen wählt der Therapeut v. a. dann, wenn nach dem ersten Üben des Aufstehens und nach dem Gehtraining nochmals das Aufstehen geübt wird.

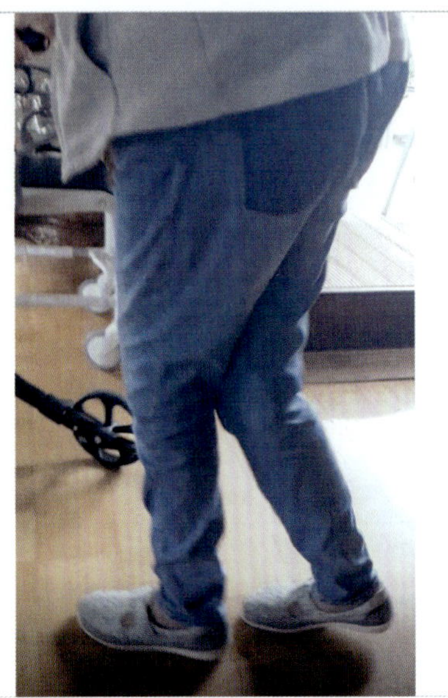

Abb. 3.3 Ende der Schwungbeinphase links beim korrigierten Gehen. Es ist deutlich zu sehen, dass das linke Bein das rechte überholt hat.

Intensität

In der Therapie geht es darum, Frau Bauer an ihren Challenge Point zu bringen. Das bedeutet, dass innerhalb einer Therapieeinheit möglichst viele Schritte oder der Bewegungsübergang Sitz-Stand möglichst oft wiederholt werden, sodass die Therapieeinheit insgesamt als „anstrengend" empfunden wird. Beim Übergang Sitz-Stand kann der Schwierigkeitsgrad außerdem gut über die Sitzhöhe variiert werden.

Das tägliche Eigentraining mit dem Sitzergometer ist ein weiterer Baustein, um die Therapieintensität auf ein bestimmtes Level zu heben (Kap. 2.7). Die Dosierung wird in Absprache mit Frau Bauer gewählt. Sie ist bereit, täglich 20 min zu trainieren. Die Intensität wird dann auch so gewählt, dass sie das Training nach 20 min als anstrengend empfindet.

Des Weiteren wird sie ermutigt, möglichst viele „Spaziergänge" während des Tages in der Wohnung zu machen, auch wenn diese nicht funktionell nötig wären (wie etwa ein Toilettengang).

Feedback

Um das motorische Lernen zu fördern, fragt der Therapeut häufig nach der Selbsteinschätzung von Frau Bauer. Dadurch soll die Fähigkeit zum Selbst-Feedback geschult werden. Dabei wird gezielt gefragt, z. B. nach einigen Schritten beim Gehen: „Wie war Ihre Kniebeugung links während der Strecke vom Sessel zur Tür?" Anschließend gibt er sein Feedback dazu („Ja, ich habe auch gesehen, dass bei den ersten Schritten das Knie steif war. Dann wurden die Schritte weicher und das linke Bein hat das rechte überholt."). Das Feedback ist dabei auf die Bewegungskontrolle bezogen, hat also einen internalen Fokus (Kap. 2.11).

Beim Aufstehen ist zunächst wenig Fremd-Feedback nötig, da das erfolgreiche Aufstehen alleine schon ausreichend Möglichkeiten zum Selbst-Feedback bietet. Vor allem bei Fehlversuchen betont der Therapeut das Selbst-Feedback („Woran hat es gelegen, dass das Aufstehen nicht geklappt hat?"). Nach der Selbsteinschätzung von Frau Bauer gibt der Therapeut noch sein Fremd-Feedback, indem er nicht zielführende Bewegungskomponenten anspricht und auf Korrekturen beim nächsten Versuch hinweist („Sie haben soeben mit beiden Händen gleichzeitig umgegriffen. Das macht Sie instabil. Beim nächsten Mal greifen Sie am besten zunächst mit der linken Hand an den Rollator und dann erst mit der rechten.")

Instruktion

Die Instruktion beim Gehen ist teils external und teils internal fokussiert. Eine Instruktion mit IFA (internal fokussierte Aufmerksamkeit) lautet: „Machen Sie das linke Knie weich, wenn Sie das Bein nach vorn stellen.“ Diese Instruktion kann Frau Bauer sehr gut umsetzen und sie führt zu einer deutlichen Veränderung des Gehmusters. Das Gehen wird flüssiger und weicher. Die Schrittlänge links wird größer und der linke Fuß steht während der Standbeinphase plan auf dem Boden (▶ Abb. 3.3). Der Therapeut verwendet teilweise auch eine Instruktion mit EFA. Die Instruktion lautet in diesem Fall: „Machen Sie einen Überholschritt mit links.“ Dazu klebt er ein Stück Tape auf ihre linke Schuhspitze, sodass das Tape für sie zu sehen ist. Die Instruktion lautet nun: „Der Klebestreifen soll bei jedem Schritt mit links weiter vorn als der rechte Schuh gelangen.“ Auch diese Instruktion ist hilfreich, um das Bewegungsmuster günstig zu beeinflussen.

Auch beim Aufstehen bestehen die Instruktionen aus einer Mischung von EFA und IFA. Eine IFA wird verwendet, um die Kniestreckung anzuleiten („Strecken Sie Ihre Knie maximal.“). Eine EFA wird im nächsten Schritt eingesetzt: „Dann greift die linke Hand an den Rollator.“

3.1.4 Ergebnismessung

Da die Therapie als Dauertherapie angelegt ist, findet die Ergebnismessung im Rahmen der Therapie selbst durch Beobachtung statt. Das geschieht innerhalb eines Therapietermins (Vorher-nachher-Vergleich), aber auch zwischen den Therapieeinheiten, sodass zu Beginn des Folgetermins häufig das spontane Bewegungsverhalten von Frau Bauer bei den anvisierten Aktivitäten beobachtet wird. Daneben wird auch durch gezielte Befragung evaluiert, inwiefern die Therapieinhalte zu einer andauernden Veränderung des Bewegungsverhaltens geführt haben.

3.2 Frau Müller, 56, Multiple Sklerose seit 23 Jahren

Martin Huber

3.2.1 Anamnese und Diagnose

Frau Müller ist 56 Jahre alt, verheiratet und lebt mit ihrem Ehemann im eigenen Haus. Sie leidet seit nunmehr 23 Jahren unter einer Multiplen Sklerose, doch bewältigt sie ihren Alltag völlig selbstständig. Seit einem Schub vor 10 Jahren ist die Feinmotorik in ihrer linken Hand so beeinträchtigt, dass sie ihren Beruf als Zahntechnikerin nicht mehr ausüben kann. Sie bringt sich sehr im Haushalt ein. Zu ihren Tätigkeiten gehört die Erledigung der wöchentlichen Einkäufe. Seit einiger Zeit fällt ihr das zunehmend schwer. So benötigt sie etwa 1 bis 2 längere Pausen beim Einkaufen, während derer sie sich am Einkaufswagen abstützt. Außerdem fühlt sie sich beim außerhäuslichen Gehen unsicher und vermeidet es daher immer häufiger. Aktuell beginnt sie einen 4-wöchigen stationären Rehaaufenthalt.

Medizinische Diagnose

Sekundär chronisch-progrediente multiple Sklerose; Erstdiagnose vor 23 Jahren.

3.2.2 Clinical Reasoning

Patientenziele und Problembereiche

Frau Müller möchte 1- bis 2-mal wöchentlich selbstständig im Supermarkt einkaufen können, ohne dabei Pausen einlegen zu müssen. Dazu muss sie die gesamte Wegstrecke vom Parkplatz in den Supermarkt hinein, im Supermarkt und anschließend zum Parkplatz zurückgehen können, ohne dabei länger stehen zu bleiben oder sich sogar hinzusetzen.

Befunde nach ICF

Aktivität und Partizipation

- eingeschränkte Gangsicherheit beim Gehen mit Gehstock und Fußheberorthese (Functional Ambulation Categories, FAC: 4)
- Gehstrecke ca. 70 m, dann Erschöpfung, die eine Pause von 2–5 min erfordert

- Gangqualität:
  - Standbeinphase links verkürzt
  - eingeschränkte Gewichtsübernahme auf das linke Bein
  - Kniegelenk in mittlerer Standbeinphase in Hyperextension
  - eingeschränkte Abrollbewegung (Ankle Rocker)
  - Schwungbeinphase links: eingeschränkte Kniegelenkflexion und Dorsalextension, Zirkumduktion
  - verkürzte Einbeinstanddauer
- Mini-BESTest (▶ Tab. 3.2): Hier zeigen sich in allen Bereichen auffällige Befunde.

Tab. 3.2 Kurzversion Balance Evaluation Systems Test (Mini-BESTest).

Test	Subscore
antizipatorisch/proaktiv	

• Sitz-Stand: 1
• Zehenstand: 0
• Einbeinstand: 0
  ○ links: 0
  ○ rechts: 1
	2/6

reaktive posturale Kontrolle	
Kompensationsschritt (KS): • vorwärts: 0 • zurück: 0 • seitwärts: 0	0/6
sensorische Orientierung	
Stand mit geschlossenen Füßen, Augen offen: • feste Unterlage: 2 • weiche Unterlage: 0 • schräge Ebene: 1	3/6
dynamisches Gehen	
• Wechsel der Gehgeschwindigkeit: 0 • Gehen mit Kopfdrehung: 0 • Gehen mit schneller Kehrtwendung: 0 • über Hindernisse gehen: 0 „Timed-up-and-go"-Test mit Dual Task nicht durchgeführt	0/10
Gesamtwert:	5/28

Bewertungsskala: 0 = starke Einschränkung, 1 = moderate Einschränkung, 2 = normal;
maximale Punktzahl: 28 Punkte

- Zusätzlich wurde die OSG-Strategie untersucht (sog. Nudge-Test) bzw. Items 14 und 15 des BES-Tests (Balance Evaluation Systems Test): Reaktion ohne Schutzschritt am Platz, vorwärts und rückwärts; dabei wurde im rechten Bein eine mittlere und im linken Bein eine starke Einschränkung sowohl nach anterior als auch nach posterior festgestellt.
- Bewegungsqualität im Stehen: im Parallelstand asymmetrische Gewichtsverteilung (rechts mehr als links), Kniegelenk links Hyperextension; eingeschränkte OSG-Strategie nach anterior und posterior; es wird vermehrt bei dynamischen Verlagerungen des Körperschwerpunktes eine Hüftgelenksstrategie angewandt.

Körperstruktur und -funktion

- Muskelschwächen links (Minussymptome des Upper-Motor-Neuron-Syndroms) untersucht mittels eines manuellen Muskelfunktionstests: im Bereich der Hüftgelenksextensoren, -abduktoren (Kraftgrad ≤ 3), Dorsalextensoren und Plantarflexoren (Kraftgrad < 3)
- eingeschränkte (passive) Beweglichkeit im oberen Sprunggelenk bei Dorsalextension links (Dorsalextension – Plantarflexion: 0°–5°–30°) aufgrund von adaptiven Phänomenen in der linken Wadenmuskulatur (v. a. M. gastrocnemius)

Kontextfaktoren

Personenbezogene Faktoren (+ /–)

Frau Müller hat eine hohe intrinsische Motivation für die Therapie. Ihr ist es ein Anliegen, die Gehfähigkeit zu erhalten bzw. zu verbessern, um im Alltag möglichst selbstständig mobil zu bleiben. Ihre Grundstimmung ist offen, positiv und optimistisch. Sie kann ihre Ziele differenziert und realistisch beschreiben. Sie hat ein Bewusstsein für ihre Defizite und ihre Kompensationsmuster. Daran möchte sie gezielt arbeiten.

Umweltbezogene Faktoren (+ /–)

- wohnt im Eigenheim, keine Treppen
- vorhandene Hilfsmittel: Gehstock, dynamische Fußheberorthese

Therapeutische Diagnose und Prognose

Das außerhäusliche Gehen ist bezüglich der Gehstrecke und der Gangsicherheit eingeschränkt. Beides interferiert miteinander, wobei die Gangsicherheit eine Voraussetzung für die Gehstrecke ist, denn je unsicherer das Gehen ist, desto anstrengender wird es.

Frau Müller setzt beim Gehen verschiedene Hilfsmittel ein. Besonders schwer fallen ihr das Überwinden von Hindernissen und die Kopfdrehung, woraus unsichere Situationen resultieren (▶ Tab. 3.2). Ihre Gehstrecke liegt aktuell bei 70 m, dann benötigt sie eine Pause. Für das Einkaufen ist das zu wenig. Verschiedene Aspekte der posturalen Kontrolle im Stehen sind beeinträchtigt bzw. auffällig (▶ Tab. 3.2): asymmetrische Gewichtsverlagerung, Kniegelenkhyperextension links, eingeschränkte OSG-Strategie sowie eingeschränkte sensorische Gewichtung.

Es gibt funktionelle Zusammenhänge zwischen der eingeschränkten OSG-Strategie links im Stehen und dem eingeschränkten Ankle Rocker in der Standbeinphase links beim Gehen. Der Ankle Rocker kann als funktionelle OSG-Strategie interpretiert werden. Dieser Befund und die Kniehyperextension links im Stehen und Gehen tragen dazu bei, dass in beiden Situationen die posturale Kontrolle eingeschränkt ist. Ebenso ist sowohl im Stehen und im Gehen eine asymmetrische Gewichtsverlagerung zu sehen.

Aufgrund dieser Zusammenhänge ist es verständlich, dass sich beim Überwinden von Hindernissen während des Gehens und beim außerhäuslichen Gehen auf unebenem Grund Schwierigkeiten zeigen. Die sensorische Gewichtung ist beim Stehen und Gehen eingeschränkt (Mini-BESTest, ▶ Tab. 3.2). Das ist besonders mit Blick auf das außerhäusliche Gehen ein relevanter Befund (Kopfdrehung beim Gehen).

Defizite auf der Ebene der Körperfunktionen und -strukturen sind linksbetont. Es zeigen sich leichte Muskelschwächen in proximalen und auch distalen Muskeln. Ebenso eine eingeschränkte Beweglichkeit bei Dorsalextension im linken OSG. Die Defizite bei den Körperfunktionen und -strukturen werden im Rahmen der funktionellen Therapie auf der Aktivitätsebene mitbehandelt (top-down). Sollte sich zeigen, dass das nicht ausreichend ist, könnten sie auch separat angegangen werden (bottom-up).

Die Prognose von Frau Müller ist gut. Obwohl sie zwar eine chronisch-progrediente Erkrankung hat, ist davon auszugehen, dass die Gehfähigkeit veränderbar ist und die gewählten Ziele (Kap. 2.3) erreichbar sind. Ein wesentlicher Faktor für diese Einschätzung ist die Tatsache, dass die Einschränkungen auf der Ebene der Körperfunktionen und -strukturen gering sind. Auch die Einschränkungen bezüglich der Gehfähigkeit sind, in Anbetracht der Dauer der Erkrankung, eher gering ausgeprägt. Frau Müller bringt eine gute Therapiemotivation mit. Sie schätzt ihre Situation realistisch ein, sieht die Problembereiche und glaubt an eine Veränderbarkeit. All dies führt zu der Einschätzung, dass das Potenzial für eine Veränderung vorhanden ist.

Nachfolgend werden auch in diesem Kapitel nun exemplarisch bestimmte Therapieinhalte dargestellt und auf das Lernrad bezogen. Es sind hier nicht alle Interventionen aufgeführt, die für eine gezielte Behandlung von Frau Müller sinnvoll wären. Es sind Ausschnitte aus der Therapie, die relevante Aspekte des motorischen Lernens abbilden sollen.

3.2.3 Lernrad – Ziel 1: Selbstständig bewegen außer Haus

MOZArT

Frau Müller bewegt sich am Ende der Rehabilitation sicher und selbstständig außer Haus. Dabei verwendet sie einen Gehstock und eine Fußheberorthese.

Therapieziele zur Erreichung der MOZArT

1. vermehrte (laterale) Gewichtsverlagerung beim Gehen auf das linke Bein ohne Hypertension im Kniegelenk (▶ Abb. 3.4)
2. Verbesserte OSG-Strategie (Ankle Rocker) in der mittleren Standbeinphase links ohne Hypertension im Kniegelenk (anteriore Gewichtsverlagerung; ▶ Abb. 3.5). Diese Ziele werden zunächst im Stehen erarbeitet und anschließend beim Gehen umgesetzt (▶ Abb. 3.6). Die Therapieinhalte werden aufgrund des Befundergebnisses im Mini-BESTest und beim Clinical Reasoning (Zusammenhang stehen und gehen) in Absprache mit Frau Müller gewählt.

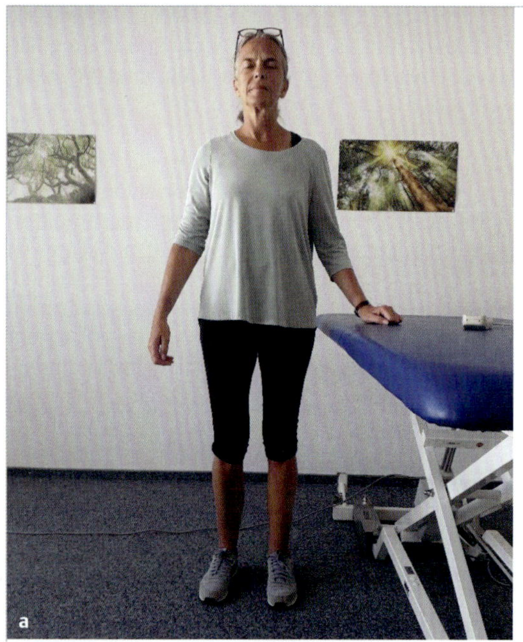

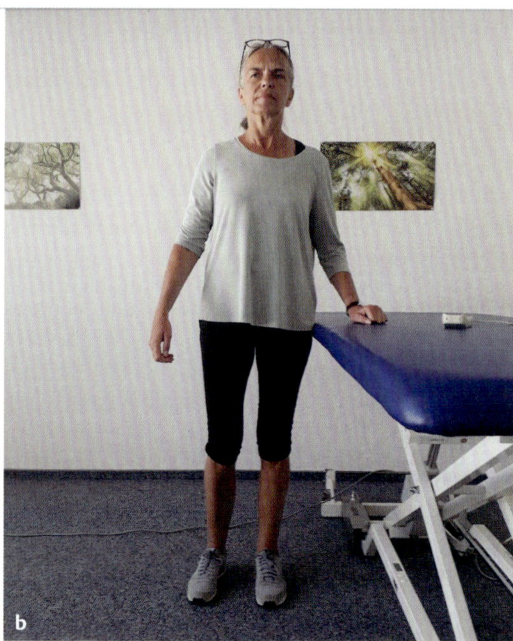

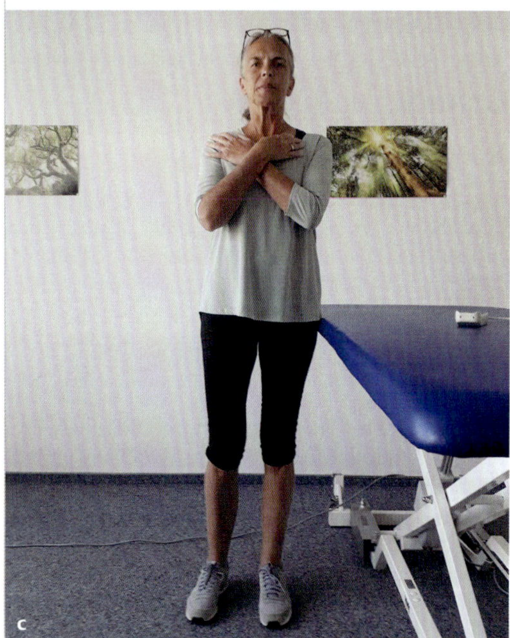

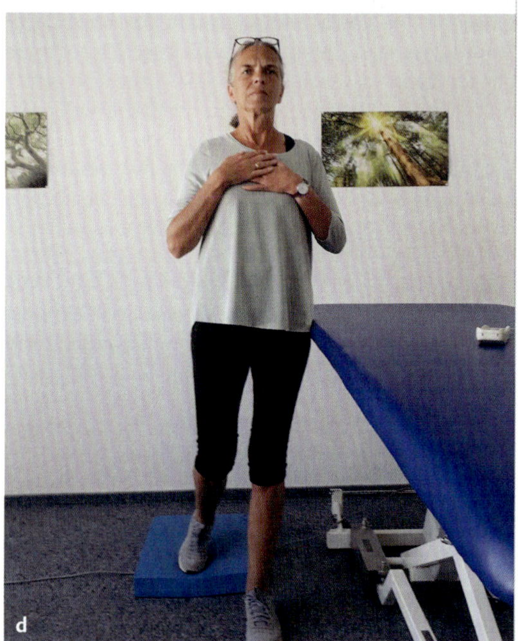

Abb. 3.4 Therapie der lateralen Gewichtsverlagerung.
a Laterale Gewichtsverlagerung mit Handkontakt zur Liege: ASTE.
b Laterale Gewichtsverlagerung mit Handkontakt zur Liege: ESTE.
c Laterale Gewichtsverlagerung ohne Handkontakt zur Liege: ESTE.
d Laterale Gewichtsverlagerung ohne Handkontakt zur Liege und im Schrittstand, um die Gewichtsübernahme auf dem linken Bein zu forcieren. Das Balance-Pad erschwert die Mithilfe des rechten Beines: ESTE.

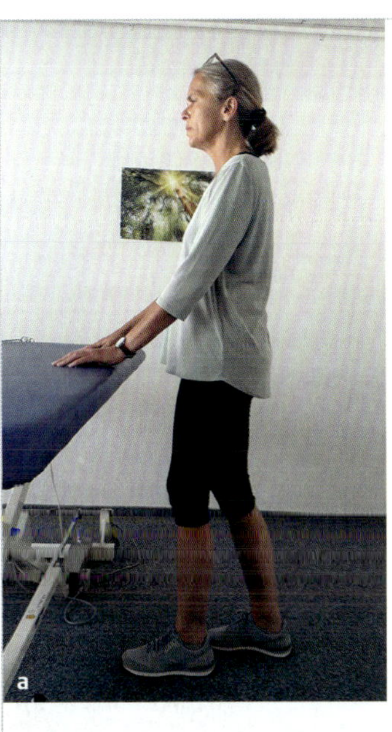

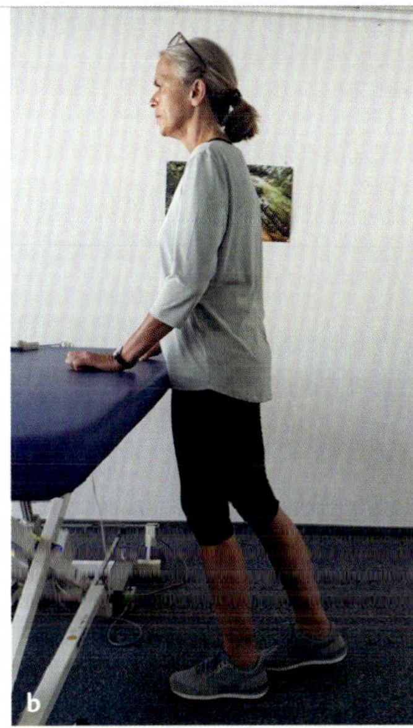

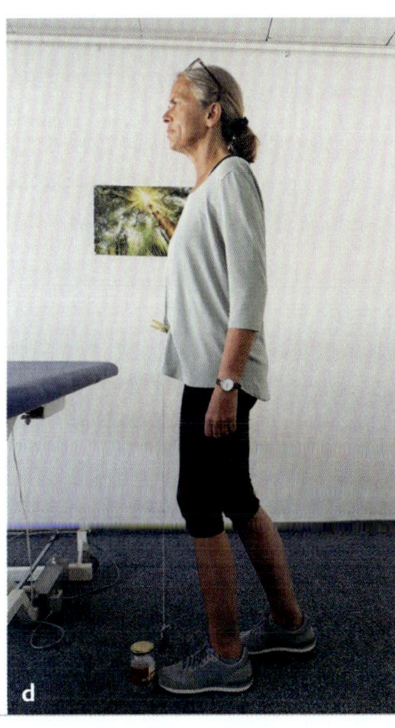

Abb. 3.5 Therapie der anterioren Gewichtsverlagerung (OSG-Strategie).
a OSG-Strategie in Schrittstellung, um die Gewichtsübernahme links zu forcieren, mit Handkontakt zur Liege: Startposition.
b OSG-Strategie in Schrittstellung, um die Gewichtsübernahme links zu forcieren, mit Handkontakt zur Liege: Zielposition.
c OSG-Strategie in Schrittstellung mit Gehstock. Dabei soll das Lot zum Glas bewegt werden.
d OSG-Strategie in Schrittstellung ohne Festhalten. Dabei soll das Lot zum Glas bewegt werden.

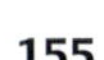

3. Sicheres Gehen mit Übersteigen von Hindernissen bzw. mit Kopfdrehungen (▶ Abb. 3.7). Diese Therapieinhalte werden aufgrund des Befundergebnisses im Mini-BESTest und des Ziels einer erhöhten Gangsicherheit beim außerhäuslichen Gehen gewählt.

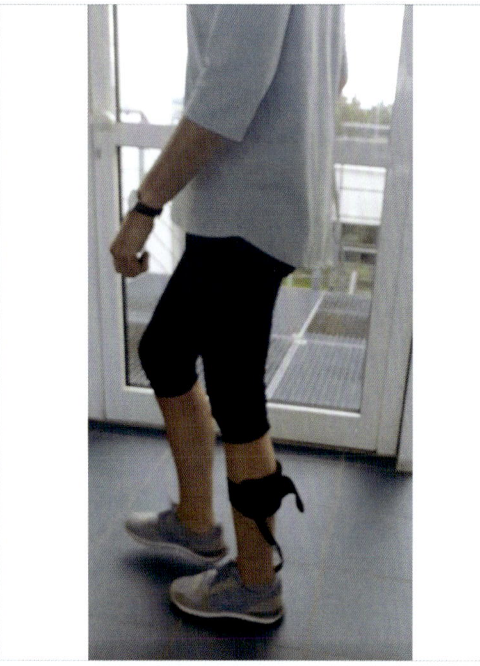

Abb. 3.6 Gehen nach der Therapie im Stehen mit dem Fokus auf der Gewichtsübernahme links und der physiologischen Kniegelenkposition.

Lernformen

- Mischung aus explizit und implizit
- explizit („Wie?"): Verstehen der Aufgabe und bewusste Kontrolle bestimmter Aspekte der Bewegung. Die Gewichtsverlagerungen sollen ohne eine Überstreckung im Kniegelenk links durchgeführt werden („Wie?"). Dazu wird eine internal fokussierte Instruktion verwendet (Kap. 2.11).
- implizit („Was?"): Bewegung des Beckens nach lateral zur Bank (▶ Abb. 3.4a), Bewegung des Beckens nach ventral zur Bank (▶ Abb. 3.5a u. b), Bewegung des Therapielots zum Glas (▶ Abb. 3.5c u. d). Dazu werden external fokussierte Instruktionen verwendet (Kap. 2.11).

Lernphasen

Kognitive Lernphase: Frau Müller muss zunächst verstehen, welche Aufgabe sie durchführen soll. Dabei geht es u. a. um das „Wie" der Bewegung, v. a. die Kontrolle der Knieüberstreckung und das Berühren der Bank mit dem Becken. Sie kontrolliert die Bewegung zunächst bewusst. Da sie über gute kognitive Ressourcen verfügt, durchläuft sie diese Phase schnell. In der assoziativen Lernphase kann nun zunehmend mit Variationen der Bewegungen gearbeitet werden (▶ Abb. 3.4c u. d, ▶ Abb. 3.5c u. d).

Transfer

Das Üben im Stehen zur Verbesserung des Gehens kann als Part-Practice interpretiert werden. Deshalb ist mit einer gewissen Transfertendenz zu

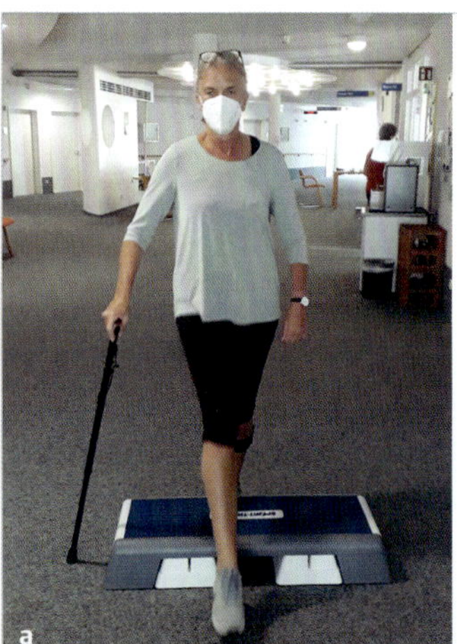

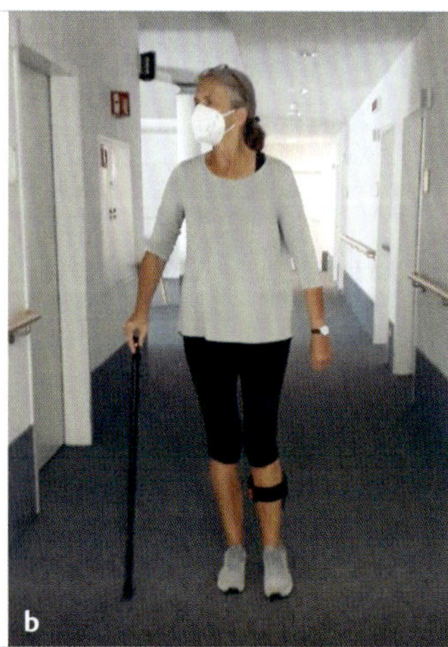

Abb. 3.7 Training der „erschwerten" Geharten.
a Gehen über ein Hindernis.
b Gehen mit Kopfdrehungen.

rechnen. Die trainierten Aspekte der Gleichgewichtskontrolle werden spezifisch anvisiert (m-l-Gewichtsverlagerung und a-p-Gewichtsverlagerung als Teil der OSG-Strategie).

Diese Aspekte müssen (anschließend) auch „Whole Practice", also im Gehen, trainiert werden (▶ Abb. 3.6), da nicht ohne Weiteres mit einem automatischen Übertrag zu rechnen ist. Deshalb wird in jeder Therapieeinheit, in der im Stehen geübt wird, auch im Gehen geübt.

Das Üben spezifischer Aspekte des Gehens durch direktes Üben im Gehen ist aufgabenspezifisch. Daher ist mit einer hohen Transfertendenz zu rechnen (Aufgabenspezifität). Zunächst wird im „geschützten" Rahmen (Klinikflur) geübt, deshalb ist die Kontextspezifität eingeschränkt. Um auch diesem Aspekt gerecht zu werden, wird im weiteren Verlauf der Reha auch außerhäuslich trainiert.

Idealerweise würde im Rahmen einer ambulanten physiotherapeutischen Behandlung nach dem Rehaaufenthalt das außerhäusliche Gehen und im Speziellen das Einkaufen vor Ort unter Real-Life-Bedingungen geübt.

Motivation

Frau Müller ist motiviert, da sie das Problem der eingeschränkten Gewichtsverlagerung nachvollziehen kann und die Sinnhaftigkeit dieser Maßnahme versteht. Es wird besprochen, dass anschließend auch im Gehen trainiert wird.

Es können Wahlmöglichkeiten (Autonomie) gegeben werden („Möchten Sie sich zunächst festhalten oder sofort freihändig üben?", „Wenn Sie sich festhalten möchten, können Sie das gerne bei den ersten Durchführungen tun."). Autonomie fördert die intrinsische Motivation. Wahlmöglichkeiten sind v. a. dann sinnvoll, wenn die Bewegungskontrolle schon vorangeschritten ist bzw. ein gewisses Niveau hat (assoziative Lernphase).

Erfahrungen des Meisterns bei schwierigen und relevanten Aufgaben erhöhen die Selbstwirksamkeit von Frau Müller. Ein positives und authentisches Feedback durch den Therapeuten fördert ebenfalls die Selbstwirksamkeit und die Motivation.

Eine stabile und verlässliche therapeutische Beziehung, die durch einen guten Kontakt entsteht, ist ein wichtiger Faktor der extrinsischen Motivation. Der Therapeut fördert diese Beziehung durch eine Haltung der Offenheit für die Bedürfnisse von Frau Müller. Außerdem ist er motiviert und möchte sie dabei unterstützen, die gemeinsam formulierten Ziele zu erreichen. Sie erlebt das als positiv und vertrauensfördernd.

Instruktion

Es wird eine Mischung aus IFA und EFA angeboten.

Für bestimmte Aspekte der Aufgabe wählt der Therapeut external fokussierte Instruktionen: „Berühren Sie mit Ihrem linken Becken die Bank", „Fallen Sie dabei nicht, sondern bewegen Sie sich langsam", „Berühren Sie mit dem Therapielot das Glas" u. Ä.

Für die Korrektur des überstreckten Kniegelenks wird eine internal fokussierte Instruktion verwendet: „Lösen Sie dabei Ihr linkes Kniegelenk."

Für die Aufgaben im Gehen werden external fokussierte Instruktionen eingesetzt: „Überwinden Sie sicher das Hindernis", „Nach dem Kommando drehen Sie den Kopf zur linken/rechten Seite, bis ich Ihnen wieder ein Kommando gebe. Dann schauen Sie bitte wieder nach vorn".

Feedback

Zur Stärkung der Motivation, der Selbstwirksamkeit und der therapeutischen Beziehung wird nach gelungenen Bewegungen oder auch für die Anstrengung ein positives Feedback gegeben, besonders in den ersten Therapieeinheiten. Damit sich diese Form des Feedbacks nicht „abnutzt", wird sie zunehmend reduziert.

Um ihre Fähigkeit zum Selbst-Feedback zu fördern, wird Frau Müller häufig aufgefordert, ihre Bewegungen selbst einzuschätzen („Haben Sie die Bank berührt?", „War Ihr Kniegelenk überstreckt?"). Dies bezieht sich also auf external und internal fokussierte Aspekte der Bewegungen.

In der ersten Lernphase wird ein informelles Feedback gegeben, so etwa nach nicht gelungenen Bewegungen und bei Fehlern und sich daraus ergebenden Korrekturen während der nächsten Bewegungsdurchführung. Am Anfang des Lernprozesses (erste Lernphase) wird es häufiger genutzt und dann mit zunehmendem Lernfortschritt weniger (Fading). Ebenso ist es mit dem Zeitpunkt: Zunächst erfolgt es direkt nach der Bewegung, dann zunehmend mit Latenz bzw. erst nach dem Selbst-Feedback.

Es wird immer ein Selbst-Feedback eingefordert („Wie sicher fühlen Sie sich?") – anfangs häufiger, später seltener. Da bei den Aufgaben im Gehen die Aufmerksamkeit external fokussiert ist, gibt alleine schon die erfolgreiche Durchführung ein Feedback (nicht am Hindernis hängen bleiben, bei der Kopfdrehung nicht unsicher werden). Deshalb ist ein Fremd-Feedback nicht unbedingt nötig.

Ein motivationales Feedback wird bei gelungenen Bewegungen bzw. für die Anstrengungen gegeben.

Intensität

Der Therapeut gestaltet die Therapie so, dass sie am individuellen Leistungslimit stattfindet (Challenge Point). Dazu passt er das Schwierigkeitslevel kontinuierlich und systematisch an (Shaping). Das macht er spätestens dann, wenn die Bewegung verlässlich erfolgreich durchgeführt werden kann. In ▶ Abb. 3.4 ist das dargestellt: Die mediolateralen Gewichtsverlagerungen werden zunächst im Parallelstand mit leichtem Handkontakt zur Bank durchgeführt, dann freihändig und schließlich im Schrittstand mit dem hinteren Bein auf einem Balance-Pad. Auch bei der anterioren Gewichtsverlagerung wird das Shaping exemplarisch dargestellt (▶ Abb. 3.5). Zunächst kann sich Frau Müller an der Bank festhalten, dann soll sie einen Gehstock verwenden und schließlich führt sie die Bewegung freihändig durch.

Angaben zu konkreten Wiederholungszahlen können nicht gemacht werden und sind auch wenig zielführend, da das motorische Lernen von Mensch zu Mensch sehr individuell abläuft. Spätestens, wenn die Aufgabe wiederholt erfolgreich durchgeführt werden kann, sollte eine Anpassung des Schwierigkeitsgrades gemacht werden.

Bei der Therapie des Gehens gilt Ähnliches. Natürlich ist es wichtig, dass Frau Müller eine gewisse Anzahl an Schrittwiederholungen durchführt. Diese lässt sich jedoch nicht genau definieren. Auch hier ist die Arbeit am Challenge Point wichtig. Eine gefestigte Durchführung kennzeichnet auch hier den Lernprozess. Danach richtet sich die Entscheidung, die Therapieinhalte anzupassen, nicht nach der reinen Wiederholungszahl.

Um am Challenge Point zu arbeiten kann die Hindernisaufgabe angepasst werden: die Anzahl und die Höhe der Hindernisse, die Geschwindigkeit des Übersteigens usw. Beide Aufgaben können auch miteinander kombiniert werden, um die Schwierigkeit zu erhöhen. Der Einsatz von Dual-Task-Aufgaben ist ebenfalls sinnvoll, um das Anforderungsniveau anzupassen und die Automatisierung der Bewegungskontrolle zu fördern. Dieses Vorgehen kann also ab der 2. Lernphase eine gute Option sein. Ebenso können verschiedene Kontextfaktoren, wie z.B. andere Passanten oder außerhäusliche Übungen, eine Form des Shaping darstellen.

Ein wichtiger Baustein zur Steigerung der Therapieintensität ist das Eigentraining. Dabei richtet sich der Therapeut nach folgenden Kriterien: Sicherheit, Machbarkeit, Sinnhaftigkeit. Da sich Frau Müller durch den Rehaaufenthalt ohnehin schon in einer Phase des intensiven Trainings befindet, achtet der Therapeut darauf, dass das Eigentraining den Rahmen des Machbaren nicht übersteigt. So vereinbaren Frau Müller und er, dass das Eigentraining Teil des Alltags sein soll. Das bedeutet konkret, dass sie bei den Wegen zu den Therapien, die sie alle zu Fuß bewältigt, darauf achtet, den Gehstock nicht zu belasten („nur leichter Kontakt mit der Hand zum Griff") und das linke Knie nicht zu überstrecken.

Lernstrategien

Bei der Therapie im Stehen setzt der Therapeut das Trial-and-Error-Lernen ein. Frau Müller soll dabei die gestellten Aufgaben „erkunden" und ausprobieren, wie sie das Becken zur Bank bewegen kann, ohne dabei in die Kniegelenkhyperextension zu geraten. Oder wie sie das Lot zum Glas bewegt, ohne die Hüfte zu beugen.

Um das Gelernte auf das Gehen zu übertragen, wird eine Metapher verwendet: „Stellen Sie sich vor, wie Sie bei jedem Schritt das Lot über Ihren linken Fuß bewegen" (▶ Abb. 3.6).

Auch Part und Whole Practice werden berücksichtigt. Das Üben im Stehen, um das Gehen zu verbessern, ist eine Form des Part Practice (Kap. 2.6). Beim Üben in Part Practice muss unbedingt berücksichtigt werden, dass immer auch Whole Practice geübt werden muss.

Die Therapieinhalte im Gehen werden Trial and Error geübt. Auch dabei geht es um das Explorieren, das Ausprobieren bei der Bewältigung dieser Aufgaben, sodass diese letztlich sicher bewältigt werden. Diese Therapieinhalte werden als Whole Practice geübt.

Mit zunehmendem Lernfortschritt werden sämtliche Therapieinhalte auch im Rahmen eines kognitiven Dual Task trainiert, um auch die Automatisierung zu fördern.

3.2.4 Ergebnismessung zu Ziel 1

Die Resultate der Therapie werden abschließend an den definierten Zielsetzungen gemessen. Dazu kann die Goal Attainment Scale verwendet werden. Um die funktionellen, jedoch weniger alltagsrelevanten, Fortschritte zu messen, bieten sich bei den besprochenen Therapieinhalten die Functional Ambulation Categories (FAC) und der Mini-BESTest an. Eine letztendliche Evaluation der Erreichung des gesetzten Ziels bezüglich des Einkaufs im Supermarkt ist im Setting des Rehabilitationsaufenthaltes nur erschwert, wenn überhaupt, möglich.

3.2.5 Lernrad – Ziel 2: Selbstständig einkaufen

MOZArT

Frau Müller erledigt am Ende der Rehabilitation selbstständig Einkäufe im Supermarkt, ohne dabei Pausen einlegen zu müssen. Dafür muss eine Gehstrecke von 200–300 m bewältigt werden können.

Therapieziele zur Erreichung der MOZArT

Erweiterung der Gehstrecke auf 200–300 m.

Geeignete Maßnahmen, um an diesem Ziel zu arbeiten, sind die Laufbandtherapie und/oder das Gehen auf der Ebene.

Nun geht es nicht mehr um das Gehen in erschwerten Situationen (Hindernis, Kopfdrehung), sondern darum, „Strecke zu machen“. Die Strecke ist in Absprache mit Frau Müller definiert und richtet sich nach den Erfordernissen beim Einkaufen.

Lernformen

Das Gehen auf dem Laufband ist bei diesem Ziel eine Form des impliziten Lernens („Was?“).

Lernphasen

Assoziativ bis autonom: Das Gehen in dieser Situation ist teilautomatisiert bzw. automatisch (je nachdem, ob die Kniekontrolle dabei noch thematisiert wird), d. h., die kognitiven Anforderungen sind eher gering.

Transfer

Gehen über eine längere Strecke zur Verbesserung der Gehausdauer stellt ein aufgabenspezifisches Training dar. Die Laufbandtherapie ist ein geeigneter Ansatz, um die Gehausdauer zu trainieren.

Da dabei die Kontextspezifität eingeschränkt ist, sollte zu einem späteren Zeitpunkt (oder evtl. auch parallel dazu) das Gehen längerer Strecken außerhäuslich geübt werden.

Motivation

Durch die sukzessive Steigerung der Gehstrecke erlebt sich Frau Müller als selbstwirksam. Für die Erhöhung der Selbstwirksamkeit ist es wichtig, Verbesserungen rückzumelden und zu thematisieren (Kap. 2.10.7).

Auch das Gefühl der Autonomie kann über Wahlmöglichkeiten gestärkt werden: „Letztes Mal sind Sie 250 Meter gegangen. Wie wäre es, wenn Sie heute 270 Meter anstreben? Ich traue es Ihnen zu.“

Instruktion

Die Instruktion ist hier weniger entscheidend. Primär ist sie external fokussiert: „Gehen Sie nun 270 Meter“, „Schauen Sie dabei nach vorn aus dem Fenster“, „Halten Sie sich nicht fest“.

Feedback

Die zurückgelegte Wegstrecke ist ein geeigneter Parameter für ein Feedback („Sie sind heute 250 Meter gegangen.“). Dieser Parameter eignet sich auch für eine motivationale Rückmeldung im Sinne eines Vorher-nachher-Vergleichs: „Letzte Woche sind Sie 250 Meter gegangen, heute waren es 20 Meter mehr. Toll!“

Intensität

Die Intensität lässt sich speziell beim Laufbandtraining sehr gut über die Parameter Strecke und Geschwindigkeit regulieren und anpassen. Auch hier gilt, dass die Therapie möglichst am individuellen Leistungslimit stattfinden soll. Das wird mit der Borg-Skala bzw. der Rate of perceived Exertion evaluiert. Das Training sollte zumindest als anstrengend empfunden werden. Zu beachten sind natürlich die kardiovaskulären Belastungsparameter. Diese sollten mit dem behandelnden Arzt geklärt werden.

Lernstrategien

Gehen auf dem Laufband oder auf der Ebene (Overground) stellt eine Form der Whole Practice dar. Das Gehen auf der Ebene beinhaltet jedoch neben dem Aspekt der Ausdauer noch weitere Herausforderungen. So ist dabei beispielsweise der sensorische Input deutlich anders als beim Gehen auf dem Laufband (visueller Flow). Auch Umweltaspekte, wie andere Menschen oder Bodenunebenheiten, können hier eine Rolle spielen.

Mit zunehmendem Fortschritt kann auch hier ein (kognitiver) Dual Task „eingebaut" werden.

3.2.6 Ergebnismessung zu Ziel 2

Die Ergebnismessung ist in diesem Fall recht einfach umzusetzen, denn die zurückgelegte Wegstrecke kann auf dem Laufband ganz exakt wiedergegeben werden. Beim außerhäuslichen Gehen ist das schwieriger. Entweder lässt sich die Wegstrecke über eine App aufzeichnen oder es wird die Gehdauer als Parameter gewählt. Die abschließende Evaluation der Erreichung des gesetzten Ziels „selbstständiger Einkauf im Supermarkt" ist im Setting des Rehaaufenthaltes nur schwer, wenn überhaupt, möglich.

3.3 Herr Meyer, 52, Schlaganfall vor 5 Monaten, Armparese rechts, mäßige Aphasie

Christina Janssen

3.3.1 Anamnese und Diagnose

Nach einem linksseitigen Mediateilinfarkt vor 5 Monaten und der Entlassung aus der anschließenden stationären Reha geht der 52-jährige Herr Meyer 1-mal wöchentlich in die ambulante Reha. Er ist von Beruf Informatiker und lebt allein. Seine Freundin, die er fast täglich trifft, wohnt ganz in der Nähe. Herr Meyer trägt jetzt einen Notfallknopf am Handgelenk. In der ambulanten Reha bekommt er 1-mal wöchentlich Logopädie, ein neuropsychologisches Training sowie Einzelergotherapie. Zusätzlich nimmt er 1-mal wöchentlich an der ergotherapeutischen Feinmotorikgruppe teil. Neben der Arbeit verbringt er auch viel freie Zeit mit dem PC. Zudem versucht er mindestens 2-mal jährlich für 3 Wochen nach Ägypten zu fliegen, wo er mit Freunden seiner großen Leidenschaft Kitesurfen nachgeht.

Trotz einer noch bestehenden, mäßig ausgeprägten Aphasie und gelegentlichen Wortfindungsstörungen kann Herr Meyer seine Wünsche und Ziele für die Zukunft sowie seine positive Einstellung zur Therapie klar äußern.

Medizinische Diagnose

Herr Meyer hat vor 5 Monaten einen Mediateilinfarkt links mit nachfolgend distal betonter Armparese rechts sowie einer Aphasie erlitten. Einige Jahre zuvor hatte er 2 Herzinfarkte gehabt.

3.3.2 Clinical Reasoning

Patientenziele und Problembereiche

Herr Meyer möchte seine rechte Hand wieder bei allen häuslichen Tätigkeiten einsetzen können und vor allem mit Messer und Gabel essen. Es ist ihm sehr wichtig, wieder in den Urlaub zu fliegen und seinem Hobby, dem Kitesurfen, nachzugehen. Um den Kite zu halten, benötigt er genügend Kraft in der rechten Hand.

Befunde nach ICF

Aktivität und Partizipation

Herr Meyer ist in allen Lebensbereichen selbstständig und möchte möglichst bald wieder in seinen Beruf als Informatiker einsteigen. Er kann zwar aktuell am PC arbeiten, jedoch die Maus nicht korrekt und fehlerfrei mit der rechten Hand bedienen, weshalb er versucht, sich die Kontrolle mit der linken Hand anzutrainieren. Außerdem fallen ihm kleine Gegenstände, die er in der Hand manipulieren möchte, aus der Hand (Gabel, Stift, Kleingeld usw.) oder er kann sie nicht in die angemessene Position bringen.

Laut neuropsychologischer Testungen hat er leichte kognitive Einschränkungen, wie Aufmerksamkeits- und Konzentrationsprobleme, die ihn aber in seinem häuslichen Alltag nicht einschränken. Er selbst sieht, dass diese Einschränkungen – auch bezüglich der Aphasie und der Wortfindungsstörungen – der Rückkehr in den Beruf noch im Wege stehen könnten.

Körperstruktur und -funktion

Die Griffkraft rechts ist deutlich reduziert. Der Sphärengriff, um beispielsweise die PC-Maus zu führen, und auch die selektive Fingerbeweglichkeit sind durch die Parese stark eingeschränkt. Die Tiefen- und die Oberflächensensibilität der rechten Hand sind ebenfalls stark eingeschränkt, sodass Herr Meyer im Grunde alle Greifbewegungen visuell kontrolliert, weil er kaum spürt, ob er Gegenstände richtig in der Hand hält.

Kontextfaktoren

Personenbezogene Faktoren (+ /–)

- hohe Motivation; Autonomie und Beruf sind ihm wichtig (+).
- Selbsteinschätzung zum Teil angemessen: Er erkennt Probleme, aber auch Fortschritte (+). Faktoren, die ihn zum Risikopatienten/-klienten machen, kann er nicht korrekt einordnen.
- sportlich (+)
- Nikotinabusus (–)
- Resilienz und Krankheitsverarbeitung (+): Er fliegt schnellstmöglich wieder in den Urlaub.
- hohes Durchhaltevermögen beim Trainieren (Kap. Motivation)

Umweltbezogene Faktoren (+ /–)

- wohnt in einer abbezahlten kleinen Eigentumswohnung (+)
- unterstützender Freundeskreis und enge Bindung zu guter Freundin, die er täglich sieht und die in der Nähe wohnt (+)
- ungekündigtes Arbeitsverhältnis, guter Kontakt zu Kollegen und Vorgesetzten (+)
- bei administrativen Tätigkeiten Unterstützung durch die Freundin (+)
- Beruf und Anstellung mit realistischen Zukunftsmöglichkeiten

Assessments

- Jamar-Test
- Box-and-Block-Test
- Nine-Hole-Peg-Test
- Wolf-Motor-Function-Test (WMFT)

Die oben genannten, von der Therapeutin gewählten Assessments stehen alle in Bezug zu den Zielen, die Herr Meyer äußert (MOZArT; ▶ Tab. 3.3). Die Handkraftmessung mit Jamar (Funktionsebene) hat für ihn eine große Bedeutung, da er in regelmäßigen Abständen (Klinik, stationäre Reha, ambulante Reha) seine Handkraft gemessen hat und wissen möchte, wie sie sich weiterhin verbessern kann. Außerdem ist die Handkraft ein guter Indikator für ihn, ob er den Kite beim Surfen wieder halten und somit kontrollieren kann.

Box-and-Block-Test

Dieser Test bewertet die unilaterale grobe Handgeschicklichkeit.

Tab. 3.3 Ergebnisse von Herr Meyers Assessments.

Test	Anfangswert	im späteren Verlauf	normal
Jamar-Test (Handkraftmessung)	• rechts: 9,7 kg • links: 44 kg	• rechts: 25,3 kg • links: 43,7 kg	• rechts: 45,5 kg • links: 44,5 kg
Box-and-Block-Test	• rechts: 15 Klötze • links: 54 Klötze	• rechts: 35 Klötze • links: 54 Klötze	• rechts: 79 Klötze • links: 77 Klötze
Nine-Hole-Peg-Test	• rechts: 103 s • links: 19 s	• rechts: 61 s • links: 19 s	• rechts: 19 s • links: 17,4 s
modifizierter Wolf-Motor-Function-Test (WMFT; rechts)	• funktionale Bewegungsfähigkeit: 67 Punkte • Bewegungsqualität: 67 Punkte	• funktionale Bewegungsfähigkeit: 75 Punkte • Bewegungsqualität: 75 Punkte	• funktionale Bewegungsfähigkeit: 80 Punkte • Bewegungsqualität: 80 Punkte

Mit den Assessments Box-and-Block-Test, Nine-Hole-Peg-Test und dem WMFT (Aktivitätsebene bzw. Leistungsfähigkeit) lassen sich sowohl die Greif- als auch die Manipulationsfähigkeit und -schnelligkeit der rechten Hand objektiv und reliabel messen.

Therapeutische Diagnose und Prognose

Herr Meyer setzt seine rechte Hand aufgrund seiner feinmotorischen Einschränkungen besonders beim Aufnehmen und Manipulieren von Gegenständen wenig ein. Er ist Rechtshänder und kompensiert viele Tätigkeiten mit der linken Hand. Fällt die visuelle Kontrolle weg, wie etwa bei der Bedienung der PC-Maus, rutscht die Hand ab oder er kann die Maus nicht in der richtigen Position greifen, um sie zu benutzen. Gegenstände wie Messer, Gabel, Stift usw. fallen ihm aus der Hand, wenn er sie ergreift und manipulieren möchte. Schreiben kann er noch nicht, sodass er mit der linken Hand unterschreibt. Er setzt aber jetzt immer öfter auch die rechte Hand ein, wenn er nur einzelne Zahlen schreiben muss, wie z. B. beim Ausfüllen des Trainingsprotokolls (▶ Abb. 3.11).

Zielvereinbarungen

Herr Meyer möchte die Gabel mit der rechten Hand halten und essen können, ohne dass sie ihm aus der Hand fällt bzw. Essen herunterfällt. Außerdem möchte er mit dem Messer sein Essen schneiden können.

Wenn er wieder in den Beruf einsteigt, was ein langfristiges Ziel ist, möchte er seine rechte Hand für die PC-Tätigkeiten nutzen können. Dazu muss er in der Lage sein, die PC-Maus mit der rechen Hand möglichst schnell und fehlerfrei zu bedienen.

Rahmenbedingungen für das motorische Lernen schaffen

Herr Meyer ist froh, dass er mithilfe des Notfallknopfes wieder alleine zu Hause leben kann und in den meisten Lebensbereichen selbstständig ist. Nur beim Erledigen administrativer Aufgaben benötigt er noch die Unterstützung seiner Freundin. Er ist davon überzeugt, dass er auch in den nächsten Monaten in der ambulanten Rehabilitation schnelle und für ihn relevante Verbesserungen erzielen kann. Er erzählt der Therapeutin, wie schnell und wie gut er sich bereits zurückgekämpft hat (autonome extrinsische Motivation). Auf seinem Handy präsentiert er ihr Videos aus den ersten Tagen nach dem Schlaganfall in der Klinik. Darin kann er nicht sprechen und die rechte Hand mit einem Ball nur mit Unterstützung der Freundin ein winziges Stück anheben. Aus diesen Videos zieht Herr Meyer ein hohes Maß an intrinsischer Motivation, weil er sich damit immer wieder vor Augen führen kann, was er bereits erreicht hat.

Die leichten kognitiven Einschränkungen (s. o.) beeinträchtigen ihn nicht beim Erreichen seiner MOZArT-Ziele.

3.3.3 Lernrad

MOZArT

- **Z1:** Herr Meyer kann seine Freundin zum Geburtstag (in 12 Wochen) ins Restaurant ausführen und dabei das Besteck mit der rechten Hand ohne Schwierigkeiten und in gewohnter Weise benutzen.
  - Handhabung bzw. Manipulation der Gabel: Er kann die Gabel mit rechts zügig zum Mund führen, ohne dass sie ihm aus der Hand fällt und/oder dass er Essen „verliert“.
  - Handhabung des Messers: Er kann das Messer ausreichend kraftvoll halten, um eine Bratwurst (sein Lieblingsessen) zu schneiden.
- **Z2:** Herr Meyer kann in 12 Wochen die PC-Maus in 80 % der Fälle in der richtigen Position und ohne visuelle Kontrolle mit der rechten Hand greifen und in 80 % der Fälle entsprechend fehlerfrei klicken.

Lernformen

Für Herrn Meyer nutzt die Therapeutin sowohl implizite als auch explizite Lernformen.

Das explizite Lernen kommt bei Herrn Meyer vor allem zu Beginn der ambulanten Reha zum Tragen, wenn er etwa vergleicht und ausprobiert, wie er mit der nicht betroffenen linken Hand die Gabel greift (▶ Abb. 3.8a). Er analysiert mithilfe seiner kognitiven Fähigkeiten die Ergebnisse der Bewegungsparameter: Hat er die Gabel so gegriffen, dass er sie direkt benutzen kann, ohne sie noch weiter in die richtige Position bringen zu müssen?

Herr Meyer verbringt anfangs einige Zeit damit, sich Korrekturen zu überlegen und verschiedene Aktivitäten auszuprobieren (Maus greifen, Gabel

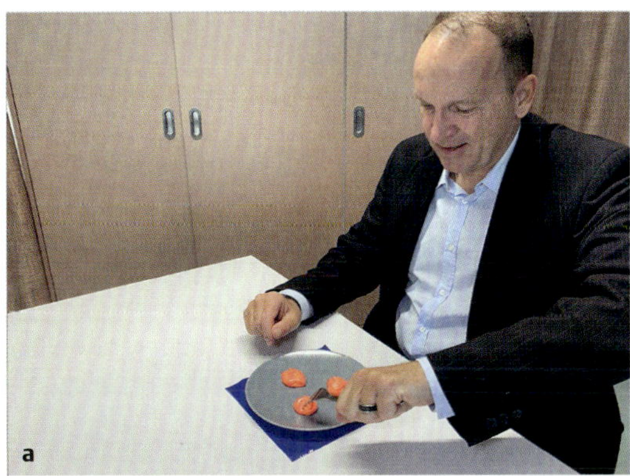

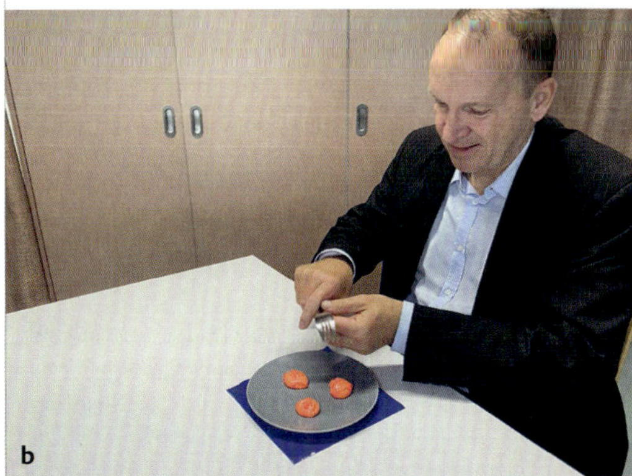

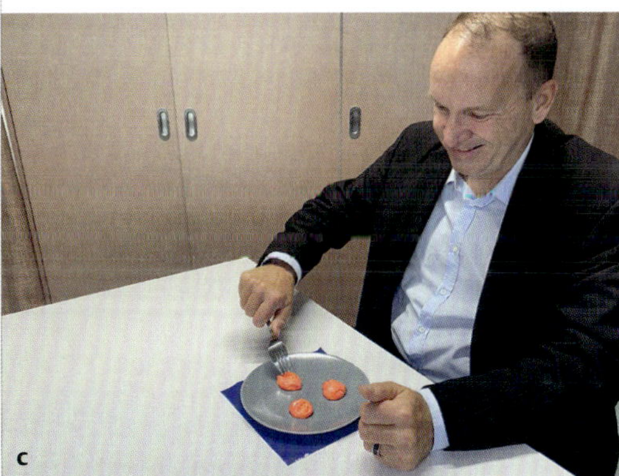

Abb. 3.8 Gabelhaltung und Aufnehmen von Therapieknete mit rechter und linker Hand und der Gabel ausprobieren.
- **a** Bewusstes Hinsehen, wie die Gabel beim Aufnehmen eines Stückchens in der linken, nicht betroffenen Hand liegt.
- **b** Positionierung der Gabel in der rechten Hand.
- **c** Stückchen mit der Gabel in der rechten Hand aufnehmen.

greifen, Stift halten, Messer halten und in Therapieknete herunterdrücken usw.).

Das implizite Lernen nutzt Herr Meyer im Verlauf seiner Therapie, wenn er viele Repetitionen einer Aufgabe durchführt, wie z. B. in der Feinmotorikgruppe mittels Trainingsprotokoll und dem Notieren der Wiederholungsanzahl von Aufgaben, wie z. B. mit der Gabel Brotstücke aufnehmen.

Lernphasen

Zu Beginn befindet sich Herr Meyer in der kognitiven Lernphase. Das wird deutlich, weil er für sich einordnen muss, wie er die Gabel greifen kann und wie sie auf dem Tisch platziert sein muss, damit er sie erfolgreich greifen kann usw. Es fällt auf, dass er teilweise mit sich selbst spricht und sich Anweisungen gibt. Die Therapeutin ermutigt ihn in dieser Phase dazu, verschiedene Ansätze auszuprobieren und zu explorieren (Motivation – therapeutische Beziehung). Dabei kommentiert sie ausschließlich die positiven Aspekte. Noch wendet Herr Meyer leichte Kompensationsstrategien an, indem er z. B. die PC-Maus in die richtige Position bringt, bevor er sie greift.

Nach und nach gelangt er in die assoziative Lernphase. Das äußert sich darin, dass er die Aufgaben, wie z. B. das Greifen der Gabel oder der PC-Maus in Bezug auf Timing, Koordination und Bewegungseffizienz verfeinert (greift Messer so, dass er es gleich in der richtigen Position hat und nicht manipulieren muss). Manchmal kann er Fehler erkennen und teilweise Erfolg versprechende Alternativen formulieren.

Transfer

Die Aufgaben bzw. Aktivitäten, die Herr Meyer trainiert, sind eng an seinen Alltag und das, was er erreichen möchte, geknüpft. Er trainiert mit einer PC-Maus (▶ Abb. 3.9), so wie er sie auch zu Hause bzw. am Arbeitsplatz hat. Beim Training mit Messer und Gabel bringt er anfangs sein eigenes Besteck von zu Hause mit. Allerdings trainiert er schon nach kurzer Zeit mit verschiedenem Besteck, damit die Aufgabenspezifität gegeben ist. Um einen gewissen Transfereffekt zu simulieren, ist es wichtig, mit verschiedenem Besteck (hinsichtlich Schärfe des Messers und Form bzw. Dicke der Griffe des Bestecks) zu trainieren, denn er weiß ja nicht, was ihn in einem Restaurant erwartet.

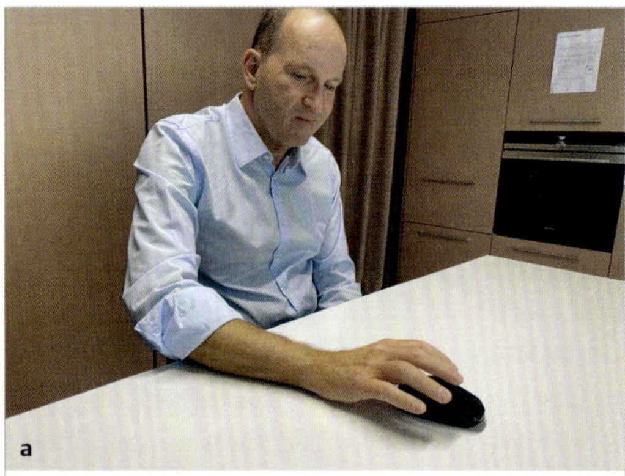

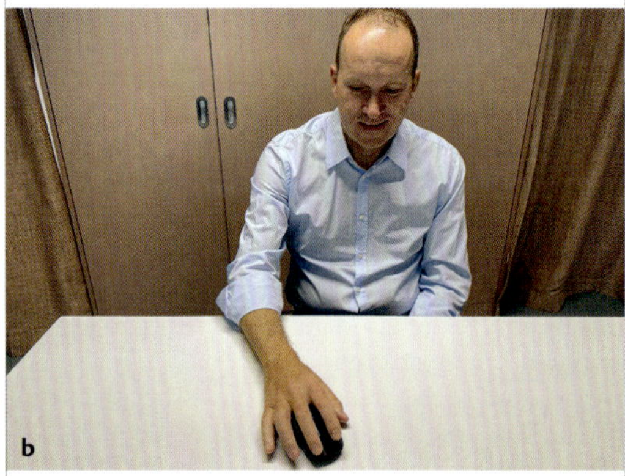

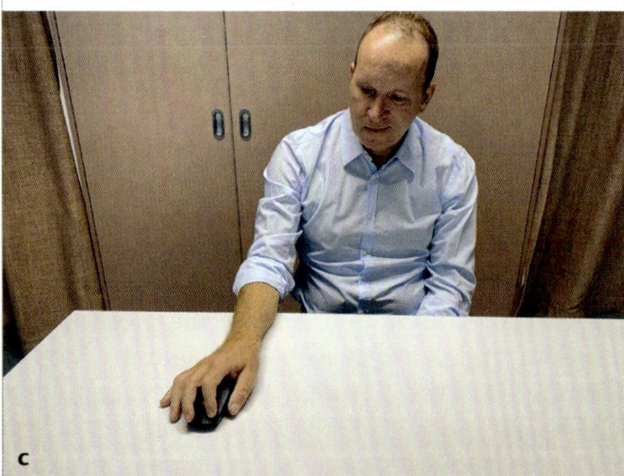

Abb. 3.9 Training mit der PC-Maus.
a PC-Maus unter visueller Kontrolle greifen.
b Zeige- und Mittelfinger unter visueller Kontrolle auf den Maustasten positionieren.
c Betätigen der linken Maustaste mit dem rechten Zeigefinger unter visueller Kontrolle.

Die Umwelt lässt sich im Setting der ambulanten Behandlung nur teilweise spezifisch integrieren. Auch wenn er gute Verbesserungen im Umgang mit der PC-Maus in der Therapiesituation oder zu Hause erreicht, bedeutet das nicht, dass der Transfer am Arbeitsplatz genauso gut gelingt. Dort herrschen andere Umweltbedingungen, denn er könnte z. B. abgelenkt sein und/oder sich gestresst fühlen. Ähnliches könnte für den Besteckgebrauch im Restaurant gelten. Auch das ist ein anderer Kontext bzw. eine andere Umwelt und nicht dasselbe, als äße er alleine zu Hause für sich mit Besteck.

Um die Umwelt zu verändern, bietet ihm die Gruppensituation der Feinmotorikgruppe einen veränderten Kontext: Die Gruppenteilnehmer schauen auf ihn bzw. er muss unter Zeitdruck in einer Minute pro Aufgabe möglichst viele Repetitionen erreichen. In so einem Kontext ist es für Herrn Meyer zumindest teilweise möglich, einen Transfereffekt zu erreichen.

Motivation

Herr Meyer zeigt eine hohe intrinsische Motivation für seine Ziele, die er selbst klar benennen kann. Er hat ein großes Autonomiebedürfnis. Da er immer gut alleine zurechtkam, möchte er wieder unabhängig sein. Dazu zählt auch sein Beruf und damit verbunden der Umgang mit dem PC und speziell die Handhabung der Maus. Seine (Selbstwirksamkeits-)Erwartung ist, dass er dieses Ziel mit Fleiß bzw. viel Training gut erreichen kann, da er bis jetzt auch schon einiges geschafft hat. Seine Kompetenz wird dadurch gefördert, dass er umso motivierter ist, je herausfordernder eine Aufgabe ist, wenn er sie noch bewältigen kann. So kann er z. B. zunächst bei einer Manipulationsaufgabe einen Plastikbecher manipulieren. Später werden dann die Gegenstände immer kleiner und er kann einen Stift bzw. Münzen manipulieren.

Er kann gut bei einer Aufgabe bleiben (Durchhaltevermögen; Kap. Kontextfaktoren), bis er sie erfolgreich durchgeführt hat. Soziale Eingebundenheit erlebt er in der Feinmotorikgruppe, an der er wöchentlich teilnimmt. Dort profitiert er von einer sehr positiven und motivierenden Gruppendynamik, denn er hat Kontakt zu anderen Patienten/Klienten mit ähnlichen Einschränkungen und Problemen. Sie motivieren sich gegenseitig zu mehr Repetitionen oder auch schwierigeren Aufgaben. Bei Herrn Meyer entstehen auch durch eine gewis-

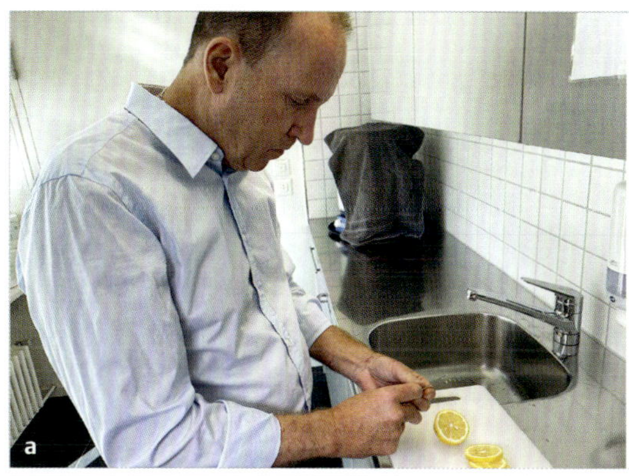

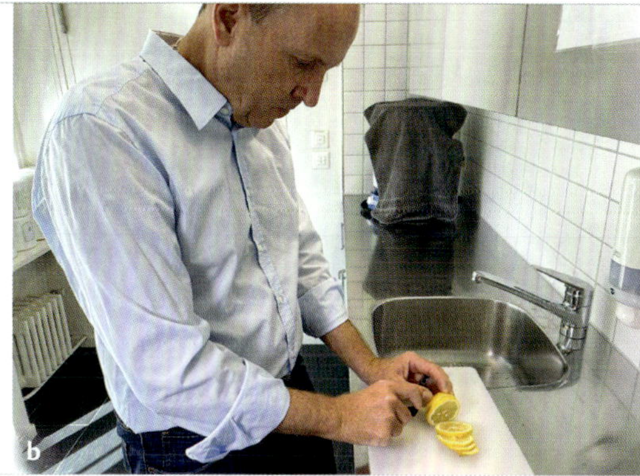

Abb. 3.10 Messer optimal in der rechten Hand positionieren, um Zitronenscheiben abzuschneiden.
a Messer mit der linken Hand optimal in der rechten Hand positionieren.
b Zitronenscheibe mit rechts abschneiden.

se freundliche und motivierende Wettbewerbssituation innerhalb der Gruppe höhere Leistungen.

Lernstrategien

Bei den meisten Aufgaben kontrolliert Herr Meyer immer wieder, wie er mit der nicht betroffenen linken Hand bzw. den Fingern die Aufgabe durchführt. Er beobachtet, wie er etwa die Gabel aufnimmt und dreht bzw. in Position bringt (beobachtendes Lernen). Anfangs trainiert er einzelne Komponenten wie Gegenstände aufnehmen und Maus greifen. Schließlich manipuliert er Gegenstände, z. B. PC-Maus ergreifen, klicken und schieben. In den einzelnen Therapiestunden trainiert er aber nach Teilaufgaben (Messer greifen) und dann auch wieder die gesamte Aufgabe bzw. Aktivität (Zitrone in Stücke schneiden; ▶ Abb. 3.10).

Über Trial and Error probiert Herr Meyer, wie er die PC-Maus, Gabel und Messer am besten greift und wie er andere Gegenstände aufnimmt und manipuliert, damit er Aktivitäten erfolgreich ausführen kann.

Intensität

Herr Meyer trainiert 1-mal wöchentlich 45 min in der Ergoeinzeltherapie und 1-mal wöchentlich in der Feinmotorikgruppe. In der Einzeltherapie ist das Training so aufgebaut, dass er verschiedene Aktivitäten, wie Gabel greifen und in Position bringen, mit dem Messer z. B. Therapieknete abschneiden oder die PC-Maus manipulieren, einübt. Mit der Therapeutin analysiert er die Schwierigkeiten, die er noch hat. Das Training sollte an der Leistungsgrenze ansetzen und eine möglichst hohe Wiederholungszahl und Variabilität im Hinblick auf den Challenge Point gewährleisten. Die einzelnen Aufgaben, die er trainiert, hält er mittels Trainingskontrollblatt fest, in dem er sich notiert, wie viele Repetitionen er pro Aufgabe geschafft hat (▶ Abb. 3.11).

Von den einzelnen Aufgaben führt er je 3 Durchgänge in verschiedenen Ausgangspositionen wie Stehen oder Sitzen durch. Die Aufgaben werden komplexer bzw. schwieriger (Shaping), wie z. B. die Kontrolle der PC-Maus am Bildschirm ohne direkte Sicht auf die Maus (▶ Abb. 3.12).

In der Feinmotorikgruppe nutzt Herr Meyer sein Trainingsprotokoll, wo er jeweils 3 Aufgaben, die in der Einzeltherapie erarbeitet wurden, durchführt. Das Protokoll enthält 3–4 Aufgaben (s. o.), die er in 3 Durchgängen für jeweils 1 min mit etwa 1 min Pause zwischen den Durchgängen und Aufgaben, durchführen soll. Er zählt jeweils die Anzahl der Repetitionen. Die Therapeutin passt die Aufgaben dann dem Schwierigkeitsgrad an, wenn die Repetitionen mehr werden bzw. die Aufgabe zu einfach für ihn ist. Herr Meyer trainiert Aspekte und Probleme, die sich auch durch die Assessments (s. o.) gezeigt haben, wie etwa Einschränkungen bei der Geschwindigkeit (Box-and-Block-Test) oder der Koordination (WMFT).

Für das Eigentraining „Aufgabe der Woche" stellt die Therapeutin ihm wöchentlich 2 alternative Aufgaben zur Wahl oder aber er bringt eigene Ideen mit ein (Autonomie). Es ist immer wieder eine

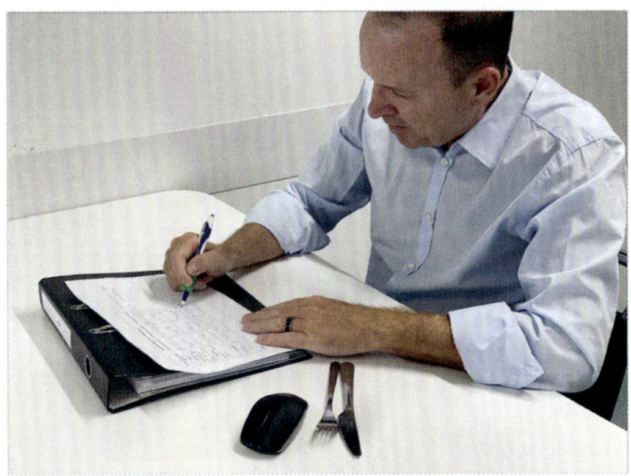

Abb. 3.11 Ausfüllen des Trainingsprotokolls mit der rechten Hand und Griffverdickung am Kugelschreiber.

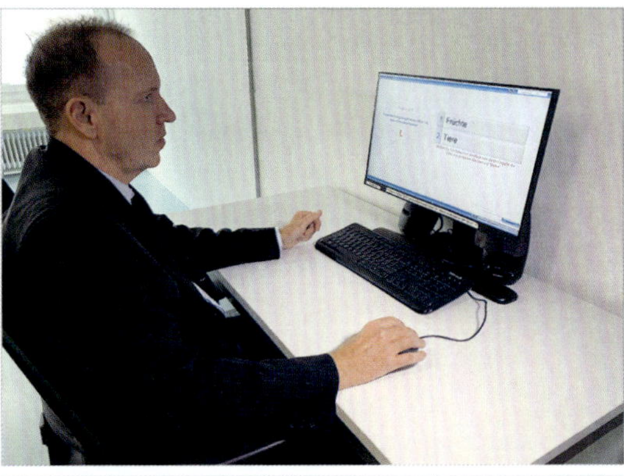

Abb. 3.12 Mit der PC-Maus ohne Visuskontrolle am Computer arbeiten.

andere Aufgabe, die für ihn eine Herausforderung darstellt und die er protokolliert (Kap. 2.9.6). Das kann z. B. die Aufgabe sein, jeden Tag bei mindestens einer Mahlzeit mit der rechten Hand mit dem Messer Essen zu schneiden. Herr Meyer erzählt, dass seine Freundin bei ihren Besuchen immer auf den Zettel am Kühlschrank schaut und ihn nach seinen Repetitionen bei der „Aufgabe der Woche" fragt. Dadurch fühlt sich Herr Meyer sehr unterstützt und ist motiviert, möglichst täglich zu trainieren.

Feedback

Herr Meyer konzentriert sich sehr auf seine Aufgaben, wie er z. B. das Messer am besten ergreift, sodass es eine optimale Position in der Hand ihm erlaubt, die erforderliche Kraft aufzubringen, um etwa eine Zitrone in Scheiben zu schneiden (▸ Abb. 3.10) oder Brotscheiben abzuschneiden. So erhält er Rückmeldung über das Ergebnis der Bewegung (Kap. 2.10.2). Er vermag auch selbst gut einzuschätzen, ob er sein Aktivitätsziel erreicht hat, und benötigt kein zusätzliches Feedback von außen durch die Therapeutin. Ein Feedback während der Durchführung der Aufgabe würde ihn eher ablenken. Bei Aufgaben wie der Bedienung der PC-Maus erhält Herr Meyer das direkte Feedback, ob er richtig geklickt und sie an die richtige Stelle dort bewegt hat, sowohl in akustischer Form als auch in visueller Form auf dem Bildschirm (▸ Abb. 3.12). Auch die Anzahl der Wiederholungen einer Aufgabe pro Minute z. B. in der Feinmotorikgruppe geben ihm Feedback über Verbesserungen.

Instruktion

Für Herrn Meyer hat sich eine Kombination aus external und internal fokussierter Instruktion als hilfreich erwiesen. Er kann zum Teil verbale Instruktionen gut umsetzen (z. B. das Messer kraftvoll greifen, damit es nicht aus der Hand fällt). Zumeist jedoch liegt die Aufmerksamkeit auf dem Effekt seiner Bewegungen: Wenn er z. B. die Maus korrekt und fehlerfrei greift, kann er sie leicht bewegen und mit ihr rechts bzw. links klicken. Das klappt nicht, wenn er sie „falsch" ergriffen hat, denn dann hat er nicht genügend Freiraum, um sie mit den einzelnen Fingern zu bedienen.

3.3.4 Ergebnismessung

Nach 3 Monaten war Herr Meyer schon mehrmals im Restaurant gewesen und konnte dort mit seiner Freundin ihren Geburtstag feiern. Den Besteckgebrauch kann er zu seiner Zufriedenheit durchführen. Er kann mit der Gabel in der rechten Hand zu 90 % Essen aufnehmen und zum Mund führen, ohne dass es herunterfällt. Das Messer kann er greifen und alles schneiden (nur bei härteren, größeren Lebensmitteln wie einem Laib Brot fällt es noch schwer). Eine Retention ist also für den Besteckgebrauch gegeben und Herr Meyer kann das Essen mit Besteck auch in verschiedenen Situationen seines täglichen Lebens gut ausführen (Transfertest).

Die PC-Maus kann er noch nicht ohne visuelle Kontrolle bedienen, mit dieser Hilfe gelingt es ihm zu 70 % der Zeit, die er am PC verbringt. Er fürchtet, dass er im beruflichen Kontext im Büro, wo er sich schnell gestresst fühlt und abgelenkt ist, trotz visueller Kontrolle der Maus noch zu viele Fehler machen wird und zu langsam sein wird.

3.3.5 Interprofessionelles Vorgehen Zusammenarbeit

Die Therapeutinnen und Therapeuten aus Ergotherapie, Logopädie und Neuropsychologie in der ambulanten Reha tauschen sich regelmäßig in Besprechungen über Herrn Meyer aus. Auch die betreuende Hausärztin und die Krankenkasse werden mit einem schriftlichen Bericht über den Verlauf informiert. Der Neuropsychologe hält Kontakt zu Herrn Meyers Arbeitsstätte und seinem Vorgesetzten.

3.4 Frau Schneider, 65, Z. n. kranialer Hirnmetastasenresektion vor 1 Jahr mit Dyskinesie der rechten Hand

Christina Janssen

3.4.1 Anamnese und Diagnose

Die 65-jährige Frau Schneider ist nach einer Scheidung alleinstehend, doch ganz in der Nähe leben 2 erwachsene Töchter und ein Sohn. Zur Trennung von ihrem Mann kam es während der Reha und seitdem lebt sie allein in der Wohnung. Ihr Exmann ist schwerbehindert und lebt in einem Pflegeheim. Sie besucht ihn nur sehr selten. Frau Schneider hat selbst noch viel Kontakt zu ihren Eltern, die ebenfalls ganz in der Nähe wohnen. Außerdem kümmert sich ihr Bruder um sie und fährt sie meistens zu den Therapien und wieder nach Hause. Frau Schneider kann ohne Hilfsmittel gehen. Weil sie sehr schnell geht und nicht selten mit dem Fuß hängen bleibt oder vorschnell die Positionen wechselt, trägt sie eine Fußheberschiene.

Nach dem Krankenhausaufenthalt und einer monatelangen stationären Rehabilitation kommt sie 2-mal wöchentlich in die ambulante Reha. Dort erhält sie Ergo- und Physiotherapie als Einzeltherapie und nimmt 1-mal wöchentlich an der Armtrainingsgruppe in der Ergotherapie teil. Ungefähr 1-mal monatlich besucht Frau Schneider außerhalb der ambulanten Reha eine Psychotherapeutin, weil sie nach eigenen Aussagen Probleme mit der Krankheitsverarbeitung hat. In ihrer Freizeit arbeitet Frau Schneider gerne im Garten und trifft sich mit Freundinnen zum Nordic Walking.

Sie kann ihre Ziele klar benennen (Kap. 2.3) und die Therapie ist ihr sehr wichtig.

Medizinische Diagnose

Frau Schneider unterzog sich vor 1 Jahr einer Minikraniotomie zentral links mit radikaler Hirnmetastasenresektion. Aktuell weist sie eine Dyskinesie der rechten Hand mit Funktionseinbuße auf und unterzieht sich jetzt einer radiochirurgischen Therapie wegen 4 zerebellaren und einer präzentralen Metastase.

3.4.2 Clinical Reasoning

Patientenziele und Problembereiche

Frau Schneider möchte ihre rechte Hand wieder bei häuslichen Tätigkeiten einsetzen können (Enkelkind versorgen, Küche, Wäsche, Putzen usw.).

Befunde nach ICF

Aktivität und Partizipation

Frau Schneider ist mit Blick auf die Selbstversorgung (Körperpflege, anziehen, schminken) selbstständig, doch nach eigener Aussage etwas langsamer als vor der Erkrankung, weil sie die Tätigkeiten aufgrund der Parese größtenteils einhändig mit der linken Hand durchführt. Sie könne ihre rechte Hand als Haltehand einsetzen (Gegenstände in die Hand geben und tragen), übe es aber kaum, weil sie befürchte, dass ihr etwas aus der Hand falle. Bei den meisten häuslichen Tätigkeiten setze sie die rechte Hand daher wenig ein.

Das Greifen nach Gegenständen (z. B. Dose, die auf dem Tisch steht) ist eingeschränkt möglich. Da sie die Finger nicht weit genug öffnen kann, stößt sie z. B. die Dose um. Sie kann die Hand aber z. B. auf eine Türklinke legen und dann den Türgriff herabdrücken. Allerdings führt sie das mit einer Kompensationsbewegung durch, indem sie leicht in die Knie geht, um die erforderliche Kraft aufzubringen. Das Manipulieren von Gegenständen in der Hand oder das Ergreifen von Gegenständen in einer bestimmten Position gelingt ihr nicht. Sie kompensiert mit der linken Hand, manipuliert Gegenstände und gibt sie sich in die rechte Hand. Sie hat keine kognitiven Einschränkungen, allerdings

3

gibt sie an, mit der Krankheitsverarbeitung Probleme zu haben. Sie macht sich Sorgen, dass sie z. B. ihr zukünftiges Enkelkind nicht betreuen könne, um ihre Tochter damit zu unterstützen. Ihr aktuell wichtigstes Ziel ist es, das Baby zumindest stundenweise zu versorgen.

Körperstruktur und -funktion

Die armbetonte Parese rechts führt zu einer eingeschränkten Kraft im rechten Handgelenk und einem abgeschwächten Faustschluss sowie zu Problemen bei der Stabilisierung des Handgelenks bei und nach einem Positionswechsel.

Kontextfaktoren

Personenbezogene Faktoren (+/–)

- Selbstständigkeit bzw. Autonomie ist ihr wichtig (+).
- Lebenszufriedenheit und Kontrollüberzeugung vor der Erkrankung (–), da ihr Exmann Alkoholiker ist und sie schon in der Trennungsphase war
- hohe Motivation, sich um das erste Enkelkind zu kümmern, setzt sich deshalb aber auch unter Druck, möglichst schnell wieder die „Alte" zu sein; evtl. Scham? (+/–)
- Krankheitsverarbeitung (–)
- Komorbidität, da sie weiter eine Chemotherapie bekommt

Umweltbezogene Faktoren (+/–)

- wohnt in eigener Wohnung, in der sie sich sehr wohlfühlt (+)
- finanzielle Sorgen aufgrund von Schulden, die sie für ihren Exmann übernehmen muss (–)
- Familie (Töchter, Sohn, Eltern, Bruder leben in der Nähe) und unterstützender Freundeskreis (+)

Assessments

Zu Beginn der ambulanten Reha führt die Therapeutin folgende Assessments durch, die sie im weiteren Verlauf nach etwa 3 Monaten mit Frau Schneider wiederholt:

- Jamar-Test
- Box-and-Block-Test
- Wolf-Motor-Function-Test (WMFT)
- Motor Activity Log (MAL)

Die Assessments dienen der Verlaufskontrolle (▶ Tab. 3.4). Durch die Handkraftmessung (Funktionsebene) kann Frau Schneider erkennen, welche Fortschritte sie beim Kraftzugewinn macht. Sie erinnert sich daran und erzählt, dass ihre Handkraft in der stationären Reha anfangs so gering war, dass sie nicht mit dem Jamar-Handkraftmesser bestimmt werden konnte.

Der Box-and-Block-Test (Aktivitätsebene) sagt etwas über ihre grobe Handgeschicklichkeit aus. Anfangs schafft sie es nur, wenige Klötzchen aufzunehmen und zu transportieren.

Der WMFT zeigt, dass Frau Schneider zu Beginn noch erhebliche Schwierigkeiten bei der Bewegungsqualität und der Bewegungsfähigkeit hat, vor allem wenn es darum geht, kleine Gegenstände aufzunehmen (Bleistift, Büroklammer usw.). Auch das Ergreifen einer Dose und das Falten eines Geschirrtuches gelingen ihr noch nicht. Sie benötigt bei allen getesteten Aktivitäten mehr Zeit und ihre Bewegungen werden durch Synergien beeinflusst. Die Qualität ist verlangsamt und mit Gewicht belastete Aktivitäten sind kaum zu bewältigen.

Tab. 3.4 Ergebnisse von Frau Schneiders Assessments.

Test	Anfangswert	im späteren Verlauf	normal
Jamar-Test (Handkraftmessung)	• rechts: 4,3 kg • links: 21,7 kg	• rechts: 11 kg • links: 23,5 kg	• rechts: 25,1 kg • links: 25,7 kg
Box-and-Block-Test	• rechts: 9 Klötze • links: 45 Klötze	• rechts: 18 Klötze • links: 48 Klötze	• rechts: 72 Klötze • links: 71 Klötze
Motor Activity Log (MAL)	• Amount: 27,5 Punkte • Well: 34 Punkte	• Amount: 70,5 Punkte • Well: 73,5 Punkte	• Amount: 150 Punkte • Well: 150 Punkte
modifizierter Wolf-Motor-Function-Test (WMFT; rechts)	• funktionale Bewegungsfähigkeit: 38 Punkte • Bewegungsqualität: 33 Punkte	• funktionale Bewegungsfähigkeit: 53 Punkte • Bewegungsqualität: 53 Punkte	• funktionale Bewegungsfähigkeit: 80 Punkte • Bewegungsqualität: 80 Punkte

Der MAL in Form eines gemeinsamen Gesprächs oder als Interview deckt auf, bei welchen Tätigkeiten Frau Schneider zu Hause ihren betroffenen rechten Arm einsetzt oder eben nicht einsetzt, obwohl sie es könnte, und wie sie den Einsatz bewertet. Sie ist nach dem ersten Interview am Anfang der ambulanten Therapie selbst sehr erstaunt, dass sie ihren rechten Arm bzw. ihre Hand nur sehr wenig im Alltag einsetzt und die meisten Tätigkeiten mit links durchführt. Das Interview auf Grundlage des MAL hilft dabei, Frau Schneider zu verdeutlichen, dass sie ihren rechten Arm im Alltag stärker einsetzen sollte, und erleichtert ihrer Therapeutin, Tätigkeiten für das Eigentraining festzulegen, die Frau Schneider eigentlich mit der rechten Hand durchführen kann, oder diese in der Therapie mit Frau Schneider auszuprobieren und zu üben.

Therapeutische Diagnose und Prognose

Frau Schneider könnte ihre rechte Hand und den rechten Arm im Alltag stärker sowohl als Haltehand (Brot halten beim Schmieren) als auch Funktionshand einsetzen (Spülmaschine be- und entladen, Schränke und Schubladen öffnen und schließen). Der Arm und die Hand sind paretisch und die Kraft ist vermindert.

Frau Schneider ist Rechtshänderin und führt seit ihrer Erkrankung – weil sie in den ersten Tagen so gut wie keine Funktion im rechten Arm und in der Hand hatte – die meisten Tätigkeiten einhändig mit der linken Hand durch (Learned Nonuse). So kompensiert sie zugunsten der Schnelligkeit bei der Durchführung von Tätigkeiten (Spülmaschine ein- und ausräumen), denn sie würde gegenwärtig mehr Zeit benötigen, wenn sie die rechte Hand mit einsetzte. Wenn sie zu Hause Zeit hat und daran denkt, bemüht sie sich laut eigener Aussage auch, die rechte Hand einzusetzen.

Zielvereinbarungen

Frau Schneiders großes Ziel ist es, ihr erstes Enkelkind, das in wenigen Monaten zur Welt kommen wird, mit versorgen zu können. Sie möchte ihre Tochter mit dem Baby gerne unterstützen. Dazu muss sie ihre rechte Hand als Halte- und als Funktionshand einsetzen können. Sie möchte in den kommenden 3 Monaten mit ihrer rechten Hand Gegenstände im Haushalt festhalten und tragen können und sie bei 50 % der Tätigkeiten in ihrem Haushalt einsetzen. Sie möchte mithilfe einer Babypuppe lernen, ein Kind aufzunehmen, zu halten, zu tragen und wieder abzulegen, ohne dass sich die rechte Hand bzw. die Finger flektieren und aus der Halteposition unter dem Gesäß „abrutschen".

Rahmenbedingungen für das motorische Lernen schaffen

Frau Schneider ist froh, dass sie 2-mal wöchentlich zur Therapie in die ambulante Reha gehen kann. Sie hat große Hoffnungen, in den nächsten Monaten gute Verbesserungen im Hinblick auf ihre Ziele zu erreichen. Sie berichtet der Therapeutin, dass sie bis jetzt schon gute Fortschritte gemacht habe, nachdem sie aus der Klinik in die stationäre Rehabilitation im Rollstuhl und ohne nennenswerte Funktion in der Hand oder dem Arm entlassen worden sei. Allerdings mache sie sich Sorgen (Krankheitsverarbeitung), wie viel Funktionen sie wohl wieder erlangen könne und ob sie in der Lage sein werde, ihre Tochter zu unterstützen. Außerdem sei sie weiter in chemotherapeutischer Behandlung und habe oft Angst davor, wie die Zukunft aussieht.

3.4.3 Lernrad

MOZArT

- **Z1:** Frau Schneider kann in 3 Monaten ihre rechte Hand wieder als Haltehand einsetzen, Gegenstände wie Müslischale, Trinkglas oder den Wäschekorb tragen und benutzt sie bei mindestens 50 % der Tätigkeiten im häuslichen Leben.
- **Z2:** Frau Schneider kann die Babypuppe mit beiden Händen aus verschiedenen Positionen aufnehmen, sie halten, damit herumgehen und sich hinsetzen und wieder aufstehen, ohne dass die rechte Hand bzw. die Finger flektieren und die Hand „abrutscht".

Lernformen

Eine scharfe Trennung des impliziten und expliziten Lernens ist bei Frau Schneider nicht sinnvoll. Beide Lernformen finden eher parallel statt. Allerdings wendet sie zu Beginn der ambulanten Therapie eher das explizite Lernen an. Sie probiert aus und vergleicht, wie sie etwa Gegenstände beim Öffnen der Kühlschranktür mit der Linken nicht betroffenen Hand greift und hält: Legt sie den Daumen mit um den Griff oder öffnet sie den Kühlschrank nur mit dem Hakengriff? Sie analysiert, wie schwer Gegenstände (z. B. eine Müslipackung) sind und wie schnell sie greifen kann bzw. zugreifen kann und muss. Sie analysiert auch, ob sie die Gegenstände in der rechten Hand festhalten oder die Hand offen halten kann, wie z. B. die Puppe unter dem Gesäß zu halten, wenn sie mit der linken Hand auch das Köpfchen fixieren muss (▶ Abb. 3.13a).

Dual-Task-Aufgaben, wie laufen und etwas mit der rechten Hand transportieren, sind noch schwierig, wenn sie sich nicht ständig auf den Faustschluss konzentriert. Ihr fallen dann größere Gegenstände (Dosen) aus der Hand oder aber sie hält kleine Gegenstände (Schwamm) viel zu fest und zerdrückt diese. Oder aber die rechte Hand verrutscht, wenn sie die Puppe unter dem Gesäß halten soll und dabei vom Stuhl aufsteht oder die Puppe vom Kissen im Stehen aufnimmt (▶ Abb. 3.13).

Im Verlauf der Einzel- und Gruppentherapie führt Frau Schneider viele Repetitionen einer Aufgabe durch: Schubladen und Schränke öffnen und schließen, Haushaltsgegenstände transportieren (Besteck oder Schüsseln), Spülmaschine einräumen oder mit der rechten Hand öffnen, Schubwagen herausziehen, mit der rechten Hand einräumen (implizites Lernen). Mithilfe eines Protokolls und durch das Notieren der Wiederholungsanzahl bekommt sie einen guten Überblick über ihre Erfolge in Form von mehr durchgeführten Versuchen innerhalb einer vorgegebenen Zeit. Sie kann sehen, dass sie bei den Tätigkeiten mit der rechten Hand schneller wird.

Lernphasen

In der kognitiven Lernphase analysiert Frau Schneider, wie sie erfolgreich Gegenstände greifen und tragen kann (s. o. explizites Lernen). Sie lernt einzuordnen, wie stark sie z. B. ziehen muss, um eine Spülmaschine zu öffnen, wann sie die Tür loslassen muss, um sie dann ganz zu öffnen, wie weit sie die rechte Hand öffnen muss, um unter die Puppe zu greifen, usw. Sie konzentriert sich sehr auf solche Aufgaben und gibt sich selbst teilweise

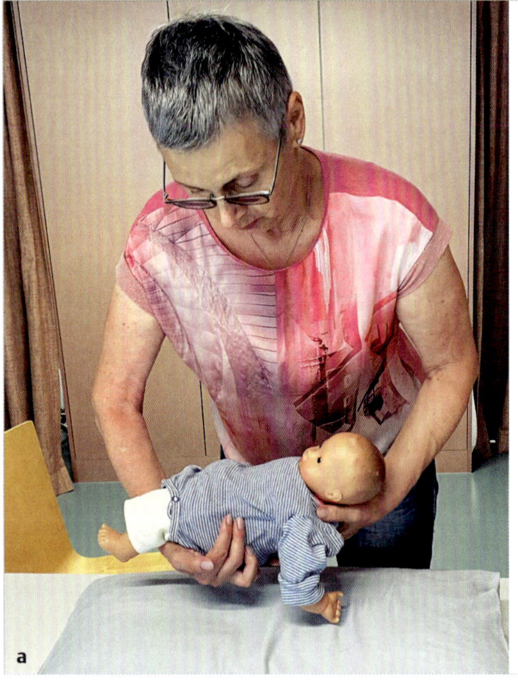

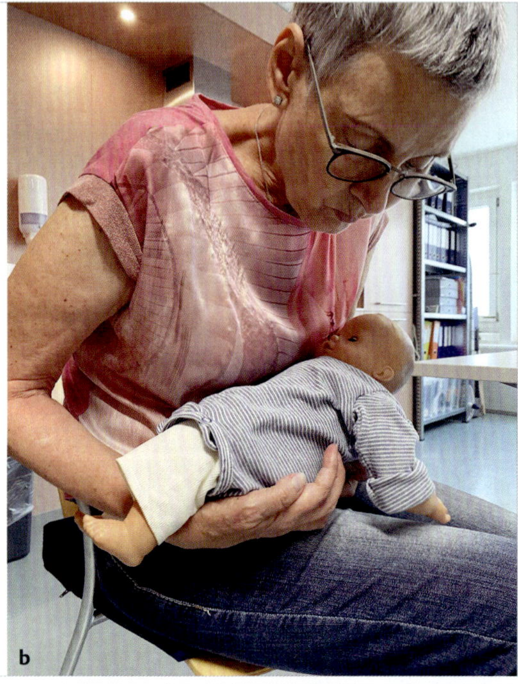

Abb. 3.13 Puppe in den Arm nehmen.
a Puppe vom Kissen mit der rechten Hand unter dem Gesäß aufnehmen.
b Mit der Puppe vom Stuhl aufstehen.

verbale Anweisungen. Sie wird durch ihre Therapeutin ermutigt, auszuprobieren und zu explorieren. Sie nimmt verschiedene Positionen ein, greift Gegenstände im Stehen oder Sitzen, geht mit Gegenständen umher (Becher, Schüssel) und legt sie wieder in verschiedenen Regalhöhen ab oder nimmt sie dort heraus.

Im Therapieverlauf können Frau Schneider und ihre Therapeutin beobachten, dass sie die oben genannten Aufgaben in Bezug auf Timing, Koordination und Bewegungseffizienz verfeinert. Sie erreicht teilweise die assoziative Lernphase. Noch wendet sie Kompensationsstrategien an, indem sie manche Gegenstände, bei denen sie Angst hat, sie fallen zu lassen (Marmeladenglas), erst mit der linken Hand in Position bringt, bevor sie zugreift. Das erhöht noch nicht die Schnelligkeit und Effizienz der betroffenen Hand, die sie anstrebt, und ist somit also keine zielführende Kompensation.

Transfer

Frau Schneider trainiert Aufgaben bzw. Aktivitäten (Geschirr in die Spülmaschine einräumen, Wäsche aus der Waschmaschine aus- und in die Waschmaschine einräumen, Babypuppe hochnehmen und ablegen usw.), die sie auch in ihrem Alltag ausführen muss und möchte. Mit ihrer Therapeutin bespricht sie ganz genau die häusliche Situation und bringt immer wieder Fotos auf ihrem Handy mit in die Therapie, wie z. B. von ihrer Küche (▶ Abb. 3.14). Sie übt mit haushaltsüblichen Gegenständen (Schüsseln, Wasserhahn usw.), sodass eine Aufgabenspezifität gegeben ist. Die Umwelt lässt sich im ambulanten Setting nur teilweise integrieren, denn das Handling mit einem Baby kann der Therapeut nur mithilfe der Babypuppe nachstellen. Allerdings übt Frau Schneider mit einer Puppe, die eine 3 kg schwere Gewichtsmanschette, eine Windel und einen Body umgebunden hat. So kann ein gewisser Transfer in den Alltag erarbeitet werden.

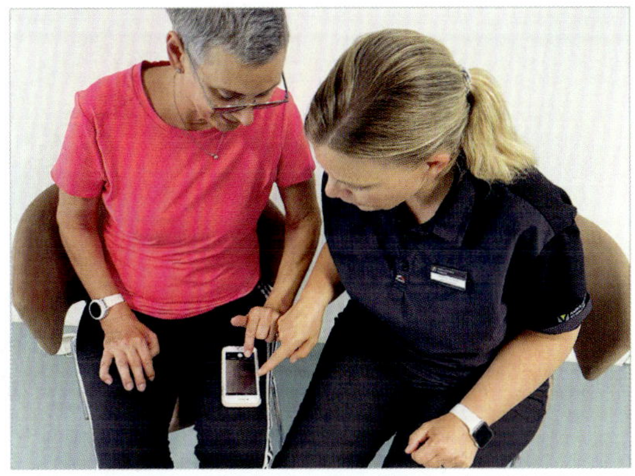

Abb. 3.14 Analysieren der Küchensituation zu Hause mithilfe von Fotos auf dem Handy.

Der Austausch zwischen ihr und der Therapeutin ist vertrauensvoll und wohlwollend. So kann sie immer wieder rückmelden, wie sie zu Hause zurechtkommt und wie sie die Aktivitäten durchführen kann. Der Transfer ist – trotz Verbesserungen beim Einsatz von Hand und Arm – nicht immer gegeben (Puppe versus Baby). Sie hat zu Hause vor allem, wenn sie sich gestresst fühlt, weil sie Tätigkeiten schnell erledigen möchte, Mühe, diese mit der rechten oberen Extremität auszuführen und setzt sie dann weniger ein, weil es mit der linken Hand schneller geht.

In der Armtrainingsgruppe, an der sie 1-mal wöchentlich teilnimmt, ist sie einem veränderten Kontext ausgesetzt, da ihr die Gruppensituation eine veränderte Umgebung bietet. Die Gruppenteilnehmer schauen ihr zu bzw. sie muss unter Zeitdruck in einer Minute pro Aufgabe möglichst viele Repetitionen erreichen. In so einem Kontext ist es zumindest teilweise möglich, dass Frau Schneider einen Transfereffekt erreicht. Sie übt dort Aufgaben aus der Einzeltherapie (s. o.), die sie mit dem Therapeuten auch mittels Protokoll erarbeitet hat (Kap. 2.9).

Motivation

Frau Schneider ist hinsichtlich ihrer Ziele intrinsisch motiviert. Sie hat ein hohes Autonomiebedürfnis, da sie in ihrer Familie bis zu ihrer Erkrankung viele verschiedene Rollen eingenommen hat (Hausfrau, Mutter, Freundin usw.), die sie wieder ausfüllen möchte. Besonders in Bezug auf die positive Neuigkeit, dass sie zum ersten Mal Großmutter wird, erwartet sie (erhöhte Erwartungshaltung), dass sie mit viel Training eine bessere Funktion ihrer betroffenen Extremität erreichen kann. Ihr Ziel ist es, wieder unabhängiger zu sein und einige Rollen, besonders die der Großmutter, möglichst selbstständig ausfüllen zu können. Ihre Kompetenz wird dadurch gefördert, dass sie motiviert ist, wenn sie herausfordernde Aufgaben ausführt, die sie noch bewältigen kann, wie z. B. schwere Gegenstände oder mehrere Gegenstände gleichzeitig tragen. Für Frau Schneider ist es wichtig, dass sie Aufgaben erfolgreich durchführen kann. Scheitert sie an einer Aufgabe, ist sie – je nach Tagesform – schnell traurig und frustriert.

Die Aufgaben müssen, damit sie motiviert ist, zwar eine Herausforderung darstellen, sollen sie aber nicht überfordern, machbar sein, aber nicht zu einfach. In der Armtrainingsgruppe fühlt sich Frau Schneider sozial sehr eingebunden. In der Gruppe sind Patienten/Klienten, denen es ganz ähnlich geht wie ihr selbst und die mit ähnlichen Einschränkungen und Problemen zu kämpfen haben (Selbstwirksamkeit – stellvertretende Erfahrung). Sie profitiert von dem Austausch und der gegenseitigen Motivation in der Gruppe.

Lernstrategien

Durch das beobachtende Lernen in der Gruppe kontrolliert Frau Schneider bei vielen Aufgaben, wie sie z. B. Gegenstände mit der linken, nicht betroffenen Hand greift und loslässt, wie weit sich ihr Arm streckt, um Gegenstände in ein Regal zu schieben oder die Spülmaschine oder den Backofen zu öffnen (▶ Abb. 3.15). Zu Beginn der Therapie trainiert sie einzelne Komponenten, wie z. B. das Transportieren und Ablegen von Gegenständen oder das Öffnen von Schränken. Nach und nach erweitert sie die Teilaufgaben zu Gesamtaufgaben, wie Geschirr in die Spülmaschine einräumen und dabei beide Extremitäten einzusetzen, damit sie insgesamt bei den Aufgaben schneller wird und Zeit einspart gegenüber der Durchführung mit nur einer Hand. Ähnliches gilt für den Umgang mit der Babypuppe: Sie trainiert zu Beginn, die geöffnete rechte Hand unter das Gesäß der Puppe zu schieben und diese dann hochzuheben und zu tragen.

Über Trial and Error erkundet sie, mit welcher Hand sie bei beidhändigen Aufgaben am besten z. B. Gegenstände aufnimmt und mit welcher sie einen Schrank oder die Spülmaschine öffnet, damit sie die Aktivitäten erfolgreich und zeitsparend ausführen kann.

Auch mit der Babypuppe und der Flasche probiert sie aus, in welcher Position sie sie greifen und halten kann, um sie erfolgreich zum Mund der Puppe zu führen (▶ Abb. 3.16).

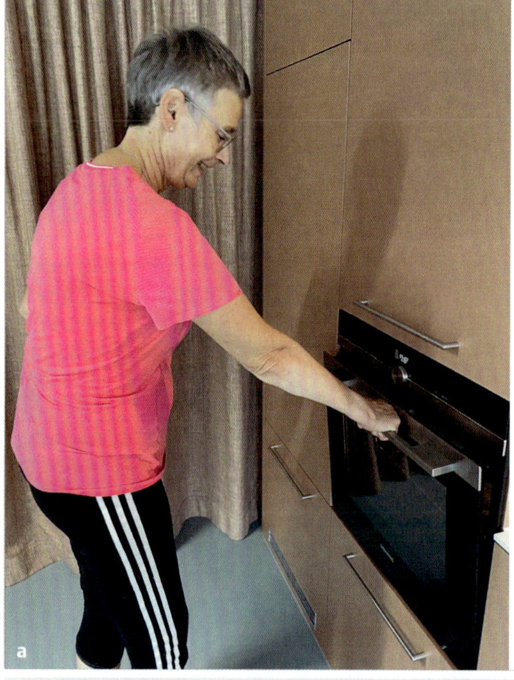

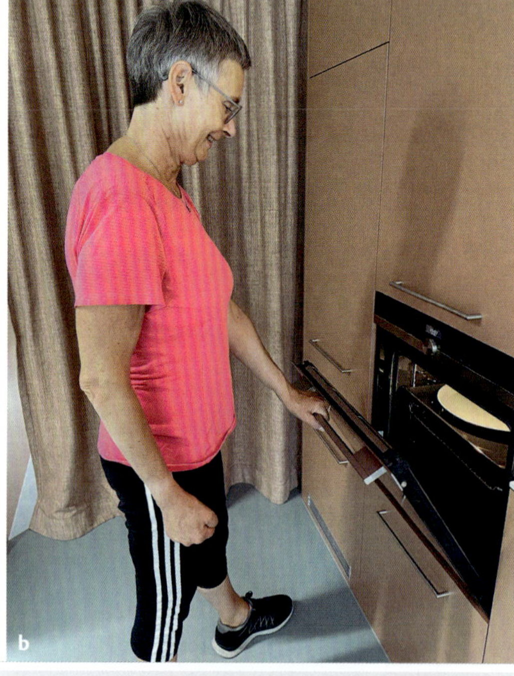

Abb. 3.15 Ausprobieren und vergleichen: die Backofentür mit der rechten und linken Hand öffnen und schließen.
a Öffnen mit rechts.
b Schließen mit links.

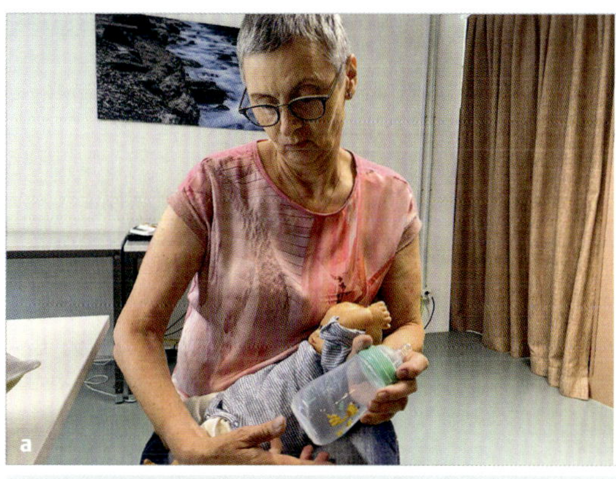

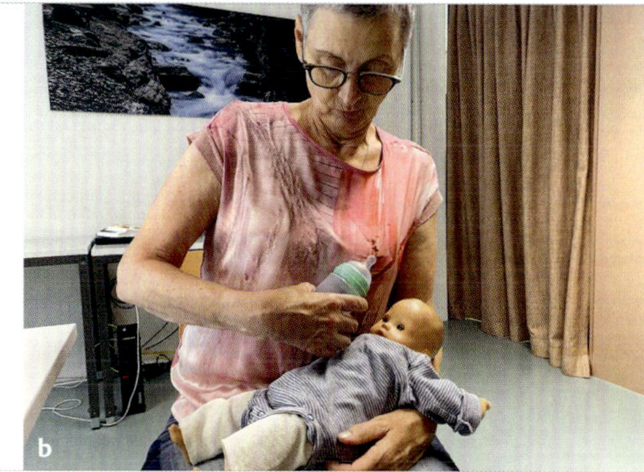

Abb. 3.16 Flasche mit der rechten Hand greifen und zum Mund der Puppe führen.
a Flasche mit links greifen ...
b ... und in die rechte Hand überführen.

Intensität

Im ambulanten Setting trainiert Frau Schneider jeweils 1-mal wöchentlich 45 min in der Ergoeinzeltherapie und in der Armtrainingsgruppe. In der Einzeltherapie trainiert sie viele verschiedene Aktivitäten, wie etwa das Ergreifen vieler verschiedener schwerer und großer Gegenstände, diese zu halten und zu transportieren oder Schubladen und Schränke zu öffnen. Das Training sollte an Frau Schneiders individueller Leistungsgrenze ausgerichtet sein und sie weder über- noch unterfordern, sodass eine möglichst hohe Wiederholungszahl und Variabilität im Hinblick auf den Challenge Point gewährleistet ist. Auftretende Schwierigkeiten analysiert sie gemeinsam mit ihrer Therapeutin. Die einzelnen Aufgaben werden komplexer und schwieriger für Frau Schneider, indem sie diese z. B. im Sitzen und Stehen durchführen muss, die Gegenstände schwerer werden oder sie mehrere Dinge gleichzeitig transportieren muss (z. B. 2 Müslischalen zugleich), teilweise auch ohne Visuskontrolle (▶ Abb. 3.17).

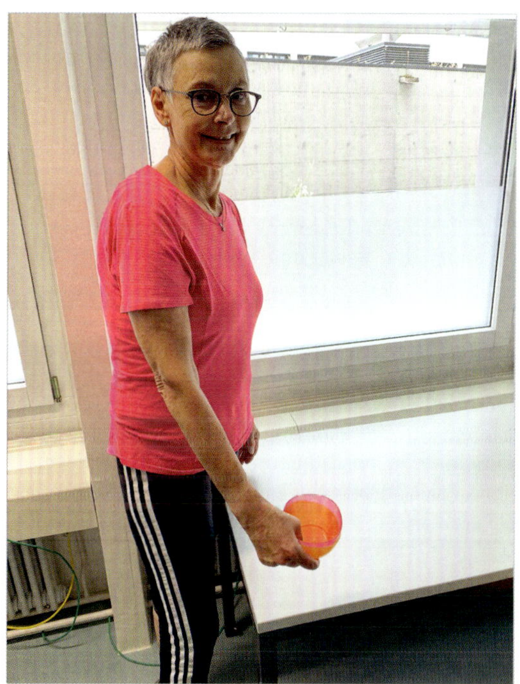

Abb. 3.17 Schüsseln ohne Visuskontrolle tragen.

In der Armtrainingsgruppe nutzt Frau Schneider ein Protokoll, das sie mit ihrem Therapeuten in der Einzeltherapie erarbeitet hat. Es enthält 3–4 Aufgaben (s. o.), die sie in 3 Durchgängen jeweils für 1 min mit etwa 1 min Pause zwischen den Durchgängen und Aufgaben durchführen soll. Die Anzahl der Repetitionen wird jeweils gezählt und die Aufgabe dann dem Schwierigkeitsgrad angepasst, wenn die Repetitionen mehr werden oder die Aufgabe zu einfach erscheint. Eine weitere Möglichkeit von Aufgaben in der Gruppentherapie ist, dass Frau Schneider eine bestimmte Wiederholungszahl einer Aufgabe (z. B. 2 Schüsseln mit der linken Hand vom Regal auf den Tisch stellen) ausführen soll und die Zeit gestoppt wird, in der sie diese Aufgabe durchführt. Die Elemente Zeit (wie lange braucht sie, um eine bestimmte Aufgabe durchzuführen) und Repetitionen (wie oft schafft sie die Aufgabe z. B. in einer Minute) sind gute Indikatoren oder Shaping-Elemente für Verbesserungen, die Frau Schneider erreicht. Ein weiteres Shaping besteht darin, sie durch verbale Fragen oder Aufforderungen abzulenken und leicht aus dem Konzept zu bringen.

Für Frau Schneider ist es schwierig, ein Eigentraining in ihren Alltag, der oft mit der Chemotherapie und diversen Arztbesuchen ausgefüllt ist, zu integrieren. In gemeinsamer Absprache mit ihrer Therapeutin hat es sich bewährt, dass sie am frühen Abend, bevor sie eine Folge ihrer Lieblingsserie im Fernsehen anschaut, für 10 min ein Eigentraining durchführt, das aus 2 Aufgaben aus dem Trainingsprotokoll der Armtrainingsgruppe besteht.

Um die Intensität noch weiter zu erhöhen, haben sich aus dem Assessment MAL einige Tätigkeiten ergeben, die Frau Schneider immer mit der rechten Hand durchführen soll, wie u. a. das Öffnen und Schließen eines Wasserhahns oder das Wegziehen eines Stuhls vom Tisch.

Feedback

Frau Schneider bekommt ein Feedback über das Ergebnis der Bewegung, indem sie sehen kann (Selbst-Feedback), ob sie eine Aufgabe erfolgreich durchgeführt hat (Knowledge of Result, externer Fokus): Spülmaschine weit genug mit der rechten Hand geöffnet, um mit links eine Tasse einzuräumen. Sie muss sich sehr auf ihre Aufgaben konzentrieren, um die Hand optimal am Griff der Spülmaschine zu positionieren, damit sie auch genügend Kraft ausbringen kann (internaler Fokus), um sie weit genug zu öffnen. Ein gleichzeitiges Feedback von außen während der Durchführung einer Aufgabe z. B. durch die Therapeutin würde sie ablenken.

Ein weiteres Feedback erhält Frau Schneider über ihre Anzahl an Repetitionen im Trainingsprotokoll der Armtrainingsgruppe. Sie ist ein Indikator für Verbesserungen auch in Bezug auf die Geschwindigkeit bei der Durchführung einer Aufgabe.

Instruktion

Frau Schneider ist stark external fokussiert und nutzt diese Art der Instruktion. Ihr Aufmerksamkeitsfokus liegt auf dem Effekt der Bewegung bzw. wie sie eine Aufgabe ausgeführt hat und ob sie damit erfolgreich war: Babypuppe mit der rechten Hand so gegriffen, dass sie nicht abrutscht und sie mit ihr vom Stuhl aufstehen kann (▶ Abb. 3.13b). Wenige und wohldosierte verbale Instruktionen seitens der Therapeutin helfen ihr, den Effekt der Bewegung zu kontrollieren.

Manchmal, wenn sie mehrere bimanuelle Aufgaben durchführen möchte, setzt sie zuerst ihre linke, weniger betroffene Hand ein und muss daran erinnert werden, die rechte Hand auch gleich mit zu benutzen.

3.4.4 Ergebnismessung

Frau Schneider setzt ihre rechte Hand mehr und mehr als Haltehand ein, um Gegenstände vor allem im Haushalt zu transportieren. Nach 3-monatiger Therapie kann sie nicht nur die rechte Hand als Haltehand einsetzen, sondern den Arm auch dazu benutzen, z. B. Backofen, Türen usw. zu öffnen, mit der Babypuppe vom Sitzen aufzustehen, diese zu tragen, sich wieder hinzusetzen oder die Puppe abzulegen. Meistens (80 %) kann sie die Aufgaben zu ihrer Zufriedenheit durchführen. Eine Retention, die rechte Hand als Haltehand einzusetzen, ist möglich, da sie das auch in verschiedenen Situationen ihres täglichen Lebens gut ausführen kann (Transfertest), also z. B. in der Therapiesituation und auch zu Hause.

3.4.5 Interprofessionelles Vorgehen

Der betreuende Hausarzt wird durch regelmäßige Verlaufsberichte im Zusammenhang von neuen Therapieverordnungen über den Verlauf informiert. In der ambulanten Reha besteht eine enge Zusammenarbeit mit der Physiotherapeutin. Denn ihr zurzeit vorrangiges Ziel, das Baby zu versorgen, wird auch in der Physiotherapie aufgegriffen. Frau Schneider ist noch nicht sicher beim Gehen und beidhändigen Tragen von größeren Gegenständen. Außerdem ist das Aufstehen und Hinsetzen noch unsicher, wenn sie beide Arme und Hände nicht zur Verfügung hat. Die Physiotherapeutin trainiert mit Frau Schneider ebenfalls mit der Babypuppe mit dem Fokus auf Mobilität, Transfer und Gleichgewicht.

3.5 Herr Fischer, 74, Reha-Frühphase nach Schlaganfall

Gail Cox Steck

3.5.1 Anamnese und Diagnose

Herr Fischer ist ein 74-jähriger pensionierter Lehrer, der vor seinem Schlaganfall ein aktiver Sportler war (Golf, Skilanglauf, Joggen, Wandern, Gartenarbeit). Er ist verheiratet und lebt mit seiner Frau im eigenen Haus mit Garten. Er pflegt einen engen Kontakt zu seinen beiden erwachsenen Kindern, die in der Nähe leben. Aktuell befindet er sich auf einer Stroke Unit.

Medizinische Diagnose

Herr Fischer hat einen rechten ischämischen zerebrovaskulären Mediainfarkt, Ponsinfarkt mit sensomotorischem Hemisyndrom, armbetonter linksseitiger Hemiparese, Dysarthrie und unilateralem Neglect.

Er befindet sich in der frühen subakuten Phase der Schlaganfallrehabilitation und verbringt die ersten 14 Tage auf einer Stroke Unit, bevor er in eine stationäre Rehaklinik verlegt wird.

3.5.2 Clinical Reasoning

Patientenziele und Problembereiche

Herr Fischer möchte wieder gehen können, sich vor allem selbst versorgen können (Toilettengang, Körperpflege, den linken Arm zum Essen benutzen) und auch die anderen Aktivitäten wieder aufnehmen, denen er vor dem Schlaganfall nachgegangen ist. Außerdem möchte er wieder nach Hause entlassen werden und sich sportlich betätigen.

Seine vorrangigen Ziele in der subakuten Phase, bevor er in die stationäre Reha wechselt, sind:

- an der Bettkante sitzen und einen selbstständigen und sicheren Transfer in den Rollstuhl durchführen
- vom Bett zur Toilette gehen
- Funktion im linken Arm und in der Hand zurückzugewinnen, um Aktivitäten wie Duschen und Körperpflege (Zahnpastatube öffnen) durchzuführen, und die linke Hand beim Essen einsetzen zu können.

Befunde nach ICF

Aktivität und Partizipation

Das Chedoke-McMaster Stroke Assessment wird zur Erfassung der Selbstständigkeit bei den Aktivitäten des täglichen Lebens (ADL) wie Gehen, Bewegen und Bewegungsübergänge verwendet. Herr Fischer erreicht 33/100 Punkten. Werte von 30 und darunter erfordern eine intensive Betreuung. Dabei ist zu berücksichtigen, dass diese Werte in der subakuten Phase ermittelt wurden. Der Schwerpunkt in diesem Teil des Tests liegt auf der Durchführung der Aufgabe und nicht auf der Qualität der Bewegung. Herr Fischer ist noch nicht in der Lage, im Außenbereich zu gehen oder Treppe zu steigen. Da er beim Gehen Hilfe benötigt, erreicht er die niedrigste Bewertung: 1 Punkt.

Herr Fischer benötigt für Transfers moderate Hilfe, insbesondere um daran erinnert zu werden, seine linke Hand mitzuführen, wenn er sich im Bett umdreht. Er braucht aus Sicherheitsgründen auch taktile Unterstützung beim Sitzen an der Bettkante, damit er sich mit seinem Körper orientieren kann. Er benötigt ausreichend Zeit, um sich an die erschwerten Umgebungsbedingungen zu gewöhnen (z. B. Sitzbalance auf der Matratze und gleichzeitig nach vorne rutschen, um die Füße auf den Boden zu stellen). Auch für die Transfers aufstehen, kleine Schritte gehen, sich umdrehen und hinsetzen ist er von moderater Hilfe abhängig. Ihm helfen Hinweise, vor allem in Form eines externen Fokus, wie eine rote rutschfeste Unterlage auf dem Rollstuhlkissen, um sich dorthin zu orientieren und sich in der richtigen Position hinzusetzen.

Beim Aufstehen bereitet es Herrn Fischer Mühe, das Gleichgewicht zu halten. Er kann mit leichter Unterstützung kurze Strecken von etwa 3 Meter gehen. Dabei hält er sich mit der rechten Hand an Haltegriffen fest, stellt sich aufrecht hin und orientiert sich im Raum, bevor er einige Schritte unter Supervision geht. Dual-Task Situationen, die seine vollste Konzentration und Aufmerksamkeit erfordern, kann er in dieser Phase der Erholung kaum bewältigen.

Körperstruktur und -funktion

Zur Beurteilung der motorischen Erholung werden die Fähigkeiten auf der Ebene der Körperfunktionen anhand des Chedoke-McMaster Stroke Assessment (CMSA) bewertet.

Chedoke-McMaster Stroke Activity and Impairment Scale (CMSA)

Dieses Assessment bewertet körperliche Beeinträchtigungen und Behinderungen bei Patienten/Klienten nach einem Schlaganfall und anderen neurologischen Schädigungen. Das Aktivitätsinventar misst klinisch bedeutsame Veränderungen der funktionellen Fähigkeiten. Es setzt sich aus grobmotorischen Funktionen und einer Subskala zur Fortbewegung zusammen. Das Beeinträchtigungsinventar wird verwendet, um das Vorhandensein und den Schweregrad allgemeiner körperlicher Beeinträchtigungen in Bezug auf die motorische Erholung zu bestimmen.

Der CMSA-Motoriktest auf der Ebene der Körperfunktionseinschränkungen besteht aus 6 Untertests:

1. Haltungskontrolle
2. Körperfunktion Arm
3. Körperfunktion Hand
4. Körperfunktion Bein
5. Körperfunktion Fuß
6. Schulterschmerzen

Diese werden mithilfe einer 7-Punkte-Skala bewertet:

1. schlaffe Lähmung, keine aktiven Bewegungen
2. keine Willkürbewegungen, reflektorische Bewegungen nach manuellen Stimulus
3. Willkürbewegungen in stereotypen Synergien, Spastik vorhanden
4. Umkehrbewegungen möglich, wenn schwächere Synergien beginnen
5. Koordination, Umkehrbewegungen möglich auch in stärkeren Synergien, Tempo noch problematisch
6. Koordination und Bewegungssynergien annähernd normal, Variabilität möglich, Schwierigkeiten bei Tempo und bei komplexen Bewegungen
7. normale Bewegungen (Tempo, Timing, Ausdauer und Kraft)

Motorische Erholung anhand des CMSA

- Arm und Hand (4/7): Bewegungsabläufe und einzelne einfache Bewegungen außerhalb der stereotypen Bewegungssynergien möglich. Finger- und Daumenbewegungen erholen sich langsamer. Der volle Umfang der aktiven Bewegungen ist noch nicht vorhanden (Punkte 1–4, erfordert ein Programm zur Behandlung von Schulterschmerzen, das die Positionierung und spezifische Übungen zur Schmerzprävention umfasst).
- Bein (4/7): Kombinationen von Bewegungssynergien möglich, End-of-Range-Bewegungen jedoch schwierig, langsam und nicht immer möglich; Gefahr der Muskelverkürzung
- Fuß (3/7): willkürliche Bewegungen möglich, aber in stereotypen synergetischen Bewegungsabläufen. Die Bewegungen sind stereotyp und nicht adaptierbar. Herr Fischer benötigt eine Fußorthese, um längere Strecken sicher gehen zu können.
- Haltung (4/7): Wenn Herr Fischer sich sicher fühlt, ist er in der Lage, das Gewicht symmetrisch zu tragen und das Gewicht auf das stärker betroffene Bein zu verteilen. Die Haltungskontrolle ist zum größten Teil in die grobmotorischen Funktionen, die Basisbewegungen und die Gehprogramme integriert.

In physischen oder emotionalen Stresssituationen entwickelt Herr Fischer Flexionssynergien in der oberen Extremität. Die Greiffunktion ist erschwert. Die geschlossene Hand lässt sich nur ansatzweise aktiv öffnen. Die Körperausrichtung ist asymmetrisch. Sowohl im Sitzen als auch im Stehen neigt Herr Fischer sich nach links, ohne jedoch das Gewicht gleichmäßig zu verlagern. Bei der Durchführung von funktionellen Aktivitäten mit der rechten Seite zeigt er meistens eine überhöhte Muskelspannung. Er verfügt über selektive, kontrollierte Bewegungen im linken Bein und Fuß, aber es mangelt ihm an Kraft und Koordination, vor allem bei schnellen Bewegungen und beim Ausführen bzw. Wechsel zwischen verschiedenen Aktivitäten.

Wegen der Neglect-Symptomatik stößt er sich beim Rollstuhlfahren häufig an Wänden, Türrahmen oder Tischen.

- Schulterschmerzen (5/7): Schulterschmerzen treten während der Untersuchung auf. Die ADL werden von den Schmerzen nicht beeinträchtigt.

Nottingham Sensory Assessment (adaptierte Kurzversion)

Bei diesem Test handelt es sich um die adaptierte Kurzversion zur Prüfung der Oberflächen- und Tiefensensibilität. Herr Fischer weist hier ein leichtes Defizit in der taktilen und propriozeptiven Wahrnehmung auf.

Kontextfaktoren

Personenbezogene Faktoren (+ /–)

- hohe Motivation: Herr Fischer möchte über alles, was seinen Schlaganfall betrifft, informiert sein und wissen, wie er sich so schnell wie möglich erholen kann (+).
- gute Ressourcen vor dem Schlaganfall, sehr sportlich hinsichtlich Ausdauer und Fitness (+)
- ungeduldig, neigt zur Depression, hat wenig Einsicht hinsichtlich seiner Defizite, kann sich gut ausdrücken, sodass er bezüglich seiner Fähigkeiten leicht überschätzt wird (–)
- emotional labil (–)

Umweltbezogene Faktoren (+ /–)

- lebt im eigenen Haus (+)
- hat zu Frau und Kindern ein sehr gutes, unterstützendes Verhältnis (+)
- starke soziale Bindungen (+)
- pensioniert, muss nicht in den Beruf zurückzukehren (+)
- Abhängigkeit bei Fortbewegung (beim Gehen, beim Autofahren) (–).

Therapeutische Diagnose und Prognose

Herr Fischer benötigt bei allen Bewegungen (Transfers und Gehen) leichte taktile Unterstützung durch eine Hilfsperson. Diese ist wegen der Auswirkung der Neglect-Symptomatik und der sensomotorischen Einschränkungen notwendig. Herr Fischer kann seine linke Hand bis jetzt noch nicht für uni- oder bimanuelle Tätigkeiten einsetzen. Da er aber bereits wenige Tage nach dem Schlaganfall beginnende willkürliche Extensionen des Handgelenks und der Finger aufweist und auch ein moderates Gleichgewicht im Stehen entwickelt, existieren damit günstige prognostische Faktoren für eine motorische Erholung.

Rahmenbedingungen für das motorische Lernen schaffen

Für Herrn Fischer und seine Familie sind die Informationsveranstaltungen zur Aufklärung über den Schlaganfall und seine Auswirkungen von größter Bedeutung. Sie helfen ihm zu verstehen, wie wichtig es ist, die linke, stärker betroffene Seite nicht zu vernachlässigen, um die Erholung des geschädigten Gehirns zu fördern. Die Therapeutin und der Patient/Klient können in dieser Phase auch eine spontane motorische Erholung beobachten und so täglich Fortschritte sehen.

Bereits vor der Verlegung in die Rehaklinik liegt der Schwerpunkt der Therapie auf der Intensität des Einsatzes der stärker betroffenen Seite, mit einem Minimum an Kompensation. Herr Fischer nimmt die Herausforderung an, sich mehr auf die betroffene Seite zu fokussieren und war sehr motiviert, auch außerhalb des Therapieprogramms ausgewählte Übungen durchzuführen.

3.5.3 Lernrad

MOZArT

- **Z1:** Herr Fischer kann sich unter Supervision aus dem Liegen an die Bettkante setzen und mit nur leichter Hilfe in den Rollstuhl transferieren. Er führt diese Schritte durch, ohne die linke Seite zu vernachlässigen.
- **Z2:** Er kann die linke Hand bei der Körperpflege und beim Anziehen einsetzen. Er kann das Frühstücksbrot mit der linken Hand festhalten, um es mit der rechten Hand mit Butter zu bestreichen. Er kann dies zu 50 % umsetzen. Das bedeutet, dass er die Aufsicht einer Person benötigt, die ihn bei der Durchführung der Tätigkeit begleitet.
- **Z3:** Er kann ungefähr 10–15 Schritte mit leichter Hilfe gehen, um vom Bett zur Toilette oder zum Waschbecken zu gelangen.

Motivation

Für Herrn Fischer ist es wichtig, bei den verschiedenen funktionellen Aktivitäten keine Kompensationsstrategien anzuwenden. Er versteht, wie sich das Gehirn erholt und was Neuroplastizität bedeutet. Daher weiß er auch, warum er, um selbstständig zu sein, nicht nur die weniger betroffene Seite bzw. Extremität einsetzen soll (intrinsische Motivation: erhöhte Erwartungshaltung). Diese Aspekte sind auch Inhalt seiner funktionellen Ziele (MOZArT) und er sieht, dass eine gewisse Anstrengung und Konsequenz erforderlich ist, wenn er seine Ziele erreichen möchte.

Die Therapeutin macht ihn erneut auf seine Stärken wie Ausdauer und Motivation aufmerksam. Herr Fischer hat selbst die Wahl, die Erholung mit ihren Erfolgen und Misserfolgen zu beeinflussen (Kompetenz). Das Therapeutenteam versichert ihm, dass die emotionalen Schwankungen im Rehaprozess normal sind und bestärkt ihn darin, nicht aufzugeben, sondern weiter zu trainieren (therapeutische Beziehung, Kompetenz).

Da Herr Fischer und seine Therapeutin die Fortschritte täglich überprüfen können und er sich dieser bewusst ist, gewinnt er an Selbstvertrauen. Er ist sich sicher, dass er Verbesserungen erreichen kann (erhöhte Erwartungshaltung). Er schätzt seine Erfolgsaussichten hinsichtlich seiner MOZArT-Ziele auf der Selbstwirksamkeitsskala so ein:

- **Z1:** 70 %
- **Z2:** 50 %
- **Z3:** 30 %

Lernphasen

Herr Fischer befindet sich in der kognitiven Phase des motorischen Lernens. Wenn er sich an die Bettkante setzen möchte, muss er sich daran erinnern, seinen linken Arm und seine Hand bei der Drehbewegung mitzunehmen. Außerdem soll er die Hand einsetzen, wenn er sich am Bettrand halten will oder wenn er aufsteht und das Gleichgewicht sucht, um den Körper im Raum zu stabilisieren (Exploration). Das Bett oder der Rollstuhl ist strategisch angeordnet oder mit externen Hinweisen versehen, damit Herr Fischer leichter erkennt, wohin er sich bewegen soll (externer Fokus).

Lernformen

Herr Fischer soll sich die Bewegung vorstellen (implizites Lernen) und verbalisieren, wie er die Aktivität durchführt, bevor er es tatsächlich tut (explizites Lernen). Er kann korrekt benennen, was er tun soll und was er üben muss, aber hat zu diesem Zeitpunkt im Rehabilitationsprozess Schwierigkeiten, seine Aufmerksamkeit auch in anderen Umgebungen selbstständig zu halten (explizites Lernen für Planung und Vorbereitung, implizites Lernen zum Ausführen der Handlung).

Z1: Es hilft ihm, die Aufmerksamkeit zu fokussieren, wenn er den linken Arm und die Hand sowie das Bein vor der Bewegung mithilfe eines Vibrationsgerätes stimuliert (Priming, implizites Lernen).

Auf einer Stroke Unit ist es für das medizinische Personal oftmals eine Herausforderung, den Patienten/Klienten genügend Zeit zur Exploration zu geben, damit diese sich in einer ihnen unbekannten Umgebung orientieren können. Für Herrn Fischer ist es durch seinen Neglect noch schwieriger, handlungsorientierte Aktivitäten auszuführen. Deshalb führt die Therapeutin ihn anfangs taktil (hands-on), als eine Art Priming, damit er ein Gefühl für die Bewegung bekommt. Im weiteren Übungsverlauf ist es jedoch besonders wichtig, dass er auch aktiv die Bewegungen selbstständig lernt und ausführen kann (Kontinuum des expliziten und impliziten Lernens).

Lernstrategien

Die Therapeutin ermutigt Herrn Fischer, verschiedene Möglichkeiten auszuprobieren, wenn er sich bewegt und die betroffene Seite bewusst miteinzubeziehen (explizites Lernen, Trial and Error).

Z1: Vor den Bewegungen verbalisiert Herr Fischer seine Aktivitäten (explizites Lernen), führt Übungen zur Vorbereitung durch und achtet darauf, wie sein linker Fuß steht, bevor er aufsteht (implizites Lernen, Priming, sensorischer Input). In dieser Rehabilitationsphase trainiert er vorwiegend fehlerfreies (errorless) Lernen, damit er sich daran gewöhnt, auch die linke Seite miteinzubeziehen und den erlernten Nichtgebrauch auf ein Minimum zu reduzieren.

Herr Fischer nutzt sicherheitshalber die Wiederholung von Ritualen, indem er sich eine Checkliste vorsagt, bevor er die Vorbereitungen zum Aufstehen trifft: „Ich muss so weit nach vorn rutschen, bis meine Füße flach auf dem Boden stehen können. Dann lehne ich mich nach vorn und strecke meine Arme in Richtung Füße, komme langsam wieder nach oben und überprüfe, wie sich das Sitzen anfühlt."

Er übt den Transfer als Bewegungssequenz, die in 3 Schritte unterteilt ist:

1. Vorbereitungsaufgaben zum Aufstehen
2. Lernen, sicher aufzustehen
3. kleine Schritte machen, sich um sich drehen und wieder hinsetzen (Teilaufgabe)

Damit er sicher aufsteht, bestärkt die Therapeutin ihn darin, vor dem Aufstehen erst die Vorbereitungsübungen durchzuführen und sich Zeit zu lassen, um die Reaktionen seines Körpers wahrzunehmen (Kombination Trial and Error und taktile Führung).

Intensität

Nach dem Motto „gebrauchen und verbessern" (use it and improve it) trainiert Herr Fischer intensiv seine stärker betroffene linke Seite. In dieser Phase soll er hauptsächlich fehlerfrei lernen und Repetitionen in verschiedenen Umgebungen durchführen, wie z. B. von der Toilette oder von verschiedenen Stühlen und Sesseln im Aufenthaltsraum aufzustehen (Repetition without Repetition). Manche Bewegungssequenzen, wie das Aufstehen und sich Drehen, um sich in den Rollstuhl zu setzen, trainiert er in einzelnen Sequenzen (Teilaufgaben).

Z2: Für die obere Extremität führt Herr Fischer Übungsaufgaben durch, wie etwa unterschiedliche Gegenstände ergreifen und wieder loslassen. Sein Training soll in alltägliche Aktivitäten integriert werden, d. h., er soll z. B. eine Gabel halten, ihre Oberfläche spüren, seine Augen schließen und das Erspürte mit dem Halten der Gabel auf der anderen Seite vergleichen. Dann soll er sich vorstellen, das Essen zu schneiden und mit der Gabel aufzunehmen (▶ Abb. 3.18).

Die konkrete Anweisung dazu lautet: mindestens 5-mal die Gabel in ihrer Gesamtheit ertasten, das Metall spüren, die Empfindung mit der anderen Seite vergleichen, Wiederholung mit der weniger betroffenen Seite, dann die Augen öffnen und wiederholen.

In der Therapie kann er zur Übung die Gabel in die therapeutische Knetmasse drücken, den Widerstand spüren, die Griffkraft, das Greifen, das Manipulieren und das Loslassen trainieren.

Mit dem Spiegel aus der Spiegeltherapie übt er die Fingergeschicklichkeit. Er platziert den Spiegel vor sich in der Symmetrieachse. Die betroffene Hand ist der Rückseite des Spiegels zugekehrt. Die weniger betroffene Hand liegt auf der Spiegelseite und führt Bewegungen aus, die er im Spiegel beobachtet. So erhält Herr Fischer den Eindruck, die linke, stärker betroffene Hand ganz normal zu bewegen (▶ Abb. 3.19).

Z3: Als Bewegungstraining und zur Kräftigung der Beine steht Herr Fischer mit möglichst vielen Repetitionen auf, wobei er immer wieder nach einem Gegenstand greifen soll, der auf einem Beistelltisch steht. So ist das Aufstehen mit einer Greifbewegung verbunden. Er wiederholt die Aufgabe so lange, bis er ermüdet: 3 Durchgänge á 3 Wiederholungen bis hin zu 2 Durchgängen mit 10 Wiederholungen (Challenge Point). Die Therapeutin erklärt ihm, dass diese Bewegungen denen ähneln, die er auch beim Toilettengang und der Körperpflege durchführen muss (Transfer).

Herr Fischer versteht, dass die Erholung Zeit braucht und von ihm einen hohen Einsatz beim Eigentraining erfordert. Er kann also dazu beitragen, indem er die ausgewählten Übungen selbstständig durchführt. In diesem Stadium sind es vorwiegend einfache motorische Aufgaben, die er allein und sicher bewältigen kann, wie z. B. für Z2: Er setzt sich an den Tisch und übt, einen Schwamm zusammenzudrücken, ihn langsam wieder loszulassen, die Hand zu öffnen, die Finger zu strecken und den

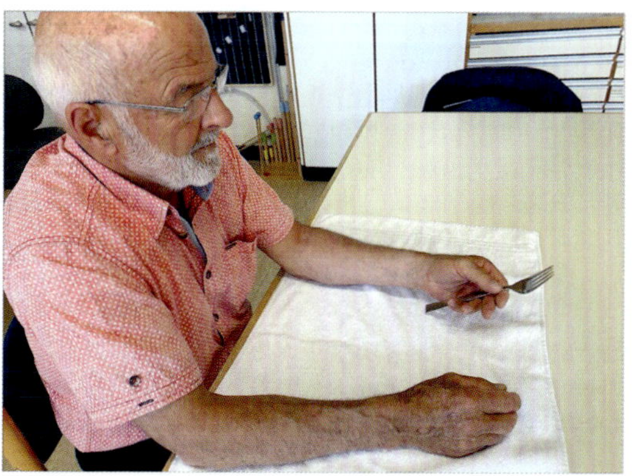

Abb. 3.18 Mit alltäglichen Utensilien die Aufmerksamkeit auf das Berühren und Spüren lenken.

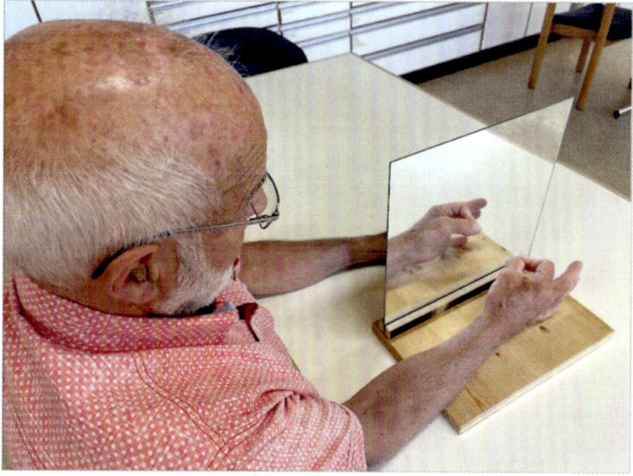

Abb. 3.19 Spiegeltherapie zur Erweiterung des intensiven Trainingsprogramms.

Druck auf den Schwamm zu reduzieren. Herr Fischer führt diese Übung in 3 Durchgängen mit je 5 Wiederholungen durch oder so lange, bis er ermüdet (Challenge Point).

Weitere Bewegungsaufgaben übt er im Bett, z. B. eine Brücke machen (Bridging) oder den linken Arm und die Hand vorsichtig mobilisieren. Alle Übungen werden täglich dokumentiert.

Auf der Stroke Unit werden die Übungsaufgaben in enger Zusammenarbeit mit dem Therapeutenteam aus Pflege, Ergotherapie, Physiotherapie und Logopädie gestaltet. Das Team nutzt die Methoden der Repetition ohne Repetition und des fehlerfreien Lernens und übt mit Herrn Fischer die verschiedenen Bewegungssequenzen, wie z. B. nach vorne an die Bettkante rutschen, mit beiden Füßen erst auf dem Boden stehen und dann aufstehen. So kann er mit verschiedenen Stühlen in unterschiedlichen Umgebungen trainieren und übt das repetitive Problemlösen. Er muss seinen Körper immer wieder auf andere Art bewegen und dabei die stärker betroffene Seite einsetzen, damit er Verbesserungen erzielen kann.

Instruktion

Z1: Zur Orientierung des Körpers bringt die Therapeutin Markierungen auf dem Boden bzw. im Rollstuhl an (externer Fokus). Auch die Transfers von stehen, drehen und dann in den Rollstuhl setzen soll Herr Fischer so lange wiederholen, bis er ermüdet.

Bevor er aufsteht, soll er mit beiden Füßen auf dem Boden stehen und die „Fersen gut spüren“. Dann soll er sein Gewicht auf die linke Seite verlagern (interner Fokus). Die Antirutschfolie auf dem Sitzkissen des Rollstuhls (external fokussiert) verbessert die Qualität der Bewegung und fördert zugleich die Gewichtsverlagerung auf die linke Seite (internal fokussiert). Mit der taktilen Führung gibt ihm die Therapeutin nur anfänglich einen Input, damit der Transfer gut gelingt. Das sichere Umsetzen von einem Stuhl in den anderen ist für Herrn Fischer von zentraler Bedeutung.

Z2: Um die Hand-Hand-Koordination beim bimanuellen Greifen zu fördern, nimmt Herr Fischer mit einem Wasserspielzeug Spielkarten auf. Durch Ziehen und Drücken kann er über den Karten einen Sog aufbauen und sie einzeln abheben. Er hält sie durch den anhaltenden Sog fest und transportiert sie auf die andere Seite. Die linke Hand stabilisiert das Schaumstoffrohr, die rechte Hand manipuliert es und lässt die angesaugte Luft wieder los (interner und externer Fokus). Die Suchbewegungen und das Überkreuzen der Körpermittellinie sind für Herrn Fischer zugleich ein Neglect-Training (▶ Abb. 3.20).

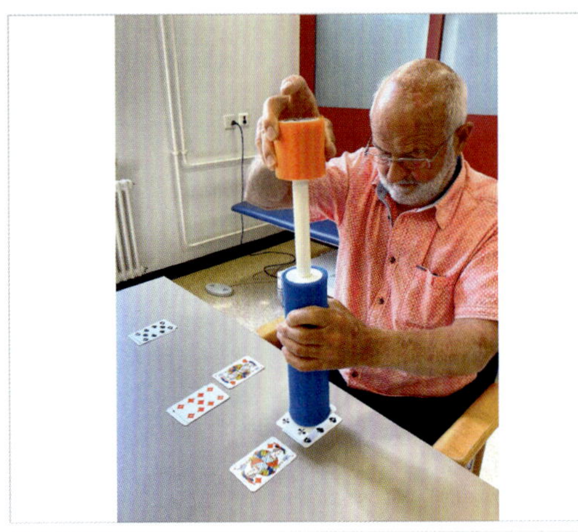

Abb. 3.20 Hand-Hand-Koordination beim Umgang mit dem Wasserspielzeug.

Z3: Die oben beschriebene Aktivität führt Herr Fischer unter Supervision auch im Stehen durch, um sein Gleichgewicht und seine Kraft auch für das Gehen zu trainieren.

Feedback

Z1, Z2, Z3: Die Therapeutin bespricht mit Herrn Fischer, wie er die Übungen ausgeführt hat und was er eventuell beim nächsten Mal anders machen könnte (Selbst-Feedback).

Zu Beginn ist er zur Orientierung seines Körpers sehr auf die Markierungen in der Umgebung angewiesen. Durch die visuellen Hilfen kann er besser reflektieren, was er als Nächstes tun soll. Aufgrund der Übungssituationen, die mit seinen gewählten Zielen übereinstimmen, und durch positiv formulierte Fragen der Therapeutin kann er sich selbst ein Feedback geben (Selbst-Feedback).

Die Therapeutin fragt z. B.:

- „Was hat gut funktioniert?“
- „An welcher Stelle war es für Sie schwierig, als Sie sich vom Bett in den Rollstuhl setzen wollten?“
- „Wie würden Sie die Bewegung beim nächsten Mal durchführen?“

Das Ziel der Therapeutin ist es, dass Herr Fischer ein intrinsisches Feedback entwickelt, da das für die Generalisierung bzw. den Transfer der Aufgabe in den Alltag erforderlich ist. In dieser frühen Phase der Rehabilitation dient ein Fremd-Feedback seitens der Therapeutin vorwiegend der Motivation.

Transfer

Herr Fischer befindet sich in der Phase, in der er die erlernten Aktivitäten noch nicht in einer anderen Umgebung durchführen kann (z. B. den Transfer auf eine andere Toilette z. B. in der Therapieabteilung oder selbstständig mit dem Rollstuhl in einem belebten Gang fahren).

3.5.4 Ergebnismessung

Z1: Die Therapeutin evaluiert den Lernprozess durch Beobachtung der Bewegungserhaltung bei den Transfersequenzen in den Rollstuhl im Zimmer (Retention): Die Transfersequenz z. B. vom Rollstuhl auf die Toilette im Zimmer gelingt zwar sicher, aber immer noch unter Supervision, da Herr Fischer die linke Seite vernachlässigt (geschätzter Erfolg der Retention: 80 %).

Im Allgemeinen verbessert er sich bei seinen motorischen Erholungswerten und bei den Leistungstests, was ebenfalls indirekt auf einen gewissen Lernerfolg schließen lässt.

3.5.5 Interprofessionelles Vorgehen

In dieser Rehabilitationsphase auf der Stroke Unit ist es für Herrn Fischer und auch für seine Familie wichtig zu verstehen, dass die Erholung der linken Körperseite im Vordergrund steht. Üben bedeutet deshalb eine bessere Chance zur Erholung. Er hat auf der Stroke Unit viele Anregungen für das selbstständige Üben erhalten. Das Eigentraining spielt vom ersten Tag an eine wichtige Rolle. Selbst aktiv zu sein, ermutigt und erhöht das Gefühl der Selbstwirksamkeit. Herr Fischer blickt der Verlegung von der Stroke Unit in die stationäre Rehabilitation positiv entgegen (intrinsische Motivation: erhöhte Erwartungshaltung). Ihm ist klar, dass er dort an einem intensiven Training teilnehmen wird. Die Möglichkeit, wieder nach Hause gehen zu können und eine gute Lebensqualität zu erreichen, erhöht seine Zuversicht und Motivation.

3.6 Frau Schröder, 38, Epilepsie und Schlaganfall vor 15 Monaten

Gail Cox Steck

3.6.1 Anamnese und Diagnose

Frau Schröder ist 38 Jahre alt und arbeitete vor ihrem Schlaganfall als Betriebswirtin im eigenen Familienunternehmen. Mit ihrem Lebensgefährten lebt sie in einem Haus mit großem Garten, in dem sie Blumen, Gemüse und Obst anbaut. Da sie die Natur liebt, gehören auch das Wandern und Joggen zu ihren Hobbies. Nach dem Schlaganfall wurden intensive Rehabilitationsmaßnahmen mit ihr durchgeführt. Es folgte ein Aufenthalt in einer Rehabilitationsklinik. Die ambulanten Therapien wie Physio-, Ergo- und Sprachtherapie, die sie zurzeit 1-mal pro Woche für jeweils 45 min wahrnimmt, kann sie an ihrem Wohnort weiterführen.

Ihre Fallgeschichte setzt 15 Monate nach dem Schlaganfall ein.

Medizinische Diagnose

Frau Schröder erlitt durch einen Verschluss der linken A. cerebri media einen zerebrovaskulären Insult im M1-Segment mit Hemisyndrom rechts. Seit ihrer Kindheit leidet sie an einer Epilepsie mit Aura.

3.6.2 Clinical Reasoning

Patientenziele und Problembereiche

Frau Schröder fällt es schwer, bei den ADL ihren rechten Arm und die Hand konsequent und spontan einzusetzen. Die Bewegungen sind langsam und unkoordiniert. Das Öffnen der rechten Hand ist verzögert. Der Daumen bewegt sich in die Handinnenfläche hinein und kann nur unter höchster Konzentration kontrolliert werden. Die rechte Seite fühlt sich schwer an. Der Kraftaufwand ist bei allen Aktivitäten hoch.

Beim Gehen hat sie Mühe, das Bein hochzuheben. Die Geräusche beim Gehen lassen auf schlecht kontrollierte Fußbewegungen schließen. Sie fühlt sich beim Gehen mit durchschnittlicher Geschwindigkeit unsicher und ermüdet schnell. Die Spannung im rechten Arm und in der Hand nimmt zu.

Frau Schröder möchte an folgenden Zielen arbeiten:

- die Haare mit beiden Händen zu einem Pferdeschwanz binden
- leichte Stücke bei angepasster Druckstärke der Tastatur auf dem Keyboard spielen
- schneller gehen können, um den Bus zu erreichen, wenn sie verspätet ist. Die Bushaltestelle liegt 80 m von ihrem Haus entfernt.

Befunde nach ICF

Aktivität und Partizipation

- Zur Erfassung der Selbstständigkeit im Alltag bezüglich Bewegung und Bewegungsübergängen wird das Chedoke-McMaster Stroke Assessment (CMSA) verwendet. Dabei erreicht sie 88 von 100 möglichen Punkten. Werte ab 70 deuten auf eine selbstständige Fortbewegung und die Fähigkeit, alleine zu wohnen, hin. Frau Schröder lebt selbstständig zusammen mit ihrem Partner.
- Der 6-Minuten-Gehtest (6MWT) misst die in 6 min zurückgelegte Gehstrecke als submaximaler Test der aeroben Kapazität und Ausdauer. Sie erreicht dabei 503 m mit der Fußheberschiene. Normal wären in diesem Alter (20–40 Jahre) 699 ± 37 m.
- Das schnelle Gehen mit der Fußheberorthese ist noch nicht möglich. Der 10-Meter-Gehtest (10MWT) bewertet die Schnelligkeit beim Gehen in Metern pro Sekunde über eine kurze Strecke. Zwei Strecken schnelles Gehen werden auch als Parameter für die Geschwindigkeitsleistung verwendet. Sie erreicht hier 0,93 m/s. Ihr Ziel ist es, diesen Wert jedes Mal zu übertreffen und schneller zu werden.
- 6 MWT ist ein Ausdauertest und 10 MWT ist ein Geschwindigkeitstest. Dieser Test bewertet die Schnelligkeit beim Gehen in Metern pro Sekunde über eine kurze Strecke. Zwei Strecken schnelles Gehen werden auch als Parameter für die Geschwindigkeitsleistung verwendet, was einer leichten Einschränkung entspricht.
- Bimanuelle Über-Kopf-Aktivitäten sind eingeschränkt. Das präzise Greifen über 90° oberhalb der Schulterebene ist noch nicht möglich. Beim Zusammenbinden der Haare verliert Frau Schröder die notwendige Kontrolle in Arm und Hand.
- Die Streckung von Ellenbogen, Fingern und Daumen ist eingeschränkt. Der Daumen bewegt sich beim Greifen von Gegenständen in Flexion.
- Das Keyboardspielen gelingt nur sehr langsam und erfordert höchste Konzentration. Die Druckstärke der Tasten ist angepasst.

Körperstruktur und -funktion

Das CMSA misst die motorische Erholung und beurteilt die Fähigkeiten auf der Ebene der Körperstrukturen und -funktionen (Kap. Körperstruktur und -funktion).

Frau Schröder weist eine moderate Parese der rechten Seite mit Koordinationsproblemen von Arm und Hand sowie einer Rumpfschwäche mit Atrophie auf. Das Schulterblatt steht in einer leichten Flügelstellung ab (Scapula alata). Das Glenohumeralgelenk weist eine Subluxation auf.

Motorische Erholung der Arm- und Handfunktion anhand des CMSA

- Schulterschmerzen (7/7): Es bestehen keine Schulterschmerzen. Dennoch ist die Fehlstellung des Schulterblattes ein prognostischer Indikator.
- Armfunktionen (5/7): Es ist auch außerhalb der stereotypen Synergien das volle Bewegungsausmaß möglich. Schnelle Bewegungen und End-of-Range-Bewegungen können langsam durchgeführt werden. Sie sind jedoch abhängig von der Komplexität der Aufgabe und der Umgebung.
- Handfunktionen (4/7): Bewegungsabläufe und einzelne einfache Bewegungen außerhalb der Bewegungssynergien sind möglich. Finger- und Daumenbewegungen erholen sich langsamer. Der volle Umfang der aktiven Bewegung ist noch nicht vorhanden.

Weitere Tests zur Steuerung von Interventionsstrategien für die obere Extremität

- Box-and-Block-Test (BBT) zur Testung der unilateralen groben Handgeschicklichkeit: Frau Schröder erreicht links 60 Punkte und rechts 13 Punkte (normal: rechts 84,8, links 83,5).
- Wolf-Motor-Function-Test (WMFT) zur Testung von Geschicklichkeit, Kraft und Funktion der oberen Extremität bei zeitlich begrenzten funktionellen Aufgaben: Frau Schröder erreicht mit der weniger betroffenen linken Hand 65 von 75 Punkten, mit der rechten 44 von 75.

Analyse Ziel 1

Beim Anheben des rechten Arms über 90° Flexion kompensiert Frau Schröder mit dem Rumpf. Es besteht eine Schwäche der skapulothorakalen Muskelgruppen für Protraktion und Elevation über 90° (Mm. trapezius, serratus anterior und deltoideus). Zusätzlich besteht eine Schwäche bei Retraktion des Schulterblattes zur Wirbelsäule (Mm. rhomboidei). Die Handkraft reicht bei Über-Kopf-Aktivitäten noch nicht aus. Das Bündeln der Haare und Anbringen der Haarspange ist noch nicht möglich.

Analyse Ziel 2

Beim Keyboardspiel ist die Pronation und Spreizung der gestreckten Finger schwach und das Handgelenk wird nur unzureichend stabilisiert. Die Koordination der Fingerbewegungen ist erschwert. Die Kontrolle zur Streckung und Abspreizung des Daumens ist nur mit leicht flektiertem Handgelenk möglich.

Motorische Erholung der Bein- und Fußfunktion und der Haltung anhand des CMSA

- Beinfunktionen (5/7): Kombinationen von Bewegungssynergien sind möglich, jedoch sind End-of-Range-Bewegungen schwierig, langsam und nicht immer möglich. Es besteht die Gefahr von Muskelverkürzungen.
- Fußfunktionen (5/7): Bewegungsabläufe und einzelne einfache Bewegungen außerhalb der stereotypen Bewegungssynergien sind möglich. Dennoch benötigt Frau Schröder beim Gehen über weitere Strecken und auf unebenem Grund eine Fußgelenk-Orthese.
- Haltung (5/7): Es gibt eine Schwäche bei schnellen Bewegungen und am Ende der Bewegungsspanne sowie ein Defizit in der Bewegungskoordination und Rumpfselektivität. Das Gleichgewicht ist vermindert. Es besteht potenzielle Sturzgefahr.

Analyse Ziel 3

Frau Schröder hat aufgrund der inadäquaten Hüft- und Kniekontrolle und der allgemeinen Schwäche der Rumpf- und Beinmuskulatur Schwierigkeiten beim schnellen Gehen. Es ist eine geringe Belastbarkeit und eine verlangsamte Reaktionsfähigkeit bei Gewichtsverlagerung auf den rechten Fuß zu beobachten. Dies hängt auch mit dem schwachen Fußgewölbe zusammen. Der mediale Fußrand sinkt ab, was zu dem klinischen Bild des Senkfußes führt.

Nottingham Sensory Assessment (adaptierte Kurzversion)

Die Tiefen- und Oberflächensensibilität ist unauffällig.

Kontextfaktoren

Personenbezogene Faktoren (+/–)

- Hohe intrinsische Motivation. Frau Schröder macht gerne Gymnastik, sieht ihre Fortschritte und weiß sie zu schätzen (+).
- sehr gute Körperwahrnehmung, profitiert von Korrekturen (+)
- ist jung und fit, auch vor dem Schlaganfall (+)
- hat eine soziale, empathische und optimistische Persönlichkeit (+)
- muss sich mit den Grenzen der zu hohen Erwartungen auseinandersetzen, damit keine Frustration entsteht (–).

Umweltbezogene Faktoren (+/–)

- gute Beziehung mit dem Lebenspartner, gute Unterstützung der Familie
- arbeitet im Familienunternehmen, wodurch für sie die Chance besteht, falls notwendig, eine neue Aufgabe zu übernehmen
- leicht zugängliches Haus und Garten mit nur wenigen umweltbedingten Barrieren

Therapeutische Diagnose und Prognose

Die Präzision beim Greifen und die Griffkraft sind limitiert. Der Daumen ist schwer zu kontrollieren und erschwert das Manipulieren von Gegenständen.

Bimanuelle Tätigkeiten bei Über-Kopf-Aktivitäten sind aufgrund der Schwäche und fehlenden Koordination eingeschränkt.

Die Gehgeschwindigkeit ist bei verkürzter Gehstrecke reduziert.

Das Problem sind die mangelnde Gewichtsübernahme in der Standbeinphase und die ungenügende Kraft während der Schwungbeinphase. Hinzu kommen die geringe Dynamik und Flexibilität des Fußes. Aktuell benötigt Frau Schröder eine dynamische Orthese. Diese ist vor allem beim Gehen über weite Strecken und beim schnellen Gehen indiziert.

Rahmenbedingungen für das motorische Lernen schaffen

Frau Schröder lässt das Potenzial und die Ressourcen für eine motorische Erholung erkennen. Sie setzt so viel wie möglich ihre Hand ein, um der Entwicklung eines erlernten Nichtgebrauchs vorzubeugen. Bei den therapeutischen Interventionen liegt der Schwerpunkt auf den jeweiligen Schwachstellen, die den Fortschritt behindern.

Bei der Gestaltung der Aufgaben wird der Problembereich identifiziert. Funktionelle Aufgaben werden in Einzelteile gegliedert und dann spezifisch trainiert. Anschließend werden die Bewegungsabläufe, wann immer möglich, in ihrer funktionellen Ganzheit geübt. Es wird versucht, die natürlichen Funktionen beizubehalten und diese mit natürlichen Koordinationsaufgaben zu verbinden.

3.6.3 Lernrad

MOZArT

Es werden 3 bedeutungsvolle Ziele festgelegt, die Frau Schröder über einen Zeitraum von 6 Wochen trainiert:

- **Z1:** im Stehen einen Pferdeschwanz binden, d. h. die Haare zusammennehmen und das Haargummi darumbinden
- **Z2:** Keyboardspiel (▶ Abb. 3.21); mit 5 min beginnen und dann die Zeit schrittweise verlängern, bis sich Müdigkeit einstellt
- **Z3:** schnelles Gehen über mindestens 80 m mit der Fußorthese. Frau Schröder möchte die Möglichkeit haben, ihr Gehtempo zu erhöhen, um den Bus noch erreichen zu können, falls sie sich verspätet.

Motivation

Frau Schröder definiert Ziele, die ihr wichtig sind und die sie gerne ausführen möchte, und nennt eine Freizeitaktivität (intrinsische Motivation, IM: Autonomie)

Auf der Selbstwirksamkeitsskala schätzt Frau Schröder die Wahrscheinlichkeit für das Erreichen ihrer Ziele auf 80 % ein. Die Selbstreflexion (extrinsische Motivation, EM: therapeutische Beziehung) findet mit der Therapeutin zusammen statt. Frau Schröder kann die Aktivitäten zwar ausführen, doch die Bewegungen sind verlangsamt und erfordern höchste Konzentration. Nach kurzer Zeit kommt es zur Ermüdung. Sie ist durch die Erfahrungen, die sie während des stationären Rehaaufenthaltes und durch das Heimtraining gemacht hat, überzeugt, dass sie sich weiterhin verbessern wird (IM: Kompetenz, erhöhte Erwartung).

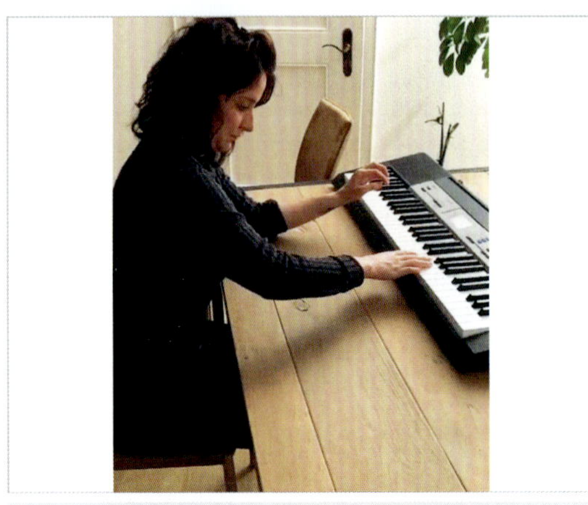

Abb. 3.21 Angepasste Positionierung des Keyboards an die Patientin um die Handstellung (rechts) zu optimieren.

In der stationären Reha und im ambulanten Setting besucht sie die medizinische Trainingstherapie (EM: Umgebung) und trainiert zusätzlich mit computergestützten Geräten (Robotics). Beides sind ergänzende Faktoren, welche die Motivation stärken und die Trainingskontinuität zum Erreichen von Kraft und Ausdauer unterstützen. In der medizinischen Trainingstherapie trifft sie andere Patient*innen/Klient*innen mit ähnlichen Zielen. Gegenseitig feuern sie sich an, immer noch ein wenig weiter zu trainieren (IM: Selbstwirksamkeit/erhöhte Erwartungen).

Die Therapeutin fördert die Selbstreflexion und ermutigte sie darin, eigene Ideen für zusätzliches Üben aus ihrem häuslichen Umfeld einzubringen. So kann sie sich z. B. für Z1 (Pferdeschwanz binden) in der Dusche an die Wand lehnen, um beide Arme hochzuheben und ihre Haare zu waschen (IM: erhöhte Erwartungen).

Im Dialog zwischen ihr und der Therapeutin spielen Ermutigung und die Wahrnehmung der eigenen Stärken und Erfolge eine zentrale Rolle (EM: therapeutische Beziehung).

Lernphasen

Die Therapeutin ermutigt Frau Schröder, verschiedene Strategien konkret auszuprobieren und die Bewegungsveränderungen zu spüren (frühe Lernphase, assoziatives Lernen).

Z1: Frau Schröder soll ausprobieren und experimentieren, wie sie mit beiden Händen über dem Kopf einen Pferdeschwanz binden kann („Trial and Error" in der frühen Phase). Dann folgt das fehlerfreie Lernen (Lernstrategien), um die Kompensation der übermäßigen Muskelaktivitäten auf ein Minimum zu reduzieren (▶ Abb. 3.22).

Z2: Wenn Frau Schröder auf dem Keyboard spielt, stabilisiert sie das Handgelenk, indem sie die Finger streckt. Zusammen mit ihrer Therapeutin überlegt sie, wie sie beim Üben zu Hause effektivere Bewegungen mit vielen Repetitionen (Intensität) ausführen kann (Kontinuum des frühen assoziativen Lernens). Das Feedback erhält sie über die Qualität des gespielten Tons.

Z3: In der frühen Lernphase geht sie im Haus barfuß und übt das Abrollen des Fußes (Lernstrategie: errorless oder fehlerfreies Lernen). Sie übt auch im Flur und nutzt die Linien in der Bodenstruktur. So werden die Freiheitsgrade der Bewegung limitiert und die schwächeren Strukturen des Fußes trainiert (assoziatives Lernen, Einschränkung der Freiheitsgrade; Phase 1 und 2).

Wenn sie sich mit ihrem Partner beim Spazieren unterhält (Dual Task), trägt sie die Fußheberorthese (autonome Phase und Phase 1). Die Unterstützung der Fußheber-Orthese ermöglicht ein schnelleres Gehen. Das Tempo kann zuerst über eine Strecke von 30 m und später über 60 m gesteigert werden.

Lernformen

Damit Frau Schröder ihr kompensatorisches Bewegungsverhalten minimieren kann, analysiert sie die Bewegungen mit der Therapeutin zusammen in den Videosequenzen auf ihrem Handy (Feedback, expliziter Lernprozess).

Z1, Z2: In Kombination mit dem Training werden verschiedene Therapieformen im Sinne des Primings (impliziter Lernprozess) angewendet. Dazu zählen beispielsweise die elektrische Stimulation (▶ Abb. 3.23), mentale Vorstellungen, sensorisch basierte Therapien wie Vibration vor den repetitiven Bewegungen und das bewegungsbasierte Priming wie bilaterales Training. Frau Schröder versucht verschiedene Strategien, um einen Pferdeschwanz zu binden, und integriert diese im Training (expliziter Lernprozess mit experimentellen Lernstrategien).

Z3: Geschwindigkeit und Ausdauer trainiert Frau Schröder auf dem Laufband, während sie ihre Lieblingsmusik hört (impliziter Lernprozess).

Instruktion

Frau Schröder soll selbst bestimmen, wie häufig sie ein Feedback benötigt. Beim Training sind die meisten Instruktionen, die sie erhält, extern fokus-

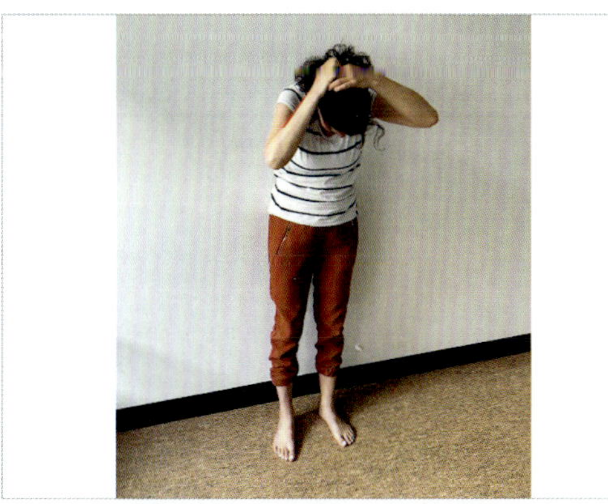

Abb. 3.22 Ziel fast erreicht! Versuch, mit beiden Händen die Haare zusammenzubinden.

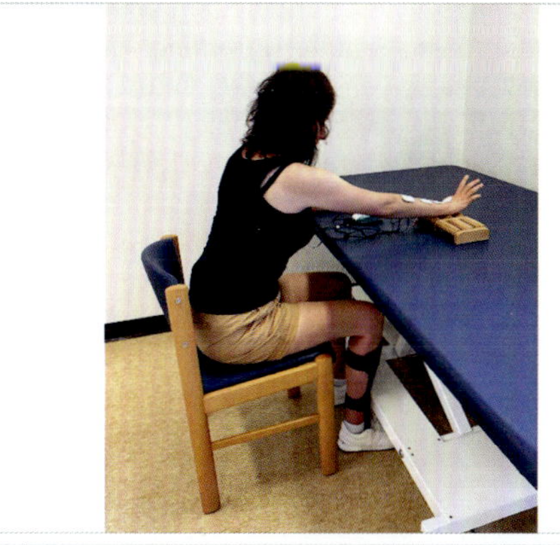

Abb. 3.23 Während die Handinnenfläche über den Massageroller gleitet, löst die elektrische Muskelstimulation einen Streckimpuls bis in die Fingerspitzen aus.

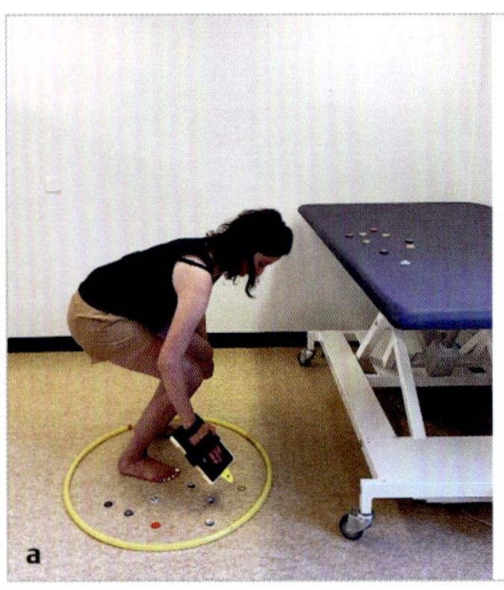

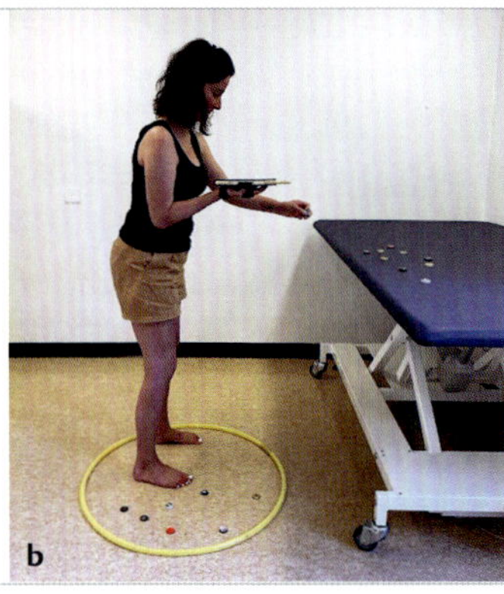

Abb. 3.24 Aufgabe: Metalldeckel mittels Magneten aufsammeln. Zum spezifischen Training der Handgelenk- und Unterarmbewegungen sind die Finger auf der Fingerextensionsplatte gestreckt.
a aufheben
b ablegen

siert. Die Umgebung gibt vor, wie sie sich bewegen soll.

Z1, Z2: Die Umgebung bildet die Begrenzung und wird dazu verwendet, die Freiheitsgrade der Bewegungen zu limitieren. Auf diese Weise kann ein schwächerer Bereich gezielt trainiert werden. Ein Beispiel dafür ist das Aufsammeln von Kronkorken mithilfe eines Magneten, der an der unteren Seite der Fingerextensionsplatte befestigt ist. Frau Schröder führt Koordinations- und Greifbewegungen in Pronation mit gestreckten Fingern und dorsalextendiertem Handgelenk im Wechsel mit einer Unterarmdrehbewegung durch (► Abb. 3.24). Die Instruktion dazu lautet: „Heben Sie die Metalldeckel vom Boden auf (externer Fokus) und legen Sie sie mit der weniger betroffenen Hand auf die Bettkante. Die beiden Fersen müssen dabei stets den Boden berühren" (interner Fokus).

Z3: Frau Schröder kann z. B. den Rhythmus des selbst gewählten Songs nutzen: „I'm walking" von Fats Domino. Die Melodie stimuliert und motiviert zum Training von Ausdauer und Geschwindigkeit ohne Pause (externer Fokus).

Manchmal nutzt sie die App „Clock Yourself", die sie auf ihrem Handy installiert hat. Dann kombiniert sie ihr Gleichgewichtstraining mit einem Denkspiel, um sich selbst kognitiv herauszufordern.

Der interne Fokus der Aufmerksamkeit liegt bei Bewegungsaufgaben meistens auf der propriozeptiven Stimulation.

Lernstrategien

Z1: Die Aufgabe „Pferdeschwanz binden" besteht aus einer Teil- und einer Gesamtaufgabe sowie aus dem fehlerfreien Lernen. Frau Schröder soll im Stehen beide Hände nach oben über den Kopf strecken. Dann lehnt sie sich nach vorne und setzt sich wieder hin. Danach steht sie nochmals auf. Legt die Hände über den Kopf und hält das Haar mit der rechten Hand zusammen, während die linke das Haarband manipuliert.

Z1: Beim Zusammenbinden des Pferdeschwanzes realisiert sie, dass es ihr leichter fällt, wenn sie die Bewegungen mit der Hand anstatt aus dem Schultergürtel beginnt (Trial and Error und Entscheidungsfindung beim fehlerfreien Lernen). Sie bemerkt, dass sie erfolgreicher ist, wenn die Hände die Bewegung einleiten und sie einen kurzen Hebel anwendet, indem sie sich nach vorne beugt, um die Haare besser zusammenzunehmen (► Abb. 3.22).

Verbale Hinweise in Form von Fragen ermöglichen ihr eine bessere Selbst- und Umweltwahrnehmung: „Wie fühlt sich Ihre rechte Hand an, wenn Sie den Pferdeschwanz halten?" (Instruktion: internaler Fokus). Auch bestimmte Fragen verstärken die Selbstwahrnehmung, wie z. B.: „Können Sie sagen, ob Sie das Haar mit genügend Kraft zusammenhalten, oder wie können Sie die Bewegung anpassen, damit Sie das Haar zusammenhalten?" (Instruktion: externer Fokus).

Ab und zu unterstützt die Therapeutin sie durch manuelle Führung, um sie, wenn nötig, zu korrigieren oder die intrinsische Motivation zu stärken, damit die problematische Phase am Ende der Bewegung ausbleibt. Wenn nötig, führt die Therapeutin die Armbewegung, damit Frau Schröder die Hände in endgradiger Flexion und Außenrotation über dem Kopf halten kann.

Z2: Das Keyboardspiel wird kombiniert mit Trial and Error und fehlerfreiem Lernen. Frau Schröder soll auf dem Keyboard mit der rechten Hand und leichten Bewegungen einfache Töne spielen. Sie soll lernen, Bewegungen ohne Kompensation durch einen hochgezogenen Schultergürtel und übermäßige Rumpfbewegung auszuführen.

Trial and Error: Die Therapeutin ermutigt sie, zwischen übermäßigen, ungewollten Bewegungen und den Bewegungen, die möglich sind und die sie ausführen kann, zu unterscheiden und damit zu experimentieren. Das Feedback erhält sie durch den Klang der Töne, der wegen der schlechten Daumenkontrolle und durch die Ermüdung des rechten Armes und der Hand variiert.

Z3: Beim Gehen hilft die Metapher, das Aufsetzen des Fußes mit der Ferse zu verbessern: „Gehen wie am Strand, Ferse in den Sand drücken und einen Fußabdruck hinterlassen." Andere Metaphern zur Erhöhung der Geschwindigkeit könnten lauten: so schnell wie möglich gehen, als ob sie eine Straße überquert, bevor die Ampel auf rot wechselt. Oder eben: schnell zur Busstation gehen, damit sie den Bus nicht verpasst.

Frau Schröder hat ihre Bewegungen in der frühen Phase nach dem Schlaganfall und ihre Fortschritte danach auf dem Smartphone gespeichert (Videos, Fotos). Sie kann damit auch abgespeicherte Instruktionen vom Gehtraining für das Eigentraining zu Hause abrufen (Observational Learning, Beobachtungslernen). Die beste Version eines jeweiligen Videos wurde als Maßstab für die mentale Vorstellung verwendet (Priming, intrinsische Motivation). Fehlerfreie repetitive Bewegungen, wie z. B. die Hand zur Stirn heben, soll Frau Schröder mit der Hand und nicht aus dem Schultergürtel initiieren.

Intensität

Damit Frau Schröder Kraft, Koordination, Ausdauer und Geschwindigkeit verbessern kann, wählt die Therapeutin bei den Übungen Problemlösestrategien in Form von Repetition ohne Repetition.

Z1: Für die Bewegungen, die sie benötigt, um einen Pferdeschwanz zu binden, trainiert sie besonders die Bewegungen, die ihr schwerfallen. Sie übt bilaterale Aktivitäten über Kopf in verschiedenen Ausgangsstellungen wie Rückenlage, sitzend oder stehend und in Kombination mit verschiedenen Rumpfaktivitäten.

Frau Schröder soll bei der Trainingsintensität bis an ihre Grenzen gehen. Im Sitzen kann sie mithilfe des Doppelgrifftrainingsstabes die Hände symmetrisch gegen die Schwerkraft nach oben bis zur

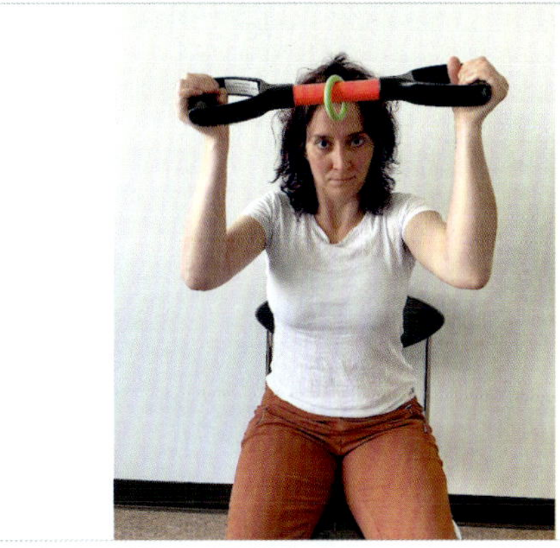

Abb. 3.25 Vorbereitungsübung zur Über-Kopf-Aktivität „Pferdeschwanz zusammenbinden". Der Doppelgrifftrainingsstab soll horizontal auf und ab bewegt werden.

Stirn bewegen. Der grüne Ring bleibt in der Mitte des Stabes (externer Fokus). Als Variante werden Tempoänderungen, Dual-Task-Aufgaben oder Aufgaben mit geschlossenen Augen eingebaut (Challenge Point; ► Abb. 3.25).

Shaping findet statt, wenn Frau Schröder leichte Gegenstände in einen Behälter oberhalb der Gesichtsebene legen soll. Das positive Feedback bekommt sie, wenn sie in der Lage ist, das Objekt in den markierten Bereich abzulegen (externer Fokus).

Um die Leistung zu verbessern, werden die Übungen zunächst geblockt durchgeführt, d. h., 3 Durchgänge à 10 Wiederholungen von derselben Bewegungsaufgabe oder bis Ermüdung eintritt. Dann folgen Variationen (Repetition without Repetition), indem verschiedene Gegenstände in unterschiedlichen Höhen und verschiedenen Positionen abgestellt werden sollen.

Zur Repetition des Problemlösens wählt die Therapeutin verschiedene Gegenstände wie Becher, Bälle oder Tücher und unterschiedliche Höhen. Die Herausforderungen fördern die intrinsische Motivation. Frau Schröder übt zu Hause weiter (Challenge Point; geblocktes, variables Üben).

Z2: Aufgabe zur Kräftigung und Koordinationsverbesserung des rechten Arms und des Handgelenks: Arm gegen Widerstand nach vorn strecken (Instruktionen: interner und externer Fokus; ► Abb. 3.26). Zur Steigerung der Intensität übt Frau Schröder für 2-mal 30 s, einen Ballon in der Luft zu halten (Dual Motorischer Task). Bei dieser Aufgabe soll die rechte Ferse auf dem Boden bleiben. Zu-

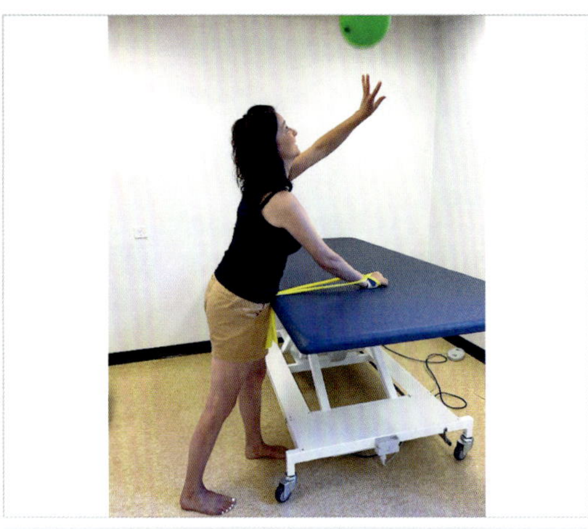

Abb. 3.26 Dual-Task-Aufgabe während des Ballonspiels. Die rechte Ferse bewahrt den Kontakt zum Boden, während der rechte Arm und das Handgelenk den Widerstand durch das Theraband aufrechterhalten.

sätzlich darf der Widerstand vom Theraband nicht nachlassen. Die Spannung wird durch die Fixierung des Bandes durch die rechte Hüfte bis zum Ansatz des Handballens aufrechterhalten.

Z3: Schnelles Gehen mit der Fußheber-Orthese zur Steigerung von Kraft, Ausdauer und Koordination bei der medizinischen Trainingstherapie, beim Laufbandtraining, beim bilateralen Kräftigungstraining und auf dem Crosstrainer.

Frau Schröder übt spezifische Aufgaben für schnelles Gehen. Die Übungen führt sie mit der Fußheber-Orthese durch, wie etwa schnelles Gehen auf der Stelle oder Schwingen des Beins über 30–60 s in Extension und Flexion in 2–3 Serien mit nur kurzen Pausen. Zum Schluss soll sie 60 m so schnell wie möglich gehen (Shaping, Transfer).

Das Eigentraining steht unter dem Motto: „erhalten und dazugewinnen" (maintain and gain). Frau Schröder ist sich bewusst, dass sie nicht nur Fähigkeiten erhalten will, sondern auch Fortschritte machen möchte. Dafür muss sie bestimmte Trainingsaufgaben in den Alltag integrieren.

Lifestyle als Therapie: Um wünschenswerte Bewegungen zu fördern, sollen täglich spezifische Aufgaben durchgeführt werden:

- die Seiten von Büchern oder der Zeitung mit der rechten Hand umblättern
- sich beim Treppensteigen darauf konzentrieren, die rechte Seite kraftvoll einzusetzen
- das Besteck in der Schublade mit der rechten Hand ein- und ausräumen, um die Repetition zu erhöhen
- Kleidung als bimanuelles Training mit beiden Händen zusammenfalten.

Beim Training zu Hause (homeCIMT = Contrained-induced Movement Therapy für zu Hause) setzt Frau Schröder nur ihre rechte Hand ein, um z. B. Lebensmittel aus der Einkaufstüte zu nehmen und sie auf den Tisch zu stellen. Die Einkaufstüte trägt sie immer mit der rechten Hand und steckt die linke Hand in die Hosentasche. Es ist für sie eine echte Herausforderung, die homeCIMT-Aufgaben mindestens 3-mal wöchentlich für eine Stunde konsequent umzusetzen.

Z2: Zusätzlich zum täglichen Üben mit dem Keyboard nutzt Frau Schröder die neuromuskuläre elektrische Stimulation (NMES) in Kombination mit der Spiegeltherapie. So möchte sie ihre Fingerextension kräftigen (Priming, implizites Training). Häufig stellt sie sich vor, wie sich ihre Finger auf den Tasten des Keyboards bewegen (mentale Vorstellung).

Z3: Zu Hause geht sie viel barfuß. Wenn sie den Flur entlanggeht, bewegt sie sich wie ein „Model" und setzt einen Fuß vor den anderen auf, läuft aufrecht und mit entspannten Armen (Metapher). Die Herausforderung für Frau Schröder besteht darin, genug Zeit zu finden, um den betroffenen Arm und das Bein bei Aufgaben einzusetzen. Sie beschließt, sich genug Zeit zu nehmen und gute Gewohnheiten zu entwickeln.

Spezifische Trainingsaufgaben: Im Allgemeinen hat Frau Schröder maximal 2 Übungen, die sie als Hauptübungen (Star Exercises) über einen Zeitraum von 2–3 Wochen trainiert. Auf ihrem Handy hat sie einen Ordner mit Fotos zu diesen Übungen. Diese Übungen haben über einen bestimmten Zeitraum für sie Priorität. Aber sie kann natürlich jederzeit mehr üben.

Frau Schröder mag Gymnastik, vor allem Rumpfübungen auf dem Boden mit einfachen Geräten, die sie mit der rechten Hand halten kann. Auch die Kniebeugen im Stand kombiniert sie mit dem Handeinsatz beim Halten des Doppelgriffstabes. In den Therapieeinheiten bespricht sie die Übungen oder auftauchende Probleme mit ihrer Therapeutin und beurteilt ihre Fortschritte.

Aufgrund ihrer Medikamente gegen die Epilepsie benötigt Frau Schröder mehr Pausen und Schlaf als andere Menschen ihres Alters. Das persönliche

Motto für sie lautet: „Guter Schlaf unterstützt die Genesung."

Beispiele für Strategien zur Förderung eines erholsamen Schlafs sind:

- möglichst stets zur selben Zeit schlafen gehen
- möglichst wenig das Smartphone nutzen, insbesondere abends
- Pausen zwischen den Übungen einschalten
- Atemtechniken anwenden
- möglichst festen Zeitplan einhalten

Transfer

Für Frau Schröder ist es nicht immer leicht, die neu erlernten Fähigkeiten auf den Alltag zu übertragen und die stärker betroffene Hand bei den Alltagstätigkeiten einzusetzen. Die Therapeutin schlägt Aktivitäten vor, die den Transfer in den Alltag fördern und die motorische Erholung begünstigen. Dies sind dann in diesem Fall Bewegungen, die dem Binden eines Pferdeschwanzes ähneln, wie z. B. Haarewaschen unter der Dusche oder Geschirr in ein Regal in Kopfhöhe räumen (Aufgaben- und Umweltspezifität). Auch der spontane Einsatz der Hand etwa im Supermarkt beim Schieben des Einkaufswagens gehört dazu. Solche Aufgaben stellen für Frau Schröder eine Herausforderung dar. Sie sind rasch umsetzbar und erfüllen die Sicherheitsaspekte (Umweltspezifität).

Frau Schröder ist sich darüber im Klaren, wie wichtig der spontane Übertrag von Bewegungen in den Alltag ist und dass sie diesen automatisieren soll. Beim Gähnen soll sie z. B. immer die rechte Hand benutzen, um den Mund zu verdecken. Dies fördert die Hand-zu-Mund-Bewegung und die Handgelenk- und Fingerextension. Und wenn sie herzhaft lacht und sich gut fühlt, „lacht" der gesamte Oberkörper mit, was die spontanen bilateralen Bewegungen des Schultergürtels unterstützt.

Feedback

Frau Schröder verfügt über gute kognitive Fähigkeiten der Informationsverarbeitung. Deshalb besteht das Feedback der Therapeutin eher aus Fragestellungen hinsichtlich ihrer Leistung bei der Bewegungsausführung (Selbst-Feedback, Feedback im internalen Fokus, Knowledge of Performance). Die Ermutigung zur aktiven Teilnahme am Problemlösungsprozess ist ebenfalls Teil des Feedbacks.

Frau Schröder reflektiert und identifiziert Probleme, die sie an der Durchführung einer Aufgabe hindern, oder was zu einer besseren Durchführung noch fehlt.

Durch das Feedback in Form eines Dialogs kann sie selbst Ideen entwickeln, welche sie zu Hause üben kann. Oft ist es eine Aufgabe, die für sie sehr herausfordernd ist und sich durch Übung bessert (erhöhte Erwartung):

- Frau Schröder: „Ich kann meine Hand nicht schnell genug öffnen, wenn ich meine Haare wasche" (Feedback im internen Fokus, Knowledge of Performance).
- Therapeutin: „Wäre das in einer anderen Position besser möglich?"
- Frau Schröder: „Im Sitzen ginge es besser, weil ich da mehr Kontrolle habe" (motivierendes Feedback, Autonomie).

Wichtig für die Therapeutin ist es, hier ein verzögertes Feedback zu geben, damit Frau Schröder Zeit zur Selbstanalyse hat.

- Frau Schröder: „Ich könnte einen Pferdeschwanz machen, wenn die rechte Hand mehr Kraft hätte, um das Haar zu fassen" (Feedback im externen Fokus, Knowledge of Result). „Ich muss beim nächsten Mal mehr darauf achten, die Haare fester in die Hand zu nehmen."

Eine der wichtigsten Anregungen der Therapeutin ist es, sich Zeit für Ruhepausen zu nehmen und sich Vergnügungen zu gönnen. Zudem weist sie darauf hin, dass es Wahlmöglichkeiten bei den Übungen für das Eigentraining zu Hause gibt (motivierendes Feedback, Selbstwirksamkeit).

3.6.4 Ergebnismessung

- Testung der motorischen Leistung:
  - motorische Erholung: Chedoke-McMaster Stroke Assessment (CMSA)
  - Box-and-Block-Test
  - 6-Minuten-Gehtest (6MWT)
  - 10-Meter-Gehtest (10MWT)
  - Wolf-Motor-Function-Test (WMFT)
- Testen mittels der Selbstwirksamkeitsskala:
  - wahrgenommene Leistungsfähigkeit
  - Retentiontest und Transfertests der MOZArT-Ziele

Z1: Pferdeschwanz binden zu 80 % erreicht. Frau Schröder nutzt regelmäßig die rechte Hand, um ihr Haar zu einem Pferdeschwanz zu binden. Ein Problem ist immer noch die ungenügende Ausdauer, um die Tätigkeit zu Ende zu bringen. Es fällt ihr noch schwer, den rechten Arm lange genug über dem Kopf zu halten und dabei genug Handkraft aufzubringen.

Z2: auf dem Keyboard einzelne Töne spielen zu 30 % erreicht. Das Klavierspiel ist weiterhin nur auf dem entsprechend positionierte Keyboard möglich. Die Kraft und die Schnelligkeit, um die Tasten herunterzudrücken und loszulassen, sowie die Daumenkontrolle sind noch nicht ausreichend (Finger und Daumen spreizen; Retentiontest erfolgreich, Transfer noch nicht möglich).

Z3: schnelles Gehen mit der Schiene zu 90 % erreicht. Frau Schröder erläutert:

- „Für 100 % benötige ich noch etwas mehr Kraft in den Hüftmuskeln, um das Bein nach vorn zu schwingen. Meine Ausdauer beim schnellen Gehen ist noch ungenügend."
- „Ich benötige weniger Vorbereitung und kalkuliere mehr Zeit ein, um den Bus zu erreichen."
- „Ich erwische immer meinen Bus" (Retentions- und Transfertest erfolgreich).

3.6.5 Interprofessionelles Vorgehen

Frau Schröder erhält Physio-, Ergo- und Sprachtherapie. Mit der Ergo- und Physiotherapie arbeitet sie an der oberen Extremität und trainiert verschiedene Aktivitäten für Reich- und Greifbewegungen und die Manipulation von Dingen. Der Schwerpunkt der Ergotherapie liegt zusätzlich auf Konzentrationsstrategien und dem Energie- und Pausenmanagement im häuslichen Umfeld.

Die ambulante Neurorehabilitation konzentriert sich auf die Ausgewogenheit zwischen Training, Haushaltsaktivitäten, Erholung und bedeutungsvollen Betätigungen sowie auf die Vorbereitung zur Rückkehr in den Beruf.

3.6.6 Weiterführende Reha-Maßnahmen und Ausblick

Frau Schröder wird nochmals ein stationärer Rehaaufenthalt zugesprochen. Neben der intensiven Rehabilitation liegt ein anderer Schwerpunkt auf dem sog. „Übungswohnen". Die zu erwartende Funktionsverbesserung beim Gehtraining ist entscheidend dafür, mit welcher Art von Fußheberschiene sie schließlich am physiologischsten gehen kann. Ebenso erhält sie eine intensive Therapie der oberen Extremität, wie z. B. per CIMT (Constraint-induced Movement Therapy) und gerätegestützter Therapie (Robotics, PANat Lowtech-Geräte). Im Rahmen der Reha hat sie zudem die Möglichkeit, berufliche Perspektiven und das weitere Vorgehen zu evaluieren.

Danach beginnt die ambulante Rehaphase. So kann sie die Möglichkeiten weiterer Inputs durch Physio-, Ergo- und Sprachtherapie (mit regelmäßigen Unterbrechungen) ausschöpfen. Das Programm beinhaltet intensive Therapieserien, um das Eigentraining für zu Hause zu kontrollieren und anzupassen. Im Abstand von 6 bis 12 Monaten werden die Assessments durchgeführt.

Außerdem besucht sie wöchentlich 1- bis 2-mal die medizinische Trainingstherapie. Das Trainingsprogramm wird individuell gestaltet und richtet sich stets auf den Einsatz der stärker betroffenen Seite.

Im ambulanten Setting wird sie von der Therapeutin gecoacht, um ihre intrinsische Motivation beizubehalten. Das Gefühl der Selbstwirksamkeit wird beim Keyboardspiel begünstigt, auch wenn es nur einfache Töne sind. Sie berichtet ihrer Therapeutin, dass es ihrem Selbstvertrauen sehr gut tut, weil sie sieht, dass sie laufend Fortschritte macht. Inzwischen kann sie über eine längere Gehstrecke gehen. Allerdings hat sie danach Krämpfe im rechten Unterschenkel, weshalb sie zu Hause Dehnübungen durchführt, sich unter die warme Dusche stellt oder sich bei einem warmen Tee eine Pause gönnt. So fühlt sie sich wohl und entspannt (Autonomie und Selbstmanagement).

3.7 Herr Schmidt, 91, Humerusfraktur und distale Radiusfraktur vor 4 Monaten, geriatrisches Syndrom

Florian Erzer Lüscher

3.7.1 Anamnese und Diagnose

Herr Schmidt lebt nach einem kurzen Rehabilitationsaufenthalt bereits seit 3 Wochen wieder zu Hause mit seiner Ehefrau. Die beiden leben zurückgezogen in einem Einfamilienhaus am Rand einer Kleinstadt und pflegen weder zu ihrem Sohn noch zu früheren Bekannten engere Kontakte.

Herr Schmidt ist ein gebildeter und kulturell sehr interessierter Mann. Er war in seinem Berufsleben Lehrer von naturwissenschaftlichen Fächern. Außer der Gartenarbeit ist ihm körperliche Betätigung fremd.

Neben den Folgen der Frakturen plagen ihn weitere, überwiegend altersbedingte, gesundheitliche Probleme wie eine allgemein reduzierte Fitness und belastungsabhängige Schmerzen im Rücken und Schultergürtel. Nach einem Sturz in der jüngsten Vergangenheit benötigte er fremde Hilfe (Rettungswagen) beim Aufstehen. Seine Schmerzen hätten seitdem zugenommen.

Seit der Entlassung aus der Rehaklinik befindet sich Herr Schmidt in ambulanter Physiotherapie, die 2-mal wöchentlich in der häuslichen Umgebung stattfindet (*schweiz.* Domizilbehandlung). Schon nach kurzer Zeit entwickelte sich eine herzliche und stabile therapeutische Beziehung. Herr Schmidt ist sehr gesprächig und kann auf Fragen sehr ausschweifend antworten. Bereits nach einer 3-wöchigen Zusammenarbeit sind auf allen ICF-Ebenen leichte Fortschritte erkennbar.

Medizinische Diagnose

Hauptdiagnosen sind:

- subtrochantäre Humerusfraktur links vor 4 Monaten
- distale Radiusfraktur links vor 4 Monaten

Als Nebendiagnosen:

- transitorische ischämische Attacke (TIA) vor 1 Jahr
- koronare Herzkrankheit
- Hyperkyphose aufgrund pathologischer Osteoporosefrakturen

3.7.2 Clinical Reasoning

Patientenziele und Problembereiche

Herr Schmidt möchte mehr Sicherheit beim Gehen im Freien erlangen. Zudem würde er gern wieder einer leichten Gartenarbeit nachgehen können. Da er kürzlich nach einem zum Glück folgenlosen Sturz nicht mehr aufstehen konnte, wäre es auch ein Ziel, selbstständig wieder aufstehen zu können. Nach ein paar Behandlungen erzählt Herr Schmidt, dass es ein großer Wunsch von ihm sei, wieder die Badewanne benutzen zu können.

Befunde nach ICF

Aktivität und Partizipation

- Gleichgewicht im Stehen und v. a. Gehen vermindert (Mini-BESTest)
- nutzt außerhalb des Hauses einen Gehstock, innerhalb nur selten
- reduzierte Gehstrecke (< 100 m) und deutlich verlangsamt
- asymmetrische Schrittlänge und reduzierte Belastungsdauer des linken Beins
- Treppensteigen mit Halten am Geländer im Nachstellschritt hoch und herunter sicher möglich
- sämtliche Positionsveränderungen wie drehen im Bett oder aufsitzen sind verlangsamt
- kann nicht selbstständig vom Boden aufstehen
- bei der Haushaltsführung auf professionelle Hilfe angewiesen
- kann kein Vollbad nehmen

Assessments

- Functional Ambulation Categories (FAC): 4
- De Morton Mobility Index (DEMMI-Score; ▶ Tab. 3.5): 57/100
- Kurzversion Balance Evaluation Systems Test (Mini-BESTest; ▶ Tab. 3.6): 10/28
- Timed up and go (TUG): 19 s
- 10-Meter-Gehtest (10MWT):
  - spontanes Gangtempo 24 s
  - forciertes Gangtempo 19 s
- adaptierter 30-Second-Sit-to-Stand-Test: 8 Wiederholungen (Anhalten an einem Tisch seitlich für das Gleichgewicht ist nötig)
- Zeit zum Überwinden einer Etage, spontanes Gangtempo:
  - hoch 35 s
  - herunter 28 s
- Goal Attainment Scaling (GAS; ▶ Tab. 3.7)

Tab. 3.5 De Morton Mobility Index (DEMMI).

	Aufgabe	Messung/möglicher Höchstwert
	Bett	
1	Brücke	1/1
2	auf die Seite rollen	1/1
3	vom Liegen zum Sitzen	2/2
	Stuhl	
4	sitzen im Stuhl ohne Unterstützung	1/1
5	aus dem Stuhl aufstehen	2/2
6	aus dem Stuhl aufstehen, ohne die Arme zu Hilfe zu nehmen	0/1
	statisches Gleichgewicht	
7	ohne Unterstützung stehen	1/1
8	stehen mit geschlossenen Füßen	1/1
9	auf den Fußspitzen stehen	0/1
10	im Tandemstand mit geschlossenen Augen stehen	0/1
	Gehen	
11	Wegstrecke	2/2
12	selbstständiges Gehen	1/2
	dynamisches Gleichgewicht	
13	Stift vom Boden aufheben	1/1
14	4 Schritte rückwärtsgehen	1/1
15	springen	0/1
	Rohwert:	**14/19**
	DEMMI-Score:	**57/100**

Tab. 3.6 Kurzversion Balance Evaluation Systems Test (Mini-BESTest).

Test	Subscore
antizipatorisch/proaktiv	2/6
reaktive posturale Kontrolle	3/6
sensorische Orientierung	2/6
dynamisches Gehen	3/10
Gesamtwert:	**10/28**

Tab. 3.7 Goal Attainment Scaling (GAS). Individuelle Zielvereinbarung (SMARTer): Herr Schmidt kann in 2 Monaten mit wenig Unterstützung durch eine Hilfsperson oder Hilfsmittel die Badewanne nutzen.

Score	Kriterien für die Zielerreichung
+2	Herr Schmidt nutzt wöchentlich (so häufig wie früher) die Badewanne. Dabei benötigt er keinerlei Unterstützung durch eine Hilfsperson. Er kann direkt in die Wanne ein- und aussteigen ohne den Zwischenschritt über das Duschbrett.
+1	Herr Schmidt nutzt die Badewanne fast wöchentlich und benötigt nur manchmal Unterstützung durch seine Ehefrau, jedoch ausschließlich, um das Duschbrett zu installieren.
0	Herr Schmidt badet manchmal, jedoch seltener als erwünscht. Seine Ehefrau unterstützt ihn ausschließlich bei der Nutzung des Duschbretts.
−1	Herr Schmidt setzt sich zuerst auf ein Badebrett, das, bevor er sich selbstständig in die Wanne legt, von einer Hilfsperson entfernt werden muss. In die Wanne kann er sich selbstständig legen. Beim Aufstehen benötigt er eine Möglichkeit zum Halten (Griff oder Hilfsperson). Wenn er steht, muss er sich vor dem Aussteigen auf ein Badebrett setzen können. Dieses muss erneut von einer Hilfsperson platziert werden.
−2	Herr Schmidt nutzt die Badewanne nur, wenn er durch eine professionelle Hilfsperson unterstützt wird. Die Hilfsperson muss sowohl beim Einsteigen als auch beim Aufstehen und Aussteigen behilflich sein.
Datum der Zielvereinbarung: DD.MM.JJJJ Zeitpunkt der Überprüfung: in 2 Monaten	

Körperstruktur und -funktion

- Hyperkyphose in der BWS
- allgemeine Dekonditionierung
- allgemein reduzierte Kraft in sämtlichen Muskelgruppen der unteren Extremitäten, v. a. in den Abduktoren des linken Hüftgelenks
- allgemein reduzierte aktive und passive Beweglichkeit im Rumpf, insbesondere BWS-Streckung
- mäßig reduzierte Beweglichkeit in allen Schultergürtelgelenken in alle Richtungen
- Schmerzen bei abrupten und endgradigen Bewegungen der Wirbelsäule in Extension und Rotation sowie bei endgradigen Bewegungen in allen Schultergürtelgelenken

Kontextfaktoren

Personenbezogene Faktoren (+ /–)

- Autonomiebedürfnis hoch (+)
- ehrgeizig bei der Verfolgung der Ziele (+)
- zuverlässig bei der Durchführung des Eigentrainings (+)
- bezeichnet sich (besonders früher) als „bewegungsfaul" und als „Couch-Potato" (–)
- lebt sozial zurückgezogen (–)

Umweltfaktoren (+ /–)

- wohnt mit Ehefrau in Eigenheim (3 Etagen) mit Garten in Hanglage (+ /–)
- Seine Ehefrau hat eine mäßig ausgeprägte Demenz, ist aber körperlich noch sehr fit. Bei klaren Anweisungen kann sie ihm behilflich sein (+ /–).

Therapeutische Diagnosen

- Bei komplexen Bewegungsübergängen im Alltag, wie z. B. dem Benutzen der Badewanne, ist Herr Schmidt aufgrund einer allgemein reduzierten Fitness und reduzierter Kraft in den unteren Extremitäten mit Blick auf Tempo und Sicherheit eingeschränkt.
- Aufgrund der reduzierten maximalen Gehstrecke kann er kein öffentliches Verkehrsmittel nutzen. Das Gehen ist besonders auf unebenem Gelände verlangsamt. Außerhalb des Hauses benötigt Herr Schmidt einen Gehstock.

Rahmenbedingungen für das motorische Lernen schaffen

Bei den in der Zielvereinbarung (MOZArT) genannten Zielen ist Herr Schmidt in der kognitiven Phase. Seit seinem Unfall fühlt er sich völlig unfähig, diese Aktivitäten auszuführen, und er hat auch keinerlei Vorstellungen davon, wie er sie bewerkstelligen sollte. Bei den ersten Versuchen zeigt sich, dass Herr Schmidt auf sehr viel taktile Unterstützung aufgrund der allgemeinen Kraftverminderung sowie eines unklaren Bewegungsablaufs angewiesen ist.

Herr Schmidt ist während der Therapie sehr engagiert und verfolgt die quantitativ erfassten Verlaufszeichen sehr interessiert. Er ist zudem sehr diszipliniert bei der Durchführung des individuellen Eigentrainings.

Aufgrund seiner Geschichte als nach eigenen Angaben bewegungsfauler Mensch war von Anfang an offensichtlich, dass dem Aspekt Motivation ein großer Stellenwert beigemessen werden muss. Sowohl das Ziel, die Badewanne zu benutzen, als auch Arbeiten im Garten ausführen zu können, sind erst im späteren Verlauf von Herrn Schmidt formuliert worden. In diesem Zusammenhang ist seine spürbare Begeisterung bei der Erwähnung dieser Ziele zu sehen (intrinsisch motiviert). Es war für den Therapeuten ein Leichtes, einen Zusammenhang mit gut objektivierbaren Zielen wie erhöhtes Gangtempo, verbessertes Gleichgewicht im Stehen und Gehen sowie allgemein verbesserte Fitness herzustellen.

Abhängig von den jeweiligen vereinbarten Zielen Z1–Z3 erwiesen sich leicht unterschiedliche Aspekte als besonders relevant.

3.7.3 Lernrad – Ziel 1: Vom Boden aufstehen

Beim Versuch, vom Boden aufzustehen, fällt auf, dass Herr Schmidt nicht immer aufgrund derselben Funktionsstörung oder Strukturschadens scheitert. Kritisch sind die mangelnde Kraft in Oberkörper, Rumpf und in den Beinen sowie die eingeschränkte Beweglichkeit in Schultergelenk (manchmal kombiniert mit Schmerzen), Schultergürtel und Rumpf.

Eine Erklärung für die wechselnden limitierenden Faktoren ist sehr wahrscheinlich die nicht vollständig reproduzierbare Ausgangsstellung. Das Aufteilen der Gesamtaufgabe in Teilschritte erwies sich als sehr Erfolg versprechend (Lernstrategie: Teilaufgabe), zumal sich alsbald herausstellte, dass der Übergang aus der Bauchlage in den Vierfüßlerstand am meisten Probleme bereitete.

MOZArT

Herr Schmidt kann in 2 Wochen selbstständig unter Zuhilfenahme eines Stuhls vom Boden aufstehen.

Lernformen

Herr Schmidt lernt die einzelnen Teilschritte kennen (explizites Lernen). Der gesamte Vorgang vom Stehen bis auf den Boden und wieder zurück wird in jeder Therapie einige Male wiederholt. Vor jeder ersten Durchführung rekapituliert Herr Schmidt die Teilschritte:

1. auf den Bauch drehen
2. in den Vierfüßlerstand hochkommen
3. im Vierfüßlerstand neben Stuhl, Sofa oder Bett bewegen
4. mit einer Hand auf das erreichte Möbel abstützen und in den Kniestand hochkommen
5. in den Halbkniestand bewegen
6. aufstehen oder auf das Möbel setzen

Das Bewältigen der einzelnen Teilschritte wird implizit gelernt. Es zeigt sich, dass sich die Ausgangsstellungen zu stark unterscheiden, als dass ein ganz bestimmtes Vorgehen Erfolg versprechend ist. Herr Schmidt versucht also, verschiedene Varianten in leicht unterschiedlichen Ausgangsstellungen aus. Zusätzlich ist er sehr experimentierfreudig und testet gern verschiedene Varianten.

Lernphasen

Herr Schmidt befindet sich beim Bewältigen der Gesamtaufgabe in der kognitiven Lernphase. Es geht vor allem darum, die Aufgabe zu verstehen, den Ablauf kennenzulernen und erste Versuche zu machen.

Transfer

Die Aufgabenspezifität ist durch das direkte Üben der erwünschten Fähigkeit vollständig gegeben, die Umweltspezifität hingegen aufgrund der Anwesenheit des Therapeuten während des Übens nur zum Teil. Um die Umweltspezifität zu erhöhen, wird Herr Schmidt ermuntert, das (Hinlegen und) Aufstehen direkt vor der nächsten Therapie selbstständig zu üben. Falls er es nicht selbst schafft, könnte der Therapeut umgehend helfen und Herr Schmidt wäre nicht auf den Notruf angewiesen.

Motivation

Nach den schlechten Erfahrungen des jüngsten Sturzes möchte er unbedingt wieder selbst vom Boden aufstehen können. Er ist sehr stark intrinsisch motiviert. Vor dem ersten Versuch zeigt der Therapeut mögliche Vorgehensweisen auf und fragt Herr Schmidt, welche ihm davon am praktikabelsten erscheint (Autonomie).

Lernstrategien

Da sich der Ablauf bei jeder Durchführung leicht unterscheidet, ist das angepasste Handling eine sehr gut einsetzbare Strategie, die es dem Therapeuten erlaubt, die nötige Hilfestellung spontan anzupassen.

Der schwierigste Bewegungsübergang ist das Hochkommen aus der Bauchlage in den Vierfüßlerstand. Aus diesem Grund wird diese Teilaufgabe (Part Task) öfter wiederholt.

Innerhalb der Teilaufgaben experimentiert Herr Schmidt, bis er eine funktionierende Lösung gefunden hat (Trial and Error).

Intensität

Aufgrund der reduzierten allgemeinen Fitness und der vorhandenen Schmerzen ist die Anzahl der Wiederholungen begrenzt. Um eine möglichst hohe Wiederholungszahl innerhalb einer Therapiesequenz zu erreichen, erhöht der Therapeut die taktile Unterstützung im Verlauf (Shaping).

Feedback

Im Anschluss an einen Aufstehversuch wird Herr Schmidt jeweils aufgefordert, ein Feedback (Selbst-Feedback) zum Ausmaß der notwendigen taktilen Unterstützung und zu der Höhe der Schmerzen mittels visueller Analogskala (VAS) zu geben.

Instruktion

Vor dem ersten Versuch demonstriert der Therapeut mögliche Varianten.

3.7.4 Ergebnismessung zu Ziel 1

Es wird jeweils das Ausmaß der taktilen Unterstützung beurteilt. Herr Schmidt berichtet nach 6 Behandlungen, dass er den Bewegungsablauf selbstständig bewältigen konnte.

3.7.5 Lernrad – Ziel 2: Ein Bad in der Wanne

Herr Schmidt hat bereits einmal versucht, ein Bad zu nehmen, konnte aber nur mithilfe des Notfalldienstes aus der Lage befreit werden. Herr Schmidt meint, er hätte nicht genügend Kraft in den Beinen und Armen gehabt und zusätzlich seien seine Füße ständig weggerutscht. Bei einem Augenschein im Badezimmer und der Analyse der Schilderung seiner vergeblichen Bemühungen (halten am Wannenrand oder Wasserhahn und direkt vorwärts aufstehen) kommt dem Therapeuten die Vermutung, dass eine Strategie, die dem Aufstehen vom Boden ähnelt, besser funktionieren könnte. Zum Glück erlaubt seine Körpergröße das Drehen in der Badewanne in die Bauchlage ohne Problem.

MOZArT

Herr Schmidt kann in 2 Monaten mit wenig Unterstützung durch eine Hilfsperson und einem Hilfsmittel (Duschbrett) die Badewanne nutzen (▸ Tab. 3.7).

Lernformen

Durch Trial and Error wird der Vorgang (ohne Wasser in der Wanne) mehrmals durchgeführt und jeweils besprochen. Während der Aktivität unterstützt der Therapeut taktil, um die Wirkung der Schwerkraft zu verringern. Herr Schmidt lernt dabei die einzelnen Teilschritte kennen (explizites Lernen). Der Ablauf ähnelt dem Vorgehen beim Aufstehen vom Boden:

1. auf den Bauch drehen
2. in die Vierfüßlerposition hochkommen
3. in den Knie- bzw. Halbkniestand kommen und dabei mit beiden Händen abstützen und halten
4. auf den Wannenrand setzen und anschließend auf das Badebrett rutschen
5. vom Badebrett die Beine über den Wannenrand bewegen

Lernphasen

Herr Schmidt befindet sich beim Bewältigen der Gesamtaufgabe in der kognitiven Lernphase. Es geht vor allem darum, die Aufgabe zu verstehen, den Ablauf kennenzulernen und erste Versuche zu machen.

Transfer

Die Aufgabenspezifität ist durch das Üben der erwünschten Fähigkeit gegeben. Durch das Üben in einer leeren Wanne sind einige Aspekte der Umweltspezifität verändert. Ohne Wasser fehlt der unterstützende Auftrieb und zusätzlich ändert sich auch der Haft- und Reibewert zwischen den Füßen und der Badewanne. Aus diesem Grund trägt Herr Schmidt während der Aktivität absichtlich seine Socken, was die ganze Angelegenheit deutlich rutschiger macht. Der fehlende Auftrieb wird durch die taktile Unterstützung des Therapeuten etwas kompensiert.

Motivation

Herr Schmidt hat den Wunsch, die Badewanne benutzen zu können erst nach ein paar Behandlungen erwähnt. Dabei hat allerdings das „Leuchten in seinen Augen" die hohe intrinsische Motivation geradezu spürbar gemacht.

Lernstrategien

Da sich der Ablauf bei jeder Durchführung leicht unterscheidet, ist angepasstes Handling eine sehr gut einsetzbare Strategie, die es dem Therapeuten erlaubt, die nötige Hilfestellung spontan anzupassen. Der schwierigste Bewegungsübergang in dieser Situation ist es, vom Halbkniestand auf den Badewannenrand hochzukommen. Diese Teilaufgabe wird öfter wiederholt. Innerhalb der Teilaufgaben experimentiert Herr Schmidt, bis er eine funktionierende Lösung gefunden hat (Trial and Error).

Intensität

Aufgrund der reduzierten allgemeinen Fitness und dern vorhandenen Schmerzen ist die Anzahl der Wiederholungen begrenzt. Um eine möglichst hohe Wiederholungszahl innerhalb einer Therapiesequenz zu erreichen, erhöht der Therapeut die taktile Unterstützung im Verlauf (Shaping).

Feedback

Nach jeder Durchführung wird Herr Schmidt aufgefordert, einzelne Aspekte zu beurteilen (Selbst-Feedback). Der Therapeut nutzt zu diesem Zweck die VAS-Skala (▶ Abb. 3.31). Die gestellten Fragen beziehen sich auf besonders auffällige Aspekte wie:

- „Wie sicher fühlen Sie sich bei der Durchführung?"
- „Wie viel Unterstützung durch den Therapeuten war nötig?"

Instruktion

Der Therapeut ist sehr zurückhaltend bei Instruktionen, bezieht sich jedoch möglichst auf die gleichen Aspekte wie beim Aufstehen vom Boden.

3.7.6 Ergebnismessung zu Ziel 2

Der Therapeut beurteilt das nötige Ausmaß der taktilen Unterstützung. Zusätzlich werden die mittels VAS erhobenen Daten im Verlauf erfasst (Kap. 2.10).

3.7.7 Lernrad – Ziel 3: Eigentraining

Zur Erhöhung der Dosis und Steigerung der Selbstwirksamkeitserwartung für selbstständig durchgeführtes Training hat der Therapeut ein Eigentraining für Herrn Schmidt zusammengestellt. Seine beruflichen und privaten Interessen lagen früher ausschließlich auf intellektuellem und kulturellem Gebiet. Bewegungsbezogene Lernsituationen sind ihm fremd. Herr Schmidt ist aber sehr interessiert an den theoretischen Hintergründen. Dies ist besonders hilfreich, als es darum geht, ein übermäßiges Training zu vermeiden.

MOZArT

Herr Schmidt beherrscht nach 9 Behandlungen ein aus 5 Übungen bestehendes Eigentraining (siehe Kasten Eigentraining).

Eigentraining

Herr Schmidt hat eine Fotodokumentation mit detaillierten Anweisungen zu jeder einzelnen Übung erhalten. Darauf sind jeweils die Ausgangsstellung und die Endstellung mit Fotos von ihm festgehalten. Für jede Übung sind das Ziel, Bemerkungen zu beachtenswerten Aspekten (insbesondere den vorgeschlagenen externen Fokussen und/oder Metaphern) sowie die Dosierung festgehalten.

Zusätzlich gibt es für jede Woche einen tabellarischen Übungsplan (▶ Abb. 3.28), der jeweils am Ende der Woche gemeinsam mit Herrn Schmidt zusammengestellt wird.

Für die Übung Sit to Stand steht eine Tabelle zur Erfassung der Wiederholungszahlen bereit, die in jeder Therapie kurz besprochen wird.

Jede Woche wird eine von Herrn Schmidt vorgeschlagene Übung angeschaut und besprochen. In diesem Zusammenhang wird bei Bedarf auch die Intensität angepasst (Kap. 2.9).

Sit to Stand

- möglichst häufig vom Stuhl aufstehen, ohne die Hände zu benutzen
- vor jedem Aufstehen in geänderter Schrittstellung
- nicht mit den Armen Schwung holen
- langsam hinsetzen
- 3 Serien mit je 2–3 min Pause
- maximale Wiederholungszahl
- 3 Trainingseinheiten pro Woche

Krafttraining für die Wadenmuskulatur

Herr Schmidt hält sich hinter dem Rücken am Geländer fest und bewegt sich auf die Zehenspitzen.

- 3 Serien mit je 2–3 min Pause
- maximale Wiederholungszahl
- 3 Trainingseinheiten pro Woche

Steigern der Schnellkraft in der Beinmuskulatur

Herr Schmidt soll sich am Geländer festhalten und auf der Stelle mit beiden Beinen hüpfen.

- 3 Serien mit je 2–3 min Pause
- maximale Wiederholungszahl
- 3 Trainingseinheiten pro Woche

Einbeinstand

- an definierter Stelle (Zwischenpodest Treppenhaus) in einer Ecke abwechselnder Einbeinstand
- Dabei wird mit der Hand jeweils diagonal das Knie berührt und die Position für einige Sekunden gehalten (zählen bis 5). Abstand zur Wand beachten (Sicherheit) – bei Schwierigkeiten darf mit (einem) Finger der anderen Hand die Wand berührt werden.
- Metapher: „aufrecht wie eine Kerzenflamme" (nicht starr und steif, aber im Durchschnitt aufrecht). Die Anleitung hängt an der Wand im Treppenhaus zur Erinnerung an der vorgesehenen Stelle (Nudge).
- Täglich mindestens 3 Durchgänge. Herr Schmidt darf die Übung grundsätzlich aber so oft durchführen, wie er möchte (jedes Mal, wenn er die Stelle passiert).

Gehen um den Tisch im Kreuzschritt

- seitwärts gehen mit kreuzenden Schritten vor bzw. hinter dem Standbein
- Mit dem Rücken zum ovalen Esstisch stehen. Bei Unsicherheit darf Herr Schmidt sich darauf mit 1 oder 2 Händen abstützen (Tisch im Rücken).
- je 1-mal im Uhrzeigersinn bzw. gegen den Uhrzeigersinn um den Tisch gehen.
- täglich mindestens 3 Durchgänge, grundsätzlich aber so oft, wie gewünscht
- Metapher: „aufrecht stehen wie eine Kerzenflamme", „gehen wie ein Tänzer im Kreis"

Erhalt der Hüft- und Wirbelsäulenbeweglichkeit in Extension

- Ausgangsstellung: Rückenlage
- morgens und nach Pausen im Liegen, vor dem Aufstehen ein Bein anstellen und das andere über die Bettkante hängen lassen
- zur Verstärkung der Wirbelsäulenstreckung möglichst kein Kissen unter den Kopf, aber unter die Brustwirbelsäule
- gleiche Übung über Tag auf dem Sofa im Wohnzimmer

Erhalt der Hüft- und Wirbelsäulenbeweglichkeit in Extension

- Ausgangsstellung: Halbkniestand zwischen Tisch und einem Stuhl
- mit den Händen beidseitiges Abstützen
- „Schauen Sie geradeaus und achten Sie auf einen perfekt aufgerichteten Oberkörper." Metapher: „Stellen Sie sich vor, Sie tragen einen Gegenstand auf dem Kopf."
- das Knie des aufgestellten Beins Richtung Wand nach vorn schieben, bis ein moderates bis deutliches Spannen in der Hüfte des Standbeins spürbar ist
- 0,5–1 min verharren und anschließend die Seite wechseln

Lernformen

Die wichtigsten Aspekte je Übung sind explizit. So weiß Herr Schmidt z. B., welche Aspekte er bei der Gleichgewichtsübung (alternierender Einbeinstand) berücksichtigen muss, dass es einerseits wirksam (hohe Dosierung, Dual Task) und trotzdem sicher ist (Durchführung in einer Zimmerecke, der Abstand von den Wänden ist definiert).

Lernphasen

Aktuell befindet sich Herr Schmidt in der assoziativen Lernphase. Eine regelmäßige Kontrolle und ein Feedback sind noch nötig. Fehler passieren, aber die Fähigkeit zur Selbstkontrolle und zum Selbst-Feedback sind bereits gut ausgebildet. Das Ziel ist, dass die Durchführung des Eigentrainings zur Gewohnheit wird (autonome Lernphase).

Transfer

Zwischen den Übungen im Eigentraining und seinen eigenen Zielen bestehen eine hohe Umgebungsspezifität (er trainiert im gewohnten Umfeld ohne Anwesenheit einer Hilfsperson) und eine etwas reduzierte Aufgabenspezifität.

Motivation

Herr Schmidt ist eher extrinsisch motiviert. Er kann aber den Zusammenhang zwischen den Übungen im Eigentraining und seinen Zielen sehr gut erkennen. Die Übungsanleitungen sind da platziert, wo die Übungen jeweils durchzuführen sind. So hängt z. B. die Anleitung zur Verbesserung des dynamisch alternierenden Einbeinstandes im Treppenhaus (▶ Abb. 3.27), wo er täglich mehrmals vorbei kommt (Nudge) und die Übung auch gefahrlos durchführen kann.

Als sehr motivierend wirkte sich die Dokumentation der quantitativ erfassten Daten aus. Für die Aufgabe Sit to Stand hat er sich jeweils die erreichten Werte notiert und berichtet dem Therapeuten über den Fortschritt. Dieses Vorgehen unterstützt Herr Schmidt auch dabei, eine hohe Selbstwirksamkeitserwartung aufzubauen.

Einmal pro Woche wird eine Übung des Eigentrainings während der Therapie durchgeführt. Herr Schmidt wird jeweils aufgefordert selbst eine Übung vorzuschlangen (Autonomie), die sie dann gemeinsam anschauen.

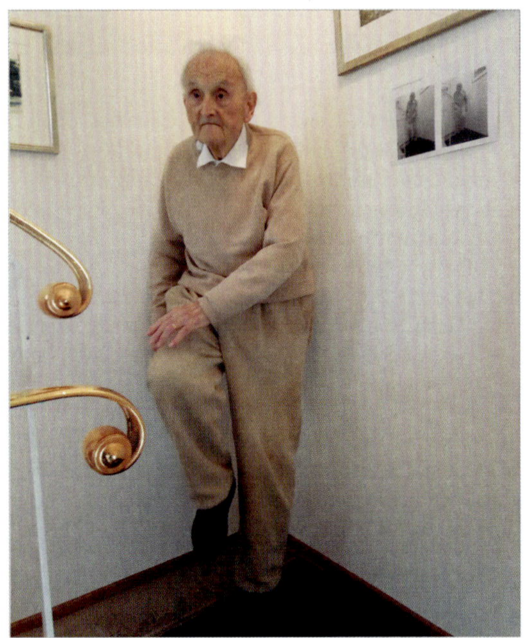

Abb. 3.27 Alternierender Einbeinstand im Treppenhaus. Die detaillierte Anleitung hängt an der Wand (Nudge).

Der Therapeut trägt die Entscheidung von Herrn Schmidt (Autonomie), welche Wochentage für das Krafttraining vorgesehen sind, in den Wochenplan ein.

Lernstrategien

Zu den Übungen, die nicht in erster Linie auf funktionelle und strukturelle Aspekte ausgerichtet sind, werden auf der schriftlichen Anleitung für das Eigentraining (s. o. Kasten Eigentraining) zu jeder Übung im Abschnitt „Bemerkungen“ auch Hinweise zu gemeinsam gefundenen Metaphern und bildlichen Vorstellungen notiert.

Intensität

Eine große Herausforderung stellte die Steuerung der optimalen Intensität des Eigentrainings dar. Aufgrund fehlender Erfahrung konnte Herr Schmidt zu Beginn nur schlecht nachvollziehen, dass Koordinationsübungen eine andere Vorgehensweise erfordern als Kraftübungen. Sehr bald war dem Therapeuten klar, dass jeweils zusammen mit Herrn Schmidt ein Wochenplan ausgearbeitet werden musste (welche Übungen in welchem Umfang an welchem Tag). Auf dem Wochenplan wurden die Übungen vermerkt und die Trainingstage gekennzeichnet (▶ Abb. 3.28). Es dauerte einige Wochen, bis sich das Eigentraining und die Einzeltherapie optimal ergänzten. Der Trainingsplan, der auch zur Dokumentation der erbrachten Leistung genutzt wurde, entpuppte sich im weiteren Verlauf als äußerst hilfreich.

Feedback

Herr Schmidt war sehr schnell in der Lage, seine Performance korrekt zu beurteilen. Diese Fähigkeit wurde innerhalb der Therapie konsequent genutzt. Ein klares Feedback im Zusammenhang mit der Höhe des Trainingsreizes war jedoch immer nötig. Einerseits bestand die Tendenz, Kraftübungen vor der Ausbelastung abzubrechen, andererseits war die Pausendauer zu kurz. Hilfreich war die Erklärung, dass die letzten 3 Wiederholungen einer Serie die entscheidenden für den Trainingseffekt sind und andererseits eine Uhr zur Überwachung der Pausendauer nötig ist. Um das Gefühl für eine korrekte Dosierung zu schulen, wurde 1-mal pro Woche eine Übung des Eigentrainings im Rahmen der Therapie durchgeführt. Zuerst hat Herr Schmidt die Übung kommentarlos durchgeführt. Erst im Anschluss und nach einer gewissen Latenzzeit (verzögertes Feedback) gab der Therapeut ein Feedback zur Durchführung (Fremd-Feedback).

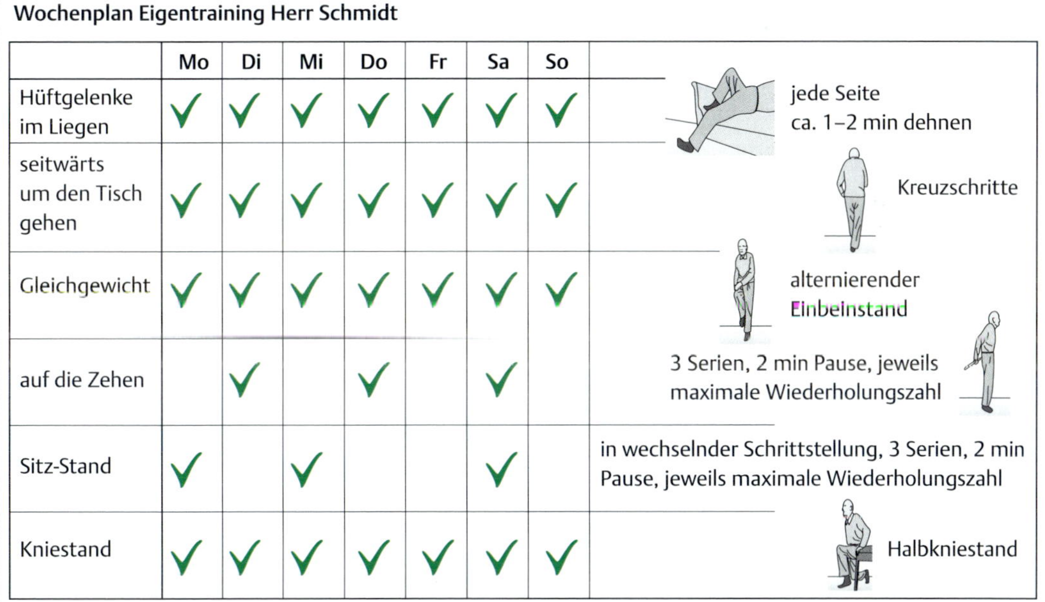

Wochenplan Eigentraining Herr Schmidt

	Mo	Di	Mi	Do	Fr	Sa	So	
Hüftgelenke im Liegen	✓	✓	✓	✓	✓	✓	✓	jede Seite ca. 1–2 min dehnen
seitwärts um den Tisch gehen	✓	✓	✓	✓	✓	✓	✓	Kreuzschritte
Gleichgewicht	✓	✓	✓	✓	✓	✓	✓	alternierender Einbeinstand
auf die Zehen		✓		✓		✓		3 Serien, 2 min Pause, jeweils maximale Wiederholungszahl
Sitz-Stand	✓		✓			✓		in wechselnder Schrittstellung, 3 Serien, 2 min Pause, jeweils maximale Wiederholungszahl
Kniestand	✓	✓	✓	✓	✓	✓	✓	Halbkniestand

Abb. 3.28 Auf dem Wochenplan für das Eigentraining sind die einzelnen Übungen pro Trainingstag kurz zusammengefasst und als Erinnerungshilfe mit kleinen Fotos illustriert.

Instruktion

Bei der Instruktion der einzelnen Übungen hat der Therapeut sowohl externe als auch interne Fokusse genutzt. Einzelne Fokusse, die sich für Herrn Schmidt als besonders hilfreich erwiesen haben, sind auf der Anleitung des Eigentrainings vermerkt.

3.7.8 Ergebnismessung zu Ziel 3

Herr Schmidt dokumentiert quantitative Verlaufsparameter auf einem eigens gestalteten Formular. Beim Vorzeigen der ausgewählten Übung beurteilt der Therapeut, wie korrekt Herr Schmidt die jeweiligen relevanten Parameter beachtet.

3.7.9 Weitere therapeutische Interventionen

In Bezug auf die Radiusfraktur entwickelten sich sämtliche Parameter problemlos. Der Belastungsaufbau ergab sich durch die Nutzung des Gehstockes und die Nutzung der rechten Hand im Alltag von allein. Beweglichkeit und Kraft wurden regelmäßig überprüft.

Zusätzlich zu den oben beschriebenen Therapiezielen wurde im Rahmen der Therapiesequenzen auch auf die Schmerzsituation im Rumpf und Schultergürtel sowie die ungenügende Kraft im Hüftbereich und die kardiorespiratorische Ausdauer eingegangen.

3.7.10 Interprofessionelles Vorgehen

Der betreuende Hausarzt wurde durch regelmäßige Verlaufsberichte im Zusammenhang mit neuen Therapieverordnungen über den Verlauf informiert. Weitere therapeutische Dienste waren nicht beteiligt.

3.8 Herr Becker, 88, Schlaganfall vor 3 Monaten, Hemiparese links

Florian Erzer Lüscher

3.8.1 Anamnese und Diagnose

Herr Becker erlitt vor 3 Monaten einen Schlaganfall mit einer sensomotorischen Hemiparese auf der linken Seite. Nach einem kurzen stationären Rehaaufenthalt ist er wieder zu Hause. Gegenwärtig benötigt er noch viel Hilfe im Haushalt, besonders beim Kochen. Die nötige Unterstützung erhält er von einem professionellen Betreuungsdienst, einer Freundin und seiner Schwiegertochter. Seit seine Ehefrau vor 5 Jahren verstorben ist, pflegt er engen Kontakt zu seinem Bruder, der im Nachbarhaus lebt, aber seit ein paar Jahren aus gesundheitlichen Gründen vorwiegend ans Haus gefesselt ist.

Herr Becker ist ein lebhafter Mensch mit einem ausgeprägten Autonomiebedürfnis. Als früherer Geschäftsführer seines eigenen Handwerkbetriebs ist er es gewohnt, bei Problemen stets pragmatische Lösungen zu finden. Deshalb entwickelt er für seine Beeinträchtigungen auch sehr schnell Kompensationsstrategien, die jedoch durch einen übermäßigen Gebrauch der nicht betroffenen rechten Seite gekennzeichnet sind.

Er zeigt eine optimistische Grundeinstellung. Auftretende Probleme und Missgeschicke bremsen seinen Tatendrang kaum. In jungen Jahren war er aktiver Handballer. Körperliche Herausforderungen spornen ihn an. Offensichtliche Verbesserungen kann er gut einordnen und freut sich entsprechend daran.

Mit bereits vor dem Ereignis bestehenden Beweglichkeitseinschränkungen und Schmerzen in beiden Schultergelenken sowie den Schmerzen im Daumensattelgelenk auf der weniger betroffenen Seite kann er gut umgehen.

Vor wenigen Tagen ist er beim Aufstehen in der Nacht nach wenigen Schritten gestürzt. Als Sturzursache beschreibt er einen „Linksdrall“ und eine verlangsamte und zu späte Reaktion.

Es sind vorläufig Behandlungseinheiten in Form wöchentlicher häuslicher Therapieeinheiten (*schweiz.* Domizilbehandlungen) geplant: 3-mal Physiotherapie, 1-mal Ergotherapie.

Medizinische Diagnose

Herr Becker erlitt vor knapp 3 Monaten einen zerebrovaskulären Insult mit nachfolgender linksseitiger sensomotorischer Hemiparese.

3.8.2 Clinical Reasoning

Patientenziele und Problembereiche

Beim ersten Treffen kann Herr Becker keine Ziele benennen. Er beschreibt aber seine reduzierte Mobilität zu Fuß innerhalb des Hauses, wo er auch auf den Vierfuß-Gehstock angewiesen ist, und seine nicht funktionierende linke Hand als Probleme. Leider sei er auch erst kürzlich wieder gestürzt. Zusätzlich machen ihm Schmerzen in beiden Schultern zu schaffen. Der Therapeut möchte herausfinden, ob Herr Becker selbst Hypothesen zu den Ursachen seiner Probleme entwickelt hat. Seine Probleme hingen zum Großteil mit der Schwäche auf der linken Körperseite zusammen. Die Schmerzen in der Schulter auf der weniger betroffenen Seite erklärt er durch den vermehrten Gebrauch dieses Armes (Kompensationsstrategie). Er müsse sich ständig irgendwo festhalten, hochziehen usw. Zudem erlebe er beständig einen „Linksdrall", sei es im Stehen oder auch beim Gehen, weshalb er vermehrt auf dem weniger betroffenen Bein stehen müsse und sich, wann immer möglich, festhalten möchte. Aktuell stören ihn starke Schmerzen auf der linken Brustseite aufgrund des letzten Sturzes. Eine Rippenfraktur konnte nach Anfertigung eines Röntgenbildes jedoch ausgeschlossen werden.

Nach einigen Behandlungen werden seine Ziele langsam konkreter. Sein oberstes Ziel ist es, wieder mehr Unabhängigkeit in sämtlichen Aktivitäten des täglichen Lebens zu erlangen und auch wieder alle Räumlichkeiten seines Hauses und den Garten nutzen zu können.

Am stärksten belastet ihn, dass er seine Hose nach dem Toilettengang nur mit großer Mühe und manchmal auch gar nicht hochziehen kann. Auch den Hosenbund kann er dann selbstständig kaum schließen. Im Alltag benötigt er deshalb öfter Unterstützung von einer Hilfsperson.

Befunde nach ICF

Aktivität und Partizipation

- reduziertes Gleichgewicht (v. a. reaktives Gleichgewicht) beim Stehen und Gehen; geringste Störungen in allen Richtungen von außen erhöhen das Sturzrisiko erheblich
- reduzierte Gehgeschwindigkeit
- bewältigt Treppen im Nachstellschritt und mit Festhalten am Geländer; aufgrund seiner Kurzatmigkeit muss er Pausen einlegen
- kann selbstständig vom Stuhl aufstehen und sich hinsetzen, belastet dabei das weniger betroffene Bein deutlich mehr
- geht am Vierfuß-Gehstock im Haus bei leicht erhöhtem Sturzrisiko; die Schrittlänge ist asymmetrisch und die Belastungsdauer auf dem mehr betroffenen Bein ist verkürzt
- sämtliche Aktivitäten, die anstrengend sind und/oder zusätzliche Aufmerksamkeit erfordern (Dual Task/Multitasking), verstärken die Asymmetrie; einerseits verstärkt sich die Hyperaktivität auf der weniger betroffenen Seite und andererseits reduziert sich die Aufmerksamkeit für die mehr betroffene Seite
- benötigt Begleitung auf Treppe (herauf: Supervision; herunter: taktile Unterstützung)
- eingeschränkt bei allen Aktivitäten der linken oberen Extremität (reichen, greifen und manipulieren von Gegenständen)
- setzt die linke Hand nicht spontan ein, bimanuelle Tätigkeiten kaum möglich

Assessments

- Functional Ambulation Categories (FAC): 3
- De Morton Mobility Index (DEMMI-Score; ▸ Tab. 3.8): 48/100
- Kurzversion Balance Evaluation Systems Test (Mini-BESTest; ▸ Tab. 3.9): 8/28
- Timed up and go (TUG): 31 s
- Coin Rotation Task (CRT): 100 s
  Anmerkung: CTR nach Protokoll Mendoza et al. (2009)

Tab. 3.8 De Morton Mobility Index (DEMMI).

	Aufgabe	Messung/möglicher Höchstwert
	Bett	
1	Brücke	1/1
2	auf die Seite rollen	1/1
3	vom Liegen zum Sitzen	1/2
	Stuhl	
4	sitzen im Stuhl ohne Unterstützung	1/1
5	aus dem Stuhl aufstehen	1/2
6	aus dem Stuhl aufstehen, ohne die Arme zu Hilfe zu nehmen	0/1
	statisches Gleichgewicht	
7	ohne Unterstützung stehen	1/1
8	stehen mit geschlossenen Füßen	1/1
9	auf den Fußspitzen stehen	0/1
10	im Tandemstand mit geschlossenen Augen stehen	0/1
	Gehen	
11	Wegstrecke	2/2
12	selbstständiges Gehen	1/2
	dynamisches Gleichgewicht	
13	Stift vom Boden aufheben	1/1
14	4 Schritte rückwärtsgehen	1/1
15	springen	0/1
	Rohwert:	**12/19**
	DEMMI-Score:	**48/100**

Tab. 3.9 Kurzversion Balance Evaluation Systems Test (Mini-BESTest).

Test	Subscore
antizipatorisch/proaktiv	1/6
reaktive posturale Kontrolle	1/6
sensorische Orientierung	2/6
dynamisches Gehen	4/10
Gesamtwert:	**8/28**

Körperstruktur und -funktion

- Kraft in der linken unteren Extremität leicht vermindert (alle Muskelgruppen)
- reduzierte koordinative Fähigkeiten im gesamten linken Bein, insbesondere reduzierte Kontraktions- und Dekontraktionsgeschwindigkeit
- allgemein reduzierte Kraft im gesamten linken Arm
- reduzierte koordinative Fähigkeiten in der linken Hand, insbesondere reduzierte Kontraktions- und Dekontraktionsgeschwindigkeit
- Einschränkungen der aktiven und passiven Gelenkbeweglichkeit in allen Gelenken der linken oberen Extremität
- Schmerzen:
  - bei abrupten Bewegungen im Thorax und vertiefter Einatmung stechende Schmerzen im Bereich des linken Thorax
  - Daumensattelgelenk links stechend bei allen Bewegungen
- verminderte Vitalkapazität (aufgrund thorakaler Schmerzen nach Sturz): 2,1 l
- JAMAR links: 15 kg

Kontextfaktoren

Personenbezogene Faktoren (+ /–)

- Selbsteinschätzung: erkennt gemachte Fortschritte und erfreut sich daran (+)
- optimistische Grundeinstellung (+)
- hohe Motivation auch bei anstrengenden Therapieinhalten (+)
- pflegt gern soziale Kontakte und setzt sich dafür ein, den Kontakt zu halten bzw. herzustellen (+)
- Der Prozess der Krankheitsverarbeitung wirkt der Situation angemessen (+).
- eingeschränktes Risikobewusstsein, stürzt öfters (–)
- vorbestehende kapsulär bedingte Beweglichkeitseinschränkungen in PIP III und IV. beidseits, rechtsbetont (–)
- findet selbstständig Kompensationsstrategien, die jedoch nicht immer konstruktiv sind (+ /–).

Umweltfaktoren (+ /–)

- wohnt allein in Eigenheim mit Garten (+ /–)
- nutzt beide Etagen im Haus zum Wohnen und Schlafen; 13 Stufen mit Geländer links (beim Hochsteigen), 2 Richtungsänderungen jeweils 90° nach links (+ /–)
- täglich medizinische und haushälterische Unterstützung durch spitalexterne Pflege (*schweiz.* Spitex) und Haushaltshilfe (+ /–)
- regelmäßige Betreuung tagsüber durch Schwiegertochter oder Nachbarin (+ /–).

Therapeutische Diagnosen

- reduzierte Gangmobilität in sämtlichen Umgebungen aufgrund eines gestörten Gleichgewichtes, der reduzierten Kraft im linken Bein und Rumpf sowie der verminderten Sensorik im linken Bein; erhöhte Sturzgefahr v. a. in Situationen mit erhöhter kognitiver Anforderung (dual task)
- Bimanuelle Tätigkeiten und Aktivitäten für die linke Hand sind aufgrund der reduzierten Kraft und Koordination in der gesamten linken oberen Extremität und im Rumpf nicht möglich.
- Atelektasegefahr bei verminderter Vitalkapazität aufgrund schmerzbedingter Schonatmung.

3.8.3 Lernrad – Ziel 1: Vitalkapazität

Der Therapeut hält die Prinzipien Motivation, Instruktion und Intensität für entscheidend, um das angestrebte Ziel zu erreichen.

MOZArT

Durch die eine Steigerung der Vitalkapazität auf ein altersgerechtes Mass (3,2 l) innerhalb einer Woche, kann die Kurzatmigkeit auf der Treppe vermindert werden.

Lernformen

Die Vorgehensweise wird Schritt für Schritt erklärt, es wird also vor allem explizit gelernt.

Lernphasen

Die Handhabung des gewählten volumetrischen Atemtrainers (Voldyne 5 000) ist für Herrn Becker neu und ungewohnt. Da die Anwendung jedoch einfach und Herr Becker kognitiv auf der Höhe ist, bewegt er sich innerhalb einer Therapiesequenz von der kognitiven bis zum Übergang von der assoziativen zur autonomen Lernphase.

Transfer

Sowohl die Aufgaben- als auch eine Umgebungsspezifität sind gegeben. Auf sich allein gestellt, wird die Performance aber sehr wahrscheinlich etwas schwächer.

Motivation

Die Schonatmung zur Schmerzvermeidung (intrinsische Motivation) wirkt dem angestrebten Verhaltensziel (extrinsische Motivation) diametral entgegen, weshalb ein Verständnis für die Problematik vonseiten des Patienten essenziell ist. Der Therapeut erklärt Herrn Becker, dass die Schonatmung aufgrund der Thoraxschmerzen völlig nachvollziehbar und eine normale Reaktion auf Schmerzen ist. Aufgrund einer bestehenden Atelektasegefahr ist eine sofortige und konsequente Intervention jedoch unerlässlich. Der Zusammenhang zwischen der verminderten Vitalkapazität und der Kurzatmigkeit auf der Treppe leuchtet Herrn Becker sofort ein. Regelmäßige, kurze Interventionen mit einem Atemtherapiegerät (▶ Abb. 3.29) können die Kurzatmigkeit und mögliche Komplikationen jedoch verhindern.

Herr Becker kann den Ausführungen des Therapeuten gut folgen. Aufgrund früherer positiver, gemeinsamer Erlebnisse ist das Vertrauensverhältnis gut (therapeutische Beziehung), sodass er sich mit dem vom Therapeuten formulierten Ziel einverstanden erklärt und auch gern bereit ist, die nötigen Maßnahmen in der empfohlenen Intensität durchzuführen. Herr Becker schlägt auf Nachfragen des Therapeuten vor, die Maßnahme jeweils vor und nach den Mahlzeiten durchzuführen (Autonomie). Nach der Therapiesequenz stellt er das Atemgerät auf den Stuhl am Esstisch, wo er es nicht nur sieht, sondern auch gezwungenermaßen in die Hand nehmen muss (Nudge). Die Kennzeichnungen der erwünschten Bandbreite des inspiratorischen Flusses am Gerät schaffen einen Anreiz (volumetrische inzentive Spirometrie), die Ausführung optimal durchzuführen. Zusätzlich motiviert die numerische Anzeige des eingeatmeten Volumens Herrn Becker dazu, die erreichten Werte bei jeder Durchführung zu verbessern. Auch die jeweilige Dokumentation der erreichten Werte im Rahmen des geplanten Eigentrainings und die kurze Besprechung mit dem Therapeuten zu Beginn jeder Behandlung wirken sich günstig auf seine Motivation aus. Der Therapeut bespricht zu Beginn jeder Therapiesequenz die erreichten Werte und signalisiert so die Wichtigkeit der Maßnahme.

Lernstrategien

Die einzelnen Schritte der Anwendung werden besprochen und nacheinander durchgeführt (Part Task), ein fehlerfreies Lernen wird angestrebt. Obwohl es zu Beginn immer wieder zu Fehlmanipulationen des Gerätes kommt (ausatmen statt einatmen, ausatmen durch das Mundstück, zu kurze Pausen usw.), findet Herr Becker eine schriftliche Dokumentation des Ablaufes etwas übertrieben. Die häufig gemachten Fehler kann er jedoch schnell erkennen und das korrekte Vorgehen beschreiben. Vor der Durchführung formuliert er die kritischen Punkte, die er sich gemerkt hat.

Intensität

In Bezug auf die Dosierung erklärt der Therapeut Herrn Becker, dass in diesem Fall grundsätzlich gilt: „Viel hilft viel." Er empfiehlt ihm, täglich jeweils 5–10 Serien à 10–15 Einatmungszyklen durchzuführen. Sie können sich darauf einigen, dass er die Übung vor und nach jeder Mahlzeit durchführen wird.

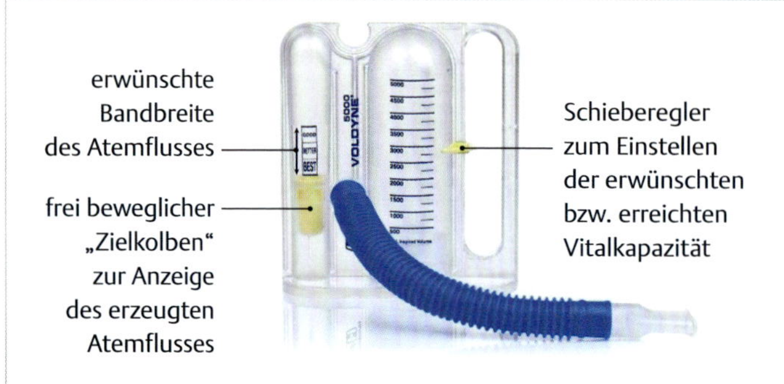

Abb. 3.29 Atemtrainer (Voldyne 5 000).

Feedback

Die am Incentive Spirometer gut sichtbare, angestrebte Bandbreite des inspiratorischen Flusses und der einstellbare Schieber für die erwünschte und erreichte Vitalkapazität unterstützen Herrn Becker beim Selbst-Feedback (▶ Abb. 3.29).

Solange die Tendenz der Entwicklung in eine positive Richtung zeigt, unterstützt der Therapeut das eigenständige Training vorbehaltslos mit positivem Feedback und betont, dass schnelle und deutliche Fortschritte weiterhin zu erwarten sind. Der Therapeut erwähnt Herrn Beckers prognostisch positive Kontextfaktoren und sein geschicktes Verhalten in der Aneignungsphase. Somit unterstützt der Therapeut die Entwicklung einer optimistischen Erwartungshaltung.

Instruktion

Die Instruktion erfolgt durch Erklärung des Ablaufs direkt am Atemtrainer (volumetrische incentive Spirometrie; ▶ Abb. 3.29).

Visuelle Markierungen erlauben ein external fokussiertes Feedback über die Ausprägung der Zielerreichung bei der einzelnen Durchführung und im Verlauf.

3.8.4 Ergebnismessung zu Ziel 1

Ein Atemtrainer ermöglicht ein direktes Beurteilen des Ergebnisses jeder Durchführung. Die Handhabung des Spirometers und die maximale Vitalkapazität werden vom Therapeuten in jeder Therapiesequenz überprüft. Zusätzlich beurteilt Herr Becker seine Kurzatmigkeit beim Treppensteigen auf einer visuellen Analogskala (▶ Abb. 3.31).

3.8.5 Lernrad – Ziel 2: Unabhängiger Toilettengang

Bereits früh beschrieb Herr Becker Ziele und Probleme im Zusammenhang mit der Nutzung der oberen Extremität. Diese waren aber sehr allgemein gehalten und wenig konkret (z. B. „Die linke Hand soll mehr tun können“, „Ich kann den linken Arm zu nichts gebrauchen“). Erst nachdem das Vertrauensverhältnis zwischen ihm und dem Therapeuten gefestigter war und er auch verstanden hatte, dass ein wirklich motivierendes Ziel hilfreich für die Planung von Therapiemaßnahmen ist, konnte Herr Becker ein für sich attraktives Ziel formulieren.

Erst nach einigen Behandlungen, bei denen sich Herr Becker und der Therapeut kennenlernen konnten und sich ein größeres Vertrauen in der therapeutischen Beziehung aufgebaut hatte, erwähnt Herr Becker seine Abhängigkeit von Hilfspersonen beim Toilettengang. Er ist dadurch sehr stark intrinsisch motiviert, möglichst rasch seine Selbstständigkeit zurückzuerlangen.

MOZArT

Herr Becker kann in 2 Wochen die linke Hand beim Toilettengang einsetzen, um seine Hose hochzuziehen und zu schließen.

Lernformen

Die gewählte Strategie wird mit Herrn Becker verbalisiert und nach einer erfolgreichen Durchführung aufgeschrieben. Diese „Handlungsanweisung“ wird dann für Herrn Becker gut sichtbar an der Toilettentüre aufgehängt (explizites Lernen):

1. Hose im Sitzen mit beiden Händen so hoch ziehen wie möglich
2. während des Aufstehens den Hosenbund mit der linken Hand festhalten und in Gedanken beim „Festhalten der Hose“ sein
3. Im Stehen zuerst den linken Hosenbund hochziehen; die rechte Hand darf dabei unterstützend mithelfen.
4. Bevor der rechte Hosenbund vollständig hochgezogen wird, sollen weitere Kleidungsstücke wie Unterhemd und Hemd in die Hose gesteckt werden.

Wie er die einzelnen Handlungsschritte ausführen muss, wird jedoch nicht explizit gemacht. Die einzelnen Teilschritte werden ausschließlich implizit gelernt.

Lernphasen

Bei diesem motorischen Ziel befindet sich Herr Becker in der kognitiven und z. T. in der assoziativen Phase.

Transfer

Um eine möglichst hohe Aufgabenspezifität zu gewährleisten, wird sowohl in der Physio- als auch in der Ergotherapie ausschließlich im Stehen trainiert (im Zusammenhang mit dem Ziel Hose hochziehen). Die Aufgaben konzentrieren sich auf das

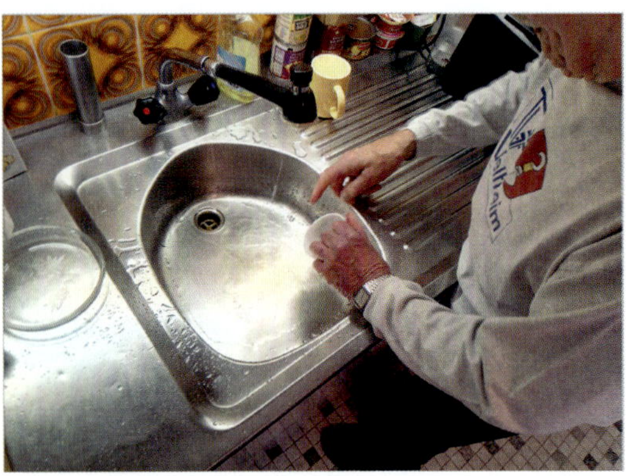

Abb. 3.30 Herr Becker beim Erledigen des Abwaschs. Die Aufgaben- und die Umgebungsspezifität sind dabei hoch.

Greifen und Manipulieren von Gegenständen v. a. auch im Pinzettengriff. Während der schwierigen Phase (beim Toilettengang) steht Herr Becker frei im Raum. Auch bei den zu lösenden Aufgaben während der Therapien muss er deshalb frei stehen und darf sich nicht festhalten oder seinen Körper anlehnen. Neben Übungen für die Greiffunktion im Stehen wird dem aktivitätsbezogenen Üben (Hose runterstoßen bzw. hochziehen) ein hoher Stellenwert eingeräumt. Dabei zeigt sich, dass eine für ihn individuell angepasste, aber konsequent identisch durchgeführte Strategie am Erfolg versprechendsten ist.

Auch beim Eigentraining (Durchführung eines Teils des Abwaschs im Stehen) sind die Aufgabenspezifität (Gelenkstellungen in der oberen Extremität, bimanuelle Tätigkeit, Greiffunktion) und die Umgebungsspezifität hoch (stehend, ohne anzulehnen, keine Hilfsperson anwesend; ▶ Abb. 3.30).

Motivation

Herr Becker ist für das formulierte Ziel sehr stark intrinsisch motiviert. Um im Alltag die nötigen Funktionen in der linken Hand vermehrt zu beüben, hat der Therapeut eine Auswahl von Alltagsaktivitäten vorgeschlagen. Herr Becker hat sich entschieden, nach jeder Mahlzeit eine Viertelstunde lang einen Teil des Abwaschs zu übernehmen (Autonomie).

Die inzwischen 1-mal wöchentlich zusätzlich in das Therapiesetting involvierte Ergotherapeutin legt den Schwerpunkt ihrer Behandlung u. a. auch auf das Erreichen dieses Ziels. Es findet ein regelmäßiger Austausch zwischen Physio- und Ergotherapie über die Zielerreichung und die durchgeführten Maßnahmen statt. Auch Herr Becker ist in diesen Austausch involviert. Die Therapeutin und der Therapeut unterstützen ihn dabei, diese Rolle verantwortungsbewusst wahrzunehmen (therapeutische Beziehung).

Lernstrategien

Während des ersten Versuches wird Herr Becker vom Therapeuten aufgefordert, verschiedene Vorgehensweisen und Handhabungen auszuprobieren (Trial and Error). Durch Selbst- und Fremdbeobachtung erweist sich bei Herrn Becker ein bestimmtes Vorgehen als ideal. Nachdem die einzelnen Handlungsschritte identifiziert wurden, trainierte er in der kognitiven Lernphase die einzelnen Schritte konsequent identisch (fehlerfreies Lernen). Die einzelnen Teilschritte werden, in der korrekten Reihenfolge, zuerst einzeln geübt, bis sie einigermaßen funktionieren. Bereits nach dem ersten vollständigen Durchgang wurde nur noch die Gesamtaufgabe geübt. Um bei wiederkehrenden Schwierigkeiten, wie z. B. der fehlenden Kraft beim Halten der Hose mittels Pinzettengriff, den Ablauf nicht unterbrechen zu müssen, unterstützt der Therapeut durch manuelle Führung.

Intensität

Die Schwierigkeit der Aufgabe trifft den Challenge Point sehr gut. Das Scheitern bei gewissen Teilaufgaben ist v. a. auf die reduzierte Kraft zurückzuführen und nicht auf eine zu hohe Anforderung an das motorische Lernen.

Beim Anpassen des Eigentrainings (Durchführen des Abwaschs) wurde durch gezieltes Shaping die Schwierigkeit kontinuierlich an die Fertigkeiten adaptiert.

Feedback

Um Herrn Becker während der kognitiven Lernphase zu ermuntern, gibt der Therapeut ausschließlich positives Feedback. Sowohl eine geglückte Vorgehensweise als auch eine geschickte Handhabung werden vom Therapeuten hervorgehoben.

Ein Fremd-Feedback wird nur zu Beginn gegeben. Die erfolgreiche Durchführung der Aktivität ermöglicht ein Selbst-Feedback direkt im Anschluss an die Durchführung (Knowledge of Result). Herr Becker wird nach jeder Durchführung aufgefordert, sowohl die Ebene der Strategie als auch die Handhabung zu beurteilen. Um die Reflexion auf der Ebene Strategie zu erleichtern, vergleicht er die Durchführung mit der Handlungsanleitung.

Instruktion

Der Therapeut ist sehr zurückhaltend mit Instruktionen, nachdem die Handlungsanweisung formuliert ist. Die meisten Anleitung in der Anweisung sind external fokussiert.

3.8.6 Ergebnismessung zu Ziel 2

Herr Becker berichtet regelmäßig über das Ausmaß der Selbstständigkeit und den benötigten Zeitbedarf. Ergänzend dazu gibt jeweils eine globale Einschätzung der beiden Elemente Zeit und Selbstständigkeit auf der VAS Auskunft (▶ Abb. 3.31).

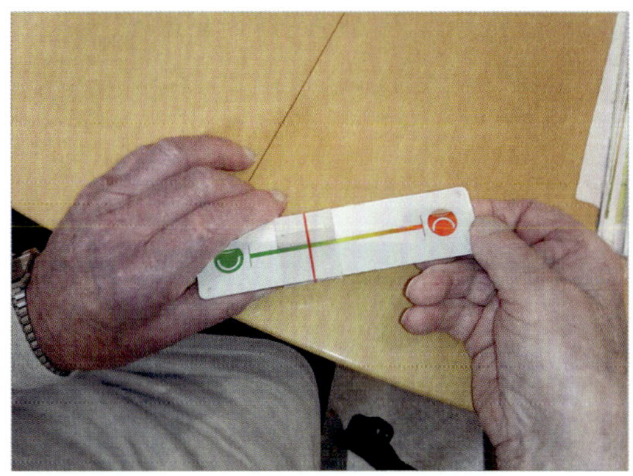

Abb. 3.31 Visuelle Analogskala (VAS).

3.8.7 Lernrad – Ziel 3: Treppe

Herr Becker lebt in seinem Eigenheim auf 2 Etagen. Um im Alltag seinen Bedürfnissen uneingeschränkt nachgehen zu können, muss er mehrere Male vom Erdgeschoss in den 1. Stock und wieder heruntersteigen können. Zusätzlich hat er bemerkt, dass ihm das Treppensteigen gut tut und er im Anschluss auch auf ebenem Boden besser gehen kann. In der Therapie wird konsequent zwischen einer „Alltagsstrategie“, die er anwenden soll, wenn er allein ist, und Varianten, die ausschließlich während der Therapie zum Einsatz kommen, unterschieden.

MOZArT

Herr Becker bewältigt innerhalb eines Monats die Treppe im Haus selbstständig sowohl herauf als auch herunter.

Lernformen

Besonders bei der Alltagsstrategie gibt es Bewegungselemente, die vom Therapeuten verbalisiert (explizit gemacht) werden. Aus Sicherheitsüberlegungen betont er beim Üben auf der Treppe diese essenziellen Elemente.

In der Therapie wird konsequent unterschieden zwischen einer „Alltagsstrategie“, die Herr Becker anwenden soll, wenn er allein ist, und Varianten, die ausschließlich während der Therapie zum Einsatz kommen. Diese Therapievarianten entsprechen eher einer üblichen Art und Weise, eine Treppe zu bewältigen (alternierend, ohne Pausen, zügig, vorwärts heruntersteigen, ohne sich am Geländer festzuhalten usw.). Sie sind deutlich schwieriger für Herrn Becker und stellen v. a. höhere Anforderungen an die koordinativen Fähigkeiten und das Gleichgewicht. Hier steht eher das implizite Lernen im Vordergrund.

Lernphasen

Bei der Alltagsstrategie befindet sich Herr Becker sehr schnell in der assoziativen und teilweise bereits im Übergang zur autonomen Lernphase. Bei den Therapievarianten hingegen ist er in der kognitiven bis assoziativen Lernphase.

Transfer

Durch das Arbeiten auf der Treppe, die Herr Becker im Alltag am häufigsten nutzt, sind sowohl die Umwelt- als auch die Aufgabenspezifität gegeben. Die Umweltspezifität ist aufgrund der Anwesenheit des Therapeuten jedoch reduziert. Diesen Effekt versucht dieser dadurch zu beeinflussen, dass er die taktile Unterstützung, das Fremd-Feedback sowie Hilfestellungen in Form gezielter Bewegungsaufträge auf das absolute Minimum reduziert oder ganz unterlässt.

Motivation

Es besteht eine hohe intrinsische Motivation, die Treppe effizient, selbstständig und sicher benutzen zu können. Herr Becker muss mehrmals täglich die Treppe zwischen der 1. und der 2. Etage bewältigen. Die Art und Weise (Bewegungsqualität), wie er die Treppe bewältigt, ist für ihn jedoch eher nebensächlich. Eine Optimierung der Technik mit weniger Kompensationsstrategien ist aus Sicht des Therapeuten aber sinnvoll. Er weist regelmäßig auf den Zusammenhang zwischen der Hyperaktivität rechts (übermäßiges Ziehen und Stützen) und einer verminderten Funktion auf der mehr betroffenen Seite hin. Nach anfänglicher Skepsis scheint Herr Becker die Erklärungen aber zu verstehen, was sich auch darin zeigt, dass er eigene Vorschläge für alternative Bewältigungsstrategien macht und diese auch ausprobieren möchte (Autonomie). Um dabei kritische oder gefährliche Situationen zu vermeiden, muss Herr Becker vor einer selbst gewählten Variante kurz sein Vorgehen verbalisieren (welches Bein beginnt, wie viele Schritte bis zu einer Pause usw.). Um Missverständnisse zu vermeiden, demonstriert der Therapeut bei Unklarheiten seinerseits kurz, was er verstanden hat.

In letzter Zeit freut sich Herr Becker sehr, wenn er auf weniger Kompensationsstrategien angewiesen ist. Insbesondere bemerkt er, dass sein rechter Arm und seine Schulter deutlich entspannter sind, weil er sich weniger oft und mit weniger Kraft festhalten muss. Der Therapeut bestärkt ihn durch eigene Beobachtungen und stärkt somit das Gefühl der Selbstwirksamkeit. Das von außen vorgegebene Ziel konnte er gut aufnehmen und mit viel Energie verfolgen (extrinsische Motivation).

Lernstrategien

Um die übermäßige Kompensation durch Halten mit der weniger betroffenen Hand zu reduzieren bzw. die Aufmerksamkeit für die mehr betroffene Seite zu erhöhen, nutzt der Therapeut unterschiedliche Vorgehensweisen, wie etwa manuelle Führung bei den ersten Bewegungsversuchen und Metaphern. Als sehr hilfreich erweist sich folgende Metapher: „Stellen Sie sich vor, Sie balancieren einen Gegenstand auf dem Kopf." Ohne diese Anregung war die Vorlage durch Beugung in Rumpf und Hüftgelenk zu ausgeprägt.

Intensität

Das Treppensteigen ist ein Schwerpunkt während der 3-mal wöchentlich stattfindenden Physiotherapieeinheiten. Die Treppe wird dabei mit verschiedenen Strategien mehrmals hoch- und auch heruntergegangen. Der Therapeut achtet konsequent darauf, am Challenge Point zu arbeiten, ohne gefährliche Situationen zu provozieren.

Aufgrund der potenziell gefährlichen Situation auf der Treppe erfolgt ein koordinativ herausforderndes Treppensteigen ausschließlich in Anwesenheit des Physiotherapeuten (ohne Geländer hoch und herunter, alternierend heruntersteigen, schnelleres Hochsteigen, abruptes Anhalten usw.). Neue Varianten werden ausprobiert und die Anforderungen an die Koordination und das Gleichgewicht werden kontinuierlich gesteigert (Shaping). Erste Versuche werden immer zuerst auf der obersten (herauf) bzw. untersten (herunter) Treppenstufe durchgeführt.

Feedback

Nachdem die Alltagsstrategie verstanden ist, weist der Therapeut Herrn Becker auf gelegentliche Abweichungen hin. Vor dem Fremd-Feedback fordert der Therapeut ihn zu einem Selbst-Feedback auf.

Da sich Herr Becker bei den anspruchsvolleren Therapiestrategien mehrheitlich in der kognitiven Lernphase befand, wurde ein primär positives Feedback gegeben. Hervorgehoben wurden z. B. Schritte, bei denen es ihm gut gelang, das Gleichgewicht auf dem mehr betroffenen Bein zu halten, oder bei denen der Bewegungsablauf besonders harmonisch war. Bei gutem Gleichgewicht und harmonischer Bewegung war die Landung auf der unteren Treppenstufe leiser und geschah, ohne mit der Ferse an der Setzstufe zu schleifen. Auch diese Beobachtungen hat der Therapeut an Herrn Becker positiv zurückgemeldet. Nach ein paar Wiederholungen wurde Herr Becker aufgefordert, sich selbst mithilfe der VAS einzuschätzen (Selbst-Feedback; ▸ Abb. 3.31).

Instruktion

Der Therapeut gibt eine aus seiner Sicht sinnvolle Strategie vor:

- Beginn auf der ersten Treppenstufe (sowohl hoch als auch herunter) mit dem weniger betroffenen Bein.
- Hochsteigen mit alternierenden Schritten.
- Der mehr betroffene Fuß soll mindestens zur Hälfte auf dem Tritt stehen.
- Heruntersteigen nur rückwärts und im Nachstellschritt.
- Die weniger betroffene Hand bietet Halt am Geländer und greift an den gekennzeichneten Stellen zu (▸ Abb. 3.32).

Sämtliche Instruktionen sind external fokussiert.

Da Herr Becker dazu neigt, beim Hochgehen auf der Treppe zu stark mit den Armen zu ziehen und sich zu weit vorzuneigen, sind auf dem Geländer Markierungen gesetzt, an denen er die Hand ansetzen soll (▸ Abb. 3.32).

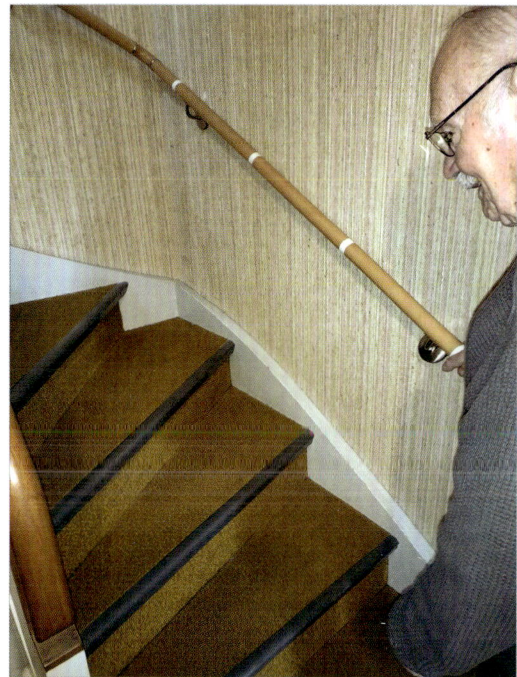

Abb. 3.32 Griffmarkierungen am Treppengeländer als externer Fokus.

3.8.8 Ergebnismessung zu Ziel 3

Der Therapeut misst in jeder Therapie beim ersten Versuch auf der Treppe die spontane Gehgeschwindigkeit. Eine Rückmeldung erfolgt in unregelmäßigen Abständen am Ende der Therapie. Der Therapeut wählt dieses Vorgehen, weil er vermeiden möchte, dass Herr Becker im Moment der Messung ein „überhöhtes" Tempo anschlägt.

Bei der ausschließlich im Rahmen der Therapie durchgeführten Variante mit alternierendem Heruntersteigen und Halten mit der mehr betroffenen Hand am Geländer links beurteilt Herr Becker sein Sicherheitsgefühl auf der VAS (▸ Abb. 3.31).

3.8.9 Weitere therapeutische Interventionen

Neben den oben beschriebenen Zielen wurden Therapieziele zur Reduktion der Schmerzen im Schultergürtel und im Daumensattelgelenk sowie der aktiv und passiv verminderten Gelenkbeweglichkeit gefasst.

Als ergänzendes Krafttraining für die untere Extremität führt Herr Becker im Rahmen des Eigentrainings eine Kraftübung Sit to Stand in wechselnder Schrittstellung durch (3-mal wöchentlich je 3 Serien jeweils bis zur Ausbelastung). Die 3 wöchentlichen Durchführungstermine planen der Therapeut und Herr Becker gemeinsam und notieren sie entsprechend auf dem Wochenplan. Die Trainingseinheit führt er im Speisezimmer jeweils nach dem Mittagessen durch.

Nach dem Abklingen der Thoraxschmerzen wurden Ziele für die Bettmobilität ins Auge gefasst. Dabei war besonders das Drehen im Bett und das Aufsitzen vom Bett in einer akzeptablen Geschwindigkeit eine große Herausforderung.

Über den gesamten Behandlungszeitraum war das Gleichgewichtstraining im Stehen und Gehen ein wichtiges Thema. Die Auswertung von Beobachtungen des Therapeuten (Positionsveränderungen, gehen außer Haus auf unebenem Grund und mit Richtungswechseln, jeweils in Kombination mit Zusatzaufgaben) und des Mini-BESTest-Assessments (alle Subscores sind ähnlich stark vermindert) ergab keinen eindeutig dominierenden Problembereich. In der Therapie wurden deshalb sowohl das proaktive als auch das reaktive Gleichgewicht trainiert. Das Arbeiten am Challenge Point wurde sowohl durch das Steigern der Anforderungen an proaktive und reaktive Fähigkeiten als auch durch kognitive und motorische Zusatzaufgaben erreicht (Dual Task).

3.8.10 Interprofessionelles Vorgehen

Wie erwähnt, bestand ein reger Austausch zwischen der involvierten Ergotherapeutin und dem Physiotherapeuten. Die Behandlungstermine wurden abgesprochen, die Therapieziele gegenseitig kommuniziert und beide unterstützten sich gegenseitig bei den Maßnahmen zur Zielerreichung. Herrn Beckers Rolle als wichtiger Partner und eigentliche Drehscheibe in diesem Prozess hat sich sehr gut auf sein Selbstbewusstsein und die therapeutische Beziehung ausgewirkt.

3.9 Frau Weber, 85, Schlaganfall vor 7 Jahren, Hemiparese rechts, globale Aphasie

Florian Erzer Lüscher

3.9.1 Anamnese und Diagnose

Frau Weber ist 85 Jahre alt, verwitwet und hat regelmäßig Kontakt zu ihren beiden Töchtern, die aber 3 Fahrstunden entfernt wohnen. Ihre Eigentumswohnung liegt im 1. Obergeschoss. Frau Weber ist sehr unternehmungslustig und kulturinteressiert. Aufgrund ihrer mentalen Beeinträchtigung und der globalen Aphasie ist sie auf die Unterstützung durch Hilfspersonen angewiesen. Ihre Töchter regeln die Organisation der Betreuungspersonen. Zur Unterstützung bei der Körperpflege und im Haushalt sowie bei Spaziergängen in ihrem Viertel und bei Unternehmungen in der Stadt wird Frau Weber rund um die Uhr von einem professionellen Betreuungsdienst unterstützt. Innerhalb der Wohnung kann sie sich gut selbstständig bewegen und sich selbst beschäftigen.

Die Zusammenarbeit zwischen Frau Weber und dem Physiotherapeuten begann vor 2 Jahren. In dieser Zeit hat sich Frau Weber in Bezug auf das Gangtempo und das Gleichgewicht im Stehen leicht verbessert. Die Krankenkasse bewilligt nur 52 Behandlungen pro Jahr. Die Physiotherapie wird in ihrer Wohnung durchgeführt.

Medizinische Diagnose

Frau Weber erlitt vor 7 Jahren einen Schlaganfall in der linken Hemisphäre mit konsekutiver Hemiparese rechts und globaler Aphasie.

Nebendiagnose ist ein Zustand nach einer rechtsseitigen Humerusfraktur vor 1,5 Jahren durch einen Sturz.

3.9.2 Clinical Reasoning

Patientenziele und Problembereiche

Aufgrund der globalen Aphasie kann Frau Weber ihre Ziele und Probleme nur sehr begrenzt äußern. Sie scheint nicht zufrieden mit dem Gehen zu sein. Zusätzlich deutet sie auf ihren Arm, den sie nicht bewegen kann.

Am Anfang des Clinical Reasonings konzentriert sich der Therapeut deshalb v. a. auf das inner- und außerhäusliche Gehen, das Gleichgewicht beim Stehen und Gehen sowie auf die Einschränkungen in der rechten oberen Extremität. Zusätzlich befragt der Therapeut die Töchter sowie die Betreuungspersonen zu möglichen Zielen und Problemen.

Befunde nach ICF

Aktivität und Partizipation

- Mobilität mäßig beeinträchtigt:
  - De Morton Mobility Index (DEMMI-Score): 67/100 (▸ Tab. 3.10)
  - Timed up and go (TUG): 25 s. Dabei bewegt sich Frau Weber verlangsamt v. a. aufgrund eines gestörten Gleichgewichts. Die Leistung sinkt deutlich, wenn bei Mobilitätsaufgaben eine Zusatzaufgabe (Dual Task) zu bewältigen ist, wie etwa das Halten eines Gegenstandes beim Aufstehen, Richtungsänderung beim Gehen oder gleichzeitige verbale Kommunikation.
- reduzierte Gehgeschwindigkeit:
  - 10-Meter-Gehtest (10MWT): spontanes Gangtempo 20 s, forciertes Gangtempo 11 s
- In Begleitung von Personen hakt sie sich beim Gehen immer ein, obwohl dies aus Sicht des Therapeuten nicht nötig wäre.
- labiles Gleichgewicht beim Stehen und Gehen inner- und außerhäuslich, V. a. reduzierte Reaktionsfähigkeit (sowohl verzögert als auch zu gering) beim Schutzschritt nach rechts

 ◦ Kurzversion Balance Evaluation Systems Test (Mini-BESTest; ▸ Tab. 3.11): 10/28
- Geht auf der Treppe hoch und runter im Nachstellschritt. Sie nutzt dabei ein Geländer jeweils auf der rechten, weniger betroffenen Seite.
- Bei keiner Aktivität wird die rechte obere Extremität eingesetzt.
- Verbale Kommunikation ist kaum möglich (globale Aphasie), wobei das Sprachverständnis etwas besser ist als die Sprachproduktion. Auf einfache, auf den aktuellen Kontext bezogene Fragen kann Frau Weber zuverlässig mit Ja oder Nein antworten. Eine situationsbezogene nonverbale Kommunikation gelingt jedoch problemlos.
- Frau Weber ist aufgrund ihrer reduzierten kognitiven Fähigkeiten (Gedächtnis, Sprachverständnis) nur sehr begrenzt in der Lage, ein wirkungsvolles Eigentraining durchzuführen.
- starke Tendenz, Kompensationsstrategien zu entwickeln unter Entlastung und Vernachlässigung der rechten Körperseite

Tab. 3.10 De Morton Mobility Index (DEMMI).

	Aufgabe		Messung/möglicher Höchstwert
	Bett		
1	Brücke		1/1
2	auf die Seite rollen		1/1
3	vom Liegen zum Sitzen		2/2
	Stuhl		
4	sitzen im Stuhl ohne Unterstützung		1/1
5	aus dem Stuhl aufstehen		2/2
6	aus dem Stuhl aufstehen, ohne die Arme zu Hilfe zu nehmen		1/1
	statisches Gleichgewicht		
7	ohne Unterstützung stehen		1/1
8	stehen mit geschlossenen Füßen		1/1
9	auf den Fußspitzen stehen		0/1
10	im Tandemstand mit geschlossenen Augen stehen		0/1
	Gehen		
11	Wegstrecke		2/2
12	selbstständiges Gehen		2/2
	dynamisches Gleichgewicht		
13	Stift vom Boden aufheben		1/1
14	4 Schritte rückwärtsgehen		1/1
15	springen		0/1
		Rohwert:	**16/19**
		DEMMI-Score:	**67/100**

Tab. 3.11 Kurzversion Balance Evaluation Systems Test (Mini-BESTest).

Test	Subscore
antizipatorisch/proaktiv	
• Sitz-Stand: 1 • Zehenstand: 1 • Einbeinstand: 0 ∘ links: 1 ∘ rechts: 0	2/6
reaktive posturale Kontrolle	
Kompensationsschritt (KS): • vorwärts: 1 • zurück: 1 • seitwärts: 0	2/6
sensorische Orientierung	
Stand mit geschlossenen Füßen, Augen offen: • feste Unterlage: 2 • weiche Unterlage: 0 • schräge Ebene: 1	3/6
dynamisches Gehen	
• Wechsel der Gehgeschwindigkeit: 1 • Gehen mit Kopfdrehung: 1 • Gehen mit schneller Kehrtwendung: 1 • über Hindernisse gehen: 0 „Timed-up-and-go"-Test aufgrund der kognitiven Beeinträchtigungen nicht durchführbar	3/10
Gesamtwert:	10/28

Bewertungsskala: 0 = starke Einschränkung, 1 = moderate Einschränkung, 2 = normal; maximale Punktzahl: 28 Punkte

Körperstruktur und -funktion

- Eine Überprüfung der Funktionen (Kraft und Sensorik) ist aufgrund der globalen Aphasie nur bedingt möglich.
- typisches Gangmuster bei typisch veränderten Gangparametern:
  - zeitlich reduzierte Standphase rechts
  - asymmetrische Schrittlänge
  - verminderter Heel Rocker
  - steifes rechtes Kniegelenk in allen Gangphasen mit reduzierter Knieflexion rechts in Loading Response
  - reduzierte Knieflexion in Mid Swing
- Alle Muskeln des oberen und unteren Sprunggelenks (OSG bzw. USG) rechts sind kraftgemindert.
- Beim Gehen auf unebenem Gelände besteht eine erhöhte Verletzungsgefahr für das Sprunggelenk (Inversionstrauma vor 2 Jahren).
- Tendenz zur Massensynergie (Innenrotation Hüftgelenk, Hyperextension Kniegelenk, Plantarflexion OSG, Inversion USG) in der rechten unteren Extremität
- Aktive Bewegungen der oberen Extremität sind auf synergistische Beugemuster begrenzt, wobei proximal etwas mehr Willkürmotorik möglich ist als distal. Sie kann z. B. ihre Hand über das halbe Bewegungsausmaß in Flexorsynergie zum Kinn bewegen. Das Extensionsmuster ist nicht aktiv auslösbar, doch ist ein aktives Loslassen der Flexorsynergie möglich.
- Es bestehen Kontrakturen in allen Gelenken der rechten oberen Extremität. Am problematischsten sind die Kontrakturen im Handgelenk in Extension sowie in den Fingergelenken II–V (MCP und PIP). Zusätzlich ist die Dehnbarkeit bzw. die Länge der Handgelenk- und Fingerflexoren reduziert.
- verlangsamte Rekrutierung in allen Muskelgruppen der rechten unteren Extremität
- Grundsätzlich zeigt Frau Weber in bestimmten Situationen (isolierte Funktionsüberprüfung im Sitzen und Single Task) bessere motorische Funktionen, als das spontane Gangbild vermuten lässt. So kann sie im Sitzen etwa den Fuß in Eversion bewegen (nach Demonstration). Beim Gehen kann sie das jedoch nicht reproduzieren.
- mentale Beeinträchtigungen beim Gedächtnis, komplexen Bewegungshandlungen und kognitiv sprachlichen Funktionen (globale Aphasie)

Kontextfaktoren

Personenbezogene Faktoren (+ /–)

- sehr motiviert in der Therapiesituation (+)
- wirkt lebensfroh (+)
- Risikoeinschätzung und entsprechendes Verhalten angemessen (+)
- arbeitet auch bei komplexen und unbekannten Aktivitäten bereitwillig mit (+)
- akzeptiert Unterschenkel-Fuß-Orthese und Handrolle zur Kontrakturbehandlung gut (+)

Umweltbezogene Faktoren (+/–)

- lebt in einer Eigentumswohnung im 1. Obergeschoss (+)
- private 24-Stunden-Betreuung für Körperpflege und Haushalt sowie täglich spitalexterne Pflege (+)
- öfter externe Betreuung für längere Unternehmungen, Einkaufen, Unterhaltung (+)
- Kostenübernahme der Versicherung für Physiotherapie zuhause (+/–; *schweiz.* Domiziltherapie)im Umfang von 52 Behandlungen pro Jahr.

Therapeutische Diagnose

Beim Gehen außerhalb der Wohnung ist das reaktive Gleichgewicht aufgrund der schlechten Koordination im rechten Bein vermindert. Beim Manövrieren und bei Richtungswechseln im Stehen und Gehen (v. a. bei Dual Task/Multitasking) besteht ein hohes Sturzrisiko.

Rahmenbedingungen für das motorische Lernen schaffen

Aufgrund der kognitiven Einschränkungen und der Aphasie kann Frau Weber nur in Begleitung einer Hilfsperson ein effektives Training durchführen. Therapeutische Maßnahmen zur Verbesserung des Gleichgewichts beim Gehen und auf der Treppe finden aus Sicherheitsgründen nur im Rahmen der Physiotherapie statt. Um einen ausreichenden Trainingsreiz zu gewährleisten, sind während der Therapiephasen wöchentlich jeweils 3 Therapieeinheiten geplant.

3.9.3 Lernrad

MOZArT

Bei der Formulierung der Zielvereinbarung wurden ihre nahen Angehörigen sowie die Betreuungspersonen involviert:

- **Z1:** Erhöhen der Gangsicherheit auf unebenen Untergründen und beim Überwinden von kleinen Hindernissen außer Haus sowie beim Treppensteigen
- **Z2:** Vermeiden von weiteren Gelenkeinschränkungen in der rechten oberen Extremität (v. a. Handgelenk und Fingergelenke)

Auf den Vorschlag des Therapeuten, die inner- und außerhäusliche Gangsicherheit zu erhöhen, signalisiert Frau Weber Zustimmung. In der späteren Zusammenarbeit zeigt sie sehr viel Engagement und Freude, sodass von einem Einverständnis zu den gefassten Zielen ausgegangen werden kann.

Lernformen

Aufgrund des eingeschränkten Sprachverständnisses nutzt der Therapeut mehrheitlich implizite Lernformen. In wenigen Situationen wird versucht, Teilaufgaben explizit zu machen.

Schwungphase rechtes Bein beim Treppe hochsteigen: „Fuß zum Gesäß!" Der Therapeut tippt dabei auf die Ferse bzw. zum Gesäß (▶ Abb. 3.33).

Transfer

Die Aufgabenspezifität ist durch die Auswahl der Maßnahmen voll gegeben. Die Umweltspezifität ist im Prinzip auch gegeben, wird jedoch durch die Anwesenheit des Therapeuten beeinflusst. Über Rückmeldungen der Betreuenden und der Angehörigen bekommt der Therapeut den Eindruck, dass für Frau Weber die Therapiesituation und der Alltag 2 unterschiedliche Welten sind. Diesen Umstand trägt der Therapeut Rechnung, indem er Betreuenden und Angehörigen die Möglichkeiten der Einflussnahme aufzeigt und sie darin anleitet, wie sie ein alternatives Bewegungsverhalten unterstützen können. Einzelne Begleitpersonen werden regelmäßig und situationsbezogen in den Therapiekontext eingebunden. Dies geschieht vor allem, wenn Frau Weber bei der Anwendung von neuen Bewegungsstrategien im Alltag unterstützt werden muss (z. B. beim Gehen außer Haus, beim Überwinden der Treppe im Nachstellschritt hoch am Geländer).

Motivation

Frau Weber zeigt in der Therapie eine sehr hohe Motivation. Bei funktionsbezogenen Aufgaben und Übungen lässt ihre Aufmerksamkeit sehr schnell nach, weshalb schwerpunktmäßig auf der Aktivitätsebene gearbeitet wird, wie z. B. bei Aufgaben im Haushalt, die hohe Anforderungen an die Mobilität zu Fuß und das Gleichgewicht stellen. Frau Weber zeigt insbesondere bei neuen, herausfordernden Aufgaben große Freude und Konzentration.

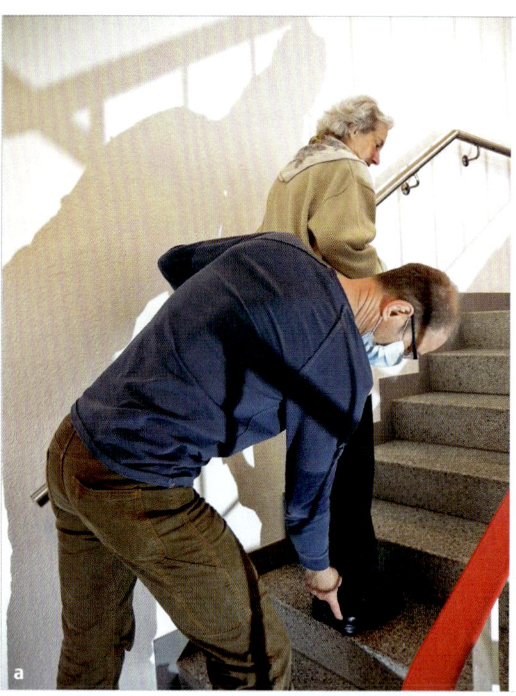

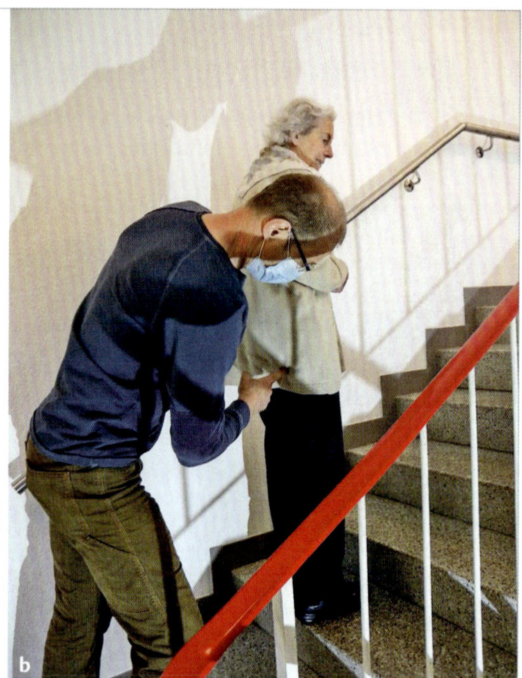

Abb. 3.33 Die Schwungphase soll so ausgeführt werden, dass der Fuß nicht an der Stufe anschlägt.
a Zusätzlich zur Anleitung „Ferse zum Gesäß“ zeigt der Therapeut die Bewegung an und tippt an die Ferse ...
b ... und an das Gesäß.

Lernstrategien

Fast ausschließlich wird die Gesamtaufgabe durchgeführt bzw. geübt. In 2 Situationen wird ein Element aber vor bzw. in Pausen während der Gesamtaktivität isoliert ausgeführt und wiederholt:

- Gewichtsverlagerung zur mehr betroffenen Seite beim Gehen (Treppe): Dabei steht der Therapeut neben Frau Weber. Der Abstand ist so gewählt, dass sie für das korrekte Ausmaß der Auslenkung des Schwerpunktes ihr Becken zur Seite bewegen muss, bis sie den Therapeuten berührt (▶ Abb. 3.34). Ganz ähnlich wird dies auf der Treppe ausgeführt. Der Therapeut steht unterhalb von Frau Weber. Sie bewegt jetzt ihr Becken auf der mehr betroffenen Seite bis an die Wand (bzw. Geländer). In beiden Situationen setzt der Therapeut seine Hände ein, um die entsprechenden Körperteile in den Fokus zu rücken (▶ Abb. 3.35).
- Beim Treppensteigen bleibt Frau Weber mit ihrem mehr betroffenen Fuß aufgrund einer ungenügenden Kniebeugung oft an den Stufen hängen. Zur Instruktion wird Frau Weber das Vorgehen demonstriert. Vor der Durchführung versucht der Therapeut zusätzlich über taktile Techniken (Spürbarmachen der Distanzpunkte Ferse und Gesäß), das korrekte Bewegungsverhalten (Strategie „fehlerfreies Lernen“) verständlich zu machen (▶ Abb. 3.33). Trotz des eingeschränkten Sprachverständnisses ergänzt er die Instruktion mit dem Auftrag „Ferse zum Gesäß“.

Um einer Verschlechterung der Kontrakturen an Hand und Fingern vorzubeugen, soll Frau Weber jeden Morgen ein einfaches Eigentraining durchführen und im Anschluss eine für sie gebaute Handrolle über den Tag tragen. In dieser Situation setzt der Therapeut konsequent auf die Strategie „fehlerfreies Lernen“ (▶ Abb. 3.36). In den Therapiephasen startet jede Therapiesequenz mit der Durchführung des Eigentrainings, um die Routine zu installieren bzw. zur Gewohnheit werden zu lassen.

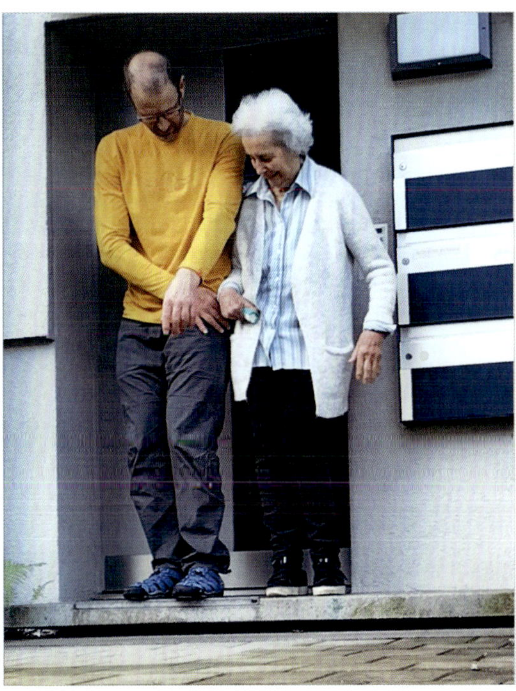

Abb. 3.34 Gewichtsverlagerung auf das rechte (mehr betroffene) Bein beim Herabsteigen von einer Stufe. Frau Weber soll den Kontakt zum Therapeuten an der Hüfte beim Heruntersteigen nicht verlieren.

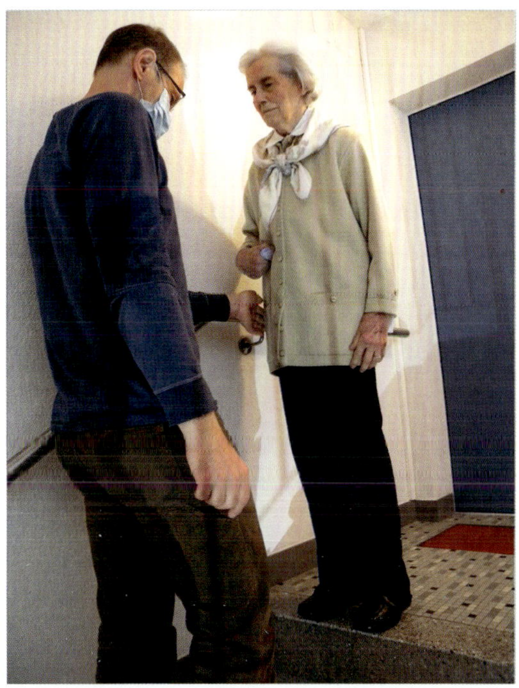

Abb. 3.35 Gewichtsverlagerung auf das rechte (mehr betroffene) Bein beim Heruntergehen auf einer Treppe. Der Therapeut gibt durch das Geländer und seine Hand als Kontaktpunkt einen externen Fokus vor. Die Hüfte soll so weit zur Seite bewegt werden, dass sie das Geländer bzw. die Hand jeweils kurz berührt.

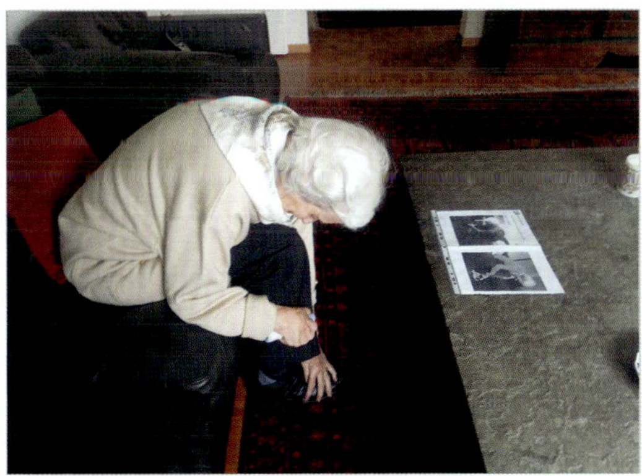

Abb. 3.36 Frau Weber führt das Eigentraining aus. Jeweils zu Beginn einer neuen Therapiephase soll sie demonstrieren, wie sie das Training durchführt. Zur Erinnerungsstütze liegt das für sie zusammengestellte Eigentraining als Fotostrecke vor ihr.

Intensität

Um einen ausreichend hohen Trainingsreiz zu setzen, wird während der Therapiephasen 3-mal wöchentlich behandelt. Pro Behandlungsserie wird ein quantifizierbares Ziel verfolgt. Innerhalb einer Therapiesitzung werden die einzelnen Aktivitäten so oft wiederholt, bis sich eine Verschlechterung der Bewegungsqualität zeigt. Wenn sich eine „kognitive Ermüdung“ (Kap. 2.9) einstellt, wird zur nächsten Aktivität gewechselt. Je nach Verlauf der einzelnen Therapiesitzung können pro Aktivität 2–4 Serien durchgeführt werden.

Der Therapeut verwendet viel Mühe darauf, mit Frau Weber am Challenge Point zu arbeiten. Beim Gehen auf einer schmalen Spur steht der Therapeut zu Beginn auf der weniger betroffenen Seite. Frau Weber darf sich mit ihrer Hand festhalten. Sobald die Aufgabe verstanden ist, wird sie erschwert, bis der Challenge Point erreicht ist (► Abb. 3.37, ► Abb. 3.38).

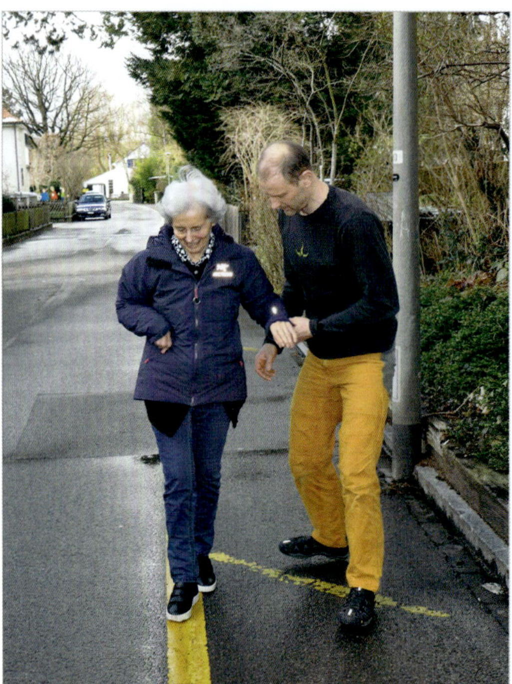

Abb. 3.37 Gehen auf einer schmalen Spur. Bis die Aufgabe verstanden wurde, steht der Therapeut auf der weniger betroffenen Seite. Frau Weber darf sich mit einer Hand festhalten. Die Bodenmarkierung wird dabei als externer Fokus genutzt.

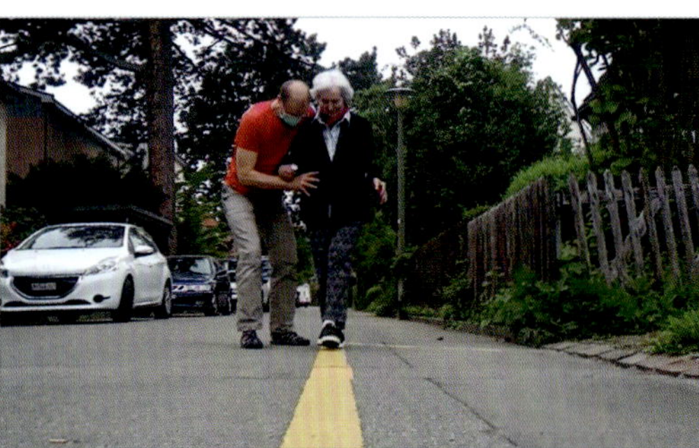

Abb. 3.38 Die Aufgabe wird kontinuierlich bis zum Challenge Point erschwert.

Wie erwähnt, hat die Versicherung nur 52 Behandlungen pro Jahr bewilligt. Um trotzdem einen ausreichenden Trainingsreiz zu erreichen, hat sich der Therapeut in Absprache mit dem betreuenden Hausarzt, der Versicherung und den Familienangehörigen dazu entschieden, kompakte Therapiephasen mit 2–3 Behandlungen pro Woche und Therapiepausen von ca. 2 Monaten zu planen.

Feedback

Die konstruktive Nutzung des Feedbacks ist für den Therapeuten eine große Herausforderung. Der Therapeut ist überzeugt, dass Frau Weber Fremd-Feedback zwar als Bestätigung oder Kritik an ihrem Tun interpretiert, sehr wahrscheinlich aber keine differenzierten Schlüsse daraus ziehen kann. Ein negatives Feedback wird mit hoher Wahrscheinlichkeit dazu führen, dass die harmonische Zusammenarbeit beeinträchtigt würde.

Das immer direkt nach der Bewegungsausführung gegebene Fremd-Feedback ist bei Frau Weber recht unspezifisch, aber in der Haltung immer eindeutig positiv und ermunternd (Motivation).

Bei offensichtlich misslungenem Bewegungsverhalten, das auch von Frau Weber selbst bemerkt wird, fordert der Therapeut sie auf, beim nächsten Versuch eine bessere Lösung anzustreben. Wenn möglich, demonstriert der Therapeut die korrekte Durchführung (präskriptives Feedback).

Instruktion

Die verbale Instruktion ist bei Frau Weber aufgrund der Aphasie keine sinnvolle Strategie. Demonstrierte Aktivitäten kann sie jedoch meistens gut umsetzen. Sehr gut lässt sich dies mit externen Fokussen kombinieren (Kap. 2.11). Am einfachsten gelingt es jedoch, ein bestimmtes erwünschtes Verhalten durch die Umwelt zu steuern. Die Tendenz zu einer verbreiterten Spur sowie verminderter Gewichtsübernahme auf der mehr betroffenen Seite während der Standbeinphase lässt sich über geschickt genutzte Umweltfaktoren gut beeinflussen (▶ Abb. 3.39, ▶ Abb. 3.40).

3.9.4 Ergebnismessung

Die Ergebnismessung erfolgt zu verschiedenen Zeitpunkten:

- in jeder Therapiesequenz:
  - 10MWT (außer Haus, spontanes Gangtempo)
- zu Beginn einer neuen Therapiephase (nach jeweils ca. 2 Monaten Therapiepause):
  - messen der passiven Gelenkbeweglichkeit in Schulter-, Ellenbogen-, Hand- und Fingergelenken der rechten oberen Extremität zu Beginn

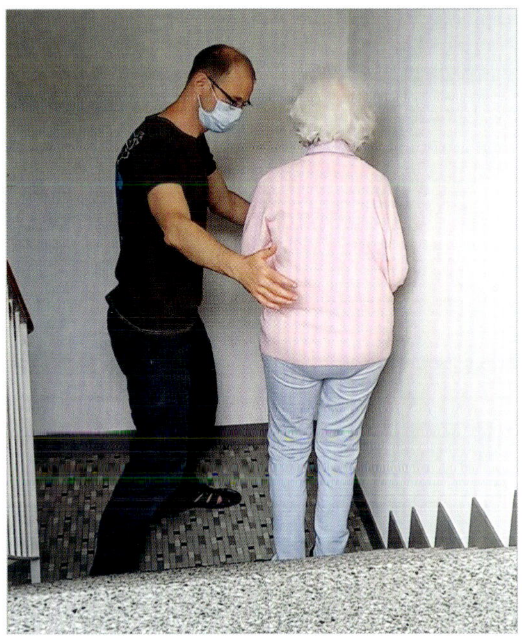

Abb. 3.39 Die Umwelt steuert das motorische Verhalten. Frau Weber steigt die letzte Treppenstufe auf dem mehr betroffenen Bein herunter. Der Therapeut steht nur zur Sicherung bereit und berührt Frau Weber während der Durchführung nicht.

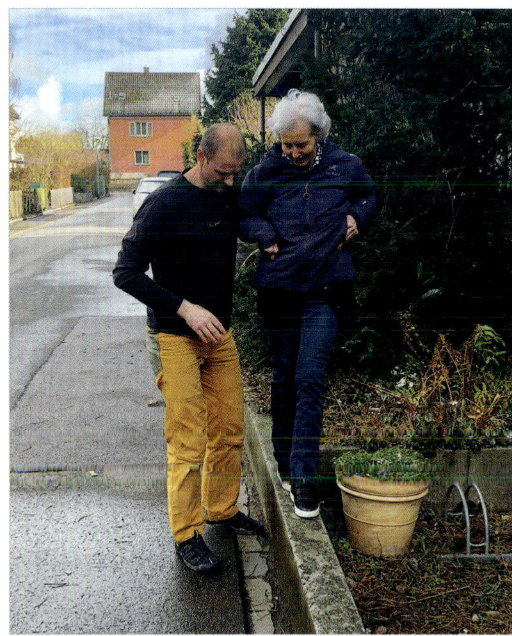

Abb. 3.40 Auch hier steuert die Umwelt das motorische Verhalten. Eine Instruktion ist nicht nötig. Die schmale Spur ergibt sich „von selbst".

jeder neuen Therapiephase (nach je 2 Monten Therapiepause)
  - Rückfrage bei den Bereuungspersonen über nötige Unterstützung beim Gehen außer Haus (nach je 2 Monaten Therapiepause)
  - Durchführung des Eigentrainings überprüfen
- zu Beginn und am Ende einer Therapiephase:
  - videogestützte Ganganalyse beim spontanen Gehen außer Haus in der Frontal- und Sagittalebene
  - Mini-BESTest (▸ Tab. 3.11)

3.10 Herr Wagner, 53, Schlaganfall vor 10 Jahren, Hemiparese rechts und Aphasie

Gail Cox Steck

3.10.1 Anamnese und Diagnose

Herr Wagner, 53, ist Vater von 4 Kindern. Vor 10 Jahren erlitt er einen Schlaganfall, seit 5 Jahren lebt er allein. Er erhält regelmäßig Physio- und Sprachtherapie in einem ambulanten Setting. Ergotherapie findet in regelmässigen Abständen statt.

Medizinische Diagnose

Bei Herrn Hauser wurde ein ischämisches zerebrovaskuläres Ereignis infolge eines embolischen Infarkts in der linken A. cerebri media und der A. cerebri anterior diagnostiziert. Er weist ein Hemisyndrom mit Parese der rechten oberen und unteren Extremität auf. Die taktile Wahrnehmung ist reduziert. Hinzu kommen eine Aphasie mit Sprechapraxie, eine Hemianopsie rechts und eine Epilepsie.

3.10.2 Clinical Reasoning

Patientenziele und Problembereiche

Herr Wagner möchte seinen rechten Arm und die Hand effektiver einsetzen können, um z. B. bei der Zubereitung von Mahlzeiten und beim Aufräumen in der Küche mehr tun zu können. Er fühlt sich unsicher, wenn er sich ohne festes Schuhwerk zu Hause fortbewegt. Er möchte gern barfuß in der Wohnung gehen können und sich dabei sicher fühlen.

Die Ziele sind somit:

1. den rechten Arm und die Hand in der Küche und bei der Körperpflege integrieren
2. sicher barfuß in der Wohnung herumgehen

Befunde nach ICF

Aktivität und Partizipation

Zur Erfassung der Selbstständigkeit im Alltag bezüglich der Bewegung und Bewegungsübergänge wird das Chedoke-McMaster Stroke Assessment (CMSA) verwendet (Aktivität und Partizipation). Das Aktivitätsinventar besteht aus einer grobmotorischen Funktion und einer Subskala zum Gehen: Herr Wagner erreicht 84/100 Punkten. Werte ab 70 deuten auf ein selbstständiges Leben und die Fähigkeit zum selbstständigen Wohnen hin. Herr Wagner lebt allein und ist selbstständig.

- Herr Wagner ist bei seinen ADL unabhängig. Bei bestimmten Tätigkeiten wie der Nutzung des Waschlappens oder dem Tragen einer leichten Tüte im Hakengriff über eine kurze Strecke nutzt er die Hand. Ansonsten setzt er sie kaum ein.
- Er kann im Freien mit der Fußheberschiene ungefähr 30 min gehen. In der Wohnung versucht er, barfuß zu gehen. Dabei fühlt er sich noch unsicher. Deshalb trägt er in der Wohnung vorzugsweise die festen Schuhe.
- Er kann alternierend Treppen gehen und benutzt dabei das Geländer auf der linken Seite.
- Gehstrecke (Ausdauer) 6-Minuten-Gehtest (6MWT): 450 m bei reduzierter Ausdauer (Männer zwischen 60 und 70 normal 572 m). Das Ziel von Herrn Wagner ist 500 m.
- Gleichgewicht – Functional Gait Assessment (FGA): 21/30 – damit gilt Herr Wagner als sturzgefährdet.
- Four Square Step Test (FSST) > 15 s (> 65 Jahre): 24 s (barfuß). Der validierte Test wird normalerweise mit Schuhen durchgeführt. Um spezifische Fortschritte bei seinem Ziel, dem Barfußlaufen in der Wohnung, zu prüfen und spezifische Probleme zu beurteilen, wurde der Test barfuß durchgeführt und entwickelte sich so auch zum Zielparameter. Herr Wagner hat seine Probleme beim Seit- und Rückwärtsgehen erkannt. Mit angepassten Schuhen benötigt er 11 s für den gleichen Test. Obwohl er in diesem Test unter die Kategorie „nicht sturzgefährdet" fällt, sollte er mit zunehmendem Alter überwacht werden.

Körperstruktur und -funktion

Im CMSA-Motoriktest (Kap. Körperstruktur und -funktion) weist Herr Wagner eine Hemiparese der rechten oberen und unteren Extremität auf. Die taktile und die propriozeptive Wahrnehmung sind eingeschränkt. Er hat eine Hyperreflexie am rechten Ellenbogen und an den Handgelenkflexoren sowie eine milde Spastik in den Plantarflexoren des Fußes.

Motorische Erholung der Arm- und Handfunktion anhand des CMSA

- Arm und Hand (3/7): Willkürliche Bewegungen sind möglich, jedoch in stereotypen synergetischen Bewegungsabläufen. Die Punkte 1–4 des CMSA erfordern ein Programm zur Behandlung von Schulterschmerzen. Dazu gehören die Positionierung im Bett und spezifische Übungen zur Schmerzprävention. Beide sind in Herrn Wagners Heimprogramm enthalten.
- Sämtliche Greifbewegungen der oberen Extremität initiiert er aus Rumpf und Schultergürtel. Die aktiven Schulterbewegungen sind gegenüber dem normalen Bewegungsausmaß um etwa 40 % vermindert.
- Durch übermäßige Schulterblattelevation und Innenrotation der Schulter erreicht er eine Kompensation. Der Ellenbogen und das Handgelenk sind flektiert, der Unterarm proniert.
- Reziproke Bewegungen der oberen Extremität sind kaum möglich. Die Flexion und Extension des Ellenbogens und des Handgelenks fehlen. Die kontrollierte Bewegung „Hand zum Mund" ist bis zu 10 cm Abstand möglich und gelingt nur durch Bewegungssynergien und unter großer Anstrengung.
- Einige isolierte aktive Flexionen der Finger und des Daumens sind möglich, aber nicht das Öffnen der Hand nach einem aktiven Faustschluss.

Motorische Erholung der Bein- und Fußfunktion und der Haltung anhand des CMSA

- Bein (5/7): Kombinationen von Bewegungssynergien sind möglich; End-of-Range-Bewegungen sind verlangsamt oder nicht möglich.

Die Weichteilstrukturen sind wegen der drohenden Muskelverkürzungen gefährdet.

- Fuß (3/7): Willkürliche Bewegungen sind möglich, jedoch in stereotypen synergetischen Bewegungsabläufen. Die Bewegungen sind nicht adaptierbar. Herr Wagner benötigt eine Fußorthese.
- Haltung (5/7): Schwäche bei schnellen Bewegungen und am Ende der Bewegungsspanne. Es bestehen Defizite in der Bewegungskoordination und eine erhöhte Sturzgefahr aufgrund der beeinträchtigten Rumpfselektivität und des fehlenden Gleichgewichts.

Herr Wagner zeigt einen Hypertonus der Extension in Bein und Fuß mit Rotation des Beckens, Knieextension, Plantarflexion des Sprunggelenkes und Inversion des Fußes. Außerdem ist wegen der Muskelverkürzungen, der Schwäche und der Initiierungsmuster das linke Bein schlecht ausgerichtet. Die zu starke Knieextension bewirkt ein unausgewogenes Ansprechen des M. quadriceps femoris.

Bewegungen wie das Treppensteigen, zur Seite treten und über Hindernisse gehen setzt Herr Wagner überwiegend durch Initiierung einer Beckenhebung, Knieextension, Plantarflexion des Sprunggelenkes und Inversion des Fußes um. Beim Gehen in einer unbekannten Umgebung und beim Ausführen neuer Aktivitäten zeigt er übermäßige Bewegungen. Die Augen fixieren dabei den Boden, was auf eine Gangunsicherheit hinweist.

Schulterschmerzen im CMSA

Schulterschmerzen (5/7): treten während der Untersuchung auf; die ADL werden von den Schmerzen nicht beeinträchtigt.

- Zeitweise fühlt sich der rechte Arm schwer an und verursacht Schmerzen im Glenohumeralgelenk (VAS 6/10). Diese treten häufig morgens durch falsche Positionierung im Bett auf. Beim Gehen über mehr als 30 min kommt es zu schwerkraftbedingten Schmerzen, da das Eigengewicht des Armes einen Zug auf die Strukturen des Schultergürtels ausübt.
- Die rechtsseitige Muskelatrophie geht auf den Nichtgebrauch von Arm und Hand zurück.

Nottingham Sensory Assessment (adaptierte Kurzversion)

Herr Wagner weist ein leichtes Defizit in der Oberflächensensibilität auf. Die Tiefensensibilität ist intakt.

Kontextfaktoren

Personenbezogene Faktoren (+/–)

- Motivation: Herr Wagner ist eine motivierte Persönlichkeit. Er ist überzeugt, dass er durch tägliches Training Fortschritte erzielen wird (+).
- Einsatzbereitschaft und Beständigkeit: Er besitzt Durchhaltevermögen und kann Projekte beenden. Vor dem Schlaganfall war er Teamleiter im Familienunternehmen (+).
- Resilienz: Er verfügt über eine bemerkenswerte psychische Widerstandskraft (+).
- Adipositas: Es liegt ein Übergewicht vor (–).
- Entspannung: Es fällt ihm schwer, sich genügend Pausen oder Ruhezeiten zu gönnen (–).

Umweltbezogene Faktoren (+/–)

- eigene Wohnung: Alle 2 Wochen reinigt eine Haushaltshilfe die Wohnung.
- Unterstützung durch Angehörige: Seine Schwester hilft ihm beim Üben bestimmter verbaler oder schriftlicher Kommunikationsstrategien.
- soziales Umfeld: Herr Wagner verfügt über ein intaktes soziales Netz. Er ist Mitglied bei den Senioren im Fußballverein und sieht sich regelmäßig die Spiele seines Sohns an. Er trifft sich mit anderen Senioren des Vereins.
- Auto fahren: Herr Wagner fährt ein an ihn adaptiertes Auto und ist hinsichtlich der Transporte unabhängig. Er kann den Arbeitsweg bewältigen und die ambulanten Therapien besuchen.

Therapeutische Diagnose und Prognose

Herr Wagner ist bei sämtlichen Tätigkeiten mit der rechten Hand aufgrund der reduzierten Selektivität, der eingeschränkten Sensibilität (distal > proximal), der moderaten Armparese und der Tendenz zu Massensynergien beeinträchtigt.

Das Barfußgehen innerhalb der eigenen Wohnung fällt ihm aufgrund der reduzierten Bewegungskontrolle, der Hypertonie im rechten Bein (vor allem im oberen Sprunggelenk) und der reduzierten Rumpfkontrolle schwer. Für die Mobilität im Freien benötigt er eine Orthese und speziell angepasste Schuhe.

Rahmenbedingungen für das motorische Lernen schaffen

Klinische Entscheidungen, die mithilfe des Lernrades gewonnen werden, beeinflussen die Interventionsstrategien der Therapeutin. Ziel ist es, dass Herr Wagner verschiedene motorische Aufgaben unter unterschiedlichen Bedingungen ausführen kann und die drohende Entwicklung eines erlernten Nichtgebrauchs auf einem Minimum gehalten wird.

3.10.3 Lernrad

MOZArT

- **Z1:** den rechten Arm und die Hand durchgängig bei 3 Tätigkeiten beim Abräumen nach einer Mahlzeit einsetzen:
  - glatte Flächen, wie z. B. die Oberfläche der Küchenkombination, mit der rechten Hand wischen
  - Küchenschränke und Schubladen mit der rechten Hand schließen
  - beidhändig Geschirr abwaschen
- **Z2:** In der Wohnung sicher barfuß gehen; sich an die Bewegungsstrategien erinnern und sie umsetzen. Das Krallen der Zehen soll verhindert werden, damit Herr Wagner nicht stolpert.

Motivation

Herr Wagner ist überzeugt, dass er seine gesetzten Ziele erreichen kann (intrinsische Motivation, IM: Selbstwirksamkeit). Er schätzt sein Selbstvertrauen mithilfe einer Skala zwischen 0 und 100 % ein. Demnach glaubt er, seine beiden Ziele zu 80 % innerhalb von 6 Wochen erreichen zu können (IM: erhöhte Erwartung).

Aufgrund seiner Lebenserfahrung kann er hohe Erwartungen an sich selbst richten und ist davon überzeugt, dass sein Fleiß sich auszahlen wird. Dies hat ihn seine berufliche Laufbahn gelehrt (IM: Kompetenz). Außerdem weiß er von anderen Patienten/Klienten aus Gruppensituationen, dass sie durch konsequentes Training ihre gesundheitlichen Einschränkungen minimieren konnten (IM: erhöhte Erwartung).

Andere Patienten/Klienten haben Muskelverkürzungen und Schmerzen. Herr Wagner möchte keinesfalls dieselben Probleme bekommen (extrinsische Motivation, EM: Angst).

Gleich zu Beginn seiner Rehabilitation konnten Herr Wagner und seine Familie an Informationsveranstaltungen für Betroffene und Angehörige teilnehmen (EM: extrinsische Autonomie). Durch die Vorträge und Informationsbroschüren versteht er nun die Bedeutung, die das regelmäßige Üben für das Wiedererlangen der Unabhängigkeit hat, wie sich Funktionen erholen und wie die Prinzipien der Neuroplastizität wirken. Verbesserungen und die Prävention von Verschlechterungen gehen mit dem konsequenten Gebrauch seiner stärker betroffenen Körperseite einher. Ihm ist klar geworden, dass die Rehabilitation eine große Herausforderung bedeutet (IM: Autonomie, erhöhte Erwartungshaltung).

Herr Wagner verglich seine Situation als Schlaganfallüberlebender mit der eines Profifußballers, da er im ortsansässigen Fußballverein ein Seniorenmitglied ist. Für ihn ist es eine große Herausforderung, den stärker betroffenen rechten Arm und die Hand so häufig wie möglich einzusetzen (IM: Kompetenz).

Er ist sich auch der positiven Folgen bewusst, die wiedererlangten Funktionen möglichst viel einzusetzen. Gleichzeitig wird er den negativen Folgen wie Atrophie, Steifheit und Schmerzen durch Üben vorbeugen und die Entwicklung des erlernten Nichtgebrauchs auf ein Minimum reduzieren (IM: Autonomie, EM: Angst). Wenn er nicht konsequent übt oder sich im Bett nicht sorgfältig positioniert, entwickelt er Schulterschmerzen (EM: Angst).

Die Beziehung zu seiner Familie ist für ihn sehr wichtig. Seine Schwester unterstützt ihn bei Aufgaben aus der Sprachtherapie sowie bei einigen Übungen zum motorischen Eigentraining (EM: Beziehung/Umgebung).

Herr Wagner schätzt die Möglichkeit eines langfristigen Therapiesettings (EM: therapeutische Beziehung). Die therapeutische Langzeitbegleitung ermöglicht die sukzessive Anpassung vom Eigentraining und unterstützt die Motivation, konsequent zu üben.

Dies ist besonders in den Wintermonaten wichtig, wenn er nicht so häufig ins Freie gehen kann. Die Teilnahme an der medizinischen Trainingstherapie (MTT) spornt ihn an und stärkt sein Selbstbewusstsein (IM: Autonomie).

Lernformen

Z1 und Z2: In seiner Küche kann Herr Wagner Planungsfertigkeiten, Gleichgewicht, visuelle Exploration, Reich- und Greifbewegungen mit der rechten Hand trainieren. Er kann seine Ziele in einer sicheren und strukturierten Umgebung verfolgen.

Er analysiert gemeinsam mit seiner Therapeutin kurze Videosequenzen, die er auf seinem Smartphone aufgenommen hat. Er sieht, wie er sich in der Küche bewegt, Küchenschränke schließt, den Tisch abwischt, Gegenstände beidhändig auf einem Tablett transportiert und Mahlzeiten zubereitet (expliziter Lernprozess).

In den Therapieeinheiten führt er ähnliche Aufgaben durch – entweder als komplette Bewegung oder als Teil einer Bewegungssequenz. Die Therapeutin analysierte die Sequenzen mit ihm. Sowohl die Bewegungsaufgaben in der Therapie als auch die Übungen für das Eigentraining zu Hause basieren auf der Kräftigung der schwächeren Anteile der Bewegungssequenzen.

Z2: In der Therapie führt Herr Wagner barfuß Gleichgewichtsübungen durch (▶ Abb. 3.41). Die URIAS-Luftpolsterschiene stabilisiert das Fußgelenk in der korrekten Ausrichtung. Auf diese Weise werden während einer motorischen Aktivität die verkürzten Muskeln, der Hypertonus und die spastischen Komponenten des Fußes positiv beeinflusst. Die Umgebung ist so organisiert, dass für Herrn Wagner ein sicheres, repetitives Gleichgewichtstraining möglich ist (implizites Lernen). Der AIREX-Balancierbalken (▶ Abb. 3.41; externer Fokus) bestimmt den Schwierigkeitsgrad der Aktivität. Der Patient/Klient erhält Rückmeldung darüber, wie die Aufgabe ablaufen sollte.

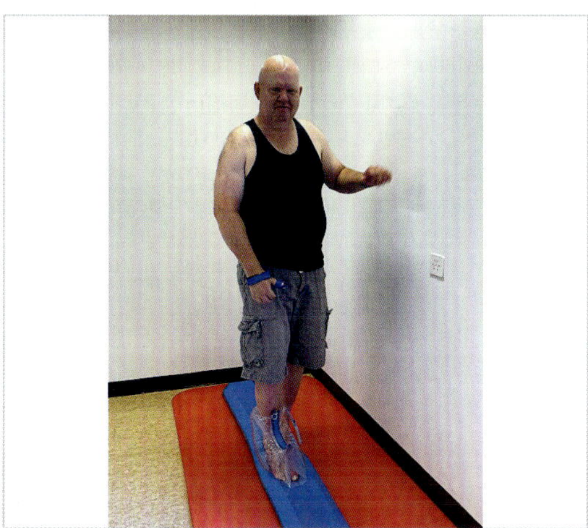

Abb. 3.41 Gehen auf einem Balancierbalken in sicherer Umgebung, ohne sich festzuhalten.

Z1: Weitere Beispiele des impliziten Lernens und Primings, welche in den Therapieeinheiten und in der häuslichen Situation genutzt werden, sind die neuromuskuläre elektrische Stimulation und das sensorische Training mittels Vibration. Wenn Herr Wagner abends fernsieht, legt er seine Hände auf ein Kissen und verwendet ein kleines Vibrationsgerät zur Massage seiner Finger (implizites Training). Durch diese sensorischen Inputs lenkt er die Aufmerksamkeit auf seine rechte Hand.

Lernphasen

Z1: Aus biomechanischer Sicht gehören die meisten Bewegungen des rechten Armes zur Lernphase 1 nach Bernstein. Mit anderen Worten: Die Freiheitsgrade der natürlichen Armbewegungen sind sehr eingeschränkt. Aus diesem Grund stellt es für die Therapeutin eine echte Herausforderung dar, die Aufgabe und die Umgebung so zu gestalten, dass Herr Wagner mit der hemiparetischen Seite eine Bewegung initiieren und ausführen kann.

Er entschließt sich, bei komplexen Aufgaben wie der Zubereitung einer Mahlzeit zu sitzen. Auf diese Weise lassen sich die Handbewegungen beim Schälen oder Schneiden besser kontrollieren. Er stabilisiert mit der rechten Hand das Brot und schneidet die Scheiben mit der linken. Vor der Ausführung einer bimanuellen Tätigkeit überlegt er sich, welche Hand die Haltefunktion übernehmen soll und welche Hand die Gegenstände manipulieren kann (kognitive Phase).

Doch der Einsatz der rechten Hand erscheint ihm zu mühsam. Er führt deshalb die meisten Tätigkeiten im Stehen aus und setzt dabei nur die weniger betroffene linke Hand ein. Nur beim Schneiden von gewissen Lebensmitteln nutzt er beide Hände.

Herr Wagner führt die Planung und Ausführung bei der Zubereitung von Mahlzeiten selbstständig aus. Er baut oft kurze Pausen ein, um den flektierten Ellenbogen zu strecken und das Körpergewicht auf das hemiparetische Bein zu verlagern (frühe Lernphase mit internalem Fokus).

Zum Öffnen von Lebensmittelpackungen oder -behältern hat er eine Strategie entwickelt: Er drückt die Gegenstände mit der Faust auf den Tisch oder presst sie mit dem Unterarm an seinen Körper, um sie zu fixieren (assoziative Lernphase).

Instruktion

Z1: Der Einsatz der rechten Hand beim Kochen ist eine große Herausforderung. Da die Sensibilität reduziert ist, muss Herr Wagner die Gegenstände visuell kontrollieren (internaler Fokus), was die Konzentration zusätzlich beansprucht.

Die meisten Handlungsschritte beim Kochen führt er mit der nicht paretischen Seite aus. Nun soll er lernen, seine hemiparetische Hand einzusetzen, selbstverständlich unter Bewahrung der Sicherheitsaspekte (explizites Lernen, kognitive Lernphase).

Außerdem soll er beim Stehen oder Sitzen Lernpausen einbauen, in denen er bewusst Druck auf seine rechte Ferse ausübt oder die Hand massiert, um sie besser zu spüren (internaler Fokus).

Z1 und Z2: Der spontane Einsatz des rechten Arms und der Hand wird durch die Umgebungsfaktoren (externer Fokus) begünstigt. Zum Schließen der Geschirrschublade unter dem Spülbecken (▸ Abb. 3.42) soll er den Ellenbogen einsetzen. Das Bücken führt automatisch zu einem Druck auf die rechte Ferse. Diese Position begünstigt die physiologische Dehnung des Wadenmuskels (M. soleus) und die Protraktion der Schulter.

Auf diese Weise kann er die Abduktionsbewegung ohne die unerwünschte Kompensation in Rumpf und Schultergürtel durchführen.

Beim Training in der Einzelbehandlung soll Herr Wagner nach diversen Gegenständen auf verschiedenen Höhen greifen. Dabei verlagert er sein Gewicht zur stärker betroffenen Seite. Die Instruktionen (externer Fokus) kombiniert die Therapeutin mit Dual-Task-Aufgaben, um ganz automatisch die Gewichtsverlagerung auf das Bein zu lenken (Transfer in den Alltag).

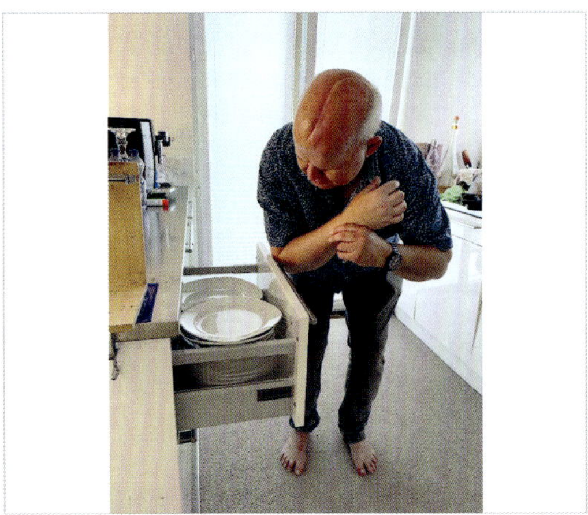

Abb. 3.42 Eigentraining im Alltag integriert: Küchenschublade mit dem Ellenbogen schließen.

Lernstrategien

Z1: In der Küche findet Herr Wagner eine klar definierte Lernumgebung vor, die ihm vertraut ist. Er soll verschiedene Möglichkeiten ausprobieren, wie z. B. sich in der Küche umdrehen oder eine Mahlzeit im Stehen zubereiten (Trial and Error). Zusammen wählen Herr Wagner und seine Therapeutin die effektivsten Strategien aus, welche den Arm- und Handeinsatz fördern, wie z. B.:

- leichte Gegenstände wie etwa die Mikrowellenabdeckung transportieren. Dabei greift er die Abdeckung mit der linken Hand und klemmt sie zwischen den rechten Oberarm und dem Rumpf fest (Teil- und Gesamtaufgabe).
- Bilaterale Halteaktivitäten (für den beidhändigen Einsatz), wie z. B. das Greifen und Tragen des Wäschekorbes, ohne dabei den Schultergürtel hochzuziehen, müssen konsequent ohne Kompensation erfolgen (fehlerfreies Lernen).

Herr Wagner achtet bei den Tätigkeiten darauf, wie es sich anfühlt und wie es aussieht (kognitiver Prozess), wenn er etwa nach dem Brot greift, es schneidet und dann mit Butter bestreicht, um es anschließend mit beiden Händen zu essen (mentale Vorstellung). Dies geschieht in der vertrauten Umgebung, also bei ihm zu Hause (Transfer: aufgaben- und umweltspezifisch).

Er soll sich die Bewegungen auch in den Therapieeinheiten vorstellen, bevor er eine komplette Bewegungsaufgabe oder Teilaufgabe ausführt. Die mentale Vorstellung einer vertrauten Handlung ist bereits eine Form des Trainings.

Z2: Barfuß zu stehen, verursacht bei Herrn Wagner eine unerwünschte Muskelreaktion in den Zehen. Allerdings kann er nun die gekrallten Zehen entspannen. Dazu drückt er im Stand die Ferse des rechten Fußes in den Boden, als ob er einen Fußabdruck im Sand hinterlassen möchte (Metapher).

Intensität

Ein wichtiges Motto in der neurologischen Reha lautet: „Use it and improve it!", oder mit anderen Worten: „Nutze deine Fähigkeit und verbessere sie".

Um Herr Wagners Einschränkungen zu quantifizieren, setzt die Therapeutin standardisierte Messinstrumente ein und beobachtet, wie er bestimmte Aktivitäten ausführt. Die Ergebnisse bilden die Grundlage für die ambulante Therapie und das Eigentraining. Mithilfe von spezifischen therapeutischen Interventionen soll Herr Wagner die schwache Muskulatur kräftigen.

In den Therapieeinheiten liegt der Fokus vor allem darauf, die schwächere rechte Seite einzubeziehen und Kraft, Koordination, Tempo und Ausdauer aufzubauen. Die Freiheitsgrade der Bewegungen werden durch ausgewählte Übungsgeräte (mit URIAS-Luftpolsterschienen und PANat-Laptool) so begrenzt, dass Herr Wagner mit einem Minimum an Kompensation trainieren kann.

Z1: Repetitionen mit Variationen

Herr Wagner soll lernen, den Arm und die Hand nach vorn zu strecken und die Markierungen an der Wand zu berühren. Die noch schwache Hand ist mit der Faustfixationskappe am Doppelgrifftrainingsstab festgemacht (▶ Abb. 3.43). Die URIAS-Luftpolsterschiene stabilisiert den noch schwachen Ellenbogen in Extension. Dadurch soll eine übermäßige Schulter- und Rumpfbewegung bei der Vorwärtsbewegung nach Möglichkeit vermieden werden.

Zur Erfolgsmessung werden die bilateralen Durchgänge gezählt. Der Parameter lautet: „Anzahl der Reichbewegungen nach vorn in Richtung Wand zu den Markierungen innerhalb von 30 s".

Die URIAS-Luftpolsterschiene für den Fuß stabilisiert die Gelenke. Richtig appliziert, hält sie die Ferse auf dem Boden und minimiert durch gleichmäßige Gewichtsverteilung beim rechten Fuß das Krallen der Zehen (Phase der Einschränkung der Freiheitsgrade).

Der Schwierigkeitsgrad der Aufgabe wird durch die Temposteigerung erhöht. Herr Wagner soll die Anzahl der Bewegungen in den 30 s steigern. Er kann die Bewegung auch mit geschlossenen Augen durchführen oder den Abstand zum Ziel variieren. Das wird als geblocktes oder randomisiertes Vorwärtsstrecken in Richtung Zielpunkt bezeichnet.

Für ein fehlerfreies Lernen während den Repetitionen soll Herr Wagner 3 Runden durchführen und verschiedene Zielpunkte berühren.

Für den Challenge Point (Kap. 2.9.3) werden ebenfalls die Kriterien der geblockten oder randomisierten Vorwärtsbewegungen verwendet, indem die Markierungen weiter nach oben oder unten platziert werden. Die Therapeutin führt Herrn Wagner absichtlich an den oberen Leistungsbereich und immer wieder ein wenig darüber hinaus.

Z2: Motorisches Training – Repetition ohne Repetition

Herr Wagner soll den Doppelgrifftrainingsstab auch mit der rechten Hand aktiv festhalten und wie ein Storch auf der Stelle gehen (▶ Abb. 3.44). Das Ziel ist es, mit dem rechten Knie den Stab zu berühren. Dabei muss er den Stab horizontal hal-

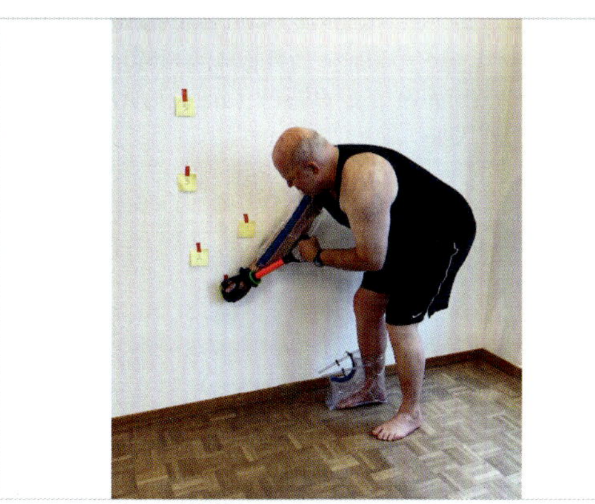

Abb. 3.43 Zielpunktorientierte Greifbewegung mithilfe der URIAS-Luftpolsterschienen und der Faustfixationskappe.

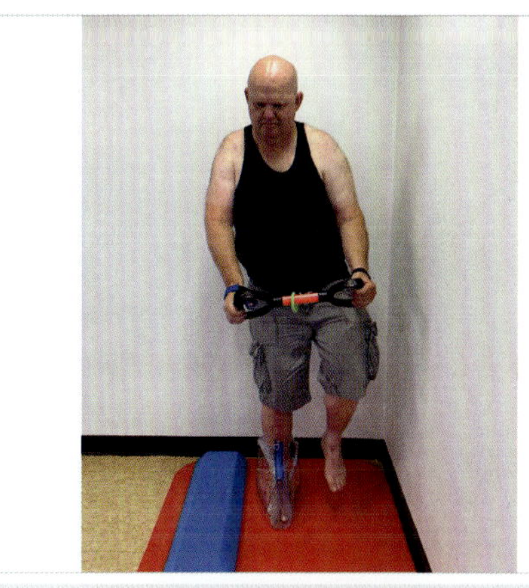

Abb. 3.44 Metapher zum Einbeinstand: „Gehen wie ein Storch an Ort und Stelle."

ten. Der grüne Ring als Referenzpunkt in der Mitte darf nicht hin und her gleiten (externer Fokus).

Das Resultat ergibt sich aus der Schrittzahl mit horizontal gehaltenem Stab, ohne Bewegung des grünen Rings. Die Anforderungen werden zunehmend gesteigert, indem zuerst mit und anschließend ohne die URIAS-Luftpolsterschiene geübt wird. Dann folgen Schritte barfuß nach vorn, zur Seite und rückwärts.

Z1 und Z2: Shaping

Herr Wagner soll im Freien gehen und beim Treppensteigen die Einkaufstüte mit der rechten Hand tragen (▶ Abb. 3.45). So erhöht die Therapeutin die Anforderungen: Er darf sich nicht mehr am Treppengeländer festhalten oder die Tüte wird schwerer und soll über eine größere Strecke getragen werden.

Weitere Beispiele zur Steigerung der Intensität

Herr Wagner nimmt an der medizinischen Trainingstherapie teil. Um sich vor der Therapie aufzuwärmen, nutzt er hauptsächlich das Laufband, wodurch er seine Ausdauer steigert. Das Gangbild wird symmetrischer, da er beim Gehen die Ferse vor den linken Fuß aufsetzen muss. Mithilfe der Markierungen an der Seite der Laufbandplattform, die er nicht berühren darf, kann er die Spur kontrollieren (externer Fokus). Die Anforderungen werden durch Änderung der Geschwindigkeit, durch Variation der Schräge der Laufbandplattform und unter Einbezug von Dual-Task-Aufgaben nach und nach gesteigert (implizites Lernen).

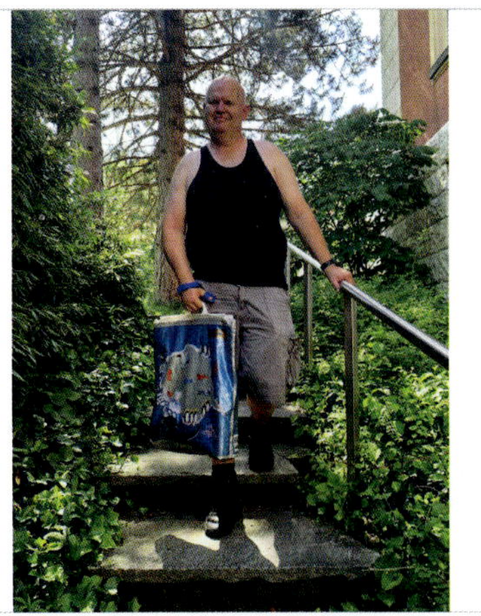

Abb. 3.45 Dual-Task-Aktivität: Treppensteigen und Einkaufstüte tragen.

Im Gruppenzirkeltraining profitiert Herr Wagner von Sitz-zu-Stand-Übungen, bei denen er aus verschiedenen Höhen aufstehen, sich drehen und unterschiedliche Gegenstände beidhändig tragen muss. Die Umgebung ist so gestaltet, dass der Sicherheitsaspekt berücksichtigt und Herr Wagner zum aktiven Problemlösen aufgefordert wird (beobachtendes Lernen; Repetition ohne Repetition).

Anfänglich ist es wichtig, dass er ein Gefühl für den Bewegungsablauf bekommt und sich dabei sicher fühlt. Die Therapeutin ist im Stand-by-Modus und führt ihn bei schwierigen Bewegungsübergängen (hands-on), wie etwa beim beidhändigen Tragen von Gegenständen auf einem Serviertablett und gleichzeitigem Drehen um die eigene Achse oder beim Bücken, um etwas aufzuheben, oder beim Gehen über Hindernisse. Bald ändert sie die Strategie und fordert ihn auf, unabhängig von ihrer taktilen Unterstützung zu üben (hands-off). Auf diese Weise soll die Abhängigkeit vermieden und der Transfer der erreichten Fähigkeiten in den Alltag gefördert werden.

Eigentraining

Das Motto lautet: „Eigentraining einfach und realitätsnah gestalten."

In regelmäßigen Abständen passt die Therapeutin während der ambulanten Therapieeinheiten das Eigentraining an. Sie bespricht die Übungsaufgaben mit dem Patienten/Klienten und nimmt kleine Videosequenzen mit seinem Smartphone auf. Dank der kontinuierlichen Langzeitbehandlung können die Aufgaben schrittweise angepasst und laufend in das Eigentrainingsprogramm integriert werden.

Das Eigentraining umfasst 3 Übungskategorien:

1. Gewohnheitsaufgaben entwickeln und zur täglichen Routine werden lassen (Z1)
2. Kraft und Koordination aufbauen, Gleichgewicht trainieren und die Muskeldehnung aufrechterhalten (Z2)
3. Wohlfühleinheiten einschalten und in den Pausen die Muskulatur entspannen.

Zusammenstellung der Aufgaben, um positive Gewohnheiten zu etablieren.

Herr Wagner erstellt mit seiner Therapeutin eine Liste möglicher Gewohnheitsaufgaben. Er wählt maximal 2 Vorschläge aus, die er innerhalb von 2 Wochen täglich hoch repetitiv durchführen wird:

- Tür zum Büro nur mit der rechten Hand öffnen
- Beide Hände nutzen, um das Geschirr zu spülen und bewusst auf die Spülmaschine verzichten. Dazu inspirierte ihn die Geschichte von Bach y Ritas Vater (Bach y Rita 1980), die ihm seine Therapeutin erzählte. Der Vater von Bach y Rita (Doidge 2007) gab Beispiele für ein intensives Training, das ihm zur Erholung seines gelähmten Arms verhalf. Eine der Tätigkeiten war es, beidhändig Geschirr zu spülen (Erwartungshaltung/erhöhte Erwartungshaltung).
- ausschließlich die rechte Hand benutzen, um das Waschbecken nach dem Rasieren zu reinigen und trocken zu wischen

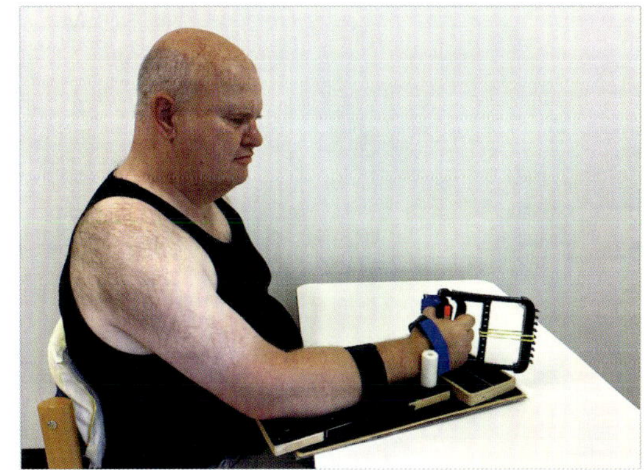

Abb. 3.46 Kräftigung der Langfinger zur Tonusnormalisierung mit Fingertrainer und OK-Daumenextensionsschiene.

Kraft und Koordination aufbauen, Gleichgewicht trainieren und die physiologische Muskellänge durch Dehnung aufrechterhalten

- Barfuß vom Sitzen aufstehen und konsequent die Ferse des stärker betroffenen rechten Beines hinter das linke Bein stellen. Von Zeit zu Zeit soll diese Aufgabe zusätzlich in das Eigentraining integriert werden, um diese Gewohnheit zu festigen.
- an 5 Tagen wöchentlich während des Fernsehens zur Steigerung der Ausdauer mindestens 15-mal vom Sofa aufstehen
- zur Erhaltung der physiologischen Muskellänge der Plantarflexoren für 10 min während des Fernsehens auf dem Schrägbrett stehen

Z1: Herr Wagner möchte unbedingt seine Handfunktion verbessern. Er wünscht spezifische Übungsaufgaben, um die zur Faust geschlossenen Hand leichter zu entspannen und später öffnen zu können. Gegenstände wieder loszulassen, stellt meistens die größte Herausforderung dar. Er möchte die Hand zum Reichen, Greifen, Manipulieren einsetzen, um die Dreidimensionalität von Objekten zu erfassen.

Um seinem Ziel näherzukommen, trainiert er täglich mit der OK-Daumenextensionsschiene nach PANat (Wälder 2021) in Kombination mit dem Fingertrainer. Der Unterarm ist in Mittelstellung stabilisiert (▶ Abb. 3.46). Die OK-Daumenextensionsschiene stabilisiert den spastischen bzw. hypertonen Daumen in Extension/Abduktion und erleichtert das aktive Beüben der Langfinger, ohne dass der Daumen stört und sich in die Handinnenfläche bewegt.

Herr Wagner schließt die Hand zu einer Faust und verweilt einige Sekunden in dieser Position. Mithilfe der elastischen Zügel kann er die Finger gezielt und langsam aktiv entspannen. Dies ist die Vorstufe der Fingerextension (kognitive Phase des Lernens). Das konsequente Kräftigungstraining der Langfinger kann die Muskelspannung normalisieren, sodass die Hand im Alltag schneller und leichter als Hilfshand eingesetzt werden kann.

Um die Handinnenfläche zu stimulieren und sich an den Gebrauch von Küchenutensilien oder Werkzeugen zu gewöhnen, kann Herr Wagner in den motorischen Trainingseinheiten mit dem Kartoffelstampfer die Therapieknetmasse wiederholt zusammendrücken. Dabei stärkt er das Greifen mit den Langfingern (▶ Abb. 3.47). Er kontrolliert die Handgelenkstellung und vermeidet das Hochziehen des Schultergürtels.

In der Sommersaison sind die Therapiepausen länger. Deshalb trainiert Herr Wagner in den folgenden 8 Wochen 3- bis 4-mal wöchentlich für rund 30 min mit dem Fingertrainer. Der Parameter ist die Anzahl der Durchgänge in der Zeit, die er benötigt, um die gegen Widerstand arbeitenden Langfinger wieder zu lösen. Bei jedem Mal führt er mental die Fingerstreckung durch.

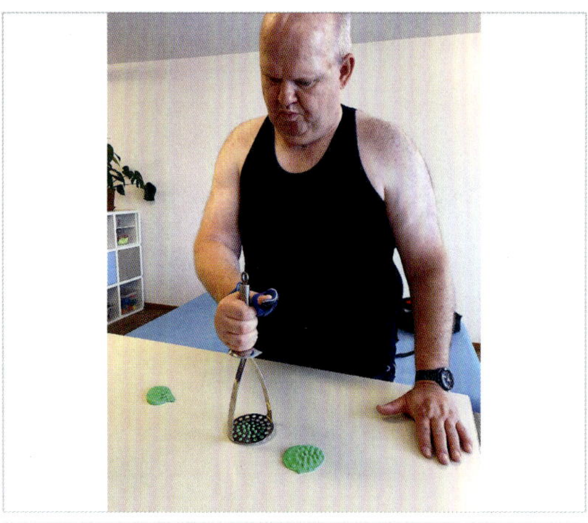

Abb. 3.47 Greif- und Druckaktivität mit Kartoffelstampfer und therapeutischer Knetmasse.

Wohlfühleinheiten

Z1: Damit sind Übungen am Esstisch für die obere Extremität zum Dehnen und Lösen speziell der Flexorengruppen und der Supinatoren gemeint (Priming, implizites Lernen). Atemübungen führt Herr Wagner routinemäßig am Abend zur Entspannung durch (Ermutigung, Selbstmanagement, Autonomie).

Z2: Wenn Herr Wagner über längere Zeit im Freien spaziert, führt er anschließend einfache Übungen durch. Er lehnt sich nach vorn und stützt sich auf der Stuhllehne mit beiden Unterarmen ab. Dadurch entspannt sich der Bereich zwischen den Schulterblättern und sein Fuß wird mobilisiert (vor allem über den M. soleus).

Mithilfe der Borg-Skala kann Herr Wagner die Intensität des Trainings zwischen 0 und 10 einschätzen. Bei einem Wert von 5 wird das Training herausfordernder gestaltet. Teilweise benutzt er einen Verlaufsbogen, in dem er Notizen zu Schmerzen oder zu Punkten, die gut funktionierten oder unklar waren, einträgt (Selbst-Feedback).

Die Therapeutin bespricht zusammen mit Herrn Wagner, wie er noch mehr Autonomie erlangen könnte. Mit der Skala (0–100 %) für Selbstvertrauen kann er vor dem eigentlichen Training und auch vor jeder Therapieeinheit einschätzen, wie viel Prozent er sich zutraut.

Anhand eines Coping-Plans kann Herr Wagner mit seiner Therapeutin Strategien diskutieren und herausfinden, wie er Schwierigkeiten vermeiden oder sie zu seinem Vorteil nutzen kann (Autonomie, Selbstwirksamkeit). Das Eigentraining soll die Selbstwirksamkeit und Autonomie fördern und den Prozess des motorischen Lernens verbessern. Dabei werden folgende Aspekte berücksichtigt:

- Zeitplan: Wie organisiert Herr Wagner seine täglichen Abläufe und wo integriert er das Eigentraining? Er ist Frühaufsteher und hat daher Übungen ausgesucht, die er gleich morgens durchführt.
- Aktionsplan: Was soll er durchführen? Wann soll er die Aufgaben durchführen? Wie oft soll er sie durchführen? Über einen Zeitraum von 2 bis 3 Wochen trainiert er maximal 2 Übungen, die er selbst ausgesucht hat und an denen er intensiv arbeitet. Er hat weitere Übungen auf seinem Smartphone gespeichert und es bleibt ihm überlassen, ob er noch mehr üben will (Kompetenz).
- Bewältigungsplan: Obwohl Herr Wagner sehr diszipliniert ist, empfindet er das Leben nach dem Schlaganfall mit einer chronischen Beeinträchtigung und den daraus resultierenden Konsequenzen als große Herausforderung. Aus diesem Grund soll er maximal 1–2 Übungen pro Woche durchführen.

Diese Aufgaben sind die Hauptübungen der Woche. Andere zusätzliche Übungen kann er optional durchführen. Die Reflexion und das Gespräch in den Therapieeinheiten spielen für ihn eine wichtige Rolle, um Prioritäten zu setzen und seine Ziele zu erreichen. Einige Fragen, die er mit seiner Therapeutin diskutiert, sind z. B., welche Schwierigkeiten bei der Umsetzung des Aktionsplans auftreten können und wie sie zu vermeiden wären.

Pausen und Schlaf

Das Motto lautet: „Guter Schlaf ist wichtig für die Erholung."

Vor dem Schlaganfall benötigte Herr Wagner nur 4–5 Stunden Schlaf. Für ihn ist es nun wichtig zu verstehen, dass Schlaf kein Luxus ist, sondern dass er eine wichtige Rolle bei der motorischen Erholung und Festigung des Gelernten spielt. Deshalb erhöht er nach und nach sein Schlafpensum auf mindestens 7 Stunden. Um seinen Tagesablauf besser zu strukturieren, geht er jetzt 1- bis 2-mal wöchentlich abends vor dem Zubettgehen mit dem Hund seiner Tochter spazieren.

Feedback

Herr Wagner soll der Therapeutin zurückmelden, was beim Training gut funktioniert und wo er subjektiv Fortschritte macht (Feedback, Selbstkontrolle). Wenn er etwa das Greifen verbessern will, um Gegenstände wie z. B. ein Glas zu halten und zum Mund zu führen, tut er dies meistens mithilfe der linken Hand.

Bei den intensiven Übungseinheiten werden für das Shaping Grafiken oder Prozentangaben zum Feedback genutzt. Beim Fingertrainer (▶ Abb. 3.46) zählt Herr Wagner, wie viele Bewegungen er in 30 s durchführen kann. Auf diese Weise ist er in der Lage, seinen Fortschritt selbst zu kontrollieren und aktiv an den Verbesserungen mitzuwirken. Seine Therapeutin bestärkt ihn darin, um ein Feedback zu bitten, wenn er selbst merkt, dass eine Aktivität nicht wie gewünscht gelingt (Selbstwirksamkeit, Autonomie). Sie gibt ihm nach der Durchführung einer Aufgabe das Feedback mit leichter Verzögerung (Fremd-Feedback). Er soll Zeit haben, die Information in Bezug auf die Aufgabe zu verarbeiten und die Handlungsumsetzung zu regulieren.

Menschen mit einer Hirnverletzung benötigen aufgrund der Einschränkung Zeit, um die Bewegungsumsetzung zu planen, und viel Geduld, damit die Ausführung der Aufgabe gut gelingt. Dies gilt auch für Herrn Wagner.

In der frühen Lernphase ist das Feedback in erster Linie zur Motivation gedacht. Die Therapeutin gibt bezüglich der Aufgabe häufiger verbale Instruktionen oder Hinweise. Das Feedback bezieht sich hauptsächlich auf das Ergebnis der Aufgabe (Knowledge of Result).

Das Feedback zu Z2 ist z. B. eine Kombination aus internalem und externalem Fokus, da die taktile Empfindung auf der hemiparetischen Seite bei Herrn Wagner reduziert ist.

In regelmäßigen Abständen soll Herr Wagner sein Gewicht bewusst auf den Fuß verlagern und sich Zeit nehmen, die Ferse in den Boden zu pressen. Das gibt ihm Sicherheit und Vertrauen beim Stehen (internaler Fokus). Mit der Zeit bemerkt er, dass sich die rechte Seite mehr und mehr entspannt.

Es ist eine seiner selbst gewählten Aufgaben, die Arbeitsfläche in der Küche mit der paretischen Hand zu reinigen. Diese Aktivität führt er entweder mit der flachen oder mit der zur Faust geschlossenen Hand durch. Das Vorgehen hängt jeweils von der Zeit, die ihm zur Verfügung steht, und von seiner Stimmung ab.

Die Umgebung, in diesem Fall die Arbeitsfläche, gibt ihm externales Feedback und informiert ihn, wie stark er drücken muss, um die Fläche mit dem Lappen sauber zu bekommen. Außerdem muss er sich bei dieser Aufgabe nach vorne über die Arbeitsfläche lehnen.

Die Therapeutin gibt ihm auch in Form von Metaphern oder Bildern ein Feedback. Sie fordert ihn auf, beim Gehen „so leise wie ein Dieb zu gehen", damit er das Knie nicht überstreckt und den Fuß abrollt, was ein leiseres Auftreten bewirkt.

Transfer

Herr Wagner entwickelt eine gute Routine beim Einsatz des rechten Arms und der Hand, insbesondere in der Küche. Wenn er vor dem Fernseher sitzt, mobilisiert er konsequent seine rechte Hand.

Der nächste Schritt wäre es, die Hand spontan bei anderen Alltagssituationen einzusetzen (Transfer, Aufgabe, Umgebung). Die Therapeutin fordert ihn auf, aufmerksam durch seine Wohnung zu gehen und nach Möglichkeiten zu suchen, bei denen er die hemiparetische Seite auch noch einsetzen könnte (Kompetenz).

Transferübungen für Z1

- Bürotür mit der rechten Hand öffnen und schließen, da diese üblicherweise meistens geschlossen ist
- mit der rechten Hand die Oberflächen in der Küche und auf dem Küchentisch wischen
- Schubladen und Schränke mit der rechten Hand öffnen und mit dem rechten Ellenbogen – unterstützt durch die linke Seite – wieder schließen (▶ Abb. 3.42)
- Während der Coronapandemie begrüßt er die Therapeuten mit dem rechten Ellenbogen. Der Einsatz des Ellenbogens zur Begrüßung stimuliert die Protraktion der Schulter.

Weitere Beispiele für Routinehandlungen, die Herr Wagner während der letzten Jahre in der stationären und ambulanten Rehabilitation sowie im Eigentraining entwickelte:

- Bevor er zu Bett geht, mobilisiert er zur Entspannung den Arm.
- Bei allen Umdrehbewegungen im Bett führt er den rechten Arm und die Hand mit. Er ist davon

überzeugt, dass ihn das vor Schulterschmerzen bewahrt (Autonomie).

- Er steht vom Bett über die rechte Seite auf, damit er sie mobilisiert und kräftigt.
- Er beurteilt, wie viel er seinen rechten Arm und die Hand einsetzt. Mit der visuellen analogen Skala zum Selbstvertrauen (0–100 %) wird ersichtlich, dass er den Arm bei ca. 70 % aller Aktivitäten einsetzt.
- Wenn er jedoch Besuch hat oder sich an einem anderen Ort als zu Hause aufhält, vernachlässigt er die rechte Seite. Dann sind es höchstens 40 %.

Transferübungen für Z2

Das Gehen in unbekanntem und herausforderndem Terrain erhöht sein Selbstvertrauen. Das führt zu weniger stolpern beim Barfußlaufen.

3.10.4 Ergebnismessung

Für Messungen zur Dokumentation der Fortschritte stehen Therapeuten verschiedene standardisierte Messinstrumente auf der Leistungsebene zur Verfügung. Die Ergebnisse sind in den fortlaufenden Therapieberichten beschrieben.

Die Testungen zeigen hauptsächlich Verbesserungen der Intensität des Übens, jedoch auch eine signifikante Leistungsabnahme in Therapiepausen (Kap. Aktivität und Partizipation). Dies bedeutet, dass die motorische Leistung noch nicht wirklich gelernt ist.

Um die Fortschritte des motorischen Lernprozesses festzustellen, reflektiert Herr Wagner über seine MOZArT-Ziele. Er nutzt die Skala zum Selbstvertrauen, um herauszufinden, welche Aktivitäten oder Trainingsziele er benötigt, um 100 % zu erreichen.

Die Therapeutin beobachtet ihn zu Beginn der Therapieeinheit ohne sein Wissen bei der Ausführung der neu erlernten Fähigkeiten. Sie berücksichtigt bei der Beurteilung Faktoren wie Müdigkeit, Stress, Langeweile oder Ablenkung (Retention Test). So kann sie feststellen, ob eine Retention vorhanden ist:

- Hat Herr Wagner die Bewegungsstrategien gelernt?
- Gibt es eine Generalisierung, also einen Übertrag in den Alltag der neu erlernten Strategien. Wie gelingt etwa das Greifen nach Gegenständen im gleichen Therapiesetting (Retention) oder bei den Strategien des Gehens in anderer Umgebung (Transfer)?

Die Therapeutin beobachtet Herrn Wagner beim Ausziehen der Schuhe oder dabei, wie er die Dinge holt, die er zum Training benötigt. Sie beobachtet, ob und wie er spontan und konsequent die hemiparetische Seite in gewohnter Umgebung oder im Therapiesetting einsetzt (Retention). Zum Beispiel hat er die Angewohnheit, beim Warten seine Finger zu massieren oder den Schlüssel auf dem Tisch mit der rechten Hand hin und her zu schieben.

Wenn er Schuhe und Socken auszieht und sich für die Aktivitäten bereit macht, schiebt er den stärker betroffenen rechten Fuß automatisch mit dem linken nach hinten. Dann steht er mit Schwung auf, ohne mit der linken Seite nachzuhelfen.

In Gruppensituationen oder in anderen unbeobachteten Situationen nimmt er oft die linke, weniger betroffene Seite zu Hilfe. Er wählt also den einfachsten Weg aus, um eine Aufgabe zu bewältigen. Der Transfer in den Alltag ist unbefriedigend. Doch insgesamt erzielt er hinsichtlich des Greifens von ausgewählten Gegenständen und in der klinischen Anwendung gute Ergebnisse in allen Retentionstests.

Wird Herr Wagner in verschiedenen Umgebungen beobachtet und berücksichtigt man sein Feedback (Prozentsatz des Einsatzes der rechten Seite auf der Selbstvertrauensskala), so lässt sich erkennen, dass er die rechte Seite zu 30 bis 40 % bei den ADL einsetzt (Transfertest).

Er einigt sich mit der Therapeutin, das Übungsprogramm auszubauen und seinen besten Freund oder seine Tochter einzubeziehen. Sie erinnern ihn daran, doch die rechte Seite zu nutzen und bestärken ihn darin.

3.10.5 Interprofessionelles Vorgehen

Dank der konstruktiven Zusammenarbeit mit dem Hausarzt erhält Herr Wagner 10 Jahre nach seinem Schlaganfall nochmals für 3 Wochen einen stationären, intensiven Rehabilitationsaufenthalt. Danach nimmt er weiterhin an der ambulanten Physio-, Ergo- und Sprachtherapie teil. Sowohl im Sommer als auch im Winter macht er jeweils eine 4-wöchige Therapiepause, ohne das Heimprogramm zu vernachlässigen.

3.10.6 Zusammengefasst

Herr Wagner befindet sich in der chronischen Rehabilitationsphase nach Schlaganfall. Aus diesem Grund ist es für die Therapeutin eine Herausforderung, aktuell und auch in Zukunft, eine Balance zwischen seinen Zielen, seinen Ressourcen und den Kompensationsstrategien zu finden. Die Wichtigkeit der lebenslangen Prävention bei chronischen Schlaganfallpatienten ist nicht zu unterschätzen.

3.11 Literatur

Bach y Rita P. Recovery of function: Theoretical considerations for brain injuy rehabilitation. Bern: Huber; 1980

Doidge N. The Brain that changes itself. London: Penguin Books Ltd; 2007

Mendoza J E, Apostolos GT, Humphreys JD, Hanna-Pladdy B, O'Bryant SE. Coin Rotation Task (CRT): A New Test of Motor Dexterity. Archives of Clinical Neuropsychology 2009; 24(3), 287–292. https://doi.org/10.1093/arclin/acp030

Wälder F. Daumen hoch, PANat-Daumenschiene bei Hemiparese. ergopraxis 2021; 4

3

Sachverzeichnis

Z

Yevgeni

Gestoh

Ge